Transplantation

移植外科学

注　意

该领域的理论知识和临床实践在不断变化。随着新的研究与经验不断扩充我们的知识结构，在实践、治疗和用药方面做出适当的改动是必要或适宜的。建议读者检查相关操作的最新信息，或检查每一药物生产厂家所提供的最新产品信息，以确定药物的推荐剂量、服用方法、服用时间以及相关禁忌证。治疗医师根据对患者的了解和相关经验，确立诊断，确定每一位患者的服药剂量和最佳治疗方法，并采取适当的安全预防措施，是其职责所在。不论是出版商还是著作者，对于在本出版物使用过程中引起的或与本出版物相关的任何个人或财产的损伤和（或）损失，均不承担任何责任。

出版者

外科专科医师临床实践指南系列丛书

Transplantation

移 植 外 科 学

（第 5 版）

原著主编　John L. R. Forsythe
主　　译　郑树森

北京大学医学出版社

YIZHI WAIKEXUE（DI 5 BAN）

图书在版编目（CIP）数据

移植外科学：第5版/（英）约翰·福赛斯（John L. R. Forsythe）原著；郑树森译—北京：北京大学医学出版社，2017.8
（外科专科医师临床实践指南系列丛书）
书名原文：Transplantation，5/E
ISBN 978-7-5659-1517-8

Ⅰ.①移…　Ⅱ.①约…　②郑…　Ⅲ.①移植术（医学）—外科学　Ⅳ.①R615

中国版本图书馆CIP数据核字（2016）第284317号

北京市版权局著作权合同登记号：图字：01-2015-2851
ELSEVIER
Elsevier（Singapore）Pte Ltd.
3 Killiney Road，#08－01 Winsland House I，Singapore 239519
Tel：（65）6349－0200；Fax：（65）6733－1817

移植外科学（第5版）

主　　译：郑树森
出版发行：北京大学医学出版社
地　　址：（100191）北京市海淀区学院路38号　北京大学医学部院内
电　　话：发行部 010－82802230；图书邮购 010－82802495
网　　址：http://www. pumpress. com. cn
E-mail：booksale@bjmu. edu. cn
印　　刷：中煤（北京）印务有限公司
经　　销：新华书店
责任编辑：李　娜　阳耀林　　**责任校对**：金彤文　　**责任印制**：李　啸
开　　本：787mm×1092mm　1/16　　**印张**：17.5　　**字数**：390千字
版　　次：2017年8月第1版　2017年8月第1次印刷
书　　号：ISBN 978-7-5659-1517-8
定　　价：95.00元

译者名单

（按姓名汉语拼音排序）

陈江华（浙江大学附属第一医院）
陈静瑜（无锡市人民医院）
陈新华（浙江大学附属第一医院）
陈忠华（华中科技大学同济医学院附属同济医院）
程　颖（中国医科大学附属第一医院）
董念国（华中科技大学同济医学院附属协和医院）
冯晓宁（浙江大学附属第一医院）
耿　磊（浙江大学附属第一医院）
韩威力（浙江大学附属第一医院）
胡　晨（浙江大学附属第一医院）
胡振华（浙江大学附属第一医院）
黄孝伦（四川省医学科学院·四川省人民医院）
蒋国平（浙江大学附属第一医院）
蒋智军（浙江大学附属第一医院）
柯庆宏（浙江大学附属第一医院）
李建辉（浙江大学附属第一医院）
凌　琪（浙江大学附属第一医院）
孟雪芹（浙江大学附属第一医院）
明长生（华中科技大学同济医学院附属同济医院）
明英姿（中南大学湘雅三医院）
沈　恬（浙江大学附属第一医院）
沈　岩（浙江大学附属第一医院）
石炳毅（解放军第309医院）
寿张飞（浙江大学附属第一医院）
舒哲悦（浙江大学附属第一医院）
谭建明（南京军区福州总医院）
田普训（西安交通大学第一附属医院）
屠振华（浙江大学附属第一医院）
王伟林（浙江大学附属第一医院）
王卓轶（浙江大学附属第一医院）
吴　健（浙江大学附属第一医院）
吴建永（浙江大学附属第一医院）
吴李鸣（浙江大学附属第一医院）
吴丽花（浙江大学附属第一医院）
吴忠均（重庆医科大学附属第一医院）
奚　斌（浙江大学附属第一医院）
谢海洋（浙江大学附属第一医院）
徐　骁（浙江大学附属第一医院）
薛武军（西安交通大学第一附属医院）
严　盛（浙江大学附属第一医院）
杨家印（四川大学华西临床医学院/华西医院）
俞　军（浙江大学附属第一医院）
张　珉（浙江大学附属第一医院）
张　微（浙江大学附属第一医院）
张　宇（浙江大学附属第一医院）
张启逸（浙江大学附属第一医院）
章茫里（浙江大学附属第一医院）
赵海格（浙江大学附属第一医院）
郑　哲（中国医学科学院阜外医院）
郑树森（浙江大学附属第一医院）
周　琳（浙江大学附属第一医院）
朱继业（北京大学人民医院）
庄　莉（浙江大学附属第一医院）

原著者名单

Murat Akyol, MD, FRCS
Consultant Transplant Surgeon, Royal Infirmary of Edinburgh; Honorary Clinical Senior Lecturer, University of Edinburgh, Edinburgh, UK

John J. Casey, MBChB, PhD, FRCS(Glasg), FRCS(Ed), FRCS(Gen Surg)
Consultant Transplant Surgeon and Honorary Clinical Senior Lecturer, Transplant Unit, Royal Infirmary of Edinburgh, Edinburgh, UK

Marc J. Clancy, MA, MBChB, FRCS(Eng), PhD, FRCS(Gen Surg)
Consultant Transplant and General Surgeon, Clinical Lead for Transplantation, Honorary Associate Clinical Professor; Transplant Unit, Western Infirmary, Glasgow, UK

John H. Dark, FRCS, FRCP
Professor of Cardiothoracic Surgery, Newcastle University; The Freeman Hospital, Newcastle upon Tyne, UK

Philip A. Dyer, PhD, FRCPath
Consultant Clinical Scientist and Professor in Transplantation Science, Scottish National Blood Transfusion Service, Royal Infirmary of Edinburgh, Edinburgh, UK

Peter Friend, MD, FRCS
Professor of Transplantation, Nuffield Department of Surgical Sciences, University of Oxford; Director, Oxford Transplant Centre, Oxford, UK

Asif Hasan, MBBS, FRCS(Ed), FRCS(CTh)
Consultant Cardiothoracic Surgeon, Freeman Hospital, Newcastle upon Tyne, UK

Ann-Margaret Little, BSc, PhD, FRCPath
Consultant Clinical Scientist, Head of Laboratory, Histocompatibility and Immunogenetics Service, Gartnavel General Hospital, Glasgow, UK

Roslyn B. Mannon, MD, FASN
Professor of Medicine, Division of Nephrology, Professor of Surgery, Division of Transplantation, University of Alabama, Birmingham, AL, USA

Lorna P. Marson, MD, FRCS
Senior Lecturer and Consultant Surgeon in Transplant Surgery, Transplant Unit, University of Edinburgh and Royal Infirmary of Edinburgh, Edinburgh, UK

Shikha Mehta, MD
Assistant Professor of Medicine, University of Alabama, Birmingham, AL, USA

Camille Nelson Kotton, MD
Clinical Director, Transplant and Immunocompromised Host Infectious Diseases, Infectious Diseases Division, Massachusetts General Hospital/Harvard Medical School, Boston, MA, USA

John O'Callaghan, MBBS, MRCS
Transplant Registrar, Oxford Transplant Centre, Churchill Hospital, Oxford, UK

Gabriel C. Oniscu, MD, FRCS
Consultant Transplant Surgeon, Honorary Clinical Senior Lecturer, Transplant Unit, Royal Infirmary of Edinburgh, Edinburgh, UK

Rutger J. Ploeg, MD, PhD, FRCS
Professor of Transplant Biology and Honorary Consultant Surgeon, Nuffield Department of Surgical Sciences, University of Oxford; Oxford Transplant Centre, Oxford, UK

Elizabeth A. Pomfret, MD, PhD
Chair, Department of Transplantation and Hepatobiliary Diseases, Professor of Surgery, Tufts University School of Medicine, Lahey Clinic Medical Center, Burlington, MA, USA

James J. Pomposelli, MD, PhD
Associate Professor of Surgery, Tufts Medical School; Surgical Director of Transplantation, Lahey Clinic Medical Center, Burlington, MA, USA

Christopher J. Rudge, CBE, FRCS
Honorary Professor, Queen Mary, University of London, London, UK

Caroline J. Simon, MB BCh, BAO(Hons), BMedSc
Senior Transplant Fellow, Department of Transplantation and Hepatobiliary Diseases, Lahey Clinic Medical Center, Burlington, MA, USA

Mary Ann Simpson, PhD
Director of Clinical Research, Transplantation, Lahey Clinic Medical Center, Burlington, MA, USA

George Tse, MSc, MRCSEd, MBChB, BSc(Hons)
Clinical Research Fellow, Transplantation Surgery, The University of Edinburgh; MRC Centre for Inflammation Research, The Queen's Medical Research Institute, Edinburgh, UK

David Turner, PhD, FRCPath
Consultant Clinical Scientist, Histocompatibility and Immunogenetics, Scottish National Blood Transfusion Service,Royal Infirmary of Edinburgh, Edinburgh, UK

Alex T. Vesey, MBChB, MRCS
Registrar in Transplant Surgery, Surgical Registrar,Department of Renal Transplantation, Western Infirmary, Glasgow, UK

Gregory Veillette, MD
Clinical Instructor, Department of Surgery, Division of Transplantation, University of California, San Francisco, CA, USA

Flavio Vincenti, MD
Clinical Professor of Medicine and Surgery, Department of Medicine and Surgery, Deborah Faiman Endowed Chair in Kidney Transplantation, UCSF Medical Center, San Francisco, CA, USA

David Wojciechowski, DO
Assistant Clinical Professor of Medicine, Medicine-Nephrology, UCSF San Francisco, CA, USA

中文版序

经过几十年的发展，在一代代器官移植工作者的不懈努力下，我国器官移植事业的队伍建设和学术发展都取得了重大成果，培养了一大批优秀人才，发表了一系列广受国际赞誉的中国标志性学术成果，如肝癌肝移植“杭州标准”等。当前，我国的医药卫生体制正进入转型期，这为器官移植学科的快速、规范、健康发展提供了很好的机遇。如何抓住这个发展机遇，将该学科建设成为国际一流学科，任重而道远。

孔子曰：“君子有其事，必有其治。”规范行业行为并推动人才培养和教育是实现学科健康稳定发展的必由之路。以加强医师行业管理、促进医师行业发展为主要职能的中国医师协会，一直致力于器官移植领域制度、标准、指南的制定，致力于加强和深化国际医学合作与交流，致力于提高器官移植专科医师医疗水平和服务质量，从而规范建设符合我国国情的器官移植学科。

《移植外科学》（第 5 版）原著主编 John L. R. Forsythe 及其余编者在移植领域均有着卓越的成就，书中集中展示了英国移植领域的最新进展及先进的移植经验，内容新颖、全面，语言简洁、准确，具有极强的权威性、科学性及实用性，值得我国器官移植学界借鉴。

为最大程度地还原著作精髓，我们诚挚邀请了中国工程院郑树森院士担任主译。郑院士作为中国移植领域的领军者，医术精湛，著作等身，德艺双馨，蜚声移植界，其创建的具有重大国际影响的肝癌移植受者选择标准——“杭州标准”，是我国提出的首个被移植学界接受的肝癌移植的国际标准。同时，还有来自全国各地共 52 位移植各领域卓越的专家、学者以极大的热情和高度负责的态度致力译事，为中文版的面世殚精竭虑。我相信《移植外科学》（第 5 版）对于打造规范化、专业化、国际化的中国器官移植医师队伍一定大有裨益。

在此，再次感谢译者们的辛勤努力，祝愿我国的器官移植事业人才辈出，蓬勃发展！

中国医师协会会长

译者前言

器官移植是世界公认的治疗多种终末期疾病的有效方法，被称为二十世纪改变人类生活的重大生命科学进展，其中的肝移植，更是由于其技术复杂、手术难度大、风险系数高，始终处于生命科学发展的最前沿，被誉为医学科学事业中“皇冠上的明珠”。我国的器官移植走过了几十年，各项器官移植技术已趋成熟。在肝、肾、心、肺等大器官移植领域内，移植技术、受者生存率及生存质量完全达到国际先进水平，一系列中国标志性学术成果，如肝癌肝移植“杭州标准”等，得到了国际同道的认可和高度赞誉。中国器官移植事业正屹立于世界器官移植强国之林。

韩非子曰：“夫悬衡而知平，设规而知圆，万全之道也。”纵观当今专科医师培养和毕业后医学教育，愈来愈呈现出国际化、标准化、规范化、体系化的发展趋势。为借鉴国际器官移植领域的先进经验以提升我国在该领域的临床及科研水平，推动学科繁荣，并培养器官移植专科青年人才梯队，《移植外科学》（第 5 版）将作为器官移植临床实践指南，由北京大学医学出版社编辑出版。我作为中国医师协会副会长、器官移植医师分会会长，有幸与其他 52 位全国器官移植领域著名专家学者（中青年为主）一道为此通力合作。为不辱使命，确保中文版译作的内容及质量，我们全体译者持高度负责的态度，力求准确统一地翻译相关术语，在尽量确保忠实传达原书内容的前提下，字斟句酌以求晓畅，并经过数轮的校对修改，反复推敲，可谓孳孳矻矻，精益求精。经过年余的时间，在众多专家、学者的共同努力之下，《移植外科学》（第 5 版）终于完稿付梓。

《移植外科学》（第 5 版）是由英国爱丁堡皇家医院名誉教授、移植外科顾问 John L. R. Forsythe 教授担任主编，国际著名的 Elsevier 出版社出版的一本移植领域的高水准论著。自 1997 年《移植外科学》（第 1 版）出版以来，历经十余年的丰富与完善，2014 年的第 5 版基于大量的循证实践，展现了英国移植领域的最新进展及先进的移植经验。全书共 13 个章节，涵盖了移植伦理、器官捐献、基础学、免疫抑制剂、器官获取保存、器官移植以及并发症等内容。该书不仅面向外科医生，还为器官移植护理人员、器官移植协调员、手术室工作人员、免疫学实验室工作人员、内科医生等各方的分工与合作提供了全面的理论支撑和实践指导。

我们衷心盼望《移植外科学》（第 5 版）能使我国器官移植医护人员充分吸取其先进的管理及技术理念，为我国器官移植的伦理、捐献、分配、实施、管理等方面提供宝贵借鉴。愿阅者有所观，进而有所思，有所悟，满载而归。虽则译者已不遗余力，然书中当尚存不少纰漏与瑕疵，诚恳地希望广大阅者不吝指正。

鄭樹森

中国工程院院士

原著丛书前言

自"外科专科医师临床实践指南"系列丛书第 1 版出版至今已有大约 17 年时间。我们致力于满足高年资的外科专科培训医师的学习需要，以及帮助独立执业的外科顾问医师了解与其普通外科临床实践相关的亚专科领域最新的循证医学资讯。该系列丛书并不是要取代外科学参考教材，它们有各自的应用价值，并且均尽可能地与外科临床实践的发展保持同步。第 5 版丛书还充分考虑到了普通外科不断细化的专业分科。手术和其他治疗的微创化，以及普通外科中类似乳腺外科、血管外科这样的一些亚专科的独立化可能在一些国家已显示出挑战性，但同时也强调了外科医师们了解其专业领域最新进展的重要性。在之前的版本中，已逐渐凸显出循证实践的重要性，编者也争取在各个章节中给出关键的推荐意见。

十分感谢第 5 版丛书的各分册主编以及所有章节编者。我们也尽可能地不断更新丛书内容。编者和主编队伍的热忱、贡献和努力让我们十分感动，是他们确保了丛书较短的更新周期和最新、最准确的内容。同时十分感激 Elsevier 出版公司 Laurence Hunter 和 Lynn Watt 的支持和鼓励。相信我们推出一套与时俱进且价格实惠的专业丛书的初衷已经实现，而第 5 版丛书对于我们的读者，不论是正在接受培训还是已独立执业的医师们，均是十分宝贵的资源。

O. James Garden BSc, MBChB, MD, FRCS(Glas), FRCS(Ed), FRCP(Ed), FRACS(Hon), FRCSC(Hon), FRSE
Regius Professor of Clinical Surgery, Clinical Surgery School of Clinical Sciences, The University of Edinburgh and Honorary Consultant Surgeon, Royal Infirmary of Edinburgh

Simon Paterson-Brown MBBS, MPhil, MS, FRCS(Ed), FRCS(Engl), FCS(HK)
Honorary Senior Lecturer, Clinical Surgery School of Clinical Sciences, The University of Edinburgh and Consultant General and Upper Gastrointestinal Surgeon, Royal Infirmary of Edinburgh

原著前言

虽然本卷仅为外科专科医师临床实践指南系列丛书的一部分，但该卷的读者对象不仅仅针对器官移植外科医生，还包括所有那些在移植过程中起重要作用的人员。因此，本卷编写的时候就考虑到了照顾器官衰竭患者的护理人员、移植协调员、手术室工作人员、免疫学实验室工作人员、医护人员、内科医生和外科医生。贯穿全卷重点体现的现代移植手术技术和新型免疫抑制剂，增加了医护人员在治疗移植患者时处理临床和伦理难题的复杂性。正确处理这些难题才能确保移植医学的持续发展和成功。

相对于前一版本，本卷不仅仅是一个新的版本，更是一本新的书。其中许多章节都由新的作者编写，因此带来了许多不同的观点和最新的信息。其他章节仍由老作者编写，但要求以稍微不同的方式进行了精减。同时强调了移植中新的技术和难题。

人们常说移植医学是多学科诊疗的最好例子，这一事实说明该专业既具有挑战性也是有价值的。希望移植团队的所有成员都能在这本新书中找到一些有用的知识来帮助患者。

John L. R. Forsythe
爱丁堡

外科学中的循证实践

对发展中的循证实践进行批判性评价可通过一系列方式，其中最可靠的是随机对照临床研究，还有系统性文献回顾、meta 分析和观察性研究。在临床实践应用中使用三个等级的循证依据，类似于法庭上的证据等级：

1 级：排除一切合理怀疑。此类证据很可能来自高质量的随机对照研究、系统性回顾或高质量的整合性依据（synthesised evidence），如决策分析、成本效益分析或大规模的观测数据。这些研究必须直接适用于关注人群并且有明确的结果。该级别类似于刑事法庭中的举证责任，被认为与医学文献中“证据”的一般标准相一致（例如，$P<0.05$）。

2 级：概然性权衡。许多情况下，由于结果具有争议性或不确定性、试验的方法不佳或在指南适用人群中缺乏依据，即使是通过高质量的文献回顾也不能得到肯定的结论。在这些情况下，通过概然性权衡仍有可能得到最佳治疗方式。这类似于民事法庭中，在评估所有现有证据后，根据概然性权衡进行判决。

3 级：证据不足。结论的支持证据不充分，或有反面证据。

根据现有资料，将用于临床实践的推荐意见分为三个等级：

a 级：强烈推荐，除非有迫不得已的原因，否则必须遵从该意见。

b 级：基于有效性证据的推荐意见，但在实际决策中需要考虑其他因素，例如指南的实施者还应该考虑患者的偏好、当地的设备条件和审计结果或是可用资源。

c 级：没有关于最有效方式的充分依据，而是有为了使医疗耗费最小化或是减少错误概率之类的理由，通过地方认可的规范制定出的推荐意见。

✔✔ 证据得出**“排除一切合理怀疑”**的结论，并且由此可给出**强烈推荐意见**。

这通常应基于下列等级的证据：

- Ⅰa，随机对照试验的 meta 分析。
- Ⅰb，证据来自至少一项随机对照试验。
- Ⅱa，证据来自至少一项非随机对照试验。
- Ⅱb，证据来自至少一项其他类型的类实验性研究。

✔ 证据得出**概然性权衡**的结论，并且所得出的推荐意见还会受其他因素影响。这与双钩图标所代表的内容相比，其证据的决定性不足：

- Ⅲ，证据来自非实验性描述性研究，例如比较研究和病例对照研究。
- Ⅳ，证据来自专家委员会的报告/意见或权威专家的临床经验，或两者兼有。

文中会在框内突出显示**强烈推荐意见**或**专家意见**相关的证据，正如上方所示，并分别双钩或单钩标示用以区别。对于双钩标示的证据，其参考文献也会在每章节末尾的参考文献列表中突出显示，同时写出该文献结论的简要总结。

关于本主题更详尽的叙述，读者请参阅本系列丛书中的《普通外科和急诊外科中的核心主题》分册第 1 章“外科学中的循证实践”。

目　录

第 1 章　器官移植的伦理学争议

Marc J. Clancy • Alex T. Vesey　著

郑树森　沈　岩　明英姿　章茫里　张　宇　译

概述

• 临床移植是一个相对年轻的领域，但它却已引起了学术界重要的伦理争论。临床项目的发展需要快速进展的伦理框架，为有利于患者的各项行动提供支持。

• 在许多方面，技术进步的速度已超出了移植涉及的伦理、文化和法律框架的发展。因而导致了各种各样有趣的道德辩论，同时也是完全认识移植潜力的障碍。

• 所有从事器官移植的专业人员都有责任了解有关移植和器官捐献的伦理问题，如果这些专业人员熟悉用于描述和讨论移植伦理的术语则会更令人满意。

• 良好的道德实践始终是努力推进移植科学不可或缺的一部分，移植专业人员与利益相关者、立法者和公共政策决策者的互动对移植发展的未来至关重要。

重要术语

生物伦理学的基本原则

行善　为患者排忧解难必须是所有医护工作者的核心道德目标。

无伤害　必须尽力避免给患者及其家属造成伤害或带来痛苦。器官捐献的一个核心原则是为了使患者从捐献获得好处，而捐助者显然会受到一定的“伤害”。所以必须权衡此“伤害”及移植带来的好处。

自主权　患者的自主权必须得到尊重。个体要拥有对自己命运近似绝对的自主权，包括去世后器官的用途。

正义　医护工作人员应该努力寻求公平，特别是当不同利益群体之间对相关移植存在多重利益冲突的时候。

其他术语

道义论　从希腊语讲，“deon”的意思是义务或责任。其道德定位是根据是否遵守如“不伤害”或“总是努力拯救生命”这样的规则来对行为或信仰的道德进行评判。

效果论　与道义论不同，效果论是根据结果对行为道德进行评判。

功利主义　其道德立场是一个特定行为的价值取决于有多少“好”或幸福的结果，整体“好”通常是把全世界作为一个整体。

利他主义　在移植的情况下，个体自愿将他们的器官（或同等物）作为“礼物”捐献，而不计回报。

尊严　很难定义这个复杂的术语，但在这种情况下，它反映了人类独特且珍贵的地位，道德要求避免无礼或有害地对待个体的生命和死亡。

徒劳　此概念是指患者已经到了无论提供何种医疗服务，都不会出现好转的时刻。

公平　公平/公正的概念经常与器官的

分配和使用联系在一起，也同样适用于让不同的个体获得移植。

死亡、器官捐献、患者自主权和捐献选择权

虽然几十年来活体捐献已经是肾移植不可或缺的一部分，但是已故捐献者却一直是器官移植供者来源的主力军。以前，死亡及其诊断似乎是一个简单和容易理解的概念，直到现代移植学的出现和发展，这推动了社会提出有关死亡判定的更多细节问题。

假设医生正努力挽救患者的生命，然而有这样一种可能，即患者已无活下来的希望并要捐献出自己的器官（而其他患者可能因此获救）。但对一位有责任心的医生而言，可能会存在感情上的利益冲突，为了避免这种情况，已经建立了生者医疗护理和死者器官捐献两个环节清晰分离的模式。这其中最关键部分就是对死亡的确认。

死亡何时发生?

对于死亡的定义，一直存在大量的伦理争辩，不同国家对死亡有不同的定义[1-2]。

临床实践对于死亡的规范定义是个体无体内循环、呼吸停止、无法感知疼痛或瞳孔对线无反应。但是这些实践需要有效的设置，需要相当长的时间确认实验的合理性，确保不会出现自发逆转。“脑干死亡”是指脑干永久性地丧失功能[3]。法律上，通过复杂系统的审查机制来判断个体的死亡，宣布个体死亡后，若通过人工呼吸器，捐献者仍保留心跳，器官可靠，则允许捐献器官。

主要的伦理原则是只有确认个体死亡，没有自发复苏的可能性后才可以捐献器官[4]。

同样，依据与器官捐献相互独立的标准，充分考虑患者的利益，然后判定是否停止维持患者的生命体征。

“脑死亡”虽然早已载入法律，但是仍存在伦理争论。“脑死亡”提出初期，有人指出个体还存在可靠的神经组织，认为脑死亡不能作为死亡的标准。因此这一术语的定义被进一步改善，目前“脑干死亡”这一定义已被广泛接受[5]。

21世纪移植和重症医学领域对于器官捐献最主要的伦理争论之一是在“脑死亡”后进行捐献（donation-after-brainstem-death，DBD)，还是循环系统衰竭后进行捐献（donation-after-circulatory-death，DCD)。

皇家学院诊断和确认死亡的执业守则（2008年）[6]为诊断和确认死亡提出指导性建议，但是英国对死亡仍没有法定解释和可操作性的定义。卫生部门指出死亡是“不可逆转的意识丧失和呼吸停止”，这一定义很实用，并被社会广泛接受。但是仍需要进一步研究死亡的定义，因为这可能对利益相关者有益。

若抢救无意义，为维护个体的最大利益，决定停止维持生命体征

若器官捐献可行，潜在捐献者的最大利益是什么呢？在器官捐献和移植之前，若抢救已无意义，继续延长生命体征不符合临终个体的最大利益。在移植的早期，人们继续延长生命体征不是合乎伦理的，因为这些干预并不是维护潜在捐献者的利益。针对是否关闭人工呼吸器的争论极为激烈，因为以前关闭个体的人工呼吸器是不合乎伦理的行为[7]。

但是，为了器官捐献可行，无意义抢救的性质可能发生变化。在发达国家，很少有公民不知道可以死后捐献器官。在英国，以前通过器官捐献卡系统，现在更多

通过器官捐献登记（organ donor register，ODR），公民有更多的机会填写器官捐献相关文件。这种选择性加入体系的核心是维护捐献者的自主权。但是在西班牙等国家[8]，法律规定为可以选择性退出器官捐献，即若公民不登记选择性退出器官捐献，就默认其接受器官捐献。有的国家采用委托器官捐献等选择。人们广泛讨论各种体系对捐献比例的贡献和可能产生的效果[9]。但是有一点可以确定，有捐献条件的公民自愿捐献器官是器官捐献的一种进步，虽然这样可能会采用传统意义上的无意义、不合乎伦理的抢救措施。

在此，我们所意味的"最大利益"并非十分清晰。许多人，包括一些作者，认为对于有明确捐献意愿的个体，若医师不采取干预措施保证捐献的成功，则是不合乎伦理的。但这并不是一个简单的论题，国家对重症监护服务有严格要求，帮助死者或垂死个体进行器官捐献，可能直接与生者竞争人力物力。第三方患者可能依靠死者的器官可以延续生命，又使得争论更为复杂。对医疗专业的伦理评价是不断变化的，定期反思对公共医疗卫生服务和整个社会都有益。

捐献者死后的痛苦、悲痛和个体权利

一些干预措施很具侵略性，但是可以维护生命体征，例如插管和心肺复苏术。这些措施会增加个体的痛苦和悲痛。这类拯救生命的治疗措施明显是合乎伦理的。但是如果个体的死亡不可逆转，为了器官捐献而维持组织灌注，那伦理观念也并非那么合理。

在英国，2004 年颁布的《人体组织法令》和 2006 年颁布的《人体组织（苏格兰）法令》从法律上认可为了成功捐献而采取"最少"的必要措施保护器官的行为[10-11]。根据不伤害和维护个体尊严的原则，在伦理上，个体死后，只能采取最不具侵略性的措施和步骤来保护器官。人们必须认识到，科技的进步可能重新定义"最少"的必要措施，可能会增加"最少"的必要措施的种类。另外，捐献的整个过程应该保证个体拥有继续治疗的权利，尤其是允许亲戚探望，尊重个人对捐献事宜交流、解释的权利。

除了考虑是否关闭人工呼吸器，死者器官移植的主要伦理问题还可能在于，因为个体可以很方便表达捐献意愿，所以自愿捐献为伦理干预提供了依据，但干预措施可能对于维护生命体征来讲并无意义。因为个体自愿捐献，所以为了实现个体的愿望，有人支持采取干预措施，即使理论上来讲这让个体很痛苦或丧失尊严。目前人们普遍认为，我们完成个体的遗愿和遗嘱的方式欠妥当，在法律上否决了个体"权利"。在个体死后，必须采取一些合乎伦理的措施实现个体的遗愿，这种纯伦理的行为也否决了个体"权利"。

捐献与死后尊严的矛盾

若脑死亡后进行捐献，根据脑干测试结果，确定脑死亡后，可以摘取器官。

临床上镇静剂和肌肉松弛剂是经常会被用到的。若循环系统衰竭后进行捐献，会采取支持性治疗，一般不采用人工呼吸器和强心剂。临死之前个体会经历一段痛苦时期，会出现呼吸困难、身体不适、抽搐等，这些症状可能可以观察到。而这些症状可以确定个体是否可以作为器官捐献者，但是从伦理上讲，这种情况是很复杂的，需要密切考虑以下因素，并在各因素之间相互权衡：

- 个体可以很方便地表达自愿捐献器官的意愿（如前文所述）；
- 有权和（或）希望有尊严的死亡——包括近亲亲属的陪伴；

•出于社会责任，确保个体捐献器官处于最佳的状态。

通过临床方案和个体行为，不断平衡各因素之间的关系。

针对器官捐献，亲属有否决权

如上文所述，全球不同立法机关针对个体器官捐献制定了法律，立法主要基于两个原则："选择性加入"，即需要个体在生前填写申请，指出其愿意成为潜在的器官捐献者；"选择性退出"，即系统默认个体在死亡时，若其器官适合捐献，其愿意成为捐献者，除非其在国家器官捐献系统中登记选择性退出。每个国家的捐献方式都不同。例如，苏格兰的法律与英国其他地区的法律稍有不同，2006 年颁布的《人体组织（苏格兰）法令》强调捐献的授权[11]，不要求个体完全知情同意，但是认为个体可能有意愿捐献器官。若公民在器官捐献登记处登记，即有法律保障，至少理论上如此，此时法律的意志高于个体近亲的意志。但是 2005—2010 这五年期间，英国 7.1%的潜在捐献受到了个体亲属的警告。器官捐献/移植的临床医生不可能直接无视个体亲属的意见，当然，有时个体可以说服其亲属，例如表明其已经在器官捐献登记处登记，亲属会逐渐改变态度。但是，也有亲属通过不同的理由说服捐献者的情况，其中包括他们自己对器官摘除和捐献的理解。而在一些采用选择性退出系统的国家，捐献过程中很少会有亲属提出强烈反对。

死后捐献再一次引起了个体意志（公民有权决定死后器官的处理情况）与不伤害亲属感情（亲属看到至亲的器官为了有利于社会而被移除，却无人考虑他们的极端痛苦）之间的伦理矛盾。各国在社会和文化信仰方面进行了合理的妥协，但是这种妥协可能随着社会观念的变化，或者随着器官捐献的进一步发展而改变[12]。

非控制性的循环死亡后捐献：仍然面对伦理挑战

公众认为，一般当个体遇到意外，被送往医院进行复苏急救，若复苏失败了，那么其可能进行器官捐献。但是事实是，这种非控制性的 DCD，最容易错过，西班牙、荷兰、美国部分地区即如此。

非控制性的 DCD 引起了许多伦理质疑。潜在的捐献者多数不是在社区心脏骤停，就是送往医院后进行心肺复苏或突然在医院心脏骤停。与大多数 DBD 或者控制性的 DCD 相比，这种情况下进行的捐献需要更快的反应能力。

早期对待已故个体家属的态度

快速联系捐献者的家属，获得家属的同意或授权，是非常具有挑战性的。一方面需要尊重可能捐献者的意愿和利他行为；另一方面也需要关注捐献者近亲因为个体捐献而遭受的二次伤害，找到一个道德平衡点。

英国器官捐献专家护士网络（Specialist Nurse in Organ Donation，SNOD）的专业经验是成功解决困局的关键。证据表明，捐献会使丧失至亲的家属获得安慰，很少会感觉受到二次伤害[12-13]。荷兰和西班牙采用非控制性的 DCD 体系，两国的例子很好地反映了这一点[14]。但让英国文化接受这种捐献途径仍然任重道远。

在家属同意前采取保全器官措施

若不采用保全措施保障器官的质量，非控制性的 DCD 将无法顺利进行。保全措施包括机械胸外按压、原位腹膜冷却，最近包括经股骨插管进行原位器官灌注。这些措施必须快速施行，经常在个体近亲同意前就要施行[15]。器官捐献登记为非控制性的 DCD 提供了宝贵的资源。若个体登记自愿捐献，在家属同意前采取保全器官措施，也合乎伦理，因为应该尊重个体的意愿。

若无法了解死者的意愿，为了保护捐献者的权利，在近亲同意捐献前，讨论（可能不会很激烈）采取保全器官措施。法律要求在确认死亡前，可以采取“最少”的保护措施，这也是合乎伦理的。

保全措施和恢复脑循环的可能性

采取保全措施恢复可能的脑循环存在伦理争议。这种恢复存在灰色区域，潜在捐献者是否真正死亡仍存疑[16]。这让我们重新回到如何定义死亡这一问题。DBD 捐献者可能大脑供血不错，但却已明确判定为死亡，因此脑灌注在伦理上讲明显与死亡和捐献相矛盾。这类矛盾必须进一步澄清，确保死亡状态的定义不存在模糊点，确保充分考虑到脑再灌注。当然，这个问题可能关系着保全措施，而非死亡的定义。

死者捐献的极端情况

在某些国家里，可以使用死刑犯的器官[17]。大部分移植专家认为这种行为在伦理上来讲很难分辨对错；对于没有这么极端的潜在捐献者，在伦理上是否可以接受仍需探讨。在欧洲某些国家，协助自杀是合法的，所以这些人捐献器官也是可行的[18]。而在英国协助自杀是违法的，但是这一规定可能会修订。有相关法律涉及个体在生命尽头的关怀，这些法律的变化，对移植有间接影响。

“持续性植物人状态”（persistent vegetative state，PVS）超出了目前法律定义的脑死亡范畴，但是重型颅脑损伤的植物人的状态，激发了人们对死亡定义的讨论。一些人认为移除这样的植物人的器官是谋杀，另一些人认为生命指个体有能力与外界接触，但是 PVS 的个体无法做到这一点，他们即是死人，因此可以作为潜在的捐献者[19]。这些极端例子目前属于哲学领域。临床移植存在的时间并不长，如果临床移植要证明什么，那就是一些以前人们认为是纯抽象和哲学范畴的问题，很快成为日常讨论焦点。

器官的分配

起初，死亡患者的器官可以保存并移植给其他人的这一设想在伦理上并不存在问题。移植的先驱们根据紧迫程度决定特定的移植受者，当有合适的器官时直接分配给该受者。尽管这种分配方式经常有人反对，但还是被逐渐接受了。目前的情况则截然不同，成千上万的患者从一个有限的捐献库中等待器官，这种情况迫使社会思考器官应当如何分配，如何从伦理及法律上建立起有效的器官分配系统。

这个领域仍然存在巨大的争议。英国器官分配系统定期进行评审，并承认在当今社会总体环境下一些标准必须重新评估。

迫切的临床需求仍然是最明确的标准，这在英国器官分配系统的肝及心脏移植中得到了最准确的反映。这些病例中，潜在的受者必须是那些没有合适供者就将死亡的患者，他们的临床状况决定了其作为“极度紧急”受者的优先权，尤其是优先于其他仍有较好生理储备的移植受者。这种分配方式如果应用于相对不紧急的患者时可能会引起伦理上的争议，因为临床症状可能依赖于可变的生理指标，也就是说一些改善移植受者临床症状的措施会改变他们的症状评分（例如肝移植中的 MELD/UKELD 评分）并对移植器官分配的优先选择产生影响。

然而，大多数器官并非这样分配。在肾这一最普遍的移植器官中，患者临床都是较为稳定的且经常以透析的形式接受生命支持治疗。因此，肾移植不是为了立即挽救生命，而是与延长生命和改善生活质量相关。

所以那些在等待名单中有适应证的成千上万的患者都应当分配获得肾吗？临床医生们不会同意，社会有关部门及利益相关者（例如在等待名单上的患者）也都不会同意。

因此，在做分配决定时，应当考虑更多因素，但最关键的标准概括如下。

获益性

器官分配必须追求获得最大限度的益处，换句话说也就是为患者提供最好的结果，但这并非等同于优化单个移植中心的结果。

“获益最大化”涉及国家移植等待名单中全部患者因器官移植而获得的最大利益，即预期的移植受者能够从器官移植中获得生命的延长及生活质量的提高。

这个概念对于等待名单中决定患者的列入及剔除具有重要影响。伦理上，制定关于器官移植不再使患者充分获益的临界点是有必要的，并且应当常规应用于所有潜在的移植受者。必须接受的是该领域科学证据水平仍不能令人满意。此外，按照器官的供需这样一个动态平衡而不断地重新评估也是有必要的，总体上不断发展的移植技术促使我们经常重新定义其获益的限度。

公平性

器官分配公平的首要组成部分就是获得器官移植治疗公平的机会。在早期的肾移植中，免疫配型的接近程度对移植物存活具有重要的影响。由于免疫抑制研究及其他技术的进步，这项因素已经变得不如之前那么具有直接的临床意义。最初，英国肾分配系统受到人类白细胞抗原（human leucocyte antigen，HLA）匹配的影响较大，这种影响使得总人群中组织表型表达率较低的人群获得肾分配的可能性降低，例如少数民族。这不能被社会所接受就成了很合理的判断，同时也导致了等待器官分配时间的延长。在一定程度上，器官分配的重新配置用来应对这种已知的不公也成了必然的结果。然而，我们应当认识到移植治疗机会的平等不是公平的唯一形式。从全国各地列出的不同程度的比例来看，地域公平也被认为是一个问题。其中一些潜在的原因不可避免，但全身因素及临床实践必须不损害任何个人获得移植的机会，即使个别个体的临床状况决定其存在需要和潜在获益。

透明度

器官分配的决定经常是一项生与死的决定，也意味着关乎移植受者及那些尚在考虑中的患者生活改变的决定。在此基础上，分配的程序及标准清晰透明也变得必然了。是否遵守规定的标准需要接受审核。

合法性

在社会背景下进行分配必须认识到社会动态法律的要求。例如一项分配系统如按身体/精神残疾、性别、支付能力以及其他不公平条件将个体进行划分则很可能违反法律。

社会要求

器官捐献和移植的存在依赖于广泛的公众支持。在某些情况下，主流社会的意见中“什么是合理的”与“什么是法律允许的”之间存在矛盾。例如，研究表明社会的大多数人不支持将器官分配给罪犯。一般来说，上述意见并未被器官分配采用，除非罪犯具有不能被列入等待名单的客观标准，如其有不服从治疗的既往史。

灵活性

临床移植由于推动医学干预所获得可接受结果的标准已经形成，并达到其作为主流的地位。其阻止或延缓未来的革新及发展，在原则上是不可取的，并且不太可能达到移植获益的标准。器官分配必须为科学发展保留一套相应机制，并允许新的及潜在的更有益的技术成果使患者获益。

供者器官质量的评估

供者器官的质量是器官移植成功的关键，且器官最好来源于年轻的、既往无重大疾病的供者；同时为了避免长时间的保存对器官质量造成的影响，供者器官最好能做到就近分配。但是随着器官移植的成功开展，移植等待名单上的受者数量急剧增加，产生了严重的器官供需矛盾。

严重的器官短缺促使医学界对供者器官的质量选择不再苛刻，逐渐采用“扩大标准供者”（expanded criteria donor，ECD）或者“高危供者”（英国）。虽然 ECD 器官的移植预后不如质量良好的供器官，但我们不能否认 ECD 供器官在一定程度上缓解了器官短缺的矛盾，在器官移植中起了一定的积极作用。

目前对 ECD 的定义为：供者年龄大于 60 岁；或者年龄小于 60 岁，但具有下列任意 2 项者：高血压、血肌酐大于 1.5mg/dl 以及脑血管意外致死。

在英国，大部分供器官来源于脑死亡供者，然而由于目前英国医疗卫生现状的限制，脑死亡供者数量一直较为恒定。自 2008 年以来，DCD 供者成为供者数量增加的主要来源。2010—2011 年英国的数据显示，37％的尸体供者为 DCD 供者[20]。与 DBD 供者相比，DCD 供者可捐献的脏器数量略少，但仍可以捐献肾、肝、胰、肺以及其他器官或组织[21]。目前 DCD 供者在英国仍有一定的争议，因为在宣告死亡后仍然存在心脏复跳的可能性，目前有待于进一步的研究完善[22]。

从 2008 年以来，尸体供者数量的增加还得益于老年供者、肥胖供者以及具有高血压病史供者的采用。虽然老年供者的采用对总体的移植效果产生了一定的不良影响，但是对某个特定的受者来说，风险和获益何者占优这一点很难在移植前做到预判，因为不同受者之间的个体化差异很大。

目前 DBD 具有标准化的、可控的流程。但是 DCD（Maastricht Ⅲ型，尤其是Ⅱ型和Ⅰ型）的流程复杂，撤除生命支持后到宣告死亡这段时间长短不一且很难预测，同时这段时间内发生的低灌注和热缺血对器官功能造成的影响也无法做到精确评估。

所以 DCD 器官移植风险较大（包括术中的复杂性、术后的恢复期及长期预后），尤其当 DCD 供者器官匹配给一个具有高危因素的受者时，各种危险因素聚集于某个供受者配对，将会在临床及伦理上出现许多复杂的难题。

供者和受者风险的综合评估

随着 ECD、DCD 供者的广泛应用，同时对年老患者接受度逐渐增高，移植界应该逐渐改变观念，将受者或者供者的相关危险因素综合起来进行判断，从而引入边缘性移植的概念。

多个供者和多个受者可以产生不同的组合，形成不同的供受者配对，不同配对移植的临床复杂性及其获益和风险不同。

举例来说，一个来源于老年 DCD 供者

的器官匹配给一个低危因素的受者，受者本身对于移植后器官的功能及结果存在较高的预期，但供者器官已有的损伤可能会影响其长期功能及寿命，这就如同为了延长生命和因时间有限而要求行器官替代治疗一样。对移植物失功者，受者体内可能存在针对供者 HLA 的致敏抗体，该受者再次列入移植等待名单之后，由于其对免疫配型的要求更高，可供选择的供者有限，故面临着更长的等待时间。事实上，许多初次移植失败的肾移植患者得到再次移植的可能性几乎为零。

为了避免上述情况，DCD 或者 ECD 器官不再匹配给那些低危险因素的受者是一种合理选择。因为这些受者移植前一般情况尚可，完全可以等待直到获得一个“满意”的供者器官，从而获得良好的器官功能并获得长期存活。但是如果这些受者都想得到一个“满意”的供者器官，势必造成平均等待时间延长，同时造成供者来源的减少，从而可能会使整个移植群体的移植预后下降。

此外，在等待名单中其他患者最合适的捐献器官也将随之减少。这一方法对于高龄或者存在高风险因素的患者来说并没有好处，同时，这在伦理上是否能被患者及临床医师所接受尚不明确。

那些高龄或者具有较多危险因素的受者只能接受那些 ECD 器官亦即“质量不好的”器官，其移植预后得不到很好的保障。但是这一分配体系的支持者们认为供器官应该做到“物尽其用”，因为如果将良好的供者器官移植给那些边缘性的受者，移植失败率较高，只有部分器官能够真正履行其使命，难以做到供者器官的临床获益最大化。

单从伦理学上来说，这样的分配体系违背了公平原则。那些一般情况较差、具有高危因素的受者，承受疾病的折磨，却在等待器官移植中还被视为“二等公民”，获得良好器官的可能性减少，这是有悖于伦理原则的。目前英国的器官分配体系引入了年龄匹配、较少考虑 HLA 匹配来实现器官分配的公平公正和最优化移植疗效之间的平衡。英国国家分配政策并不能反映移植肾源的好坏。英国的 DCD 肾移植分配体系遵循局部地区自由裁量原则对患者进行排序，即使供者为 DBD 肾源。NHSBT 将 DCD 供肾作为全国性资源的做法将去除这种局部地区自由裁量，并且使供器官质量与分配的整合复杂化。更重要的是，目前的供肾分配忽略了受者是否愿意接受高危供肾这一重要因素。

器官分配中的患者自主权与选择

位于移植等待名单上的患者，对其移植后的预期各不相同，这取决于移植前的一般情况以及移植前每天不同的变化。经过详细咨询，移植前生活质量良好的患者一般愿意等待一个良好的供者器官，这样他们相较于接受边缘器官可以提高其生活质量及预后。

关于供者器官质量的评估目前仍在开展广泛的研究，但过多所谓的用来预测器官移植后功能及寿命的“供者危险因素”分析仍被认为是一种比较粗糙的方式。另外，很多外在因素也对移植预后产生影响，这使得供者器官的分配的咨询及决策更加困难。风险指标采用了多个临床参数及过去的结果来预测未来移植的预后。在肾移植领域，这样的风险指标评估系统甚至已经被做成 APP 应用软件而可以在智能手机上使用。但事实上，这种风险指标评估系统的有效性和特异性是值得怀疑的。如何将风险指标评估系统有效整合入器官分配体系中，需要开展更多的研究来证明这种整合的预测有效性和特异性。即使我们拥有一个非常精确的供者器官评估系统，关于这个器官如何分配仍然会引起很多伦理学的争议。符合伦理的器官分配体系必须保证所有的受者都有均等的机会获得这些珍贵的供者器官资源，而不是单纯的追求最优化移植疗效。这个体系的压力来自必须报道的个人结果及国家项目的整体结果。个体结果需说明其移植后功能、患者及移植物的存活情况等。对所有患者个体公平的伦理要求与使其获得最好的结果存在抵触。

将受者的意愿与器官分配体系整合

供者器官分配体系中，作为供器官的接受者，受者的作用往往被忽视了。这方面唯一的研究调查了 128 位移植受者和 104 位透析患者。纳入研究的患者对目前器官分配中的某些方面并不赞同，大量现有的器官移植分配体系并没有将受者的意愿纳入考虑范围，同时患者表示他们对供者的相关信息了解得很少。对有些受者而言，他们乐意接受一个边缘性的供器官，因为这意味着他们不需要再等待下去了。但是有些受者则非常坚持等待一个“满意”的供者器官（例如一个来源于更年轻且 HLA 配型更接近的供者）。对于较为挑剔的患者来说，授权患者可以分担在决定是否接受边缘性供者时的压力。为了在器官分配中考虑受者的意愿，Su 等学者[24]开发了一个 UNOS/CHOICE 系统，该系统详细记录了受者的可接受的供肾情况。这个系统确保供器官只会提供给那些愿意接受此类器官的受者，并且 UNOS 被用来分配那些 ECD 器官。但是这个系统也存在缺点，它明显地增加了供者肾在分配过程的复杂性，而部分等待的受者难于理解这种分配过程。活体供者中捐献者主张的整合可以准确并专业地代表患者的意愿而不存在偏倚，同时当移植团队在对潜在受者进行讨论时，这也应当成为备选方案之一。一种类似的体系应当为全球所考虑。公平在患者及医疗专家之间的解释可能会存在较大不同。包括当前分配政策下移植时机的选择可能会提高移植的预后结果。将受者意愿整合在器官分配体系中的获益将超过对复杂算法的考虑，并有望成为一种更公平公正的器官分配方法。

道德风险

受者有权利知道关于移植的所有信息，包括器官移植的风险、获益，是否为 ECD 供者，以及除移植之外的其他治疗方案等。处于等待名单上患者的病情及是否适合接受移植需接受定期的评估，因为他们的临床状况变化在漫长的等待期间可能会降低或提升其移植机会。在某些时候，患者接受移植所承担的风险高于可能的获益，在这种情况下，该患者可以暂时不考虑移植或者从移植等待名单上剔除。

从历史角度出发，在列入移植等待名单的时候，所有的评估都是在理想的供者器官的基础上做出的，但事实上，患者还必须考虑到他有可能接受的是一个来自 ECD 或者 DCD 器官的风险，而相关信息只能在获取器官时才能准确了解。这类决定的复杂性及知情程度也因此在过去的数十年中提高了。正是由于这种情况的可能性，现在做出移植的决定需要考虑比以往更多的因素，同时需考虑患者是否愿意接受 ECD 供器官的意愿，同时需考虑这样的器官对受者移植术后的近、远期预后的影响。

在临床实践中，“专制制度”可能会对上述情况有帮助。患者满怀希望地被告知有机会获得移植的那一刻，患者同时也存有一定的焦虑心理，因为患者必须马上在超出他们理解范围的移植的高风险和可能的获益中做出很好的权衡，这种选择是非常痛苦并难以抉择的。这时候必须告知患者关于器官移植的简单易懂且容易接纳的知识，来帮助患者做出最终的决定。2012

年的一位 70 岁老人的信息选择方式与生活在网络时代的 25 岁年轻人是截然不同的。器官移植关注的伦理问题也并不是一成不变的，随着科技、时代和公共政策的进步而产生相应的变化。在 20 世纪 90 年代，大家普遍认为基因修饰的猪可以为人类提供无穷的器官来源，设想一个比较极端的情景，当异种移植实现的时候，等待名单上的受者考虑的将是和现在完全不一样的移植风险。

器官移植从业者们在日新月异的科技发展中必须掌握最新的知识，在伦理学上跟上时代的步伐，为患者提供最前沿的信息来帮助患者。

活体捐献

活体捐献是一种独特的医疗行为。一个人为了他人的利益冒着发病甚至死亡的风险经历侵入性操作。随着第一例活体肾移植的开展，尽管很多移植中心并不赞同活体捐献器官，但是它已成为肾和肝衰竭的主要治疗途径，除了肝和肾，其他器官的衰竭也可以通过活体移植来解决。建立于不伤害原则基础上的活体捐献，在实际中还是会面临各种各样的风险。研究发现在活体肾移植中来自承诺捐献者的可配对捐肾有一半的死亡风险率[25]。这显然不是外科医生和活体肾捐献可接受的风险范围，近来对于活体肝移植，已经有了更为明确的限定。活体肾捐献的死亡风险，认为 1/3 500，这个比例从道德伦理上来说是可以接受的。然而，看着一个正常人从正常走向器官衰竭，从个体上来说是让人无法接受的。因此从伦理道德层面来说，必须有一个保障体系使活体捐献可以安全地进行。在英国，人体组织机构担负起这样的使命。在活体移植执行前，必须经过一系列流程的审核。这项举措还可以遏制在经济利益驱动下的活体捐献，我们将在下一章节讨论。

无偿捐献

配偶和亲代的活体捐献显然是一种能获益的捐献方式。从生活质量上来说，照顾一个透析患者和照顾一个获得成功移植的患者还是有很大区别的。这种获益可能来自于分享共同的经历或者因成功的移植所带来的经济效益。但往往这种效益更为真实并超越了无偿捐献带来的幸福感。

在英国，人体组织机构为真正的无偿捐献提供一个合法途径，一个人可以选择通过捐出自己的肾来实现纯粹希望造福社会和帮助需要帮助的人的愿望。这样的模式已经被证明是受欢迎而且是有益的，但是它同样也面临着新的伦理问题。定向无偿捐献是指一个等待移植的患者为了尽早移植会宣传他的需求，而另一个健康捐献者则会通过无偿捐献这种方式来捐献他的器官，这种方式的捐献在起草相关法案的时候并没有被预见到，而现行的法律并不认为这类捐献是非法的。这样的移植是否是伦理道德所能接受的显然是一个独立的命题。因为对这类行为的制裁，会与目前受欢迎的器官捐献模式（受捐者通过宣传他们的需求来获得潜在的定向器官捐献者）相冲突。在现代社会，社会媒介如 Facebook 和 Twitter 将类似的伦理问题推到了一个新的高度，而 21 世纪的第二个十年关于伦理道德的问题必将在网络上成为热议的话题。

可能最相关的例子就是随之出现的促进直接器官捐献的机构产生——它直接促进了器官捐献的“破冰”。举个例子，Flood 基金会（网址 www.floodsisters.org/index.php）就是这样的机构，它描述自己是一个非盈利机构，旨在教育公众更了解肾病并且激励他们捐献他们这一生中所能捐献的最宝贵的礼物。这样的机构会收取一定的登记费，并且致力于将供受者联系在一起。这个机构的形成最初源自于 Flood 姐妹的爸爸——Daniel，通过在美国 Craigslist 登广告的形式最终成功获得了移植。最初这个机构服务于美国，最近，他们也联系了英国的几家移植机构，旨在促进英国非亲缘活体肾移植。

尽管这类机构也许代表着最纯粹的无偿捐献。但是它在操作过程中潜在的非遵循伦理的模式仍然让很多英国的移植专家非常不安。这样的机构是否能在英国推行我们仍然不得而知，但是 Flood 基金会网站表明，在美国已有很多等待移植的患者通过这个机构获益。

活体捐献工作体系的意义

在活体捐献的背后围绕着很多伦理学的争议。经常可以看到很多的家庭成员在为某个需要受捐的家庭成员做各种捐献前的检查。但是这里有一个问题是有些家庭成员其实并不是发自内心的想要捐献，他们没有表达自己真正的意愿而只是出于一种负罪感或者怕弄僵家庭成员之间的关系。面对这样的状态，临床医生就会面临这样的伦理困境，是否该向其他家庭成员撒谎，以“不匹配”或者其他妨碍捐献的禁忌证作为借口。这种情况就很有趣地体现了道义和结果之间的差异：谎言显然是违反道义论原则，但是从另一个方面来说，它又可以避免不情愿的捐献，同时也避免了家庭成员之间关系的恶化，可以收到良好的效果。而活体捐献体系就是避免临床医生陷入这样的伦理困境。

可能最好的例子就是错误匹配的亲子鉴定。活体移植经常要进行 HLA 的匹配来评估供受者的免疫风险。而这个检测从某种程度上来说可以是一个粗略的亲子鉴定，当然与法律认可的通过染色体端粒短串联重复序列的多态性测定的亲子鉴定方法相比，没有足够的特异性和敏感性。但是还是能够有效地鉴定亲子关系而出现很小的误差率。

因此大量的伦理争论围绕着更好地处理类似问题而展开。建立于情感基础上的捐献——配偶之间的捐献和柏拉图式的朋友之间的捐献已经很好地建立起来。在那样一个基础上，HLA 配型的评估只能被看作一个免疫风险的评估而不是为了确证亲缘关系。但是对于亲缘之间的移植来说，仍有人质疑这个只进行免疫学评估而不披露是否亲缘关系的行为是否合乎伦理。针对这个情况，在英国的活体捐献部门规定捐献者本人应该记录如果遇到这种情况他们希望怎么处理而不是直接披露。对于这样的小概率事件，这样的谈话对于大多数家庭来说是很尴尬的，有时候还会引起家庭成员之间的不安情绪和彼此猜忌。

然而，撇开伦理层面不说，活体捐献无论从何种层面上来说都是一种进步。地球上潜在的活体捐献者的数目使得目前等待移植的患者数到了一个可以忽略不计的地步。如果安全性和随之而来的危害同样可以忽略——或者说在一个可接受的范围，那么是否可以认为缺乏动机是阻止人们去捐献他们的器官的主要原因？

人体器官作为一个商品：补偿和有偿捐献

关于活体（实际上是尸体）器官捐献的补偿问题是现代器官移植伦理学上最大的争议。一方面来讲，合理的补偿可以在理论上解决很多问题，但是广泛地对活体器官捐献给予补偿必然会导致一些社会的负面的结果，如地下买卖以及相关的危险等。

全世界，尤其是在发达国家，非常明显的是可利用的实体器官的需求量增长迅速，并且这种情况还会持续下去，因为人口统计学显示社会已逐步趋向老龄化[26]。当前器官获取系统即使采用扩大标准（尽可能地运用扩大标准的器官、成对的匹配、选择性退出系统等）也不太可能逆转这种趋势。目前成千上万的患者患有器官衰竭或者死于器官衰竭，这些数量都在不停地增长，统计数据需要被更新（图 1.1）。一些评论家认为去解决这些痛苦的重担需要有一个符合伦理的根本的解决方法。其中一个解决方法就是鼓励人们去成为器官的供者。

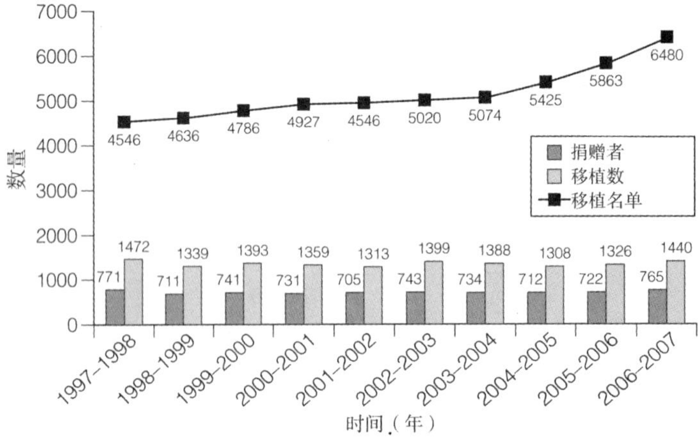

图 1.1 英国移植数据：英国的尸体供肾计划，1997.4.1—2007.3.31。捐献者的数量、移植例数和患者均在 3 月 31 日一个活跃的移植名单上。（Reproduced from Maple NH，Hadjianastassiou V，Jones R et al. Understanding risk in living donor nephrectomy. J Med Ethics 2010；36：142 - 7. With permission from BMJ Publishing Group Ltd.）

公平地来讲，大多数医生和移植团体一直反对有偿器官捐献，有些团体站出来严厉地反对（如 WHO[27]、纳菲尔德生物伦理学委员会[28]、针对旅游移植和器官非法交易国际高级委员会[29]等）。但是在许多国家这种非法交易仍然存在。尽管如此，还有一些突出的意见支持建立可控制的器官市场[30-34]。相关的辩论最近涌现出来并且在英国作为一个观点陈述刊登在英国医学杂志上（BMJ）[35]。

没有人会不同意在一个理想世界里，人人都不会将自己陷入危险和痛苦中去做活体器官捐献。活体器官捐献对供者造成了个体损伤，结果这个行为是有利于另一个个体的（移植受者所承受的痛苦会大大减轻），且适当的支付费用给供者（这个人可能得到了一些精神上的、社会上的或者心理上的好处）。这个问题为道德经济的一个方面——从个体和社会层面上。那么在器官捐献中付费给供者的支持者超过反对者吗？当我们考虑这个问题的时候，从伦理的角度来分析，考虑所有后果绝对都是至关重要的，那些参与者，不仅仅是移植受者，还包括器官贩卖者、医疗保健小组以及全社会。供者和受者都可能有自己的家庭和依靠他们的人，且与他们利害攸关。

辩论最困难的部分是如何准确界定这笔支付款项的意义，确实存在有对于捐献了器官的供者给予补偿和报酬，从潜在的利益（身体上的、心理上的、社会上的）扩大为慷慨的资金给予。它在伦理学上被视为对供者在捐献的过程中所产生的必要花费的补偿（如路费等），这是可以接受的。那么这个界限在哪？最近来自纳菲尔德生物伦理理事会的报告有效地区别了这种补偿和奖励，用了一个词“干预途径”，干预广泛地划分为那些捐献目的是无私的、为他人着想的和非无私的、带有私利性的。关键的道德门槛是当一个干预是旨在招募供者，那些供者愿意去做利他行为，而不是由于对供者的补偿多少而决定做此事的人。

因此给予器官捐献者补偿是应该支持还是应该反对呢？这个问题已经完全超出了我们本章讨论的范围，但是两个关键领域的分歧在那些支持有偿捐献与反对有偿捐献之间将会被详细讨论。其他的一些观点会以表格的形式展示出来。

“有偿的器官捐献剥削穷人。”

“应该阻止人去卖一个器官，因为他可能在当时的环境和家长式作风下别无选择，从而忽略了生物伦理学的原则以及对自主权的尊重。”

对那些反对有偿捐献的人来说，他们反对的根本原因是认为这样做存在着潜在的对穷人的剥削，正如 Matas 等[36]所说，“权力梯度”会在供者和受者之间不可避免的发生，器官会从穷人流向富人。或者如 Epstein[37]所描述，“器官市场创建了严重的不平等的权力分配、利益及风险。”利用弱势群体的概念是与知情同意的问题密切相关的，这些人如果在通过钱可以改变人生的情况下真的能做到“免费捐献”吗？公平公正的生命伦理原则能够被支持吗？就如同最近的国际事件中，银行很高尚地贷款给那些看上去无法偿还的人。谁有责任：债权人还是债务人。我们来重新解读 Matas 等的观点：一些州或国家的家长式统治（皮带、安全帽、经济管控等）一定是坏事吗？

有偿器官捐献的支持者认为“我们”所知最佳供者来源是一种“家长式”的假设。他们可以比较自由地去做一些通常对我们来说非常艰难的选择而不是强制性的选择。这个原则首先是尊重自主权。是不是道德剥夺了一个人的“正确选择”？因为钱去卖肾，当他们的生活环境可能会因为这些钱而大大地改善？是不是在道德上更能够接受这样的供者，即他们的生活环境并不依赖这笔意外的收入，如他们在此之前已经比较富裕？这是否是穷人摆脱贫困的一种出路？发达国家提出了这个市场不应该用于国际，而是国家性的，这将减轻权力梯度从发展中国家流向发达国家。

“人类的身体是无价的，对人体无可替代部分的买卖是对人类尊严的侮辱。”

“一个人能够或者不能够对自己的身体做什么，谁能够干涉？”

这个争论集中在人体的完整性上面（并且把尊严这个问题附上），认为出于商业的原因违背身体的完整性是不道德的，身体（或者它的某些部分）被商品化、竞卖或贱卖。有偿捐献的支持者认为这种观点的弱点在一些被认为符合伦理的买卖如卵子、精子、头发、外周血干细胞成立以后自然表现出来了[38]。为什么人们一方面接受出售人体组织，但另一方面又反对出卖肾。同样，社会也不能容忍人们正在为重大的违反人体完整性的相关工作付费（如赛马的骑师、深海潜水员、士兵、性工作者、代孕者等）。反对者则认为这存在最重要的区别：一个是身体可再生的产物，而另一个是独一无二的身体部分。绝大多数危险性工作者可能损伤身体的完整性但是并不是必然的，至关重要的是这个人做这份工作至少在某种程度上可以控制事件的发生。一些工作（如职业拳击手）非常容易造成身体的损害，但很少得到社会的关注。

对一些其他的观点和它们的对立的观点，我们总结到如下表中（表 1.1 和表 1.2）

目前，有偿捐献仍然处在争论状态且不可能短期内解决。同样，我们也很清楚一个器官市场如果没有公众的赞同和某些人卷入其中提供服务是不可能运转的。但是它确实存在了，并且不再是禁忌。

是否当前的器官捐献程序在它的多种形式下像一个“纸牌屋”一样容易被一些令人讨厌的有关活体器官捐献的腐败事件不可挽回地摧毁？是否迈出试着评估有偿捐献的影响的一步不可避免？这些问题对于未来的移植专业人士同样是非常重要的，而且随着医疗领域的伦理学逐渐成熟显得尤为重要。

表 1.1　支持有偿捐献的观点

支持有偿捐献的观点	对立的观点
器官资源会增加，可以减轻很多病患的痛苦。同时还可以节省费用，众所周知，即使需要慷慨的有偿激励，移植要比长期透析节省很多费用。	目的正义就可以不顾手段吗？我们不能单纯地考虑费用等问题。必须权衡受者的益处与对供应者、供应者亲属及社会大众的潜在损害。这是至关重要的道德问题。
为什么在涉及移植的各个环节中供者就必须是唯一不能得到物质利益的呢？	他们通常给一些物质上的好处，在一定程度上回归常态如家庭、婚姻、合作关系或友谊。捐献者在道德上或精神上收获是非常重要的。这可能是真正的“陌生人”捐献的动机。
与非法贩卖的争论类似，一个合法的器官市场将会使非法器官买卖取缔。供者的医疗和照顾也会得到改进。	道德相对论。我们必须在两害选其轻，产生了一些分歧。供者的医疗和照顾在官方的器官市场建立后得到改善，但是通过对烟和酒的市场的调查，发现同样还存在着“黑市”，而且在地下得到进一步扩张。
我们已经开展了一部分有偿捐献——费用会议等。	依据纳菲尔德伦理委员会以利他的和非利他的方法来区分器官捐献和贩卖具有很大的差异。Wigmore等表示供者和供应者存在重要的语义区别。

表 1.2　反对有偿捐献的观点

反对有偿捐献的观点	对立的观点
医学和移植医学的形象会随着信用的丢失而受损。在医学研究的历史上已经有很多这样的例子。	没有办法知道这是不是真的。金融往来在全世界医学界都是司空见惯的，在个人层面或社会层面不一定损伤医患关系。一个独家垄断的买方系统（单一的购买者——避免私下交易的不正当获利）会使情况缓解。
有偿捐献和器官非法交易不可分割地联系在一起。	它并不意味着未来严格监管的，建立在成熟功能性医疗保健体系上的器官市场会被其他一些司法管理上的丑闻所玷污。
有偿捐献会导致一个想作为器官供者的人隐瞒他的病史而去贩卖器官，导致供者和受者的愈后变差——我们有证据证明这点。	严格的检查与规定和功能性监查机构将会大大减少风险。对一些愈后较差的器官贩卖者的调查发现这些证据都是在印度、巴基斯坦、菲律宾等市场未达到最优标准的情况下得到的。
看看发生在印度、巴基斯坦、菲律宾、中国，甚至还包括一部分伊朗的例子。	这些都不是所提及的例子。监管部门是不能够像警察系统那样去执行的。在这些国家里贫穷是最严重的问题。在其中一些国家同样存在着糟糕的人权记录。

续表

反对有偿捐献的观点	对立的观点
无私的捐献在道德上是崇高的，是有着积极的、正面的社会影响的。	有偿捐献并不会使无偿捐献器官贬值。对于受者的最终结果和受者的经济状况来说，有偿捐献还是一个"好的行为"，对于获得更多的有效的器官还是有社会积极影响的。
有偿捐献会减少无偿和无私捐献。	伊朗的例子支持了这一观点，但是它将会减少强制性的亲属活体器官移植，如果非常渴望得到器官的话，人们会变得更加无私并且还会捐款。仍然会有一些其他的器官的需要，而且有偿捐献是不可能的，这必然驱动持续需要尸体器官的计划，可能还需要一些扩大标准的供者从而提高效果。人们可能还是更喜欢无私的捐献——他们可能想知道他的供者或者一个特殊的供者想知道他的受者。
器官贩卖者的长期健康需求是不确定的，并且他们会经历长期的痛苦。	这些问题适用于无私捐献。建立有保证的随访机制，为他们提供终身的健康保险，以确保优先移植等待名单的实施。
这是一个灾难性的急剧下滑，一旦这个市场被建立起来，将会很难逆转。	一个试点计划正在筹划，在对受者和器官贩卖者的评估的结果出来之前，暂时叫停也是非常必要的。

参考文献

1. President's Council on Bioethics. Controversies in the determination of death: a white paper by the President's Council on Bioethics. 2008; The Presidential Commission for the Study of Bioethical Issues, Washington, DC.
2. Dhanani S, Hornby L, Ward R, et al. Variability in the determination of death after cardiac arrest: a review of guidelines and statements. J Intensive Care Med 2012;27(4):238–52.
3. Lamb D. Brain death and brainstem death. Soc Soc Hist Med Bull (Lond) 1985;37:90–2.
4. Hornby K, Hornby L, Shemie SD. A systematic review of autoresuscitation after cardiac arrest. Crit Care Med 2010;38(5):1246–53.
5. Sundin-Huard D, Fahy K. The problems with the validity of the diagnosis of brain death. Nurs Crit Care 2004;9(2):64–71.
6. Academy of Medical Royal Colleges. A code of practice for the diagnosis and confirmation of death. 2011.
7. Riad H. Elective ventilation for organ donation. Br J Hosp Med 1993;50(8):438, 441–2.
8. Rithalia A, McDaid C, Suekarran S, et al. A systematic review of presumed consent systems for deceased organ donation. Health Technol Assess 2009;13(26):iii, ix–xi, 1–95.
9. Cotter H. Increasing consent for organ donation: mandated choice, individual autonomy, and informed consent. Health Matrix Clevel 2011;21(2):599–626.
10. Human Tissue Act 2004. London: HMSO; 2011.
11. Human Tissue (Scotland) Act 2006. Edinburgh: Scottish Government; 2011.
12. Rosenblum AM, Horvat LD, Siminoff LA, et al. The authority of next-of-kin in explicit and presumed consent systems for deceased organ donation: an analysis of 54 nations. Nephrol Dial Transplant 2012;27(6):2533–46.
13. Douglass GE, Daly M. Donor families' experience of organ donation. Anaesth Intensive Care 1995;23(1):96–8.
14. Dominguez-Gil B, Haase-Kromwijk B, Van LH, et al. Current situation of donation after circulatory death in European countries. Transpl Int 2011;24(7):676–86.
15. Reznik O, Bagnenko S, Scvortsov A, et al. The use of in-situ normothermic extracorporeal perfusion and leukocyte depletion for resuscitation of human donor kidneys. Perfusion 2010;25(5):343–8.

16. Sheth KN, Nutter T, Stein DM, et al. Autoresuscitation after asystole in patients being considered for organ donation. Crit Care Med 2012;40(1):158–61.
17. Caplan A. The use of prisoners as sources of organs – an ethically dubious practice. Am J Bioeth 2011;11(10):1–5.
18. Ysebaert D, Van BG, De GK, et al. Organ procurement after euthanasia: Belgian experience. Transplant Proc 2009;41(2):585–6.
19. Hoffenberg R, Lock M, Tilney N, et al. Should organs from patients in permanent vegetative state be used for transplantation? International Forum for Transplant Ethics. Lancet 1997;350(9087):1320–1.
20. www.uktransplant.org.uk/ukt/statistics/transplant_activity_report/current_activity_reports/ukt/activity_report_2010_11.pdf; [accessed 16.08.12].
21. Weber M, Dindo D, Demartines N, et al. Kidney transplantation from donors without a heartbeat. N Engl J Med 2002;347(4):248–55.
22. Veatch RM. Transplanting hearts after death measured by cardiac criteria: the challenge to the dead donor rule. J Med Philos 2010;35(3):313–29.
23. Geddes CC, Rodger RS, Smith C, et al. Allocation of deceased donor kidneys for transplantation: opinions of patients with CKD. Am J Kidney Dis 2005;46(5):949–56.
24. Su X, Zenios SA, Chertow GM. Incorporating recipient choice in kidney transplantation. J Am Soc Nephrol 2004;15(6):1656–63.
25. Maple NH, Hadjianastassiou V, Jones R, et al. Understanding risk in living donor nephrectomy. J Med Ethics 2010;36:142–7.
26. Galliford J, Game DS. Modern renal transplantation: present challenges and future prospects. Postgrad Med J 2009;85(1000):91–101.
27. WHO. WHO Guiding Principles on Human Cell, Tissue and Organ Transplantation. WHA63.22, 2010. Available at: http://www.who.int/transplantation/publications/en/index.html.
28. Nuffield Council on Bioethics. Human bodies: donation for medicine and research. Nuffield Council on Bioethics Report; 2011.
29. Steering Committee of the Istanbul Summit. Organ trafficking and transplant tourism and commercialism. Declaration of Istanbul. Istanbul Summit 2012.
30. Matas AJ. The case for living kidney sales: rationale, objections and concerns. Am J Transplant 2004;4(12):2007–17.
31. Hippen BE, Taylor JS. In defense of transplantation: a reply to Nancy Scheper-Hughes. Am J Transplant 2007;7(7):1695–7.
32. Radcliffe-Richards J, Daar AS, Guttmann RD, et al. The case for allowing kidney sales. International Forum for Transplant Ethics. Lancet 1998;351(9120):1950–2.
33. de Castro LD. Commodification and exploitation: arguments in favour of compensated organ donation. J Med Ethics 2003;29:142–6.
34. Erin CA, Harris J. An ethical market in human organs. J Med Ethics 2003;29(3):137–8.
35. Roff SR. We should consider paying kidney donors. Br Med J 2011;343:d4867.
36. Matas AJ, Adair A, Wigmore SJ. Paid organ donation. Ann R Coll Surg Engl 2011;93(3):188–92.
37. Epstein M. Sociological and ethical issues in transplant commercialism. Curr Opin Organ Transplant 2009;14(2):134–9.
38. Cohen IG. Selling bone marrow – Flynn v. Holder. N Engl J Med 2012;366(4):296–7.

第2章 英国的器官捐献：当前发展和未来挑战

Christopher J. Rudge 著
郑树森 陈忠华 屠振华 译

概述

在本书的之前版本中，已描述过英国公民逝世后器官捐献的严重短缺，并附上了14条来自器官捐献工作小组的建议[1]。这些建议基于整个捐献路径的分析而提出，包括：供者识别、转诊、知情同意、管理维护及器官获取。总之，这些建议旨在建立一种英国的捐献模式，为改进所有关键步骤提供强大的支撑体系。笔者认为，"这些建议的成功实施无疑是一个挑战，但很明显，这为英国捐献和移植率多年来迈上新台阶提供了最现实的机会"。这些建议的全面实施，交付卫生部成立的计划执行理事会（Programme Delivery Board，PDB）监督，PDB汇集了所有相关部门，包括专业机构和社团、英国国民健康服务机构血液与移植部门（National Health Service Blood and Transplant，NHSBT）、全英四家卫生行政部门和其他单位。从2008年6月到2011年1月，PDB在苏格兰、威尔士和北爱尔兰指定机构予以落实。

工作小组的报告，已成为提高英国器官捐献的核心内容。本章将回顾这些建议实施3年后，对于器官捐献例数增长的影响程度。还将描述在目前可行的领域中，通过新的基础架构为临床实践提供机会，以进一步扩大逝世后器官捐献的供者数量，以及适合移植的器官数量。在这个发生伟大变革的时代，英国国民健康服务机构（National Health Service，NHS）目前正在推出新的改革方案，带来新的挑战和机会。这对于践行我们的预期目标必不可少，即提升逝世后器官捐献者的数量和捐献器官的质量。虽然移植外科医生和患者，可能希望更多的器官来自脑外伤后死亡的年轻捐献者。但比较国际数据后表明，大部分增加的案例可能来自高龄捐献者——如超过70岁的捐献者，西班牙是每百万人口（per million population，PMP）为8.2，而英国的PMP为1.3[2-3]。

近来的进展

卫生部最近的一份报告，阐述了器官捐献工作小组实施这14条建议以后，最初3年来的进步[4]。以下内容主要基于该报告。

建议1和建议2：

应建立起一个覆盖全英国的器官捐献组织。此器官捐献组织的建立，应由NHSBT负责。

这两条建议已得到全面实施。NHSBT已发挥了其建立器官捐献组织的作用。这得益于器官捐献和移植理事会（Organ Donation and Transplantation Directorate，ODT），它建立在英国移植管理部门的基础上，并将其作用延伸到移植前管理。ODT由英国移植管理部门授权，代行其具体职责，如器官分配、数据收集与分析、监测移植预后和NHS捐献器官登记。

建议3：

亟须完善相关法律、道德和专业问题，以确保所有临床医生均能获得支持，并在清晰明确的框架下开展工作。此外，应建立独立的覆盖全英的捐献伦理组织。

死亡、器官捐献、患者自主权和捐献选择权

法律问题

临床医生既照顾垂死患者，同时又支持器官捐献。在《意识行为能力法令2006》和《成人伤残法令2001》的前提下，他们提出了推进捐献是否合法的真正担忧。这些问题主要涉及潜在的循环死亡器官捐献（donation after circulatory death，DCD），以前被称为无心跳供者。工作组认识到这些问题的严重性和重要性，响应卫生管理部门发表了重要的工作指南。卫生部和威尔士议会2009年11月联合签发了《无心跳器官捐献条例》[5]，苏格兰首席医疗官亦于2009年11月签发了《无心跳器官捐献指南》[6]，分发到ICU医生手中。

北爱尔兰不受《意识行为能力法令2006》约束，其卫生社保部于2011年3月公布了《循环死亡器官捐献指南》[7]。

伦理学

皇家医学院已经建立并主办了英国捐献伦理委员会，并保证其独立性。委员会在2010年2月举行了第一次会议，并于2011年1月发布了第一份重要咨文。目前主要的两个热点领域为DCD和DCD供心获取的可能性。2011年12月，委员会出版了《循环死亡器官捐献伦理框架》[8]。此外，苏格兰移植团队的伦理小组坚持召开季度例会，讨论在苏格兰开展器官捐献的相关法律和伦理问题。

建议4：

NHS所有部门必须认可器官捐献是常规事件，而非特例。围绕国家指南制定的地方政策必须到位。在适当的时候，讨论器官捐献应成为临终关怀的一部分。各健保信托应有明确的奖励政策和一个捐献委员会来帮助实现捐献。

工作小组设想，地方改革的主要驱动者为器官捐献临床负责人（clinical leads for organ donation，CLOD），并由当地的器官捐献委员会支持。截至2011年5月31日，进步显著：

• 96%的急症健保信托和保健委员会成立了器官捐献委员会，并任命了主席。

• 已任命了98%的CLOD（原称临床捐献领导人）。

• 英国儿科危重患者的新标准中写到，所有的儿科ICU病房应各有一个器官捐献的首席顾问。

对CLOD和器官捐献委员会的支持和维护，已成为NHSBT“日常工作”的一部分。为了系统化地支持捐献委员会，NHSBT建立了区域器官捐献的协作网络，并从各区域委员会中遴选代表，重建了国家级的“器官捐献顾问团”。在许多方面参考了西班牙的地方、区域和国家相结合的操作模式。现要求捐献委员会和器官捐献专科护士（specialist nurses for organ donation，SN-OD：原称移植供者协调员）协同工作，在此组织基础上制定器官捐献年度计划，且业已起草了相应的计划书。

在苏格兰、威尔士和北爱尔兰，类似的设置也已落实，这些地区参照并建立了各自不同的组织结构。

所有政府卫生机构和NHS相关部门之间的工作均予衔接，确保在恰当的场合下，

器官捐献和临终关怀的政策协调一致。如在威尔士，器官捐献已写入所有临终关怀的临床路径和质控条目中。

建议 5：

全英范围内应引入潜在器官捐献者的初筛标准。应用 12 个月后应回顾该标准，给予相关评估，并与更为详细的标准进行比较。

最初的工作组报告包括了两个方面的建议，将保证英国在重症监护病房（intensive care units，ICU）对潜在供者的综合识别。这些建议受到了 ICU 协会支持，详情如下：

1. 当危重患者进一步的治疗失去意义时，应遵循计划，通过神经学诊断标准确认死亡，报告 SN-OD 尽快停止镇静、镇痛，或立即确认患者从未予以镇静、镇痛。即使参加的临床医护人员认为，器官捐献（在神经学标准已确定死亡后）可能是禁忌或不适当的，该报告程序也应予以启动。

2. 对于灾难性的颅脑损伤患者，当进一步治疗失去意义时，即使尚未达到脑死亡标准，也应在捐献评估专家判定后报告 SN-OD，撤除生命支持系统，并在病历中予以记录和签署时间。即使临床医护人员认为尚未达到脑死亡标准，DCD 可能是禁忌或不适当，该报告程序也应予启动。

在地方层面，这项工作正由 CLOD 予以推进。

建议 6：

应监测所有健保信托服务范围内的捐献行为。应报告潜在捐献者识别率、转诊率。家属告知方式和捐献知情同意的过程。健保信托的捐献委员会应向信托理事会和医疗组长报告临床治疗过程，该报告列入健保监管系统对健保信托考核的内容。来自其他健保信托的基准数据，可用于比较。

器官捐献数据的发布

NHSBT 每 6 个月向各家医院发布当地的器官捐献评估报告，数据来源于潜在捐献者审查系统（Potential Donor Audit，PDA）。评估报告通过 CLOD 和捐献委员会，递交至健保信托理事会、战略卫生局（strategic health authorities，SHA）的首席卫生官以及苏格兰的首席卫生执行官。该数据提供各家医院的比较信息，指出本院需要改进的不足之处。该程序已受到来自全英四个卫生行政部门的高层支持。PDA 数据报告通过识别各家医院的优势和不足，体现其重要性，且鼓励 CLOD 在 PDA 报告的基础上与专科护士展开合作。须确保这份有效的报告抄送至每个卫生行政主管部门，且在用这些数据研发年度报告的同时，制定来年的器官捐献计划。

NHSBT 正在致力于提高 PDA 数据的准确性和可靠性，这使医生对日常统计报告持续保持信心是至关重要的。

健保日常评估

英格兰医疗管理结构的改变，为第 6 条建议的成功实施提出了挑战。工作小组的报告发表以来，健保质量委员会已取代了医疗委员会，未来的变化可能还包括 NHS 的重组改革。尽管如此，国家健康与临床高级研究所（National Institute for Health and Clinical Excellence，NICE）最近发布了供者识别和家属知情同意的临床指南[9]，由于 NICE 发布的指南是考核健保信托的核心指标，这将有助于确保把器官捐献纳入医疗监管机构的评估体系中。同时，NICE 被要求制定器官捐献的质控指标。再次，这些质控指标被用来考核健保信托，这些指标也将成为监管机构评估过程的一部分。近期计划是根据中西部地区战略卫生局介绍的关于质量和创新草案（Commissioning for Quality and Innovation，CQUIN）方面的经验，依据医院的实际情况编制地区预算（120 000～317 000 英镑/年），并完善一系列捐献相关条例[10]。在英国的其他自治地区，类似的步骤已将捐献活动纳入监管框架内。

建议 7：

当临床考虑脑干死亡时，即使尚未考虑到后期的器官捐献，仍应对此类患者均行脑干死亡测试。

2010—2011 年的 PDA 数据显示，1 672 例适合检测标准的患者中，467 例未行脑干死亡检测（28%）[11]。尽管有时这确有合理性，但这些未接受脑干检测的患者，显然比那些接受了检测的患者的捐献可能性要低，这为我们的持续改进提供了努力的空间。

NHSBT 于 2010—2011 年制定了 CLOD 和捐献委员会的专业化发展计划，对此给予了相当大的重视。支持捐献委员会制定和实施地方性机制，确保只要情况允许，就行脑干死亡测试。鼓励 CLOD 检测当地所有拟诊脑干死亡的病例。死亡判定的高级面授班是计划的一个部分，CLOD 可在实践中运用相关学习材料。已开发了脑死亡诊断的临床路径，并可通过医学索引获取。

建议 8：

通过信托促进捐献工作时的金融约束，应通过发展和引入适当的补偿机制来去除。

NHSBT 承担潜在器官捐献者的管理成本分析，健保信托申明管理潜在的器官捐献者需要 2000 英镑费用，即使实际上并未达成捐献（如由于临床原因）。以上费用按季度报销，并持续审查潜在器官捐献者的维护成本。

财务报销方案详见 www.organdonation.nhs.uk/ukt/members/pdfs/letter_290708.pdf.

捐献委员会正在利用财务报销的改革，进一步推进器官捐献。

而在苏格兰，捐献医院的财务报销从未被忽略。

建议 9：

应通过中央拨付，扩展全英的器官捐献组织和加强目前的器官捐献协调员网络（donor transplant coordinators，DTC）。应雇佣更多的协调员，深入 ICU，确保全面、高技术、专业和稳健的服务。在 DTC、临床工作人员和健保信托的捐献负责人之间，应有明确和密切的合作。应研发器官捐献的网上登记和分配系统。

本条连同下面的建议，无疑是来自于工作组的最重要的、影响深远的两个变革。这是所有机构和个人认为器官捐献取得如此快速成功的关键。DTC 的两个主要变革如下：首先，所有身为供者协调员的工作人员应该专注于器官捐献，而不是在移植中心同时担负受者协调员的角色；其次，所有供者协调员均应由 NHSBT 雇佣和管理。作为这些变革的内容之一，“移植供者协调员”已改称“SN-OD”。这种称法与 NHS 的广义命名体系的联系更为紧密。2011 年，全英范围内 SN-OD 纳入 NHSBT 雇佣体系的程序得以完成，SN-OD 的新聘工作亦非常成功：SN-OD 的总员工和后勤人员增加了一倍多。SN-OD 日渐深入了 ICU 护理团队，其网络已重组为 12 个区域性工作小组。除了参与潜在或成功的捐献案例，SN-OD 在关键出资机构和社会公众的宣传教育和唤醒意识中也发挥了重要作用。

如此大规模的重组，在凸显优势的同时，必然会在过渡期产生困难。也许最难避免的困难是大量优秀但相对缺乏经验的新任 SN-OD 将在较短的时间内融入体系之中。尽管如此，结构调整都已到位，大部分困难都已解决。

NHSBT 已开发并部署了一个新的计算

机系统 Electronic Offering System（EOS）。该系统向所有 SN-OD 和移植团队开放，且目前运用越来越广泛。它适用于在新技术平台如平板电脑和智能手机，达到了同时服务所有移植中心的目标。

建议 10：

应建立覆盖全英的专业器官获取团队网络，以确保及时和高质量地获取所有的脑死亡和循环死亡供者器官。器官捐献机构应负责器官获取团队的启动、审计和绩效管理。

在英国移植学会早期工作的基础上，NHSBT 致力发展并于 2010 年 4 月 1 日启动了国家器官获取组织（National Organ Retrieval Service，NORS）。共有七个专业的腹部外科器官获取团队和六个专业的心胸外科器官获取团队。这些团队均基于现有的移植中心而组建，其中也有全新团队，由两家中心联合组建。如当地团队正在获取过程中，为减少家属和捐献者医院的等待时间，允许临近的团队进行跨区域服务。如苏格兰团队的服务区，现已覆盖了北爱尔兰和英格兰，在必要时可作为后备团队进行获取。一个尚未解决的问题是，麻醉和供者维护，究竟由获取团队还是由供者所在医院提供。一个脑死亡潜在供者的生理和血流动力学的管理，作为器官捐献的一个重要领域，其关注度尚显不足，现 NHSBT 安排了临床医生来解决这些困难。

建议 11：

所有可能涉及潜在器官捐献者治疗的临床人员，务必接受捐献方面的培训。培训内容应定期更新。

本建议的实际响应情况如广度和协调度，可能比预想的欠佳，但已取得重大进展。

在短期内，NHSBT 为 CLOD 和捐献委员会主席组建了专业发展计划（Professional Development Programme，PDP），涵盖了器官捐献、院内改革的专业领导能力等临床问题。培训教材由资深临床医生设计和完成，内容经相关领域的专家组审核，包括 ICU 学会、皇家麻醉医师学会、急诊医学学会、皇家儿科学会等。培训课程的跨度为 12 个月，涵盖面授会、自学和小组互动，旨在构建领导能力和促进管理能力，并提升临床专业知识和技能。

PDP 的其他产品包括一个基于 PDP 各模块教材的工具包，以及公布在线医学索引平台上的临床路径说明。NHS 在苏格兰的教育部门已开发了旨在帮助临床医生参与器官捐献的在线教育资源，北爱尔兰的临床主管们也开发了一个面向所有健保信托覆盖范围内从业人员的专业培训计划。

从长远来说，相关专业机构现将器官捐献的课程纳入其研究生专业培训中，也许最相关的两个机构是最近成立的重症医学学会（Faculty of Intensive Care Medicine，FICM）和急诊医学学会。例如，FICM 的结业考核把器官捐献纳入了教学大纲和核心技能，儿科重症监护协会也在加强器官捐献能力的培训。

显然，在医疗（可能还有护理）本科阶段的早期课程中，纳入器官捐献的相关知识，将对唤醒捐献意识大有裨益。虽然这尚未普及，但将日益普遍。

建议 12：

在需要时，宜对器官捐献者进行个人纪念和公开缅怀。方法可包括国家纪念馆、地方活动和捐献者家属随访。

有很多方法可对器官捐献者进行个人纪念和公开缅怀，从本地活动到非宗教服务性质的纪念和感谢，直至国家纪念馆。在英国，就有 Cardiff 的“生命礼物纪念石”、格拉斯哥的“爱之座”和北爱尔兰的“新生花园”。花园象征了纪念、感谢和希望。

而且，器官捐献生命礼物的社会纪念有许多方式，最近新出现的三种是：

• 捐献者家属在网上发布了一本纪念

书籍。

• 皇家医师学院（The Royal College of Physicians，RCP）出版了一本非常感人的移植受者书信集，感谢匿名捐献者带来生命的礼物。这本书名为《生命的感恩》（*Thank you — For life*），于2010年11月出版，将会献给未来的捐献者家属。

• 作为试点方案，要求六个捐献委员会在他们医院的显要位置提供了一个公共纪念牌匾，以纪念生命礼物并标注“最后的时刻，生命的礼物”（In their final moments they gave a lifetime）。

建议 13：

目前亟须寻找并实施“器官捐献，生命礼物”的公众宣教方案，尤其是面向医学本科生宣教的有效办法。健康研究部门和发展基金应发起相关研究。

器官捐献是NHSBT的关键功能之一，2009年11月推出了一项知名的宣传器官捐献的全媒体活动。即使最近的预算紧张限制了媒体宣传的应用，苏格兰政府还是在2009—2010年和2010—2011年进行了器官捐献的媒体宣传，威尔士和北爱尔兰的团队也在广泛开展宣教。

2009年初，苏格兰启动了学校的器官捐献教材资源的更新。捐献教材的目的是教育年轻人关于器官捐献和移植的复杂道德和伦理问题。

历经多年，关于器官捐献的信念和文化，在英国已被广泛理解和认同。工作组的第二份报告，详细评估了此项工作，并为今后的工作提供了宝贵的依据[12]。通过邀请全英17大宗教领袖参与一系列广泛活动，提高器官捐献的认识水平，鼓励从宗教信仰的角度讨论器官捐献。节日里在苏格兰的各个宗教中心举办公益活动和“同伴教育”的项目。使当地一些备受瞩目的社区领袖了解器官捐献的相关问题，鼓励持续的讨论，提高当地社区器官捐献的认识水平。

计划的实施，也能确保为三大学术研究项目提供资助：探讨影响逝者家属是否捐献的决定因素，医学界器官捐献的专业视角，及进一步探讨非洲裔和少数族裔社区器官捐献的态度。

建议 14：

卫生部和司法部应制定有关器官捐献的法医学指南。

卫生部联合司法部、英国法医学会和其他相关部门，制定了有关器官捐献的法医学指导。指南链接如下：www.dh.gov.uk/en/Publicationsandstatistics/Publications/PublicationsPolicyAndGuidance/DH_114804.

在苏格兰，器官捐献工作与地方检察官办公室（Crown Office of the Procurator Fiscal，COPFS）保持着密切关系，但这并非指南的必需因素。苏格兰移植团队（Scottish Transplant Group，STG）的伦理小组正在修订STG和COPFS之间有关器官和组织捐献的现有协议。

近3年来的显著发展，不仅归功于这14个具体建议。也许最重要的变化之一是那些面对濒死患者的临床医生，不断提高的器官捐献意识水平。临床医生在面对即将逝世的患者时，如果情况允许，器官捐献可以而且理应视为临终关怀的一个必不可少的组成部分[13]。多年来，由于移植手术的获益和漫长的移植等待，器官捐献的宣教日渐加强。逐渐，人们认识到了器官捐献的内在价值。如果个人愿意死后捐献自己的器官，无论是在NHS做了器官捐献登记，或是在和家人讨论时表达过相应的意愿，器官捐献应是情理之中的事情，应当是合理、合法和道德的。这听起来可能有点主观，但事实并非如此——器官捐献，是把个体的意愿，置于个体的决策中心。个体的动机当然是愿意拯救别人的生命，但捐献为了促进愿望的实现，而不是仅为他人的利益。捐献相关的许多道德和实际困难，当视角不同时，人们的看法不尽相同。卫生部公布的法律指南的核心，是反映了患者一系列问题的“最佳利益”，而非简单的“最佳医疗方案”。与此同时，NHSBT 和卫生部发布了两个共识文件：《英国移植学会和 ICU 学会关于循环死亡捐献的共识，2010 年 12 月》[14]与《英国移植学会和 ICU 学会关于急诊科在器官捐献中作用的共识，2011 年 11 月》[15]。

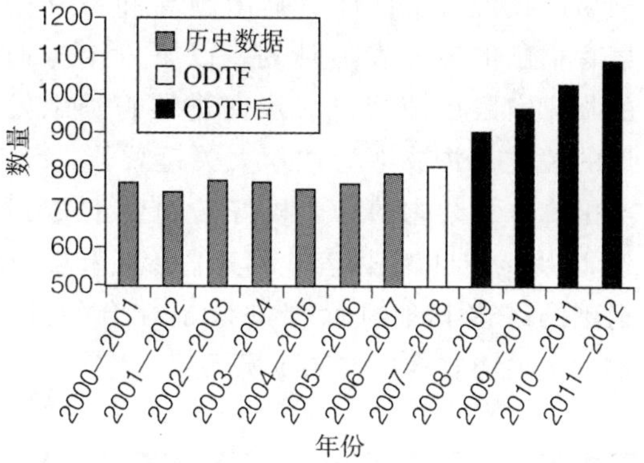

图 2.1 英国逝世后捐献的数量

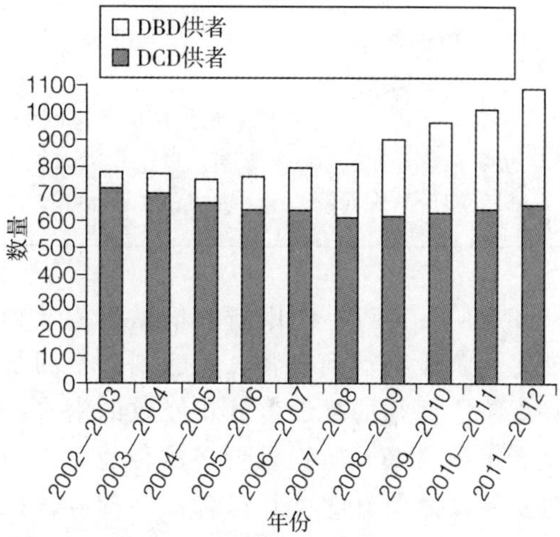

图 2.2 DBD 和 DCD 的供者数量

进展

工作小组的报告于 2008 年 1 月发表，选取了 2007—2008 年的供者案例数作为基准来考量发展。图 2.1 显示了相关建议实施后，从 2000—2001 年到 2011—2012 年英国逝世后捐献者的数量出现稳步增加。捐献案例数从原先的多年下降或持平，变为由 809 例上升到 1088 例（在 4 年里增加 34%）。然而，出乎意料的是，几乎所有的增长都来自 DCD（图 2.2）。2011—2012 年 DBD 有 652 例（峰值为 2002—2003 年的 716 例），而 2007—2008 年有 609 例（同比增长 7.1%）；相应，DCD 分别为 436 例和 200 例（同比增长 118%）。

虽然捐献案例的整体增长喜闻乐见，但这对心脏供者的数量增加贡献不大。此外，DCD 肾移植的预后似乎与 DBD 肾移植大致相当（至少是短期预后），但肝移植并非如此。关于 DCD 是否能够代表崭新的供者器官来源，有相当多的推论，但缺乏好的证据。按照之前的情况，这些捐献者可能难以成为供者，或可能发展成为 DBD 供者，或许是两者均有可能，但在得出结论之前，可能需要比目前更详细的信息用于论证。

未来挑战

虽然器官捐献工作已经取得了很大的进步，而且逝世公民捐献数量在这些年首次大幅上升，但移植器官短缺的根本问题依然存在。最近几年 DBD 捐献数量已停止下降，但几乎没有增加。器官捐献小组通过分析捐献“途径”，确认了器官捐献的障碍，建议对捐献组织进行必要的调整，而不只是解决每个阶段的具体细节，以促使捐献工作取得进展。例如，知情同意的重要性得到广泛认可，建议现阶段应该发展更多经过良好培训的移植捐献协调员参与捐献工作，并进行有效管理，才能有效增加捐献数量。这份报告不建议对知情同意过程作出特定的变动，其概述了发展协调员可能带来的好处，建议引入新的协调员网络。报告指出：针对临床领导和特别是器官捐献的专业发展计划，以下六个方面的临床实践已成为进一步促进器官捐献发展的关键，并被称为“六大关键要素”[13]。英国麻醉学杂志的一个极好的副刊于2011年12月[16]对以上内容连同死亡诊断和器官捐献的许多其他方面都进行了综合叙述，这六大关键要素如框2.1所示。

框2.1 六大要素

1. 提高知情同意率
2. 提高脑干死亡的诊断率
3. 促进DCD
4. 急诊科的积极参与
5. 提高符合死亡（不可避免死亡）初步诊断的患者捐献意向
6. 更好的捐献管理

如何在实践中使用新的捐献指南从而使每个阶段都得到改善，并达到以上目标是现阶段面临的挑战。最新修改的潜在捐献者审核已经开始提供更多的信息，取得进步不仅需要有明确且符合实际的具体发展建议，同时还需要相关工作人员能够将这些变化转化为日常临床实践。对于具体患者是否保留后续器官捐献的可能性或排除这种可能性，需要工作人员在床边作出决断。新的组织结构为制定必要且详细的建议提供了一个很好的机制，它主要通过CLOD、SN-OD以及已经取代了NHSBT捐献咨询小组的国家捐献委员会之间的区域性合作来完成。该结构也允许根据实际情况实施相应的变更。

非常重要的是，PDP提供了一个枢纽，CLOD和捐献委员会主席通过该枢纽可以克服障碍（包括人文、政治、组织、经济和地理因素的障碍）对临床实践规则进行修改，从而提高临床领导力与变革管理能力。这不仅促进当地改善“传统”捐献（即DBD捐献），而且还引入了新的捐献项目，如DCD捐献或者来自急诊科的捐献。改变个人或组织的工作方式比简单地提出一个新的计划（不论其多好）和向全世界宣布从现在开始事情将要如何发生复杂得多，它需要一定的技巧，这些技巧可以通过讲解和学习获得。对那些为增加捐献数量而工作的人来说，站在临终关怀的角度，感同身受的理解非常重要。器官捐献在所有大规模重症监护中心仍然是罕见的事件，捐献的知识和经验也不可避免受到限制，捐献带来的道德困境不容小觑[17-18]。对热衷捐献的人来说看似简单和没有争议的问题也许会深深困扰着临床医生，他们体会到捐献仅仅是重症监护治疗的一小部分。例如，NICE认识到这一点并称，“虽然是死后捐献，但在将要进行捐献的患者死亡之前，医护人员仍需要采取一系列措施。本指南涵盖了这些步骤，在涉及转诊捐献患者的情况下，即使在患者死亡的必然性被确认之前，也可能采取相关行动。这些行动可能导致医疗团队承受挑战和产生紧张情绪，但它们确实可以而且应该被纳入当地医院政策，以便更好地促进将捐献作为临终关怀的一部分”。

极少数的临床医生在原则上反对捐献，所以有必要听听他们深思熟虑后的担忧，从而找到医患双方都能接受的解决方案。患者对捐献的愿望（或者来自本身，或者从别人那获知）可以看作是解决问题的出发点，是临床工作人员采取适当的行动来满足这些愿望的基础。

提高知情同意率

图2.3展示的是在过去的两年内潜在的DBD和DCD捐献者的知情同意率。在英国，尽管个别医院知情同意率超过了80%（未校正数据），但是从整体上来看，DBD捐献者的知情同意数量并没有出现持续增长。DCD捐献者的知情同意率是引起

我们关注的原因——DCD 捐献者的知情同意率比 DBD 捐献者的知情同意率要低一些，而且这个比率在这段时期已经出现了下降。几个欧洲国家的知情同意率都超过了 75%，在西班牙[19]达到了 85%。对于如何改善和提高英国的知情同意率，目前仍存在很多争议。一些数据显示 SN-OD 介入后[20]捐献知情同意率获得了提高，尽管 A-CRE 研讨会[21]在这方面仍存在着争议。如果能够达成一致性的战略，这可能就是我们在器官捐献方面所获得的最大收益。基于目前的证据和经验，Vincent 和 Logan[20]提出了一系列来帮助获取捐献知情同意的可行性方案：

提前制定一个可能的捐献方案，由合适的人员，在适当的时机，以恰当的方式准确传递给患者或者家属，是提高捐献知情同意率的有效措施。

可由以下人员提出该计划（通过协调员/专业护士和医疗护理小组来考虑个体情况）：

1. “综合团队”提出；

2. 通过患者家庭熟悉的人员提出；

3. 通过有专业训练和专业知识的团队成员（在英国，指 SN-OD 或者高年资的医生）用感性和动情的方式提出，并提供正确信息。

捐献计划的提出时机和方式同样重要：

1. 可以在家庭被告知死讯或是患者死亡的必然性的时候，在合适的时间以及合适的地点，以一种从容不迫的方式去提出；

2. 提出时用一种理性的、积极的口吻，去强调捐献的益处；

3. 确保家庭成员已经被告知了详细的信息，并且（在合适的时候）对脑死亡的概念作详细解释。

NICE 临床指南致力于帮助这些医疗队伍贯彻实施这样的一种模式。指南[9]指出多学科诊疗小组（multidisciplinary team，MDT）应该负责制订计划并和接近患者的

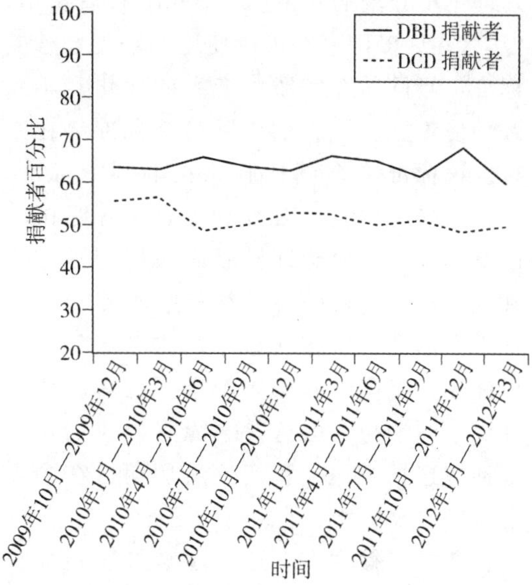

图 2.3　潜在捐献者的知情同意率

成员们讨论器官捐献。MDT 应该包括由知名专家领导的照顾患者的医生和护士、器官捐献专业护士以及在当地有威望的代表。同时必须明确可能会影响捐献知情同意的文化和宗教信仰等因素[22]，而且应该在独处以及充满同情的情境之下和患者亲属接触并讨论相关捐献事宜。

当患者亲属很清楚地理解患者已经死亡或死亡是不可避免的事实，才是谈论器官捐献的时机，并且应给予亲属们充分的时间来考虑器官捐献事宜。必须要向家属保证我们主要的焦点是关心和尊重患者（无论捐献是否发生），明确保证无论患者及其亲属是否考虑同意器官捐献，患者都得到标准的治疗和护理。

提高脑干死亡诊断率

在一篇重要综述中，Smith[23]指出，尽管距脑死亡概念被首次引入临床已有 40 余年，但关于脑死亡的诸多争议仍没有得到解决。这包括脑死亡和整个人死亡之间的关系，国际上关于脑死亡命名及脑死亡诊断标准的区别，以及在脑死亡和器官捐献

之间不可分割的联系[24]。Smith 接着指出，“尽管在许多国家有可供使用的脑死亡诊断标准，但目前在实践中产生的变化和不一致性使建立脑死亡的国际诊断标准势在必行。该标准应该阐述脑死亡的判定标准，并提供临床检查必要性和无自主呼吸试验的具体说明。对确证试验应该规定其作用和类型，并应标明各种神经病学死亡诊断标准在培训和临床实践中的推荐级别。这可能需要英国重新考虑脑干死亡在脑死亡判定中的地位，但这并不能阻挡我们热情地拥抱这场辩论。我们也热切期待在国际上共同达成脑死亡的共识。”

在一定程度上，这些顾虑可能阐释了为何不是所有的可能符合神经病学死亡诊断的英国患者（即患者满足以下四个条件：无自主呼吸、病因明确的昏迷、机械通气、瞳孔固定无反应）都进行脑干死亡判定（图 2.4）[11]。出现这种情况有一系列的原因，其中一些是完全合理的因素，另外一部分可依据脑死亡诊断指南明确诊断，如当常规脑死亡检测不能实施时，可以通过辅助检测来明确。然而，人们仍然认为这些患者中至少一部分应该符合神经病学死亡诊断，如果对其进行了相关测试，其中可能有一部分愿意进行 DBD 捐献。上述患者中少数成为了 DCD 捐献者，但是，从受者的角度考虑，该类捐献器官质量不满意。医院捐献委员会被要求复查每个可能符合脑死亡诊断但未经过测试的患者，并在临床测试有困难的时候采取相应的支持措施，尽快明确诊断。

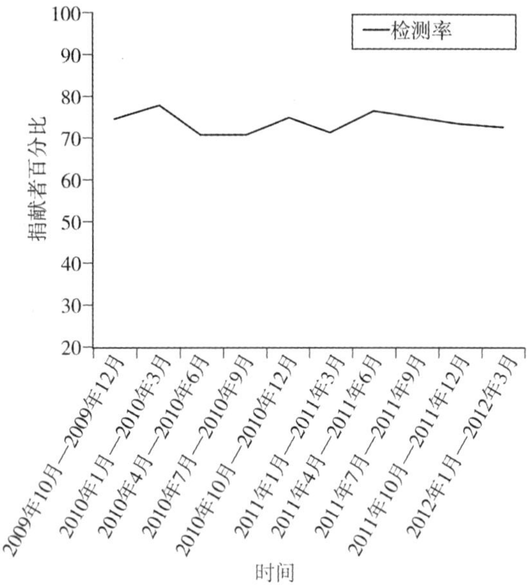

图 2.4 潜在 DBD 捐献者的脑干死亡检测率

提高循环死亡器官捐献率

DCD 与 DBD 有着诸多方面的不同，从而提出了特殊的挑战。随着 DCD 的广泛开展，器官捐献被认为是临终关怀的常规内容之一[25]。然而，关于停止治疗的时机仍存有争议，尤其在成人重症监护病房中撤除呼吸道管理和药物安慰治疗等方面各医院差别较大。重症医学协会和英国移植学会于 2010 年联合发表了一份关于 DCD 的共识声明，虽然仍未能解决所有争议，但是为这类潜在捐献者的临终治疗方案制定了全国性的框架，并且号召各地方机构依此框架制定解决具体争议问题的措施[14]。与其他国家或地区的 DCD 指南一样，该共识提出：停止心肺支持治疗的决定必须是独立的，并应在任何关于器官捐献的考虑之前作出。在根据 DCD 的定义进行供者的主观性选择方面，PDA 是最准确的，但是仅有 50%～60% 的潜在供者被提交至 SNOD 网络进行评估或进入近亲属评估路径。因此，共识声明如广泛执行，标准的潜在 DCD 供者数量可能翻倍。此外，移植程序也需要根据共识中所推荐的统一路径来制定，而且 NHSBT 也需要统一路径来解决关于等待移植器官时间过长的问题。DCD 来源的肺移植数量很可能通过体外肺灌注而增加，另外对于心脏捐献的可能性以及所涉及的伦理学问题也受到越来越多的关注。NICE 指南强调，了解 DCD 相关原则对于直面患者的医务人员来说是至关重要的，包括如何决定终止或维持支持治疗、如何协调支持器官捐献的时机以及器官捐献和获取的程序等。他们必须熟悉如何协调家属做出器官捐献决定以及协助获取团队获取器官，向家属解释：在何时何处获取捐献器官以及即使已经同意器官捐献但最终捐献无法实施的原因。

促进急诊科广泛参与器官捐献

虽然器官捐献专项小组的报告认识到“器官捐献不应仅仅关注于重症监护病房，而应该包括所有提供临终关怀的领域”，但是在具体的实施建议中，并没有特别强调急诊科（emergency department，ED）的作用。尤其是由于高质量脑部检查设备及用于影像学和神经病学远程评估治疗设施的快速发展，急诊科的作用日益突出。多个中心已经采取措施促进 ED 参与器官捐献相关工作，在 2011 年英国将 PDA 推广至所有的 ED。2011 年 11 月，急诊医学学会和英国移植学会联合发表了一个关于 ED 在器官捐献中的作用的报告，现在的任务是尽可能广泛地介绍这份报告的研究结果。一般情况下，器官捐献过程中，ED 通过两种方式发挥作用：

第一，通过初步识别那些明显没有生还可能的致命性脑损伤（医疗性或创伤性）的潜在捐献者。在这种情况下，ED 不是撤除患者生命维持治疗，而是应该参照患者的法律意愿（无论是以患者的器官捐献登记形式，还是他们近亲属的口头或书面记录形式表达的捐献意愿）及早将患者转诊给器官捐献专业人员。重症监护病房具备各种急救设施，在对患者进行潜在捐献评估的过程中，可以为患者提供全面的医疗、监测措施。

第二，如果患者不适合或不可能收住 ICU，那么在器官获取之前将患者转入 ED 进行器官捐献流程是有必要的。

即使在大的 ED，捐献也可能是一个相对少见的事件。对 ED 最重要的具体建议如下：

• 所有 ED 应推选出关注器官捐献的首席临床医生。

• 所有 ED 应代表当地的捐献委员会支持信托/卫生委员会的工作。

• 信托/卫生委员会应当每 6 个月审查来自 ED 的 PDA 系统关于潜在器官捐献的数据，并且将潜在捐献的评估结论作为 ED 死亡案例讨论的标准组成部分。

• 本地政策和诊疗指南的制定应依据国家政策，同时反映当地因素，例如潜在捐献的可能频率，有用的和必需的资源。

• 神经外科/神经病学应该是国家和地方器官捐献诊疗指南发展完善的一部分。

• 这些政策应针对以下过程：机械通气患者的处理，转入重症监护室作进一步评估治疗及在 ED 撤除生命支持治疗等情况。

参照潜在器官捐献者者评估启动标准，提高捐献转诊率

PDA 中所用的定义（尤其对于 DCD 潜在捐献者）存在一定的主观性，从而导致有些潜在的捐献者没有转荐到 SN-OD 网络（图 2.5）。NICE 指南[9]表明通过一个系统的方法尽可能早确定所有适合捐献的潜在捐献者是很重要的。

当认识到临床情况发生变化时，应根据以下任一条件识别潜在的器官捐献者：

1. 明确有致命性脑损伤患者的器官捐献评估启动因素，即：

• 缺乏一个或多个脑神经反射；

• 格拉斯哥昏迷评分（Glasgow Coma Scale，GCS）等于或小于 4 分，且不能用镇静解释。

除非有明确的理由解释为什么上述临床情况不符合启动器官捐献评估条件或决定要进行脑干死亡测试。

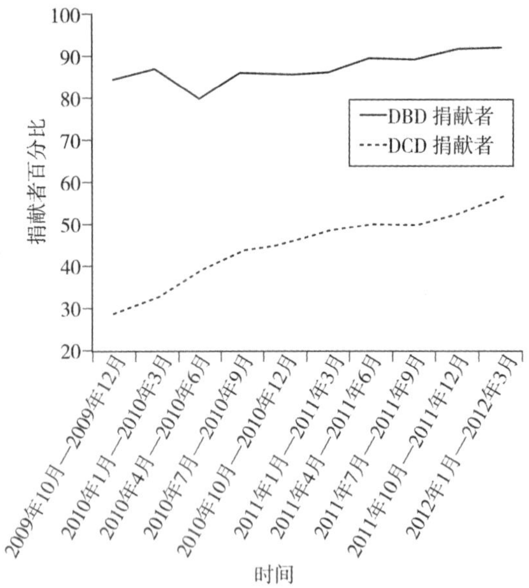

图 2.5 潜在捐献者的转诊率

2. 对患有危及生命的疾病或生命期有限即将发生循环死亡的患者，准备撤除生命支持治疗。

NICE 认识到：存在启动器官捐献评估的临床触发因素的患者中，有一部分可以存活下来，对照捐献小组报告中详述的潜在器官捐献评估启动标准，本指南更细致地对该项工作提出指导建议。在过去，许多参与治疗严重脑损伤患者的临床医生对潜在供者的这种早期识别和（或）转诊心存顾虑，这可以被视为是以下两种情况之间的矛盾：一方面是带着积极希望对患者进行治疗或预期患者生存，另一方面是仅仅将这一类患者作为潜在的捐献者。所以他们和公众一样，对这种鉴定感到恐惧。然而在实践中，这种矛盾不可能影响我们对患者进行积极治疗。因此，制定符合当地的政策要以潜在器官捐献评估启动标准作为出发点，与 NICE 指南所推荐的标准相结合，同时要注意这些政策需要从保护患者的利益出发，相关人员在对患者进行积极治疗的前提下推进器官捐献，才能不违背医疗职责并满足患者及家属的诉求。

提高供者管理效率

McKeown 等[26] 最近对脑干死亡相关的血流动力学和生理学变化的管理的各个方面进行了详尽的综述，结论是：在脑死亡之前和之后的适当支持可以提高捐献器官的数量和质量。这种支持是细致、耗时的，并且应该在死亡诊断后尽快应用，而不应仅仅在器官获取过程中才应用。供者管理的组织管理方面，特别是供者医院的临床医生和器官获取团队之间的责任分工是很重要的，但还没有完全理顺和有效执行。尽管有这些指南的出台和很多 SN-OD 的努力，然而在充分利用所有有限的供器官中，特别是适合移植的心脏数量方面，仍有一定程度的局限性。NHSBT 任命所有器官获取团队，包括腹部和心胸的器官获取团队，希望这种组织架构为相应组织的改变提供必要的动力。相关法律咨询指南[5] 已使潜在 DCD 供者管理的某些方面明朗化，但仍有一些未解决的问题，如肝素或其他药物的应用需要卫生部进一步指导。

其他问题

器官捐献工作组的建议主要集中在最近几年实施，在此过程中也发生了一些其他相关的变化：

1. 关于用于移植的人体器官的质量和安全的欧盟标准[27]。从 2012 年 8 月该标准生效以来，要求所有成员国构建人体器官质量和安全的框架，为器官获取组织和移植中心颁发执照，确保准确的器官和供者的描述，创造条件满足供者器官的运输要求，确保对严重不良事件有严格的可追溯性和报告系统。在英国，人体组织局是指定的主管机构。该标准指出了移植器官短缺和移植的综合效益，要求临床医生在作出是否应用现有的供者器官的判断时，对其利弊进行评估，其目的是减少风险和使收益最大化。然而，这一标准已添加了一层官僚主义，这使很多人觉得，与一些新兴欧洲联盟的成员国相比，英国得益甚少。

2. NHS 的改革。在 2010 年联合政府成立后，英国的主要且有争议的 NHS 改革开始了。在撰写新的 NHS 的细节时，当时 NHS 的委任董事会尚不明确，这必然会影响改革的效果。这些年器官捐献的重要性已经凸显，然而，地方医疗组织在委任和服务规定上的大体原则可能对维持全国对器官捐献的高度重视提出了挑战。识别和使用新系统内的各种手段将是很重要的，比如预后协定和质量标准会影响医疗组织的委任董事会和急救医院。该改革操作框架的五个领域包括：减少可避免的和早产患者的死亡率；改善慢性病患者的医疗条件；改善急性疾病的医疗等。器官移植显然包含在这三个领域中，且希望这将确保增加人们对器官捐献的关注。

3. 器官捐献选择退出机制。威尔士政府多年来一直在探索引进某种形式的器官捐献选择性退出立法的可能性，且在 2011 年末发布了一份咨询白皮书，它的意图很明确，是要在适当时候引进器官捐献立法[28]。提案建议了一种捐献“软”选择退出计划，这将适用于出生于威尔士并在当地去世的 18 岁或 18 岁以上的公民。成人将有机会反对捐献他们的器官和组织，将会有一个有效的和安全的系统保障个人做出他们希望的选择，且在公民去世后，家人可以参与捐献的决策过程。目前对引进这一计划，仍然有许多实践和组织的重大挑战，当然英国的其他地区会密切关注其影响。

管理预期

在过去 10 年已经看到了潜在供者库的变化，英国捐献者的特征是快速上涨的 DCD 捐献者。

潜在的捐献者

PDA 提供了应该进行神经测试确定死亡的患者数量。但缺乏相应信息，没有说明为什么这些患者没有测试，不能假设没测试的患者和那些做了测试的患者具有相同的捐献潜力，值得注意的是，这类患者的数字在 2004—2005 和 2009—2010 两个年度里降低近 30%[13]。更确切的数据是经神经系统标准确认死亡并被接受为 DBD 捐献者的人数下降了 20%[13]，说明通过发展神经放射学和神经外科已显著改变蛛网膜下腔出血和颅内压升高患者的管理。美国也有类似报道[29]，临床实践中治疗急性重型颅脑损伤的管理，导致 DCD 捐献者的比例增加，DBD 捐献者的数量下降。未发表的数据[30]表明，新英格兰器官库中其死亡已经经过神经学的标准证实的最近几年下降了约 25%。这些都是值得肯定的发展，但这会导致 DBD 的数量有所下降。值得注意的是，器官捐献者经过神经学标准诊断死亡的比例已经从以前的 46%上升到 2010—2011 年度 54%，西班牙 1998—2009 年就达到了 54%，最近西班牙这个数据已接近 60%[31]。

捐献者的特征

不出所料，在英国实体器官捐献者越来越老，越来越肥胖。在过去的 10 年，60 岁以上捐献的比例从 16%上升到 30%，体重指数（body mass index，BMI）为 30 以上的患者比例从 12%上升至 20%，英国和西班牙之间捐献者存在显著差异[3]。45 岁以下的捐献者在这两个国家的比率都大致相同。在西班牙和英国，45～60 年龄段的比率是每百万人器官捐献人数（PMP）为

10.4 和 6.2，61～70 岁的 PMP 是 6.7 和 3.3，超过 70 岁的捐献者 PMP 为 8.2 和 1.3[32]。

概要/结论

几十年来西班牙的捐献率 PMP 为 30～35，一直高居世界首位，最近葡萄牙已经达到类似水平。专题组详细解读了西班牙模式，其中大部分已被纳入英国临床操作中。数据反映的问题关键是，西班牙有较高的供者率是因为使用神经学标准诊断脑死亡，有大量重症监护床位，西班牙每百万人口的重症监护床位数是 87.5，而英国是 27（不包括冠心病监护、新生儿和烧伤科）[23]。捐献率差异也有可能是不同的收住标准造成的[33]，英国那些具有不良预后但更可能是潜在的捐献者不太可能被收到 ICU；捐献率差异也有可能是停止治疗做法引起的。在英国，如果治疗不再使患者受益，停止治疗被认为是很好的做法，脑干测试进行之前就撤除维持生命治疗，而这在西班牙是不常见的。最近西班牙立法支持撤除生命支持，这种情况可能会导致更多的患者和家属的请求撤回通气设备，从而改变他们的捐献率[34]。总结这些数据的变化，如果英国每一位符合标准的患者都进行神经学测试并证实死亡，而每个患者随后成为器官捐献者，英国 DBD 捐献率 PMP 大约为 22，目前的西班牙 DBD 捐献率 PMP 为 29.3，葡萄牙 PMP 为 30.2。英国和西班牙器官捐献活动中的差异是来自二者医疗保健系统的差异，尽管西班牙的捐献模式成功，但期待这种模式在英国全盘推行，并让英国的 DBD 捐献率与西班牙媲美是不可能达到的。

尽管最近 PDA 数据的准确性提高了，但潜在捐献者 DCD 转化率仍然比较主观。然而，已公布 2010—2011 年[9]的数字 12% 的表明，有相当大的空间增加 DCD 供者的数量。有趣的是，如果用 DCD 捐献转诊率和方法率（家庭）匹配可能的 DBD 捐献者，在英国整体捐献数可达到约 2 000（PMP，32），其中 2/3 是 DCD 供者。如果同意率上能做显著改进，例如，DBD 和 DCD 捐献者的同意率达到 75%，英国就有较高的捐献率（PMP，45），但几乎 75% 的捐献者将是 DCD 捐献者。

现在对于器官捐献肝的质量，肝移植小组不太满意，因为有时候为了心脏移植必须不做任何肝灌注来保证心脏捐献的需要，医生希望发展如体外常温灌注之类的技术来提高 DCD 所有器官移植的结果[35]。

因此，对于未来几年的三大挑战是如何将更多的潜在 DBD 捐献者转化为实际捐献者（增加范围有限），将更多的潜在 DCD 捐献者转化为实际的捐献者（相当大的提升范围），像西班牙、波兰和冰岛共和国[19]那样提高同意率。这些都是重大的挑战，如果这三条都能做到，毫无疑问器官捐献率在英国可以继续增加，更多的人在死后捐献器官的意愿可以实现，更多的患者可以接受移植而不用在等待和希望中死去。

要点

- 器官捐献工作团队建议的实施在很大程度上是完整的。
- 死亡器官捐献人数在 4 年内增加了 34%。
- DCD 捐献者（118%）的增长一直高于 DBD 捐献者（7.1%）的增长。这可能是因为符合标准神经学死亡诊断标准的患者数量下降的结果。

要点

- 在大量证据的基础上制定战略，以进一步增加捐献的数量：增加捐献同意率的举措将产生最大的影响。
- 医疗保健存在系统性差异，目前 DBD 捐献率在英国是不可能达到目前西班牙和葡萄牙的水平。

致谢

感谢众多相关组织积极支持，特别鸣谢重症监护学会、麻醉医师皇家学院、急诊医学学会、重症监护医学院和英国移植学会。

参考文献

1. Organs for transplants: a report from the Organ Donation Taskforce, http://www.dh.gov.uk/en/Publicationsandstatistics/Publications/PublicationsPolicyAndGuidance/DH_082122; [accessed 8.09.12].
2. http://www.ont.es/infesp/Memorias/Memoria_Donantes_2010.pdf; [accessed 8.09.12] (in Spanish)].
3. Transplant activity in the UK, http://www.uktransplant.org.uk/ukt/statistics/transplant_activity_report/current_activity_reports/ukt/activity_report_2010_11.pdf; [accessed 8.09.12].
4. Organ donation: working together to save lives, https://www.wp.dh.gov.uk/health/2011/12/organ-donation-taskforce-report/; [accessed 8.09.12].
5. Legal issues relevant to non-heartbeating organ donation, www.dh.gov.uk/en/Publicationsandstatistics/Publications/PublicationsPolicyAndGuidance/DH_108825; [accessed 8.09.12].
6. Guidance on legal issues relevant to donation following cardiac death, http://www.sehd.scot.nhs.uk/cmo/CMO(2010) 11.pdf; [accessed 8.09.12].
7. Legal issues relevant to donation after circulatory death (non-heart-beating organ donation) in Northern Ireland, http://www.dhsspsni.gov.uk/donation-after-circulatory-death-legal-guidance-march-2011.pdf; [accessed 8.09.12].
8. An ethical framework for donation after circulatory death, http://www.aomrc.org.uk/publications/reports-a-guidance/doc_details/9425-an-ethical-framework-for-controlled-donation-after-circulatory-death.html
9. Organ donation for transplantation: improving donor identification and consent rates for deceased organ donation. Issued: December 2011. NICE Clinical Guideline 135; www.nice.org.uk/cg135; [accessed 8.09.12].
10. CQUIN templates. Available from http://www.westmidlands.nhs.uk/CQUINTemplates.aspx, uk/CQUINTemplates.aspx.
11. http://www.organdonation.nhs.uk/ukt/statistics/potential_donor_audit/pdf/pda_report_1011.pdf
12. The potential impact of an opt out system for organ donation in the UK: an independent report from the Organ Donation Taskforce, http://www.dh.gov.uk/en/Publicationsandstatistics/Publications/PublicationsPolicyAndGuidance/DH_090312; [accessed 8.09.12].
13. Murphy PG, Smith M. Towards a framework for organ donation in the UK. Br J Anaesth 2012;108(Suppl. 1):i56–67.
14. Donation after circulatory death, http://www.bts.org.uk/transplantation/standards-and-guidelines/; [accessed 8.09.12].
15. The Role of Emergency Medicine in Organ Donation, http://www.bts.org.uk/transplantation/publications/; [accessed 8.09.12].
16. Murphy PG, Bodenham AR, Thompson JP. Diagnosis of death and organ donation. Br J Anaesth 2012;108(Suppl. 1).
17. Simpson PJ. What are the issues in organ donation in 2012? Br J Anaesth 2012;108(Suppl. 1):i3–6.
18. Farsides B. Respecting wishes and avoiding conflict: understanding the ethical basis for organ donation and retrieval. Br J Anaesth 2012;108(Suppl. 1):i73–9.
19. Council of Europe. International Figures on Donation and Transplantation – 2010. Newsletter Transplant 2011;16(1).
20. Vincent A, Logan L. Consent for organ donation. Br J Anaesth 2012;108(Suppl. 1):i80–7.
21. ACRE Trial Collaborators. Effect of 'collaborative requesting' on consent rate for organ donation: randomised controlled trial (ACRE trial). Br Med J 2009;339:b3911.
22. Randhawa G. Death and organ donation: meeting the needs of multiethnic and multifaith populations. Br J Anaesth 2012;108(Suppl. 1):i88–91.
23. Smith M. Brain death: time for an international consensus. Br J Anaesth 2012;108(Suppl. 1):i6–9.
24. Gardiner D, Shemie S, Manara A, et al. International perspective on the diagnosis of death. Br J Anaesth 2012;108(Suppl. 1):i14–28.
25. Manara AR, Murphy PG, O'Callaghan G. Donation after circulatory death. Br J Anaesth 2012;108(Suppl. 1):i108–21.

26. McKeown DW, Bonser RS, Kellum JA. Management of the heartbeating brain-dead organ donor. Br J Anaesth 2012;108(Suppl. 1):i96–107.
27. Directive 2010/53 of the European Parliament and of the Council of 7 July 2010 on standards of quality and safety of human organs intended for transplantation, http://ec.europa.eu/health/blood_tissues_organs/organs/index_en.htm
28. Proposals for legislation on organ and tissue donation. A Welsh Government White Paper; http://wales.gov.uk/consultations/healthsocialcare/organ; [accessed 8.09.12].
29. Saidi RF, Bradley J, Greer D, et al. Changing pattern of organ donation at a single center: are potential brain dead donors being lost to donation after cardiac death? Am J Transplant 2010;10(11):2536–40.
30. Personal communication, Dr Frank Delmonico.
31. http://www.ont.es/infesp/DocumentosCalidad/Memoria%20PGC_2011.pdf
32. Derived from unpublished data supplied by NHSBT and see Ref. 3.
33. Bion JF, Nightingale P, Taylor BL. Will the UK ever reach international levels of organ donation? Br J Anaesth 2012;108(Suppl. 1):i10–3.
34. Rodríguez-Arias D, Wright L, Paredes D. Success factors and ethical challenges of the Spanish model of organ donation. Lancet 2010;376:1109–12.
35. Watson CJE, Dark JH. Organ transplantation: historical perspective and current practice. Br J Anaesth 2012;108(Suppl. 1):i29–42.

第 3 章　移植排斥免疫学

George Tse · Lorna Marson　著
郑树森　吴忠均　杨家印　胡振华　吴李鸣　张启逸　译

概述

移植相关研究定义了基本的免疫学现象，为临床移植和免疫抑制的发展奠定了基础。组织相容性概念的提出可追溯到 16 世纪 Gaspero Tagliacozzi 的发现，他将皮肤自体移植术（而非同种异体移植）的成功实施归功于“个体的力量”。

随着免疫抑制剂的引入和对供者组织排斥更加全面的了解，目前认为移植排斥实质上是针对不同基因编码的组织相容性抗原发生的主动获得性免疫。

本章，我们将从分子和细胞层面探讨导致移植排斥反应（包括同种免疫、效应器反应以及移植过程中发生的损伤），阐述临床排斥反应，并寻找潜在的治疗靶点。

免疫学基本概念及术语

理解机体如何识别威胁并应答对于理解自身免疫反应十分必要。在移植的范畴中，这关系到受者对自体和异体的识别。

危险的识别

在 Matzinger 的免疫激活模型中，机体通过抗原呈递细胞（antigen-presenting cell，APC）上的模式识别受体（pattern recognition receptor，PRR）感知危险，即危险相关分子模型（danger-associated molecular patterns，DAMP）[1-2]。APC 由一系列不同的固有细胞组成，包括组织常驻巨噬细胞及树突细胞（dendriti cell，DC）。APC 吞噬、加工并提呈细胞表面的肽抗原，即主要组织相容性复合体（major histocompatibility complex，MHC）抗原，然后迁移至淋巴组织，将抗原提呈给 T 细胞。最终所产生的适应性反应取决于机体受到该特异性抗原刺激后产生的共刺激因子和共抑制因子信号的平衡。该问题在下文中将做进一步探讨。

组织相容性

组织相容性抗原最先在同种异体移植中被发现。Snell 和 Higgins 最早发现小鼠 17 号染色体特定位点上的 H2 基因是产生排斥反应的主要原因，该基因复合体被称为 MHC[3]。随后，在人类染色体同一位点确定了具有 MHC 特性的基因，并在 1964 年举办的第一届组织相容性会议上被命名为 HLA。

尽管免疫抑制疗法取得了显著进展，但供受者 MHC 抗原的差异依然是排斥反应发生的主要原因[4]。此外，众多次要免疫相容性系统也可导致同种异体移植排斥反应，这个问题在骨髓移植中特别突出（见第 4 章）。

MHC

MHC 包括两种主要分子类型，MHC Ⅰ型和Ⅱ型（见图 3.1）。人类编码 MHC

糖蛋白的基因序列大多位于6号染色体的短臂上，只有轻链 β_2 微球蛋白的编码基因位于15号染色体。人类MHC由六个主要基因位点编码，其中HLA-A、HLA-B和HLA-C属于HLAⅠ型，HLA-DP、HLA-DQ和HLA-DR属于HLAⅡ型。

MHC系统呈高度多态性，即在同一基因位点存在多个等位基因。MHC蛋白拥有上百种变异，而且在人群中普遍存在。MHC在机体对抗病原微生物过程中发挥一定的作用，但也为移植排斥的预防带来了巨大的挑战。

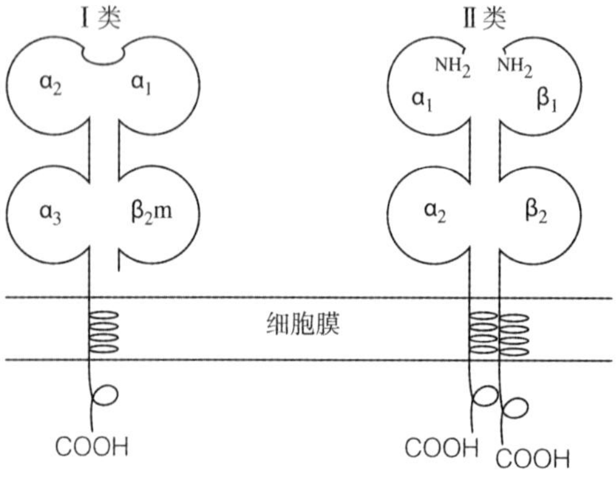

图3.1 MHCⅠ类分子和MHCⅡ类分子的结构。MHCⅠ类分子的 α_1、α_2、α_3 区整合入膜，并与不结合膜的 β_2 微球蛋白（β_{2-M}）形成非共价连接。MHCⅡ类分子由α和β链组成，每条链都有两个结构域及完整的膜结构

MHCⅠ类蛋白是表达于所有有核细胞的的一类细胞表面糖蛋白，它的作用是提呈细胞内蛋白源性多肽。此类蛋白是由一条高度多态性的重链（45kDa）和另一条较少变异的轻链 β_2 微球蛋白通过非共价键连接而成。内源性抗原由蛋白酶体消化为多肽后装载于MHCⅠ类蛋白（见图3.2α），并被提呈给 $CD8^+$（细胞毒性）T细胞，进而在防御病毒感染和恶性肿瘤时起重要作用。

MHC Ⅱ类蛋白主要位于APC和B细胞表面，通常在炎症过程中诱导表达于内皮细胞表面。外源性抗原被这些细胞吞噬，由核内体降解后提呈于细胞表面（见图3.2β）。经过这条通路处理的抗原可以被 $CD4^+$（辅助）T细胞识别，而这些细胞在对抗细胞外感染时起重要作用，并且与自身免疫的发展密切相关。

MHC 多肽复合体的构成

MHCⅠ类或Ⅱ类蛋白结合位点的特异结构决定了自身与多肽结合的特异性。从进化的角度来讲，MHC蛋白末端的多态性可能反映了其与大量迅速变异的病原体结合的需要。MHC多肽复合体的构成（见图3.2）主要涉及抗原摄取、加工和运输的一系列复杂机制。

排斥过程中的其他免疫相容性基因

MHCⅠ类链相关A（MHC class Ⅰ chain-related A，MICA）抗原是一种具有固有免疫相关功能的表面糖蛋白[5]。其编码基因位于染色体的Ⅰ类基因区，并且具有高度多态性。MICA抗原在排斥中的作用始终具有争议，部分研究认为其对排斥反应没有影响[6]，但又有大量研究显示MICA抗体的存在与排斥息息相关[7-8]。

与MHC不同的是，次要组织相容性抗原（minor histocompatibility antigen，miH）呈较低的多态性，而且诱导的排斥反应也较前者弱。雄性特有的H-Y抗原是最广为人知的miH抗原，并且已被证明在啮齿动物移植模型和人类骨髓移植排斥反应中发挥作用。该抗原在实质器官移植中的作用尚不明确，但有研究表明其对肾移植中的近期（而非远期）预后有一定的影响[9]。

T 细胞

T细胞在细胞免疫中扮演重要角色，在对抗包括感染和恶性肿瘤在内的多数病理反应时发挥关键作用。高度特异的T细胞受体（T-cell receptor，TCR）可以被阳性和阴性

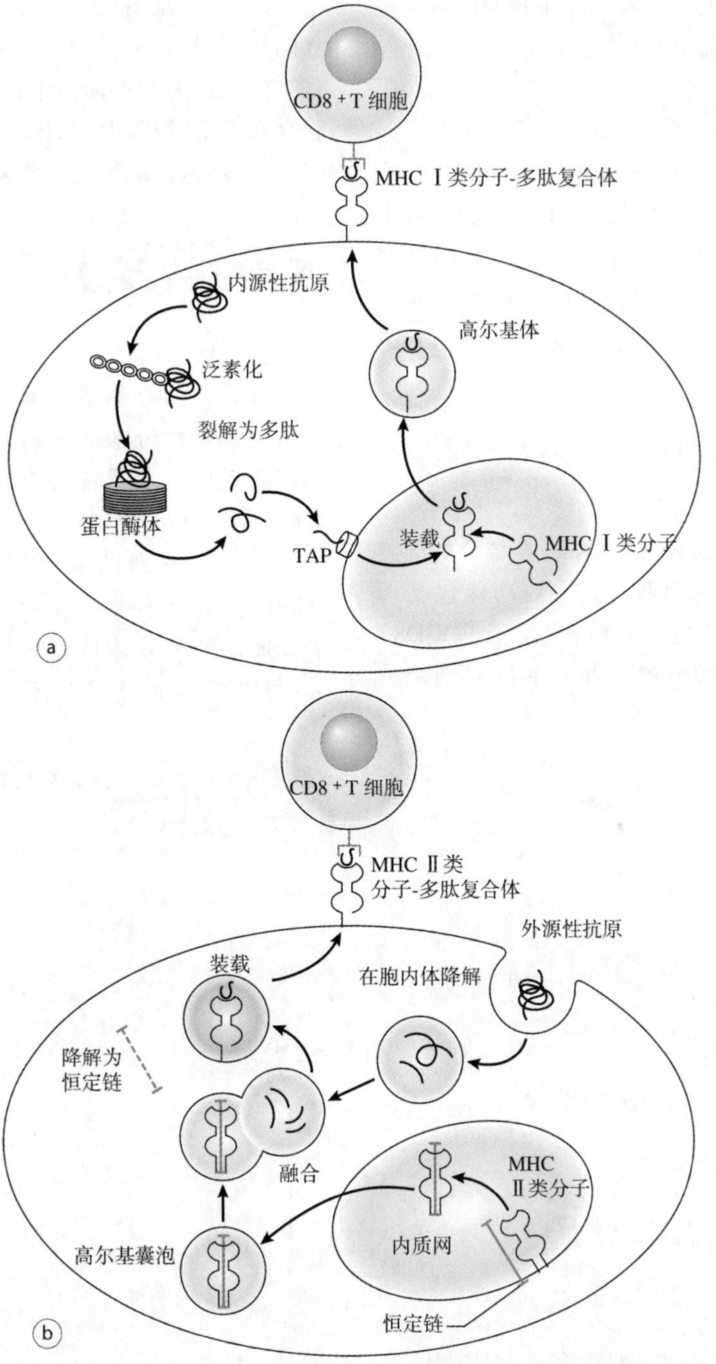

图 3.2　MHCⅠ类途径和 MHCⅡ类途径中的抗原处理及递呈。ⓐ内源性抗体的处理主要通过Ⅰ类途径。如图所示，多肽产生并被装载入 MHCⅠ类蛋白。ⓑ外源性抗体的递呈主要通过Ⅱ类途径。抗原被运输至细胞内囊泡。MHCⅡ类蛋白在内质网合成，并与包含抗原多肽的囊泡结合。MHC，主要组织相容性复合体；TAP，抗原加工相关转运体

选择，以避免发生自我识别，而此过程的缺陷将会导致自身免疫的发生。T 细胞可以识别 APC 表面 MHC 结合的多肽抗原，并根据适当的协同刺激信号直接激活细胞毒性活性

或者调控固有免疫反应。协同刺激信号的重要作用将在下文做进一步讨论。

CD8 阳性 T 细胞

CD8 阳性（CD8-positive，$CD8^+$）或细胞毒性 T 细胞对与 MHCⅠ结合的细胞内蛋白来源的抗原肽产生应答，其作用是溶解表达外源多肽的细胞，这个过程可能发生在被病毒感染的细胞（其主要目的）或伴随的器官移植中。

CD4 阳性 T 细胞

CD4 阳性（CD4-positive，$CD4^+$）或辅助性 T 细胞结合与 MHCⅡ类结合的细胞外蛋白源性的抗原肽，其主要功能包括调控固有免疫反应的效能和活性，促进 $CD8^+$ T 细胞的活化和增殖，以及参与 B 细胞的抗体类别转换。

$CD4^+$ T 细胞受 DC 激活，并且在大多数同种异体排斥反应中发挥着核心作用。在一些啮齿类动物模型中，即使 $CD8^+$ T 细胞存在且同种异体 MHC Ⅰ完全不匹配，$CD4^+$ T 细胞的缺失仍可消除排斥反应。

早期炎症反应

炎症反应在排斥反应中居于中心地位，甚至可能在器官移植前就已发生，最早可以始于脑死亡带来血流动力学变化和神经内分泌反应、多器官获取和冷保存（见图 3.3）。在移植过程中，又经过热缺血和再灌注，这一系列的复合损伤将最终导致 DAMP 的释放和炎症反应的激活，进而促进和加速同种异体抗原特异性免疫，并对远期移植物存活产生影响[10]。

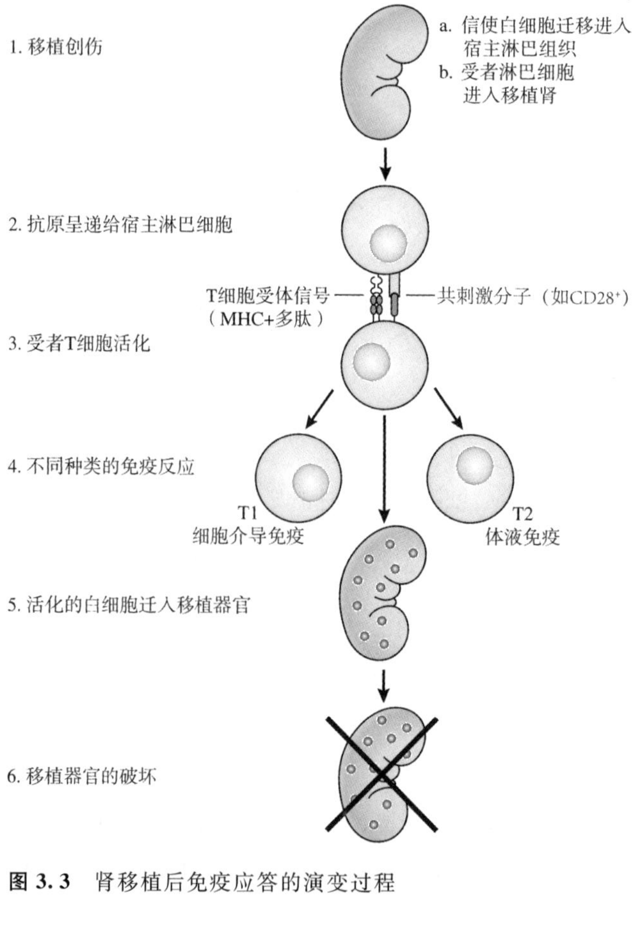

图 3.3 肾移植后免疫应答的演变过程

这些因素在移植过程中的重要性主要表现在以下几方面：肝活体移植即使在 MHC 显著不匹配情况下仍预后良好，冷缺血时间对移植物预后的影响以及移植物功能延迟恢复患者表现出更高的排斥发生率[11-12]。同系移植实验也证实可通过延长缺血时间复制与同种异体移植物慢性损伤非常类似的移植物的组织学表现。

缺血再灌注损伤

缺血再灌注损伤（ischaemia-reperfusion injury，IRI）是指移植过程中器官获取后，在接受再灌注和重新供氧前暂时失去血供所致的必然过程。IRI 可导致器官移植后的一系列早期移植物失功，其作用机制见图 3.4。

缺血损伤

血供的中断导致组织缺氧及无氧呼吸通路的激活，并产生一系列有毒代谢产物，包括乳酸、H^+ 以及无机磷酸盐。包括腺苷三磷酸（adenosine triphosphate，ATP）在内的高能磷酸盐对大多数细胞功能至关重要，此类物质的耗竭将抑制 Na^+/K^+ 泵活动，进而使细胞丧失维持膜电位和细胞膜完整性的能力[13]。同时无氧糖酵解会直接导致酸中毒，这与组织损伤密切相关[14]。酸中毒是引起钙流入细胞的众多机制之一，可导致线粒体损伤以及蛋白酶和磷脂酶的激活，如胱天蛋白酶和磷脂酶 A_2。另外，自由基的产生亦可直接引起组织损伤。

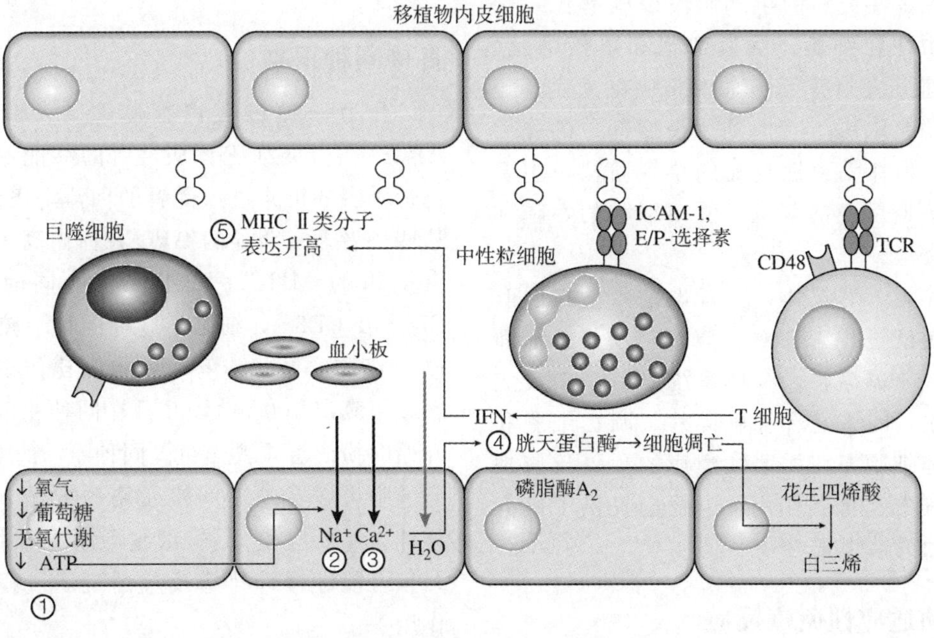

图 3.4　缺血再灌注损伤的机制。①无氧代谢。②Na^+/K^+ 泵功能降低，引起细胞水肿。③酸中毒引起 Ca^{2+} 内流和线粒体损伤。④磷脂酶 A_2 和胱天蛋白酶的激活。⑤MHC Ⅱ 表达升高，加重免疫反应

再灌注损伤

缺血可引起急性炎症反应，导致细胞内皮激活、细胞膜通透性改变和黏附因子表达增加。在再灌注过程中，循环炎性细胞黏附于激活的上皮细胞，导致炎性调节因子（细胞因子、趋化因子和黏附因子）释放和表达增加，进而引起淋巴细胞的进

一步聚集激活[15－16]。

修复和再生往往开始于缺血损伤发生后的数小时到数天时间内，与此同时细胞凋亡（以核碎裂、胞膜空泡化和细胞萎缩为特征）、自噬细胞相关死亡（细胞器消失、液泡积累）和细胞坏死（质膜破裂和蛋白酶胞外泄漏）也同步进行。器官的命运将取决于细胞再生和细胞死亡的博弈[17]。

无菌性炎症

IRI是一种无菌性炎症，主要表现为组织损伤导致内源性DAMP的胞外释放[18]。这些DAMP信号由包括toll样受体（Toll-like receptor，TLR）在内的不同的模式识别受体识别，并激活效应通路，正是这些通路决定炎症因子和趋化因子的生成[19]。

无菌性炎症的早期阶段以固有免疫细胞（中性粒细胞、巨噬细胞和单核细胞）的迅速渗出为特征。这些细胞在炎症过程中的功能取决于它们到达炎症部位的先后顺序，但在无菌性炎症的早期阶段，主要涉及免疫反应的蔓延、受损细胞的吞噬和抗原提呈。

作为天然抗体，固有识别蛋白在固有自身免疫过程中会对自体产生应答，从而导致补体的激活。补体系统是一个免疫监视系统，能够发现细胞碎片、凋亡细胞和非自体细胞，在无菌性炎症的免疫反应加强过程中起重要作用，为我们提供了极有吸引力的治疗靶点[20－21]。

IRI的适应性免疫反应

$CD4^+$ T细胞在IRI的发病机制中的作用已在大量的肾[22]、肝[23]、心脏[24]和脑[24]的的IRI模型得到证实。与此相反，缺血性卒中[26]和肾[27]IRI模型表明，调控T细胞在IRI中可能起到保护性作用。

在一系列机制的作用下，IRI诱导移植物增加HLA抗原的表达，促进促炎趋化因子、细胞因子和黏附因子等的释放，使效应免疫细胞进一步聚集进入移植物，最终增加了排斥反应发生的风险[10]。

同种免疫反应

T细胞的同种抗原识别

同种免疫反应是抗原来自相同物种的免疫应答反应，其中最常见的是供者的同种抗原经由APC提呈至T细胞从而激活的免疫过程。T细胞通过供者引导的APC直接或者在MHC多肽化的情况下间接使MHC与其受体结合。第三种通路，即“半直接”通路最近也经常在文献中被提及。这三种通路在图3.5中皆有详细阐述。

直接同种识别

作为一种过客白细胞，供者介导的APC（如树突细胞）从供者的移植器官中携带供者的抗原进入受者的回流淋巴结中。这些供者器官介导的APC在体内高表达载有抗原的MHC Ⅰ和Ⅱ，且能同时激活$CD4^+$及$CD8^+$ T细胞。这种同种免疫通路以T细胞的高频应答为特点（比传统的应答频率高出100倍），并且在同种免疫应答开始时扮演着重要角色。同种专一的$CD4^+$ T细胞可以在缺乏间接通路的情况下影响移植排斥反应和$CD8^+$细胞毒性T细胞[28]，并且可能在慢性排斥反应的发展过程中起作用[29]。

间接同种识别

间接途径是指在直接识别受限的情况下，识别自身MHC的肽化同种异体组织相容性抗原的过程[30]。因此，供者的蛋白通过受者的抗原提呈细胞在MHCⅡ中被提呈和处理。例如树突状细胞和巨噬细胞就是借助这样的通路被提呈到 CD4$^+$ T 细胞中。有证据表明间接通路与急性[31－32]或慢性[33]的免疫抑制排斥同时存在联系。

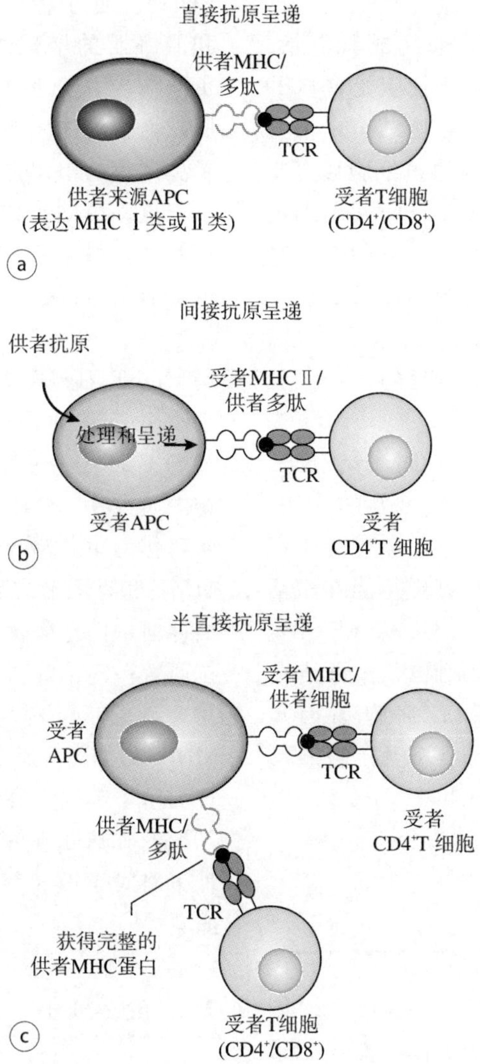

图 3.5　直接识别ⓐ、间接识别ⓑ和半直接识别ⓒ途径

半直接同种识别

直接和间接同种识别这两种看上去迥然不同的通路被认为在 T 细胞活化中没有交叉联系。但是，间接的抗供者特异性的 CD4$^+$ T 细胞却能在直接通路中增加或者减少 CD8$^+$ 的 T 细胞的表达[34]。这种现象发生在移植排斥过程中直接与间接激活的 T 细胞之间的相互作用。因此，有人提出了第三种途径，即半直接途径，这种途径下受者 APC 能够获取供者细胞的功能性 MHC，这种 MHC 能同时激活特异性抗体 T 细胞反应[35]。这种途径可以使单一的 APC 能够同时激活直接路径下的 CD8$^+$ T 细胞和间接路径下的 CD4$^+$ T 细胞[36]。最新研究结果也支持了这种假设，实验证明细胞能够同时表达供者 MHC Ⅰ和Ⅱ，能间接激活 CD4$^+$ T 细胞从而调节直接激活的 CD8$^+$ T 细胞[37]。

协同刺激

T 细胞需要两个信号来完成其激活：信号 1 是 MHC 缩氨酸与 T 细胞受体（T-cell receptor，TCR）的特异性结合，信号 2 是共刺激分子的衔接。仅通过细胞信号本身并不足以导致 T 细胞活化，而共刺激的缺乏可能导致激活的失效[38-39]（即为一种免疫无应答状态）。靶向共激活路径的研究对于抗排斥的治疗显然是具有吸引力的，这已成为实验研究和临床实验的焦点（见第五章）。

CD28 是一种特异性的协同激活分子，在 T 细胞增殖与存活中起着重要的作用。CD28 表达于 T 细胞表面并且含有两个配体：持续表达的 CD80（B7-1）与能在激活的 APC 迅速上调的配体[40] CD86（B7-2）。CD28 协同信号能稳定细胞因子的信使 RNA，并且增强已激活 T 细胞核因子（nuclear factor of activated T cell，NFAT）及核转录因子 κB（nuclear factor κB，NFκB）的表达[41]。

协同抑制因子

近来，有学者发现了另一种与 CD28 同种配体结合的 T 细胞表面受体，即细胞毒性 T 淋巴细胞抗原 4（cytotoxic T-lymphocyte antigen-4，CTLA-4）[42]。这种受体在 T 细胞受到激活时上调，对 B7-1 和 B7-2 有着比 CD28 更强的亲和力。与 CD28 相比，CTLA-4 主要通过以下几个反应机制抑制 T 细胞：逆转 T 细胞与 APC 结合所需的“停止信号”[43]，从而限制了它们的结合，同时也阻断了 TCR 信号有效传导所需的激酶簇[44]的生成。此外，还有证据表明 CTLA-4 是调节性 T 细胞功能最优化过程中所必需的[45]。

另一种协同抑制通路及潜在治疗靶点是 CD28-CTLA-4 家族的另一成员，程序死亡受体 1（progaramme death-1 receptor，PD-1）。通过 PD-1 信号通路可减少 T 细胞和 B 细胞的增殖和细胞因子的生成[46-47]，负向调控 T 细胞与 B 细胞的激活。在小鼠肝缺血再灌注模型中，阻断 PD-1 通路导致了更严重的组织损伤的发生[48]。

这些协同抑制通路的研究具有一定治疗前景，最初的想法是希望能够发现一种可溶性重组融合蛋白 CTLA-4Ig（abatacept），这种蛋白可以抑制 B7-1 而非 B7-2 调节的 T 细胞反应[49]。随之，科学家通过基因突变研发了贝纳西普，这是一种修饰过的 CTLA-4Ig[50]。在非人类的灵长类动物的研究中，Larsen 及其同事比较了贝纳西普作为单药治疗，及其结合巴利昔单抗、MMF 和类固醇之后的疗效。贝纳西普在移植存活中的疗效优于 CTLA-4Ig。然而，贝拉西普单药治疗过程中会出现肾功能下降，需关注辅助治疗。而在与巴利昔单抗、MMF 和类固醇类药物联合应用时，贝拉西普展示了其安全高效的一面[50]。目前第二、三期的临床试验都取得了满意的结果，这种策略对于改善移植患者的生存状态很有前景[51]。

T 细胞突触

T 细胞受体通过 MHC 肽复合物结合（信号 1）及共刺激（信号 2）导致了经由许多信号传导分子质膜的聚合与富集。这种分子结构即我们知道的免疫突触。基于细胞支架细胞膜交互作用，这种动态的蛋白调整可以调节 T 细胞的激活，并由脂筏内的蛋白聚集运动协调。这导致了分子的有序集合，即我们所知道的超分子活化聚合物（supramolecular activation complex，SMAC）。尽管协同刺激的信号模式 1、2 已被证实有效，但越来越多的事实表明黏附分子和协同刺激分子之间并没有绝对的差别。这些 T 细胞抗原受体的结合，T 细胞与 APC 之间的非抗原特异性的相互作用，细胞因子的分泌以及 T 细胞成熟程度共同决定了基于 T 细胞抗原受体的细胞命运。

TCR 信号传导

随着免疫突触的变构，多种信号通路将被激活并最终导致转录激活，使包含编码细胞因子与细胞表面蛋白的一系列基因重新得到表达。这些相关的通路包括以下几种：

- 磷脂酶 C-γ1 激活 NFAT；
- 通过 NFκB 及激活蛋白 1（activator protein，AP1）生效的蛋白激酶 C-θ；
- 肾素血管紧张素系统（renin－angiotensin systen，RAS）-鸟苷酸释放蛋白（guanosine-releasing protein，GRP）和生长因子蛋白 2 复合体。

这些信号通路协同调节了 T 淋巴细胞的增殖与分化，同时受多种协同刺激分子的影响。

T 细胞分化：细胞因子的角色

T 细胞与 APC 之间的相互作用在移植同种免疫反应发生中起着极为重要的作用，这种调控是通过多种效应途径来完成的。一个有效的免疫应答通常导致 $CD4^+$ T（辅助）细胞的增殖与分化，进而驱动和管理特异性抗原反应。这些效应器的反应类型根据细胞因子呈递给固有免疫系统的细胞的特定模式来定义和分型。这些效应机制逐渐形成了有效的宿主防御机制，同时维持自身耐受性。

在同种免疫反应中，初始辅助 T 细胞根据它们产生的细胞因子谱来对各种细胞谱系分化进行分类（图 3.6），这其中包含了 Th1、Th2、Th17 以及调节 T 细胞（见下文），这种方式被称为信号 3。抗原负载、APC 的成熟状态以及 T 细胞向特定效应器官或调控家族的分化，最终确定了效应器应答的类型及其对移植器官的影响。

T 细胞应答

辅助 T 细胞 1 应答

Th1 应答的特点是分泌 IFN-γ，诱导以密集淋巴细胞浸润、小管炎（存在于肾）和组织破坏为特征的细胞免疫反应。

辅助 T 细胞 2 应答

Th2 驱动体液应答是通过 B 细胞激活诱导浆细胞生成、抗体释放及抗体依赖性的细胞毒性。这种调控以分泌白细胞介素 4、5、13 为特征。

辅助 T 细胞 17 应答

Th17 的免疫性以白细胞介素 17、21、22 的产生及促炎性细胞因子（IL-6、IL-8、TNF-α）与趋化因子（如 CXCL1、CXCL2、CCL2 及 CCL20）的随后释放为特点[52]。IL-17 是固有免疫细胞即中性粒细胞和单核细胞的重要刺激因子。有学者已在发生排斥的肾同种异体移植物中监测到生成 IL-17 的细胞[53]。有证据表明它们可能在急性排斥反应中扮演着重要的角色，尤其是在其他免疫反应被传统免疫抑制剂抑制的时候[54]。

调节性 T 细胞应答

人们越来越意识到调节性 T 细胞在自身免疫耐受中的重要作用，并且可能在移植免疫耐受中也扮演了一定的角色。Th-17 调节轴的调节是一种富有治疗前景的研究方向，相关研究已在实验室和早期临床试验中得到开展[55]。

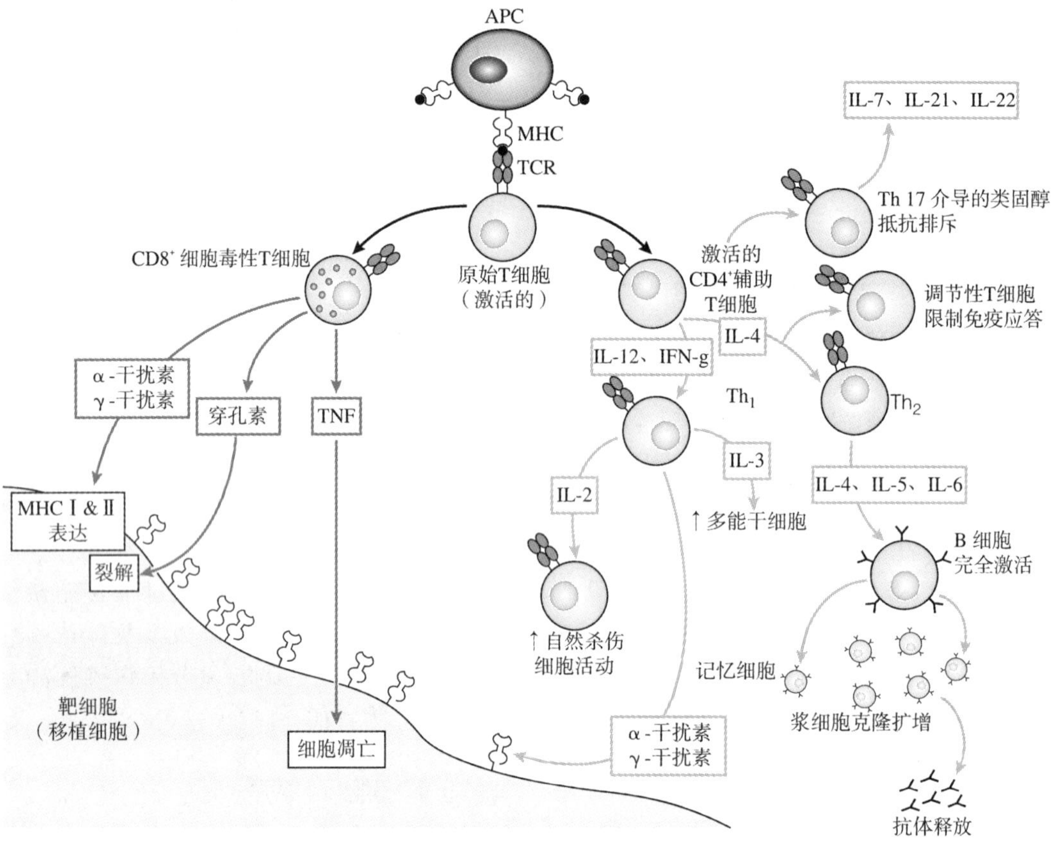

图 3.6 T 细胞的激活：辅助性 T 细胞作为调节中枢，依赖细胞因子环境，通过不同的途径激活 T 细胞，引起细胞介导的排斥反应、抗体介导的排斥反应及免疫调节

调节性 T 细胞主要分为两大类：胸腺自然产生的 T 细胞（nTreg）及经典 T 细胞耐受外围环境抗原而生成的 T 细胞。它们在功能与结构上都存在差异，并在细胞周期中产生不同的表达谱。它们具有可塑性，基于细胞因子的环境被诱导为致病效应细胞。

为了证实这些细胞在人体中的功能，需要在免疫缺陷并具有人类免疫细胞的小鼠中进一步研究探讨。研究结果表明，在小鼠人类血管移植中同时使用外周血单核细胞（peripheral blood mononuclear cell，PBMC）和调节细胞比单独使用 PBMC 大大减少了血管病变[56]。最近，相同的治疗方案也被引入到造血干细胞移植中，即骨髓移植术中实行调节 T 细胞的间接体内疗法，有证据表明其可以降低移植物抗宿主病的发生率[57]。一个欧洲的研究团队最近开始验证多种免疫调节的细胞产品在活体肾移植中的安全性，其中就包含了调节性 T 细胞的应用试验（ONE 研究）。细胞疗法的主要危险在于细胞的潜在可塑性，即原本保护性的调节细胞异化为机体中的致病源。

免疫反应的效应器

活化白细胞的迁移

为了进入发生炎症的区域，活化的白细胞必须迁移穿过血管内皮。这一过程是涉及各种不同的黏附分子和趋化因子以及白细胞与内皮细胞的细胞间相互作用。活化细胞和记忆细胞通过表达一系列趋化因子受体和黏附分子来促进白血病迁移到外周组织。

细胞间相互作用

白细胞黏附到内皮是一个多步骤的过程，涉及白细胞与内皮细胞间的一系列相互作用[58]。细胞黏附分子包括选择蛋白、整合蛋白及免疫球蛋白超家族成员，如细胞间黏附分子（intercellular adhension molecule，ICAM）和血管细胞黏附分子（vascular cell adhension molecule，VCAM）等。

第一步是附着和滚动，进而细胞可能会分离或活化、黏附以及迁移。白细胞通过沿内皮的滚动的方式感知内皮环境状况，并保持分离并游向其他部位的能力。附着的完成主要是由选择蛋白介导，而白细胞经内皮的通道则由整合蛋白、ICAM 和 VCAM 介导。IRI 可以引起选择蛋白、ICAM-1 和 VCAM-1 的上调，因此同种异体移植物总伴随着同种免疫反应。

趋化因子

趋化性细胞因子，即趋化因子，是一个可溶性小分子蛋白家族，它可以诱导效应细胞定向迁移（趋化性）；其可以作为稳态趋化因子在正常免疫系统中穿梭，抑或直指炎症区域。这些功能依据其特殊的序列可分成四个部分：

（1）CC 趋化因子在募集单核细胞时发挥重要作用（如 MCP-1、RANTES）。

（2）CXC 趋化因子涉及嗜中性粒细胞的募集（如 CXCL-9、CXCL-10）。

（3）C 趋化因子有 2 种，XCL1（淋巴细胞趋化因子-X）和 XCL2（淋巴细胞趋化因子-β）。它们能募集未成熟的 T 细胞到胸腺。

（4）CX_3C 趋化因子（如 fractalkine——有效的单核细胞和 T 细胞化学吸引物）。

在移植中，发生同种免疫应答时各种趋化因子渗透到了移植物[59]。在小鼠移植模型中通过阻滞特定的趋化因子可适当地减少排斥反应的发生率，但可能由于涉及多种趋化因子，在大动物模型中尚未得到验证。

损伤的细胞机制

抗原特异性细胞毒性 $CD8^+$ T 细胞

在细胞培养中，通过连续的混合淋巴细胞反应（mixed lymphocyte reaction，MLR）可使 MHC 错配的淋巴细胞增殖并产生细胞因子。这些细胞因子的产生使得未分化的前体细胞毒性 T 细胞转变成效应细胞（$CD8^+$ T 细胞），从而清除表达有错配抗原的细胞。$CD8^+$ T 细胞参加效应反应的证据包括：一些动物模型证实，$CD8^+$ T 细胞缺陷时可以有效地延缓移植排斥反应的发生[60]；在移植排斥反应后可检测到 $CD8^+$ T 细胞的复苏[61]；克隆 $CD8^+$ T 细胞能引起类似于排斥反应的组织损伤。当然，在 $CD8^+$ T 细胞缺失时移植物仍能发生破坏，而它们的存在也不会一定导致排斥反应的发生。$CD8^+$ T 细胞可以通过各种不同的方式杀死靶细胞，包括：通过穿孔蛋白和颗粒酶攻击膜的完整性、Fas 介导的凋亡及 TNF-α 的分泌。

自然杀伤细胞

自然杀伤（natural killer，NK）细胞在机体早期的固有免疫反应中有着重要作用，不但能够参与抵御病毒和细菌，还可以监测自体衰老和已发生转化的异形细胞。NK 细胞主要通过“丢失自我”的方式产生杀伤作用，尤其是在缺乏 MHC-1 表达时。目前已知 NK 细胞主要是参与介导 MHC 错配的造血干细胞的排斥反应，但在实体器官移植中，如果不依赖完整的获得性免疫系统，NK 细胞既不是必需的，也不能够调节移植物排斥反应。然而通过促进 APC 成熟、增强辅助性 T 细胞应答、参与缺血再灌注损伤和内皮细胞损伤，NK 细胞可以达到改善获得性免疫系统的目的。尽管 NK 细胞活动性与移植排斥反应有关联，但 NK 细胞也具有促进移植物的免疫耐受的调节特性。这些可能是通过 NK 细胞对树突状细胞（DC）的作用介导的；NK 细胞能促进 DC 成熟，但在适当的环境中 NK 与 DC 的相互作用可能导致未成熟 DC 的死亡。NK 细胞和调节性 T 细胞各自在诱导移植物耐受上所发挥的作用已得到验证，NK 细胞可能在移植后早期阶段发挥作用，而移植物长期生存则必须有调节性 T 细胞的参与[62]。

巨噬细胞

巨噬细胞是固有免疫反应最重要的组成部分，可以分为 M1（又称为经典活化巨噬细胞）、M2（又称为替代性活化巨噬细胞）。M1 巨噬细胞在 T 细胞产生 IFN-γ 和 TNF-α 时由 APC 产生，可促进炎症反应的发生。M2 巨噬细胞在 T 细胞或粒细胞系产生 IL-4 时产生，可能和组织修复有一定的关系。

越来越多的证据表明：在急、慢性移植物损伤时可见巨噬细胞的聚集，但它们的作用很复杂，并且随损伤的时间和阶段发生变化[63]。在啮齿类动物缺血再灌注模型中，可见观察到低 F4/80 和高 Ly6C 表达的促炎 M1 巨噬细胞在移植后早期聚集，同时分泌 IL-6、IL-1、TNF-α；实验中如果将巨噬细胞在早期防御阶段清除可以对机体起到保护作用，但如果晚期清除巨噬细胞就会延迟损伤的修复。在肾缺血再灌注损伤实验中，M1 和 M2 表型巨噬细胞间的短暂关系进一步证明[64]了上述现象。尽管目前有实验数据提示单核细胞（巨噬细胞）的早期消除是有利的[65]，但这些细胞各自在器官移植中的作用依旧不明。

B 细胞

B 细胞能通过转变成产生抗体的浆细胞而起到正向调节体液免疫反应的作用。但它们也同样在同种免疫反应中有着重要作用，如参与抗原提呈、T 细胞活化、记忆形成和细胞因子产生等过程。虽然 B 细胞的消除在脱敏反应中客观存在，但它在移植预后上的角色仍有一定的争议。一些研究显示 B 细胞的消除会增加急性排斥反应的发生率[66]，不过在治疗慢性抗体介导的排斥反应中的作用仍不清楚[67]。这些也许可以通过调节性 B 细胞能分泌 IL-10 并为自身免疫系统模型提供保护来解释，这些模型包括：实验性自身免疫性脑脊髓炎[68]、胶原诱导性关节炎[69]和 1 型糖尿病[70]。这种“调节性 B 细胞”在移植中的作用有待进一步研究。

在移植物中可见不同表型的 B 细胞。在肾移植管状间隙中可见与产生抗体有关的非簇型分散 B 细胞（CD20 阴性），其可作为经典抗体分泌型浆细胞的代表。在慢性排斥的肾移植物和发生急性排斥反应的组织活检标本中可见结节状 CD20 阳性 B 细胞富集[67,71]。这种 B 细胞富集被认为与三级淋巴组织（tertiary lympoid tissue，TLT）的发展有关。TLT 与二级淋巴组织有相似的组织来源，可见于正常淋巴结和脾，具体包含巨噬细胞、树突状细胞、淋巴管、T 淋巴细胞和高内皮微静脉（high endothelial venule，HEV）。TLT 的作用和意义目前还不明确，可能对移植物具有保护作用[72]。

内皮细胞

供者来源的内皮细胞仅存在于供者与受者的循环交界处，有研究发现其与移植排斥反应有关[73]。内皮细胞能通过相互干扰机制以促进同种基因抗原识别过程，这一过程涉及受者单核细胞的募集及转化为效应 APC，其成熟的同时也通过间接途径提呈抗原。内皮细胞表达 MHC-Ⅰ类和Ⅱ类分子，也可以直接刺激 $CD8^+$ T 细胞，从而触发急性排斥反应[74]。然而，有研究证实，活化的内皮细胞也许能直接通过同种基因抗原识别过程使活化的 T 细胞耐受[75]。

移植排斥反应

一系列经典实验最先证实了组织特异性排斥反应。实验通过融合两种不同遗传来源的小鼠的胚胎，各自亲代细胞组合而成产生嵌合后代，杂合后代的皮肤随后被移植到任一亲代来源小鼠，引起另一亲代来源细胞被排斥，而使得受者细胞完整。从这一实验，我们开始认识和探讨非特异性（固有的）和特异性（适应性）排斥反应的机制。

细胞介导的排斥反应

正如前部分描述，当供者抗原被 APC 提呈给受者 T 细胞时，急性移植排斥反应是最常见的一种由细胞介导和触发的排斥反应。间质单核细胞，包括 $CD4^+$ 和 $CD8^+$ T 细胞，炎性细胞因子和趋化因子的聚集可在急性细胞排斥反应中发生。活化的巨噬细胞分泌促炎因子，如 IL-1、IL-12、IL-18、TNF-α、IFN-γ，能损害移植物功能和加强 T 细胞介导的排斥反应[76]。T 细胞介导的细胞毒性通过与移植物内皮细胞直接接触和局部作用释放细胞因子间接激活炎症反应和血管内皮细胞。$CD8^+$ T 细胞释放穿孔素，直接破坏靶细胞膜，使得分泌型颗粒酶-A 和分泌型颗粒酶-B 进入细胞，并诱导胱天蛋白酶介导的凋亡。$CD8^+$ T 细胞的 Fas 配体激活移植物细胞的 Fas 受体，并诱导胱天蛋白酶介导的凋亡。$CD4^+$ T 细胞能攻击表达未成熟 MHC 抗原的细胞，也能分泌 TNF-α 和 TNF-β，并与内皮和内皮细胞的 TNF 受者结合引起凋亡。T 细胞介导的排斥反应以间质渗透、内膜动脉炎、肾炎症和小管炎为特征（图 3.7）。T 细胞介导的慢性排斥反应导致了单核细胞浸润引起的动脉内膜纤维化和新生内膜形成。

抗体介导的排斥反应

超急性抗体介导免疫排斥主要是先前致敏反应后体内存在的抗体所致，比如母婴反应、既往移植和输血等。随着受者血输入移植物，残留的抗体对抗 HLA 抗原表达在微脉管系统的内皮细胞发生作用。

同样，急性 AMR 倚靠"记忆"抗体与记忆性 B 细胞产生的 HLA 抗原以及新生浆细胞的复合体，这样才能发生数天或数月的移植排斥反应。损伤的内皮细胞释放和表达细胞表面 DAMP，包括血管血友病性因子和 P 选择素，以促进血小板聚集和分泌细胞因子、趋化因子、补体 C3a、C5a。补体 C4d 是一个经典补体激活标志物，常见于器官毛细血管床，尤其在肾小管周毛细血管网（图 3.8）。补体 C5b 能触发膜攻击复合物的组装，从而引起局部内皮坏死和凋亡，内皮细胞从膜上脱离。随着脉管系统的持续性损伤，微血栓逐渐形成，然后引起出血、动脉血管坏死和梗死[77]。目前，抗体介导的改变与传统认识的细胞排斥反应是一致的这一观念逐渐得到认可。此外，越来越多的推断认为慢性的抗体介导免疫排斥与潜伏的亚临床移植损伤密切相关[78]。

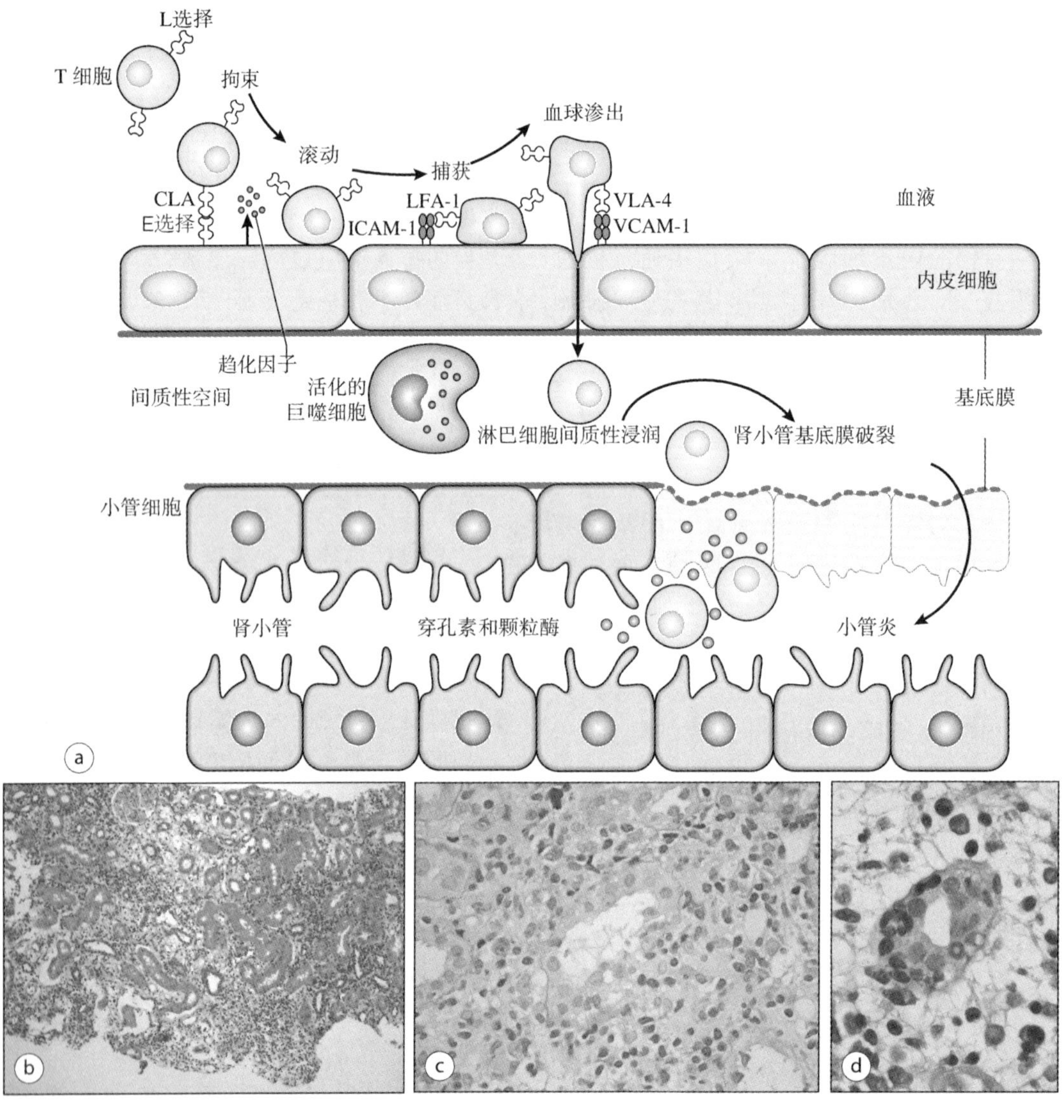

图 3.7 （见书末彩图）细胞介导的排斥反应（含组织学检查）。ⓐ细胞介导的排斥反应机制。ⓑ低倍镜下急性排斥切片显示大量的淋巴细胞浸润。ⓒ肾小管炎。ⓓ动脉炎

在人类肾移植研究中开始重视在这个过程中循环抗体的作用，包括一项大样本的前瞻性研究发现在 112 例肾移植后发生移植物衰竭的患者中有 51％的患者体内重新产生了供者 HLA 特异性抗体，而在 123 例稳定的对照组中，这一比例仅为 2％。此外，同种抗体的暴露预示着后期的慢性移植排斥反应和移植物丢失的发生[79]。

排斥反应的分类

各种不同排斥反应的分类方法已经存在了多年，它们或是基于移植后反应发生时间（超急性、急性、慢性），或是基于病理生理的改变（间质的、血管的），又或是基于治疗的分级及愈后。在这些分类方法的基础上，应当建立一个更标准化的分类方法。肾移植的损伤进程因肾是最常见的

移植器官已基本研究透彻。Banff 分类法从 1993 年首次提出，其作为排斥反应的标准化病理诊断已经被广泛采用多年[80]。其他的实体器官移植，包括肝、胰腺、心脏、肺移植，都倾向于仿照肾移植的分类结构方法，这就反映了它们之间具有相似的免疫病变进程，如框 3.1 所示[81]。

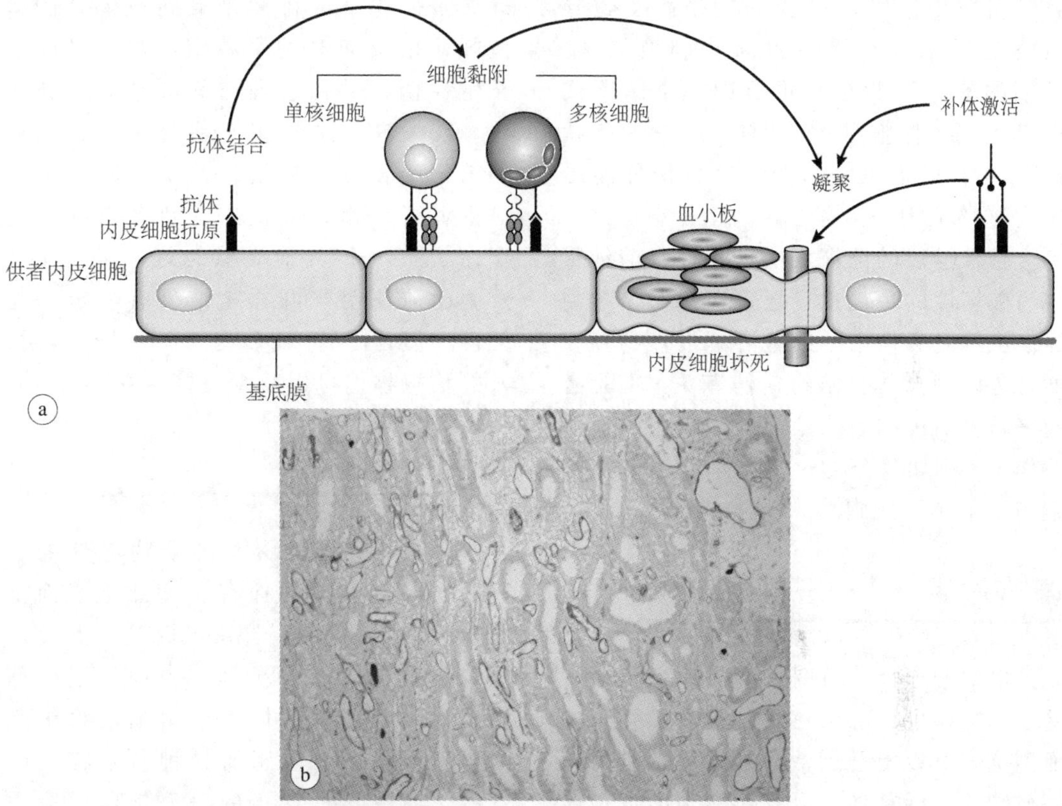

图 3.8　（见书末彩图）抗体介导的排斥（含组织学检查）。ⓐ抗体介导的排斥反应的机制。ⓑC4d 阳性染色，提示抗体介导的排斥反应

框 3.1　2009 年更新的 Banff 诊断分类法

1. 正常改变；
2. 抗体介导的改变（可能与第 3、4、5、6 条重合）：有 C4d 沉积而无形态学证据的急性、慢性排斥反应；
3. T 细胞介导的排斥反应可疑的临界改变：无动脉内膜炎，小管炎可能存在最小范围的间质浸润；
4. T 细胞介导的排斥反应（可能与第 2、5、6 条重合）：急性及慢性排斥；
5. 间质纤维化和肾小管萎缩，且无明确病因的证据；
6. 其他：考虑并非由急性或慢性排斥引起的改变。

(Reproduced from Solez K. History of the Banff classification of allograft pathology as it approaches its 20th year. Curr Opin Organ Transplant 2010；15：49 - 51).

未来发展趋势

免疫耐受

同种异体移植物在免疫抑制治疗撤离后，能够长期存活的能力被称为免疫耐受，这是异体移植的最佳状态。几乎所有的患者都会接受免疫抑制治疗以维持同种异体移植物的功能和存活。然而，免疫抑制剂的长期使用会引起一定的副作用，这些副作用可能会限制患者和移植器官的生存并影响生活质量。免疫耐

受在临床移植中仍然是罕见的，我们目前不仅缺乏诱导免疫耐受的治疗方案，也缺乏经过验证的预测免疫耐受的生物标记物[82]。在动物模型中得到证实，并且准备应用于临床试验的免疫耐受诱导策略是 T 细胞清除并阻断共刺激因子。早期的临床试验正在进行中，试图利用调节性 T 细胞的抗炎和诱导耐受特性[83]；并寄希望它们能够通过诱导耐受来促进移植物的生存。

越来越多的证据表明，几种以前纯粹视为破坏性的免疫途径还可以参与诱导耐受。虽然促炎作用及细胞溶解活性的存在通常与同种异体移植物损伤有关，但是有越来越多的证据表明很多效应细胞具有调节作用，例如 T 细胞[84]、B 细胞[85]、巨噬细胞[86]和 NK 细胞[87]。

调节作用

血型不合肾移植围术期去除移植器官受者的抗体可以导致移植成功。随后，抗血型抗体可以上升到治疗前水平，黏附在微血管并激活补体，但有趣的是内皮一般不受损伤[88]。这个现象被称为“调节作用”，但这种调节作用的可靠机制没有完全被了解。可能的解释包括直接抗供者的抗体效应特性的变化，抗移植物抗体靶向的特性或抗原表达的变化，补体级联反应的改变，使得它的效应作用引起很少甚至不会损伤移植的血管内皮细胞，或者通过补体或其他有害因子器官或组织的获得对损伤的抗性损伤[89]。

豁免区是那些组织移植似乎引起轻微的免疫反应的位点，从而可能延长移植物的存活。这些区域包括眼前房、角膜、大脑、睾丸。它们以缺乏或有限的淋巴引流为特点。“豁免”的程度似乎很大程度上取决于移植组织的性质以及移植的部位。肝是一个不寻常的血管化移植物，尽管其具有丰富的血液供应和高含量的免疫细胞，但它往往不能引起排斥反应，并且可以防止联合移植器官的排斥反应，尽管它们有正常的免疫原性。远交猪往往不会排斥来自同一供者的原位肝移植及同时的肾移植，并且可以延长生存期，尽管它们在其他方面会被排斥。在大鼠品系的组合研究中，原位肝移植不受排斥，移植物甚至克服了宿主对供者组织相容性抗原的致敏性的先前存在状态[90]。其他类似的有，比如交叉试验已被证明与肝移植结果有一定的相关性，但是尽管 CDC 交叉配型阳性，植入的移植物仍可以获得良好生存。

异种器官移植

除了东半球的灵长类动物以外的所有动物以及人类都拥有一种细胞表面抗原，包括抗原表位“alpha-Gal”，人类以此来产生补体结合抗体。当动物组织移植到人类，这些抗体直接引起动物细胞的排斥反应，严重阻碍异种器官移植的发展。细胞异种移植的免疫排斥反应通常比同种异体移植更强烈、更直接。猪的基因工程的进步导致猪不呈现 alpha-Gal 抗原表位，这已经成为最近研究的主题。在这些动物中，人类 T 细胞对猪的 MHC 抗原的反应性仍在调查中，有证据表明，这种反应在强度及特异性上与 T 细胞或 HLA 特异性抗体同种异体反应相似[91]。

异种移植已应用于临床实践多年，使用表框架式猪和牛的心脏瓣膜。这里的动物组织经过戊二醛固定，它最初被认为通过抗原的交联降低免疫原性。但可能逃避免疫系统是异种移植更为理想的策略，而不是引起耐受性或免疫抑制。

与实质器官的移植相比，免疫逃避的策略在细胞移植中可能更合适。在猪胰岛移植到人类的报道：肝内移植胎猪胰岛时使用全身性免疫抑制已经被证实没有明显的临床效果[92]。在两个不同的研究中，共移植猪胰岛和支持细胞通过皮下预血管化装置或微胶囊保护已经尝试用于 1 型糖尿病患者并得到了一定的临床效果；特别是有低血糖性意识障碍糖尿患者似乎适合微胶囊保护的胰岛移植[93-94]。

猪角膜移植得到极大的关注，因为其低免疫原性和植入免疫豁免位点，反映人类同种异体移植的低排斥率。到目前为止，无论是角膜还是实质器官都未进行试验性异种移植。

组织工程学

近年来，工程组织到临床应用的转化已有长足的进步。培养自体上皮细胞和肌肉细胞并接种到由胶原蛋白构成的可生物降解的膀胱样支架，生物膀胱已经初步成型[95]。供者组织也被用于（例如去细胞化，用自体培养的上皮细胞和间充质干细胞来源的软骨细胞定植于一个人类的供者气管）取代部分气管[96]。试验性去细胞器官已经成功地用作心脏以及肝干细胞、前体细胞的支架填充[97]，但这些尚未用于人体研究。组织工程院的最终目标是通过从供者组织去除 MHC 抗原或重新构造患者自己的组织，从而降低或改善免疫原性。

IRI 的改善

IRI 的减少旨在控制急性损伤以及改善延迟移植物功能，从而可减少对移植物的细胞免疫和体液免疫。

缺血预处理（ischaemic pre-conditioning，IPC）是一种外科方法，在器官经历较长时间的缺血事件发生之前，先进行短时间的缺血，并立即再灌注以获取器官保护，但后者通常会导致损伤[11-12]。几个小规模的随机对照试验已经探讨了 IPC 在肝移植及肝切除术中的有效性；随后 Cochrane 的综述推断仍需要进一步的实验评估肝切除及移植手术中 IPC 的作用[13-14]。到目前为止，人类心脏的临床研究尚无法重现在动物实验中观察到的组织保护作用[98-99]。

给予供者器官或全身灌注可溶性药剂目前也正在进行临床研究，包括血红素精氨酸，已经被证明在肾 IRI 的动物模型中具有保护性[100]。治疗性的气体，包括氢气、一氧化氮、硫化氢和一氧化碳实验证明其减少氧化应激的作用。在一次小的试验中，吸入一氧化氮降低了 IRI，促进肝功能恢复，肝移植后的肝细胞凋亡也有所降低[101]。

近期的研究热点又转向了 miRNA，其作为转录后调节器可以与特定信使 RNA 的互补序列结合，从而导致翻译抑制或靶基因降解和基因沉默。特定的 miRNA 可以改善 IRI，在一个心肌缺血损伤的小鼠模型中外源性给予 miRNA 可降低心肌缺血损伤[102]。

实质器官的体外灌注技术使越来越多的人感兴趣。一项肾低温灌注的随机对照试验表明，与标准冷储存相比，灌注可以减缓移植肾的功能延迟，这有可能得益于 IRI 的减少[103]。器官灌注的优势在肺移植领域的边缘性供肺（Ⅱ类）的体外灌注（ex vivo lung perfusion，EVLP）中已经得到证实；在作为治疗策略被推荐之前，仍需随机对照试验的验证。[104]。

致谢

在此我们向提供以上数据的大卫・麦穆伦和露辛达・贝尔表示感谢。

要点

- 移植免疫的基本原则建立在机体将“非我”识别为异体的能力之上。
- MHC抗原的作用是将外源多肽递呈给T细胞，且MHC抗原存在两种类型：MHC Ⅰ类抗原（HLA-A、-B和-C）和MHCⅡ类（HLA-DP、-DQ和-DR）。
- 缺血再灌注损伤是围植期不可避免发生的一系列事件之一，并将引起移植物的内皮细胞受损、HLA分子的上调，还为异体免疫应答奠定了基础。
- 通过直接识别、间接识别或半直接识别途径，MHCⅠ类抗原递呈给$CD8^+$ T细胞，MHC Ⅱ类抗原递呈给$CD4^+$ T细胞。
- 抗原递呈给T细胞受体之后，T细胞的激活还需要另外一种共刺激信号。共刺激及共抑制途径是新的治疗方案的潜在目标。
- T细胞激活之后，初始T细胞诱导分化为各种亚群，这些亚群在机体对移植物的免疫反应中存在巨大作用。
- 细胞介导的排斥反应主要特点为移植物中$CD4^+$和$CD8^+$ T细胞浸润，这将使炎性细胞因子产生增多并引起细胞凋亡。
- 抗体介导的排斥反应包含了抗体的产生，而这些抗体的目标通常为供者特异性的HLA抗原。这将引起内皮细胞的损害、补体的激活以及微血栓的形成。
- 器官移植未来的重要发展方向包括诱导免疫耐受的形成、组织工程以及应对缺血再灌注损伤的新策略。

参考文献

1. Matzinger P. Friendly and dangerous signals: is the tissue in control? Nat Immunol 2007;8:11–3.
2. Matzinger P. Tolerance, danger, and the extended family. Annu Rev Immunol 1994;12:991–1045.
3. Snell GD, Higgins GF. Alleles at the histocompatibility-2 locus in the mouse as determined by tumor transplantation. Genetics 1951;36:306–10.
4. Opelz G, Dohler B. Effect of human leukocyte antigen compatibility on kidney graft survival: comparative analysis of two decades. Transplantation 2007;84:137–43.

   The study of UNOS data showed a significant improvement in graft survival over recent years, with HLA matching remaining a major contributor irrespective of the interval investigated.
5. Bahram S, Bresnahan M, Geraghty DE, et al. A second lineage of mammalian major histocompatibility complex class I genes. Proc Natl Acad Sci USA 1994;91:6259–63.
6. Lemy A, Andrien M, Lionet A, et al. Posttransplant major histocompatibility complex class I chain-related gene A antibodies and long-term graft outcomes in a multicenter cohort of 779 kidney transplant recipients. Transplantation 2012;Mar 29. Epub ahead of print.
7. Zou Y, Stastny P, Susal C, et al. Antibodies against MICA antigens and kidney-transplant rejection. N Engl J Med 2007;357:1293–300.
8. Cox ST, Stephens HA, Fernando R, et al. Major histocompatibility complex class I-related chain A allele mismatching, antibodies, and rejection in renal transplantation. Hum Immunol 2011;72:827–34.
9. Kim SJ, Gill JS. H-Y incompatibility predicts short-term outcomes for kidney transplant recipients. J Am Soc Nephrol 2009;20:2025–33.
10. Tilney NL, Guttmann RD. Effects of initial ischemia/reperfusion injury on the transplanted kidney. Transplantation 1997;64:945–7.
11. Quiroga I, McShane P, Koo DD, et al. Major effects of delayed graft function and cold ischaemia

time on renal allograft survival. Nephrol Dial Transplant 2006;21:1689–96.

12. Yarlagadda SG, Coca SG, Formica Jr RN, et al. Association between delayed graft function and allograft and patient survival: a systematic review and meta-analysis. Nephrol Dial Transplant 2009;24:1039–47.

13. Mangino MJ, Tian T, Ametani M, et al. Cytoskeletal involvement in hypothermic renal preservation injury. Transplantation 2008;85:427–36.

14. Kon ZN, Brown EN, Grant MC, et al. Warm ischemia provokes inflammation and regional hypercoagulability within the heart during off-pump coronary artery bypass: a possible target for serine protease inhibition. Eur J Cardiothorac Surg 2008;33:215–21.

15. Carden DL, Granger DN. Pathophysiology of ischaemia–reperfusion injury. J Pathol 2000;190: 255–66.

16. Linfert D, Chowdhry T, Rabb H. Lymphocytes and ischemia–reperfusion injury. Transplant Rev 2009;23:1–10.

17. Kosieradzki M, Rowinski W. Ischemia/reperfusion injury in kidney transplantation: mechanisms and prevention. Transplant Proc 2008;40:3279–88.

18. Lu CY, Winterberg PD, Chen J, et al. Acute kidney injury: a conspiracy of toll-like receptor 4 on endothelia, leukocytes, and tubules. Pediatr Nephrol 2012;27(10):1847–54.

19. Chen GY, Nunez G. Sterile inflammation: sensing and reacting to damage. Nat Rev Immunol 2010;10:826–37.

20. Huang Y, Qiao F, Atkinson C, et al. A novel targeted inhibitor of the alternative pathway of complement and its therapeutic application in ischemia/reperfusion injury. J Immunol 2008;181:8068–76.

21. Patel H, Smith RA, Sacks SH, et al. Therapeutic strategy with a membrane-localizing complement regulator to increase the number of usable donor organs after prolonged cold storage. J Am Soc Nephrol 2006;17:1102–11.

22. Day YJ, Huang L, Ye H, et al. Renal ischemia–reperfusion injury and adenosine 2A receptor-mediated tissue protection: the role of CD4+ T cells and IFN-gamma. J Immunol 2006;176: 3108–14.

23. Caldwell CC, Okaya T, Martignoni A, et al. Divergent functions of CD4+ T lymphocytes in acute liver inflammation and injury after ischemia–reperfusion. Am J Physiol Gastrointest Liver Physiol 2005;289:G969–76.

24. Yang Z, Day YJ, Toufektsian MC, et al. Infarct-sparing effect of A2A-adenosine receptor activation is due primarily to its action on lymphocytes. Circulation 2005;111:2190–7.

25. Yilmaz G, Arumugam TV, Stokes KY, et al. Role of T lymphocytes and interferon-gamma in ischemic stroke. Circulation 2006;113:2105–12.

26. Liesz A, Suri-Payer E, Veltkamp C, et al. Regulatory T cells are key cerebroprotective immunomodulators in acute experimental stroke. Nat Med 2009;15:192–9.

27. Gandolfo MT, Jang HR, Bagnasco SM, et al. Foxp3+ regulatory T cells participate in repair of ischemic acute kidney injury. Kidney Int 2009;76:717–29.

28. Pietra BA, Wiseman A, Bolwerk A, et al. CD4 T cell-mediated cardiac allograft rejection requires donor but not host MHC class II. J Clin Invest 2000;106:1003–10.

29. Nadazdin O, Boskovic S, Wee SL, et al. Contributions of direct and indirect alloresponses to chronic rejection of kidney allografts in nonhuman primates. J Immunol 2011;187:4589–97.

30. Liu Z, Braunstein NS, Suciu-Foca N. T cell recognition of allopeptides in context of syngeneic MHC. J Immunol 1992;148:35–40.

31. Tugulea S, Ciubotariu R, Colovai AI, et al. New strategies for early diagnosis of heart allograft rejection. Transplantation 1997;64:842–7.

32. Fangmann J, Dalchau R, Fabre JW. Rejection of skin allografts by indirect allorecognition of donor class I major histocompatibility complex peptides. J Exp Med 1992;175:1521–9.

33. Vella JP, Spadafora-Ferreira M, Murphy B, et al. Indirect allorecognition of major histocompatibility complex allopeptides in human renal transplant recipients with chronic graft dysfunction. Transplantation 1997;64:795–800.

34. Lee RS, Grusby MJ, Glimcher LH, et al. Indirect recognition by helper cells can induce donor-specific cytotoxic T lymphocytes in vivo. J Exp Med 1994;179:865–72.

35. Smyth LA, Herrera OB, Golshayan D, et al. A novel pathway of antigen presentation by dendritic and endothelial cells: implications for allorecognition and infectious diseases. Transplantation 2006;82:S15–8.

36. Herrera OB, Golshayan D, Tibbott R, et al. A novel pathway of alloantigen presentation by dendritic cells. J Immunol 2004;173:4828–37.
Crosstalk between T cells with direct and indirect allospecificity suggests that a third pathway of allorecognition exists. This paper provides evidence of a third semi-direct pathway in which recipient dendritic cells acquire intact donor MHC molecules as well as presenting processed peptide in the context of host MHC.

37. Brown K, Sacks SH, Wong W. Coexpression of donor peptide/recipient MHC complex and intact donor MHC: evidence for a link between the direct and indirect pathways. Am J Transplant 2011;11:826–31.

38. Baxter AG, Hodgkin PD. Activation rules: the two-signal theories of immune activation. Nat Rev Immunol 2002;2:439–46.

39. Jenkins MK, Schwartz RH. Antigen presentation by chemically modified splenocytes induces antigen-specific T cell unresponsiveness in vitro and in vivo. J Exp Med 1987;165:302–19.

40. Lenschow DJ, Walunas TL, Bluestone JA. CD28/B7 system of T cell costimulation. Annu Rev Immunol 1996;14:233–58.

41. Rudd CE, Taylor A, Schneider H. CD28 and CTLA-4 coreceptor expression and signal transduction. Immunol Rev 2009;229:12–26.

42. Linsley PS, Brady W, Urnes M, et al. CTLA-4 is a second receptor for the B cell activation antigen B7. J Exp Med 1991;174:561–9.

43. Schneider H, Downey J, Smith A, et al. Reversal of the TCR stop signal by CTLA-4. Science 2006;313:1972–5.

44. Schneider H, Smith X, Liu H, et al. CTLA-4 disrupts ZAP70 microcluster formation with reduced T cell/APC dwell times and calcium mobilization. Eur J Immunol 2008;38:40–7.

45. Wing K, Onishi Y, Prieto-Martin P, et al. CTLA-4 control over Foxp3+ regulatory T cell function. Science 2008;322:271–5.

46. Agata Y, Kawasaki A, Nishimura H, et al. Expression of the PD-1 antigen on the surface of stimulated mouse T and B lymphocytes. Int Immunol 1996;8:765–72.

47. Fisicaro P, Valdatta C, Massari M, et al. Antiviral intrahepatic T-cell responses can be restored by blocking programmed death-1 pathway in chronic hepatitis B. Gastroenterology 2010;138:682–93.93 e1–4

48. Ji H, Shen X, Gao F, et al. Programmed death-1/ B7-H1 negative costimulation protects mouse liver against ischemia and reperfusion injury. Hepatology 2010;52:1380–9.

49. Linsley PS, Greene JL, Brady W, et al. Human B7-1 (CD80) and B7-2 (CD86) bind with similar avidities but distinct kinetics to CD28 and CTLA-4 receptors. Immunity 1994;1:793–801.

50. Larsen CP, Pearson TC, Adams AB, et al. Rational development of LEA29Y (belatacept), a high-affinity variant of CTLA4-Ig with potent immunosuppressive properties. Am J Transplant 2005;5:443–53.
This important paper describes the evolution to belatacept and provides in vitro and in vivo evidence for this efficacy in renal transplantation.

51. Wekerle T, Grinyo JM. Belatacept: from rational design to clinical application. Transpl Int 2012;25:139–50.

52. Peters A, Lee Y, Kuchroo VK. The many faces of Th17 cells. Curr Opin Immunol 2011;23:702–6.

53. Loverre A, Tataranni T, Castellano G, et al. IL-17 expression by tubular epithelial cells in renal transplant recipients with acute antibody-mediated rejection. Am J Transplant 2011;11:1248–59.

54. Abadja F, Sarraj B, Ansari MJ. Significance of T helper 17 immunity in transplantation. Curr Opin Organ Transplant 2012;17:8–14.

55. Mitchell P, Afzali B, Lombardi G, et al. The T helper 17–regulatory T cell axis in transplant rejection and tolerance. Curr Opin Organ Transplant 2009;14:326–31.

56. Issa F, Hester J, Goto R, et al. Ex vivo-expanded human regulatory T cells prevent the rejection of skin allografts in a humanized mouse model. Transplantation 2010;90:1321–7.
This animal study first described the potential for regulatory T cells to prevent rejection.

57. Trzonkowski P, Bieniaszewska M, Juscinska J, et al. First-in-man clinical results of the treatment of patients with graft versus host disease with human ex vivo expanded CD4+ CD25+ CD127− T regulatory cells. Clin Immunol 2009;133:22–6.

58. Butcher EC, Picker LJ. Lymphocyte homing and homeostasis. Science 1996;272:60–6.

59. Inston NG, Cockwell P. The evolving role of chemokines and their receptors in acute allograft rejection. Nephrol Dial Transplant 2002;17:1374–9.

60. Madsen JC, Peugh WN, Wood KJ, et al. The effect of anti-L3T4 monoclonal antibody treatment on first-set rejection of murine cardiac allografts. Transplantation 1987;44:849–52.

61. Bradley JA, Mason DW, Morris PJ. Evidence that rat renal allografts are rejected by cytotoxic T cells and not by nonspecific effectors. Transplantation 1985;39:169–75.

62. Beilke JN, Gill RG. Frontiers in nephrology: the varied faces of natural killer cells in transplantation – contributions to both allograft immunity and tolerance. J Am Soc Nephrol 2007;18:2262–7.

63. Famulski KS, Kayser D, Einecke G, et al. Alternative macrophage activation-associated transcripts in T-cell-mediated rejection of mouse kidney allografts. Am J Transplant 2010;10:490–7.

64. Lee S, Huen S, Nishio H, et al. Distinct macrophage phenotypes contribute to kidney injury and repair. J Am Soc Nephrol 2011;22:317–26.

65. Qi F, Adair A, Ferenbach D, et al. Depletion of cells of monocyte lineage prevents loss of renal microvasculature in murine kidney transplantation. Transplantation 2008;86:1267–74.

66. Clatworthy MR, Watson CJ, Plotnek G, et al. B-cell-depleting induction therapy and acute cellular rejection. N Engl J Med 2009;360:2683–5.

67. Thaunat O, Patey N, Gautreau C, et al. B cell survival in intragraft tertiary lymphoid organs after rituximab therapy. Transplantation 2008;85:1648–53.

68. Matsushita T, Yanaba K, Bouaziz JD, et al. Regulatory B cells inhibit EAE initiation in mice while other B cells promote disease progression. J Clin Invest 2008;118:3420–30.

69. Gray M, Miles K, Salter D, et al. Apoptotic cells protect mice from autoimmune inflammation by the induction of regulatory B cells. Proc Natl Acad Sci U S A 2007;104:14080–5.

70. Hussain S, Delovitch TL. Intravenous transfusion of BCR-activated B cells protects NOD mice from type 1 diabetes in an IL-10-dependent manner. J Immunol 2007;179:7225–32.

71. Zarkhin V, Kambham N, Li L, et al. Characterization of intra-graft B cells during renal allograft rejection. Kidney Int 2008;74:664–73.

72. Brown K, Sacks SH, Wong W. Tertiary lymphoid organs in renal allografts can be associated with donor-specific tolerance rather than rejection. Eur J Immunol 2010;41:89–96.

73. Briscoe DM, Alexander SI, Lichtman AH. Interactions between T lymphocytes and endothelial cells in allograft rejection. Curr Opin Immunol 1998;10:525–31.

74. Kreisel D, Krupnick AS, Gelman AE, et al. Non-hematopoietic allograft cells directly activate CD8+ T cells and trigger acute rejection: an alternative mechanism of allorecognition. Nat Med 2002;8:233–9.

75. Marelli-Berg FM, Scott D, Bartok I, et al. Activated murine endothelial cells have reduced immunogenicity for CD8+ T cells: a mechanism of immunoregulation? J Immunol 2000;165:4182–9.

76. Paul LC, Saito K, Davidoff A, et al. Growth factor transcripts in rat renal transplants. Am J Kidney Dis 1996;28:441–50.

77. Nankivell BJ, Alexander SI. Rejection of the kidney allograft. N Engl J Med 2010;363:1451–62.

78. Colvin RB, Smith RN. Antibody-mediated organ-allograft rejection. Nat Rev Immunol 2005;5:807–17.

79. Worthington JE, Martin S, Al-Husseini DM, et al. Posttransplantation production of donor HLA-specific antibodies as a predictor of renal transplant outcome. Transplantation 2003;75:1034–40. This original article outlines the importance of post-transplant monitoring of donor-specific antibodies and the effect they have on graft outcome.

80. Sis B, Mengel M, Haas M, et al. Banff'09 meeting report: antibody mediated graft deterioration and implementation of Banff working groups. Am J Transplant 2010;10:464–71.

81. Solez K. History of the Banff classification of allograft pathology as it approaches its 20th year. Curr Opin Organ Transplant 2010;15:49–51.

82. Newell KA, Phippard D, Turka LA. Regulatory cells and cell signatures in clinical transplantation tolerance. Curr Opin Immunol 2011;23:655–9.

83. Knechtle SJ. Immunoregulation and tolerance. Transplant Proc 2010;42:S13–5.

84. Wood KJ, Bushell A, Jones ND. Immunologic unresponsiveness to alloantigen in vivo: a role for regulatory T cells. Immunol Rev 2011;241:119–32.

85. Newell KA, Chong AS. Making a B-line for transplantation tolerance. Am J Transplant 2011;11:420–1.

86. Hutchinson JA, Riquelme P, Sawitzki B, et al. Cutting edge: immunological consequences and trafficking of human regulatory macrophages administered to renal transplant recipients. J Immunol 2011;187:2072–8.

87. Kroemer A, Edtinger K, Li XC. The innate natural killer cells in transplant rejection and tolerance induction. Curr Opin Organ Transplant 2008;13:339–43.

88. Delikouras A, Dorling A. Transplant accommodation. Am J Transplant 2003;3:917–8.

89. Lynch RJ, Platt JL. Accommodation in organ transplantation. Curr Opin Organ Transplant 2008;13:165–70.

90. Kamada N, Davies HS, Roser B. Reversal of transplantation immunity by liver grafting. Nature 1981;292:840–2.

91. Mulder A, Kardol MJ, Arn JS, et al. Human monoclonal HLA antibodies reveal interspecies crossreactive swine MHC class I epitopes relevant for xenotransplantation. Mol Immunol 2010;47:809–15.

92. Ryan EA, Lakey JR, Rajotte RV, et al. Clinical outcomes and insulin secretion after islet transplantation with the Edmonton protocol. Diabetes 2001;50:710–9.

93. Wang DZ, Skinner S, Elliot R, et al. Xenotransplantation of neonatal porcine islets and Sertoli cells into nonimmunosuppressed streptozotocin-induced diabetic rats. Transplant Proc 2005;37:470–1.

94. Valdes-Gonzalez RA, White DJ, Dorantes LM, et al. Three-year follow-up of a type 1 diabetes mellitus patient with an islet xenotransplant. Clin Transplant 2007;21:352–7.

95. Atala A, Bauer SB, Soker S, et al. Tissue-engineered autologous bladders for patients needing cystoplasty. Lancet 2006;367:1241–6.

96. Macchiarini P, Jungebluth P, Go T, et al. Clinical transplantation of a tissue-engineered airway. Lancet 2008;372:2023–30.

97. Ott HC, Matthiesen TS, Goh SK, et al. Perfusion-decellularized matrix: using nature's platform to engineer a bioartificial heart. Nat Med 2008;14:213–21.

98. Botker HE, Kharbanda R, Schmidt MR, et al. Remote ischaemic conditioning before hospital admission, as a complement to angioplasty, and effect on myocardial salvage in patients with acute myocardial infarction: a randomised trial. Lancet 2010;375:727–34.

99. Grenz A, Eckle T, Zhang H, et al. Use of a hanging-weight system for isolated renal artery occlusion during ischemic preconditioning in mice. Am J Physiol Renal Physiol 2007;292:F475–85.

100. Ferenbach DA, Nkejabega NC, McKay J, et al. The induction of macrophage hemeoxygenase-1 is protective during acute kidney injury in aging mice. Kidney Int 2011;79(9):966–76.

101. Lang Jr. JD, Teng X, Chumley P, et al. Inhaled NO accelerates restoration of liver function in adults following orthotopic liver transplantation. J Clin Invest 2007;117:2583–91.

102. Wang JX, Jiao JQ, Li Q, et al. miR-499 regulates mitochondrial dynamics by targeting calcineurin and dynamin-related protein-1. Nat Med 2011;17:71–8.

103. Moers C, Smits JM, Maathuis MH, et al. Machine perfusion or cold storage in deceased-donor kidney transplantation. N Engl J Med 2009;360:7–19.

104. Cypel M, Yeung JC, Liu M, et al. Normothermic ex vivo lung perfusion in clinical lung transplantation. N Engl J Med 2011;364:1431–40.

第 4 章　组织配型检测

Phil Dyer · Ann-Margaret Little · David Turner　著
谭建明　谢海洋　孟雪芹　译

概述

免疫力

免疫系统有助于机体抵抗病原体感染导致的疾病和死亡，防御恶性肿瘤的发生；但却与妊娠以及同种异体细胞、组织和器官的成功移植相互冲突。

组织相容性

ABO 血型中的 A 和 B 血型物质以结构多变的碳水化合物连接糖蛋白或者糖脂的形式表达，发挥组织相容性抗原的作用。ABO 血型系统的独特之处在于新生儿体内的同种抗体能对饮食中的碳水化合物做出反应，自然发展，并在几年内达到成人水平。因此，ABO-O 血型个体通常具有 ABO-A 和-B 抗原相对应的抗体，ABO-A 血型具有 B 抗体，ABO-B 血型具有 A 抗体，而 AB 血型没有 ABO 相应抗体。在移植发展初期，先驱者们已经意识到输血时 ABO 血型不符的危险，并认为 ABO 血型相容原则也应该被器官移植采用。因此，输血原则也被应用在器官移植中。此外，ABO 血型物质还表达在血管内皮细胞中。因为风险太高，从未有过 ABO 血型相容组与不相容组器官移植的随机对照试验。有趣的是，ABO 血型不相容的心脏和肾分别成功移植到新生儿和成人体内，产生低滴度（≤1∶4）天然 ABO 血型抗体。该实验间接说明了在移植中 ABO 血型物质是组织相容性抗原。近年来，移植前通过去除自身抗体来预防抗体介导的反应，使得 ABO 血型不符的肾移植获得了成功[1]。

人体会遇到种类繁多的病原体，免疫系统在应对环境压力时以选择和适应的方式不断进化形成了免疫遗传系统。这一系统在对同种抗原最初的识别和响应过程中非常重要。HLA 基因编码的是具有高度多态性的糖蛋白，在所有有核细胞表面表达，蛋白结构的变化程度取决于细胞的功能和活化状态。在自然状态下，HLA 蛋白结合并递呈自身或非自身短肽给 T 细胞，从而 APC 不发生反应或产生强烈的免疫反应。HLA 蛋白的高度多态性是触发同种免疫反应的主要原因（见第 3 章）。临床移植的发展有效带动了我们对 HLA 等位基因结构和蛋白质功能的理解。供者和受者细胞之间 HLA 蛋白差异是同种异体移植的障碍，因此需要通过干预免疫反应来克服（见第 5 章）。

致敏性

机体暴露在以下几种情况下会产生针对异体 HLA 蛋白的 IgG 和 IgM 抗体：

- 输血中血液里面的白细胞和血小板；
- 妊娠期间父源 HLA 蛋白；
- HLA 蛋白不相容的器官移植。

随后，这些抗体可能从血液循环中消

失，导致第一次致敏反应难以识别。因 HLA 与某些病毒蛋白拥有相同的抗原表位，预先存在的 HLA 反应性抗体可能在感染过程中引发强烈的免疫反应。此外，HLA 异体抗原会激活 T 细胞。肾移植时，供者特异性 HLA 反应性 IgG 抗体是引起抗体介导的超急性排斥反应（hyper-acute rejection，HAR）的高风险因素。检测 HLA 反应性抗体是组织配型实验室检测服务中的重要部分。交叉配型试验，包括将患者血清与供者靶细胞孵育来检测供者特异性抗体是肾移植成功的关键。

虽然在临床移植中还有其他同种异体抗原系统存在，但并没有被大多数移植中心所应用，因为它们的影响远不如 ABO 血型和 HLA 系统显著，有时仅在移植后期发生体液排斥反应时被提及。

本章旨在说明随着成熟的器官分配政策的建立，HLA 分型、HLA 反应性抗体检测以及供者-受者交叉配型在细胞、组织和器官移植中的应用。

HLA：临床应用和技术发展史

20 世纪中叶，加利福尼亚的 Rose-Payne、莱顿的 Jonvan Rood 和巴黎的 Jean Dausset 分别从多次妊娠的妇女和数次输血的患者血清中检测到针对异体白细胞的反应性抗体。这些研究成果以及对免疫系统功能的了解，共同促进了人们对同种致敏免疫遗传学基础的认知。同时，当临床移植团队建立了有效的器官灌注技术，他们就开始尝试同种异体器官移植并克服免疫反应。1954 在美国的波士顿，Murray 和他的同事成功完成了同卵双胞胎的肾移植手术，结果也表明了异体免疫反应是基因编码决定的。鉴别产生异体免疫的基因从而避免它们的错配，并在临床上实现异体器官耐受成为了移植界的共同愿望。全免疫耐受需要通过免疫系统重塑实现。

> ✔ 免疫遗传学家通过一系列国际组织相容性研讨会，支持世界卫生组织 HLA 命名委员会采用通用的 HLA 语言[2]。

六十年的 HLA 研究完成了主要组织相容性复合体约为 350 万碱基的 DNA 分析，包括至少 25 个 HLA 基因座位编码的 7 000 多个 HLA 等位基因序列。由于人们一生当中持续存在的感染，HLA 是人类基因组中最具多态性的系统（图 4.1）。

阐明 HLA 的多态性备受关注。因为临床移植中 HLA 全匹配或微小错配能够减少 T 细胞活化，极大降低急性细胞排斥的风险。检测患者血清中 HLA 蛋白抗体是组织相容性研究中的重要组成部分。

为判断 HAR 的发生，Patel 和 Terasaki 做了补体介导的淋巴细胞毒实验（complement-mediated lymphocytotoxicity assay，CDC）[3]。概括来说，这种方法包括对供者淋巴细胞（供者来源的 HLA 蛋白）两个阶段的培养，首先供者淋巴细胞与受者血清培养，继而添加异种（兔）补体培养。供者淋巴细胞表面的 HLA 蛋白与受者血清中的 HLA 反应性抗体结合后，通过补体介导的细胞毒性反应，供者淋巴细胞可发生裂解。当 CDC 法检测到供者淋巴细胞被受者血清溶解（“阳性”反应）时，就很可能发生 HAR[4]。

CDC 检测随后被用于鉴定存在于受者和供者淋巴细胞表面的特异的 HLA 蛋白类型，建立 HLA 分型。这一过程在当时被称为“组织分型”，如今这个名称已不再使用。这种方法依赖于特定的血清作为分型试剂，血清当中含有一个或数个明确的 HLA 蛋白反应性抗体。此后，国际上的组织配型检测组织相互合作，交换血清。血清来自被异体 HLA 免疫过的个体，通常是妊娠妇女。尽管存在巨大挑战，HLA 血清学分型对于鉴定更多的 HLA 同种异体抗原蛋白还是有一定作用的，主要因为它是一种快速的检测方法，特异性单克隆抗体目前也已成为商业试剂。血清学分型与其他一些更复杂的分子生物学检测共同被一些中心用于鉴定供者 HLA 表型。

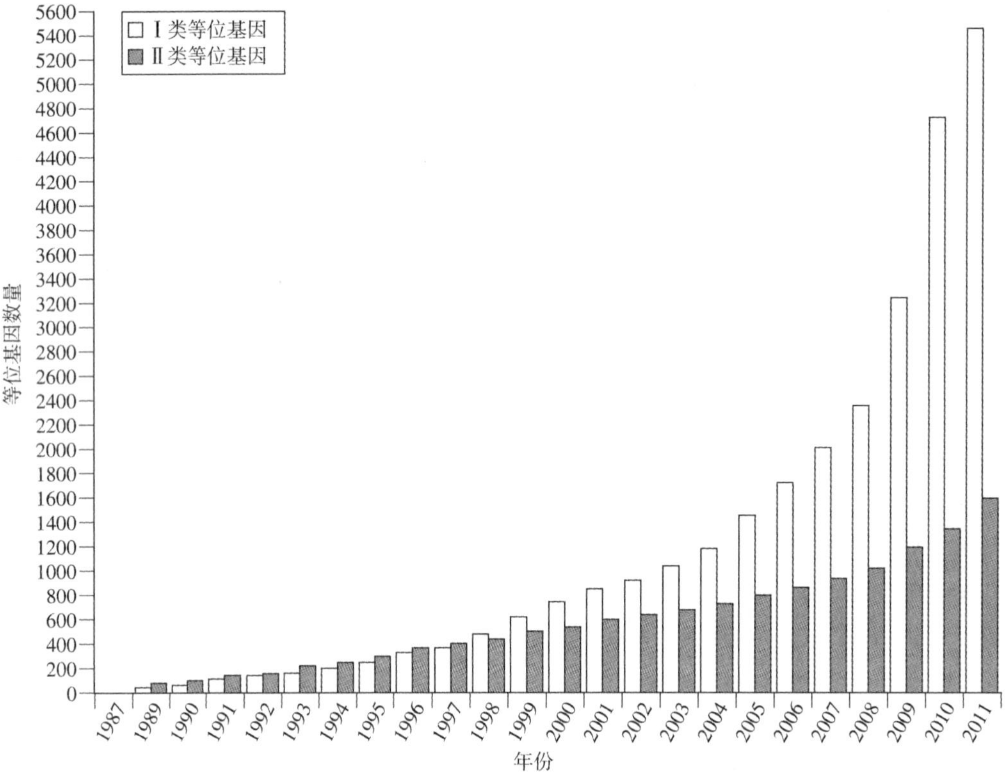

图 4.1 HLA 系统的多态性。Adapted from Robinson J, Mistry K, McWilliam H et al. The IMGT/HLA Database. Nucleic Acids Res 2011；39（Suppl 1）：D1171-6；40 Robinson J, Malik A, Parham P et al. IMGT/HLA-a sequence database for the human major histocompatibility complex. Tissue Antigens 2000；55：280-7. [40-41]

在 20 世纪 90 年代早期，聚合酶链反应（polymerase chain reaction，PCR）的发展可以生产出基因组 DNA 的数百万个相同拷贝，极大地推动了 HLA 等位基因的鉴定。新技术不断出现，其中有两项被广泛应用。序列特异性引物（sequence-specific primer，SSP）是短的、人工设计的 DNA 序列，它在 PCR 反应中用于扩增特定（HLA）基因序列。一系列 SSP 被设计出来，并从待鉴定 HLA 表型的患者细胞中提取 DNA，建立了相当数量的 PCR 反应。PCR 扩增产物可以经凝胶电泳观察到特定的 HLA 多态性基因序列。随后 HLA 等位基因可用于患者的 DNA 检测和 HLA 分型。PCR-SSP 可用于所有 HLA 基因座位的鉴定，但有时候它的分辨能力是有限的。

另一种 HLA 分子分型的技术是 xMAP® 技术，如已经市场化的 Luminex 平台[5]。Luminex 试剂盒的微珠（5.6μm），含有特定荧光编码，包被寡核苷酸探针，可以与 DNA 高变区编码的 HLA 等位基因发生特异性杂交。已有多种微珠，每个都包被有特定的 HLA 特异性寡核苷酸探针，可以采用流式细胞仪激光激发各种特异的荧光染料，进行多重检测。目标 HLA-DNA 序列杂交是通过荧光编码标记的链霉亲和素与携带生物素的引物结合，用于目标 HLA 位点的扩增。

传统基因测序技术也可以用于检测 HLA 基因多态性，特别是在造血干细胞移植时，鉴别干细胞捐献者和患者的 HLA 可有效降低排斥和移植物抗宿主病。

为了检测 HLA 的等位基因，组织相容性检测实验室已经研发了敏感而特异的方法，目前可供选择技术中的 xMAP 技术，本质上是商业提供的微珠表面黏附多个或者单个 HLA 蛋白，可与患者血清和一些 HLA 反应抗体结合，通过带荧光的二抗标记。Luminex 平台通过微珠自带的荧光，以及流式细胞仪检测结合在 HLA 蛋白上的抗体来识别单一微珠。

HLA 基因和蛋白质：结构和遗传与移植的关系

✔ MHC 位于 6 号染色体短臂（6p21.3），是人类基因组中的基因密集区域，有超过 250 种的表达基因[6]。

HLA 基因包括两种类型：HLA-Ⅰ类和 HLA-Ⅱ类。HLA-Ⅰ类基因编码单一多肽的重链，结合 β-2 微球蛋白形成了 HLA-Ⅰ类蛋白。HLA-Ⅱ类基因同时编码 α（DRA）和 β 链（DRB 1,3,4,5），以非共价键形式结合形成 HLA-Ⅱ类蛋白。HLA-Ⅰ类和 HLA-Ⅱ类蛋白均表达在细胞表面，HLA 蛋白末端存在肽结合点，HLA 蛋白通过肽结合点绑定到胞膜上面的短肽（图 4.2）。

HLA-Ⅰ类蛋白表达于所有的有核细胞，在一些无核细胞中也有表达，如血小板。HLA-Ⅱ类蛋白主要表达在抗原递呈细胞表面，如树突状细胞和巨噬细胞。然而，HLA-Ⅱ类蛋白在某些细胞（例如内皮细胞）受到免疫介质刺激时表达上调，比如免疫应答过程中受到 γ 干扰素刺激[7]。

三种类型的 HLA-Ⅰ类蛋白（HLA-A、HLA-B 和 HLA-C）和三种类型的 HLA-Ⅱ类蛋白（HLA-DR、HLA-DQ 和 HLA-DP）在产生影响移植效果的免疫反应中发挥重要作用。

HLA 基因是人类的基因组中最具多态性的表达基因。HLA 基因多态性不是随机的，DNA 序列的突变主要是非同义突变。大多数蛋白质变化通过影响结合短肽结构和（或）影响与 T 细胞和自然杀伤细胞受体的结合从而改变 HLA 蛋白功能。

WHO 命名系统是描述 HLA 等位基因和蛋白质变化的重要的易辨认系统。为了方便描述，HLA 等位基因的名字被分解成以冒号分隔的数值域（图 4.3）。

✔ 依据检测方法，HLA 类型可由不同水平的分型分辨率获得：

- 低分辨率分型；
- 高分辨率分型；
- 等位基因分辨率分型。

中分辨率通常用来描述任何介于低分辨和高分辨之间的分型。

对于器官移植而言，采用低分辨率分型方法检测受者和供者的 HLA-A、-B、-C、-DRB1 和-DQB1 已经足够。英国就要求组织配型实验室出具已故器官捐献者的 HLA 低分辨率分型结果，以便于器官分配。

不是所有的 HLA 等位基因出现频率都相同。

✔ 有些 HLA 等位基因发生频率高；HLA-A*02：01 是最常见的 HLA-A 的等位基因，它存在于 50% 的欧洲高加索人群中，而某些 HLA 等位基因可能仅出现在单一个体中[9-10]。

由于 WHO 关于 HLA 等位基因的命名系统不考虑等位基因出现的频率，因此一直致力于建立了一个包含 HLA 等位基因在不同人群中的发生频率的数据库。在指定人群中有一些常见的 HLA 等位基因和一些罕见的 HLA 等位基因。英国器官分配系统将罕见的 HLA 类型默认为与它结构相似的常见 HLA 类型，从而减少分配偏差。比如，DR9 在肾患者中的表达率为 2.6%，它被默认为与之结构相似的 DR4 类型，该表型频率为 29.8%，这样使 DR9 阳性的患者接受肾捐献概率更高。

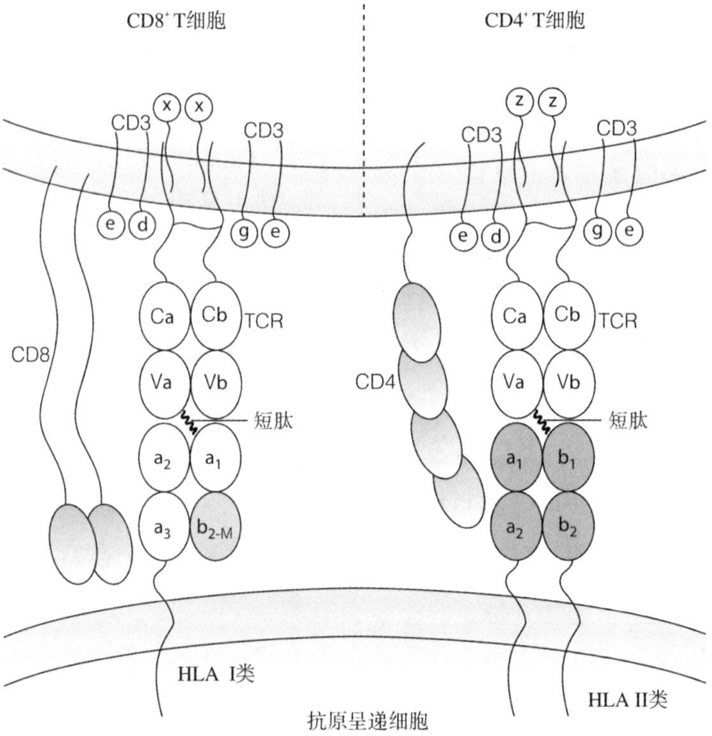

图 4.2 HLA Ⅰ类和Ⅱ类分子通过肽链分别与 $CD8^+$ 和 $CD4^+$ T 细胞结合。HLA Ⅰ类和Ⅱ类分子与 T 细胞受体相互作用。T 细胞受体包括 TCRα 和 β 链；CD3γ、δ、ε 链和 2ζ 链。Cα 和 Cβ 分别代表 TCR 中 α 和 β 链的恒定区，Vα 和 Vβ 分别代表 TCR 中 α 和 β 的可变区。β_2M 即 β2－微球蛋白。（Figure prepared and donated by Catherine Wilson.）

HLA 基因遗传遵循孟德尔遗传学，子女的染色体一半来自父方，一半来自母方。任何两个兄妹有 1/4 的概率具有完全相同或者完全不同的单倍型。

一些 HLA 等位基因组合的频率比等位基因随机组合预测值高，这种现象称为连锁不平衡[11]。连锁不平衡是由于一个或多个事件导致：

- 选择压力倾向于某种特定组合的等位基因；
- 非随机交配；
- 重组事件受抑制。

有一个众所周知的连锁不平衡的例子，即欧洲高加索人群中单倍型 HLA-A* 01-C* 07-B* 08-DRB1* 03-DQB1* 02 高度保守，个体中发生频率大致为 10%。

在后面部分中还要提到，表位水平的 HLA 反应性抗体可以被组织配型实验室用于高分辨率分型确定 HLA 等位基因，鉴定 DQA1、DPA1 和 DPB1 编码的等位基因。

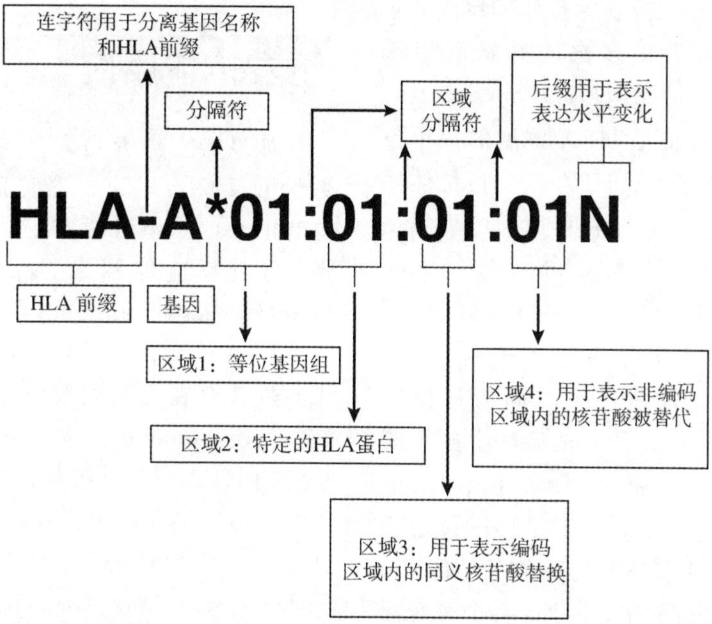

图 4.3　HLA 等位基因的描述。Adapted from：http：//www. ebi. ac. uk/imgt/hla/nomenclature/index. html；Robinson J，Mistry K，McWilliam H et al. The IMGT/HLA Database. Nucleic Acids Res 2011；39（Suppl 1）：D1171-6；40 Robinson J，Malik A，Parham P et al. IMGT/HLA - a sequence database for the human major histocompatibility complex. Tissue Antigens 2000；55：280-7.[40-41]

HLA 反应性抗体：致敏原因和抗体表位

抗体和排斥

HLA 反应性抗体检测是组织配型实验室支持器官移植的一项重要检测，包括敏感性和特异性测试。高水平的 HLA 反应性抗体在移植中可以引起 HAR，针对供者的低水平 HLA 反应性抗体可以引起 AMR。因此，检测患者体内针对供者的特异性抗体水平可以减少发生 HAR 和 AMR 的风险。移植前将那些受者应避免的抗原类型作为“不可接受抗原”记录下来。此外，移植后产生的 HLA 反应性抗体与移植物失功相关。

HLA 蛋白的同种异型免疫

敏感性不同使 HLA 反应性抗体产生的数量出现差异。临床上重点关注的是 IgG 抗体，而忽视了 IgM 抗体的作用，有证据表明 IgM 抗体的相关性被低估了。

输血过程中的血液中残留的白细胞可以刺激产生 HLA-Ⅰ类和 HLA-Ⅱ类反应性抗体。尽管抗体产生需要白细胞的存在，表达于血小板上的 HLA-Ⅰ类蛋白也可以作为抗原[12]。白细胞减少症与 HLA 反应性抗体的低产生率相关，但是并不能阻止红细胞输血产生的抗体[13]。使用 CDC 检测方法，9.6%的 HLA 反应性抗体阴性的心脏移植患者在红细胞移植后产生抗体。未经异源基因刺激的患者致敏性仅为 5.3%[14]。有证据显示，与移植诱导的敏感性相比，输血产生的 HLA 反应性抗体固定补体的能力较差[15]。

表达在胚胎细胞上的 HLA 蛋白可以诱导 HLA-Ⅰ类和 HLA-Ⅱ类反应性抗体通过母体循环系统进入母体，这是一种常见的 HLA 致敏。Luminex 检测技术显示，未怀孕妇女中存在HLA反应性抗体的比例低于10%，而三次或者更多次的妊娠后出现HLA反应性抗体的比例超过40%[16]。

HLA错配移植是HLA致敏的一个重要途径。在肾移植前，HLA反应性抗体阴性的受者有10%～15%在移植后产生了供者的HLA特异性抗体（donor HLA-specific antibody，DSA）[17-18]。有研究显示，HLA-Ⅰ类抗体产生时间为移植后3.3±2.7年，HLA-Ⅱ抗体产生时间为移植后2.3±2.1年。此外，肾移植后产生的主要是HLA-Ⅱ类DSA而非HLA-Ⅰ类DSA。肾移植术后发生排斥的患者，移植肾切除后DSA的水平比移植肾切除前水平低[19]。相反，在肝移植研究中，4.2%的受者在移植后产生了DSA[20]，在胰腺和胰岛移植后也有HLA-DSA产生。

HLA蛋白的本质是抗原表位的集合体，HLA反应性抗体是针对非自身HLA蛋白的非自身抗原表位产生的。一些HLA蛋白分享共同的表位从而在结构上密切相关，这是由DNA复制产生新的HLA等位基因的机制所导致的。HLA蛋白中的共享表位导致HLA交叉反应。产生HLA抗体可能是由一个HLA蛋白产生，也可能是与其有共享表位的其他HLA蛋白产生。近几年为了阐明HLA表位的免疫原性开始使用单克隆抗体分析[21]。

✔ 已经开始利用计算机软件获取HLA抗原决定簇，特别是Duquesnoy公司开发的Matchmaker软件[22]。

利用Matchmaker软件，研究者发现，错配的HLA蛋白产生抗体的能力取决于错配的供者和受者之间的理论位点数量。有些情况下，表面上高度错配的抗原却不会引起抗体反应，原因是这些错配的蛋白存在共同的HLA抗原决定簇。

诱发抗体反应

如果器官供者是来自当地的居民，其数量可反映当地死亡器官捐献库的大小，这有助于评估患者对潜在供者的抗体反应性。这种反应性称为“群体反应性抗体（panel reactive antibody，PRA）”。多年来，PRA一直作为一项指标沿用，反映患者与供者存在交叉配型阳性的可能性。现在，使用Luminex技术可更为精确地评估患者的HLA反应性抗体，并能够计算出当地死亡器官供者库中患者产生抗体的概率。在英国，这种计算称为“计算反应频率（calculated reaction frequency，cRF）”，有利于更准确地评估患者接受移植的机会大小。

固相技术用于检测HLA反应性抗体具有高灵敏度和高特异性的特点，基本上取代了补体依赖的CDC。一些组织配型实验室继续使用CDC方法进行筛选，从众多抗体中鉴定出高滴度、补体固定的抗体。

单抗原磁珠具有高度特异性的特点，可对患者血清进行快速、半定量和特异性的分析，但也存在一些问题。有证据表明，重组抗原黏附于磁珠后，抗原的结构发生改变，暴露其非特异性表位，从而导致假阳性结果[23]。高滴度、补体固定的抗体也可产生假阴性结果，可能是因为补体固定影响了与检测试剂的结合[24]。目前，有学者质疑Luminex公司微珠抗体检测方法的临床价值，主要因为这种方法在临床应用中过于灵敏。并且，用这种方法可检测到较低水平的DSA，但是否具有临床价值也是争议的焦点[25]。尽管存在这些顾虑，Luminex X-map技术仍具有优势，包括快速、高通量、半定量和可重复性的特点，成为HLA反应性抗体检测的首选。新版的抗体试剂盒能够从非补体固定的抗体中分离补体固定的抗体，有利于鉴定出具有临床意义的 HLA 反应性抗体[26]。

交叉配型

在 CDC 交叉配型检测中，T 细胞和 B 细胞群被分离，然后与受者的血清进行孵育，从而对抗 HLAⅠ类（表达于 T 细胞和 B 细胞）和 HLAⅡ类（表达于 B 细胞）的反应性进行评估。CDC 交叉配型法可以分辨是否存在相对高滴度的、补体固定的 HLA 反应性抗体。这些抗体是移植后早期危害度最高的抗体，因此 CDC 交叉配型法可用于鉴定存在 HAR 风险的患者。然而，有些患者的 HLA 反应性抗体处于低水平状态，但依然存在发生早期急性排斥的风险，单独使用 CDC 交叉配型法可能无法鉴定这类患者，从而难以判断移植是否应该继续。所以尽管 CDC 交叉配型法是移植前检测的“金标准”，它仍然有一些缺点：

- 无法检测到低水平但具有临床意义的抗体；
- 非 HLA 和自身反应性抗体可产生假阳性的结果；
- 无法检测非补体固定的抗体。

目前，大多数组织相容性实验室依然采用 CDC 交叉配型法作为移植前风险评估方案的一部分。

流式细胞仪交叉配型（flow cytomety crossmatch，FC-XM）于 20 世纪 90 年代引入英国。大致来说，从外周血、脾或淋巴结分离的供者淋巴细胞与患者的血清进行孵育[27]。采用三色流式细胞仪，通过荧光标记的 CD3 抗体可识别出 T 细胞，通过荧光标记的 CD19 抗体可识别出 B 细胞，并可检测结合到供者细胞上的供者抗体。流式细胞仪交叉配型与 CDC 交叉配型法的主要区别在于增加了灵敏度。这意味着，流式细胞仪交叉配型方法可以识别 CDC 交叉配型法未能检测到的抗体，因此有助于风险的分层评估。

HLA 反应性抗体的临床意义

肾移植前的抗体

预存的供者特异性的 IgG HLA 反应性抗体在肾移植后可引起 HAR 或早期的 AMR。

> ✔✔ 在英国，对移植可能引起的免疫风险已达成共识，并有相应的指南可供参考[28]。

目前，已认识到低水平的 DSA 可引起急性排斥反应。Luminex 技术可以检查到低水平的 DSA，而这些低水平抗体无法被 CDC-XM 和 FC-XM 方法所检测[29]。

移植后新生供者特异性抗体

> ✔✔ 出现 HLA 反应性抗体经常会导致肾移植的失败[30]。

对于移植后是否应该常规检测 HLA 反应性抗体尚存有争论。关键问题是移植后产生的 HLA-DSA 能否判断患者需要增强免疫抑制或者是进行其他类型的干预，以预防抗体介导的排斥和移植物失功。一项研究表明，在 70 位术前抗体阴性的受者中，11%的受者在一年随访期间出现 HLA 反应性抗体（中位时间为 30 天）。有学者认为，尽管产生 HLA 反应性抗体与短时间内发生排斥有关，但抗体的产生与临床上移植物的失功在时间上是同步的，因此这些抗体对预测早期排斥的作用有限[17]。然而肾移植后 1 年内 HLA 反应性抗体的产生可预测远期慢性排斥和移植物失功[31]。研究认为，移植后 1 年内产生 HLA 反应性抗体的受者发生移植物失功的可能性为无

HLA 抗体受者的 7 倍。

✔✔ 移植后期出现的 HLA 反应性抗体，通常是Ⅱ类 HLA 抗体，与移植物的存活率降低相关[32]。

证据表明，在发生急性排斥的受者中，降低 HLA 反应性抗体水平能够有效延长移植物的存活时间[33]。然而在移植物功能稳定的受者中，目前尚无证据证明降低 HLA 反应性抗体水平对于长期存活率的作用。因此，在许多中心只检测 HLA 反应性抗体来确定临床上出现异常症状的患者是否发生排斥，而不是作为前瞻性的检测。

其他器官移植中的 HLA 反应性抗体

大量的研究已经证实 HLA 反应性抗体在心脏、肺、肝或胰腺移植后的作用。同样，也有胰岛移植后产生 HLA 蛋白致敏的案例，说明细胞和组织移植的发展领域应包括探索异基因 HLA 蛋白反应性的潜在临床意义。

清除抗体促进移植成功

现在已有一些临床方案旨在减少或消除针对 ABO 与 HLA 抗原的抗体（第 5 章），究竟哪种方案是对个体患者最合适的干预尚无共识。因为组织相容性对于移植成功具有关键作用，所以监测抗体水平是方案中的重要部分。移植前减少或清除抗体可以使得抗体不相配的移植得以进行，也使得挽救移植后发生急性排斥反应的器官成为可能。

其他抗体及其临床意义

许多针对多态性系统的抗体与排斥反应和移植物失功相关，这类抗体的靶标包括 MHC Ⅰ类链相关（MIC）基因的产物，Ⅱ型血管紧张素型受者和内皮细胞抗原[34]。

✔✔ 最近的研究表明，肾移植后发生抗体介导的慢性损害的首要原因是暴露于供者的趋化因子和细胞内基质蛋白[35]。

尽管许多研究表明，某些情况下排斥反应和移植物失功是由这些抗体造成的，但只有少数的组织相容性实验室在移植前对这些抗体进行常规检测。有一项商业化的检测把从供者外周血中分离的内皮细胞前体作为靶点来检测患者对内皮细胞的反应性[36]。该检测还没有被广泛使用，主要出于以下原因：

- 需要大量的供者外周血；
- HLA 反应性抗体对检测的干扰；
- 与排斥反应的相关性还需要在临床上进一步证实。

器官分配和组织相容性

器官的分配通常遵守输血中 ABO 血型相符的规则。这实际上是可取的，分配死亡供者的器官要求 ABO 血型一致，以避免 ABO-O 患者在等待移植的名单上“滞留”，因为可能出现 ABO-O 的器官分配给了 ABO-A、ABO-B 和 ABO-AB 的受者，这些受者可以与 ABO-O 的器官相兼容。在活体肝叶或肾捐献时，ABO 相容是完全有可能的。对于 ABO 血型不相容的器官移植，需要对患者进行预处理，利用血浆清除法去除 ABO 反应性抗体，该清除法采用抗 CD20 的治疗性抗体（例如利妥昔单抗）去除 B 细胞。紧急情况下，没有经过预处理的 ABO 不相容性肝移植也获得了一定程度的成功，虽然这种情况并不多见。

在移植前及时确认交叉配型阴性是器官分配的另一需求，这也符合生物/免疫学相容的需要。这项试验用于确定当受者与供者 HLA 抗原发生错配时，移植前的受者血清中不存在 IgG 抗体，从而避免发生 HAR。同样，通过预处理的方式去除有害的抗体也可以达到降低 HAR 的风险。这种方法在 HLA 不相容的活体肾移植中使用日益频繁，但在死亡器官移植中仍面临着挑战。

> ✔✔ 在移植前，如果患者血清中不存在抗供者 HLA 反应性抗体，并在最后一次血清学检验中未暴露于潜在的致敏事件中，可以认为完成了“虚拟”交叉配型[37]。

虚拟交叉配型是一个主动的过程，不要求进行任何实验室组织相容性测试，因此可以显著降低移植前器官的冷储存时间。因此，在肾移植中，移植的肾能更快发挥作用，从而避免移植后透析和减少住院时间。对于心脏移植而言，虚拟交叉配型为那些本不符合移植要求的患者提供了可能。虚拟交叉配型的本质是由组织相容性领域的专家在移植前夕及时地评估了受者的致敏状况，从而降低移植的免疫学风险。

目前，尚没有确切证据说明交叉配型阳性的患者严禁进行肝移植。

有些移植法则不重视在器官分配中 HLA 错配最小化原则，而另一些法则认为 HLA 最小化错配是受者具有优先权的依据。这种选择应建立在减少 HLA 错配能够带来好处的基础上，而不是促进交叉配型阴性（图 4.4）。很显然，如果要使交叉配型的结果是阴性，一位具有 HLA 反应性抗体的受者只能接受不含这些抗原的供者器官。

英国采用了简便的代码来表示一对特定供者和受者之间 HLA 错配的程度。因为免疫系统对抗原的差异进行识别和反应，所以检测“错配”比“匹配”更为重要。因为在器官分配过程中只考虑 HLA-A，-B 和-DRB1 错配，故代码分别是与这三个 HLA 基因座相关的三个数字。任一基因座最大程度上允许有两个抗原错配，各来自一个染色体。这种情况发生在供者具有两个 HLA 抗原，而受者没有；还可能是 1 和 0 的抗原不匹配。例如，HLA（-A、-B、-DRB1）不匹配代码“010”表示该供者携带一个 HLA-B 的错配抗原，而在-A 和-DRB1 位点不存在错配的抗原。如果捐献者 HLA 的一个位点是纯合子，如该位点经常发生在常见的 HLA 蛋白，比如 A2，那么在该位点最大的错配将只有一个抗原。

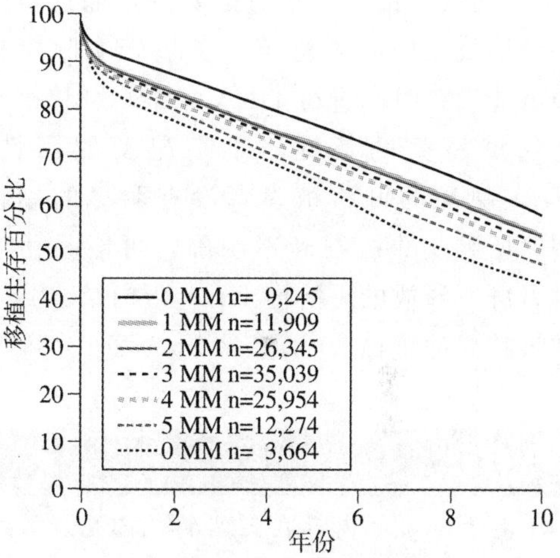

图 4.4 HLA 的错配对尸肾移植后的生存造成不利的影响。（Source：CTS Collaborative Transplant Study，K-21101-0212. www.ctstransplant.org，accessed 9 February 2012. Reproduced with permission.）

20 世纪 60 年代的早期研究就对避免 HLA 错配是否能提高器官移植的生存率而存在争论。目前英国的肾移植分配方式是将脑死亡供者的肾优先分配给那些 HLA-A、HLA-B 和 HLA-DRB1（“000”）没有错配的受者，因为这样肾移植后这些移植物的存活率最高可达 3 年或以上。随后，放宽 HLA 错配度，可以允许 HLA（“100”、“010”、“110”、“200”等）的错配，但不允许 HLA-DRB1（“002”至

"222"）之间的两个错配，因为这些错配导致移植预后不佳。对CRF高达85%的高度敏感患者，可被接受的HLA最大错配取决于诱发机体产生抗体的供者HLA蛋白的数量。当受者存有共同抗原如HLA-A2，寻找与HLA匹配的器官将是一个挑战。

对肾以外的器官分配，包括胰-肾联合移植通常不需要遵守HLA错配最小化原则，一方面是因为等待此类移植的受者较少，另一方面是因为没有证据表明HLA错配最小化具有好处。当患者对HLA同种异型蛋白致敏时，为获得阴性交叉配型，HLA的最小错配是很有必要的，而这也是一个挑战。如心脏移植，在临床实际操作中可能没有时间进行HLA配型。肝移植具有免疫豁免的特性，即使交叉配阳性，HLA错配的肝移植患者没有明显的副作用。所涉及的机制尚不明确，可能是由于供者肝所释放的可溶性HLA蛋白结合到了供者特异性抗体。

在器官移植时应考虑到HLA的错配，移植前抗体筛查和交叉配型是最基本的风险评估方法。英国移植学会与英国组织相容性与免疫遗传学学会对此提供了有指导意义的总结，可以从它们的网站获取相关指南[38-39]。

结论

器官、组织和细胞移植是非常有效的临床治疗方法，每年治疗和挽救了许多患者。随着免疫抑制剂广泛应用，一些患者在某些情况下可以缓解同种异型抗原介导的免疫应答反应，但仍然其是有风险的。移植前后进行有效的组织配型，可以使移植物存活和使用更长时间。当然这是需要成本的，但相比其他的治疗手段如透析、长期药物治疗或者根本无法治疗，这项成本显得微不足道。

要点

- 由于在人体内存在天然的ABO反应抗体，在器官移植时为避免直接的体液排斥，需要进行ABO血型鉴定或交叉配型。
- HLA蛋白是同种异型免疫应答的首要对象。
- 输血、妊娠和移植等事件可使机体对HLA同种异型蛋白致敏，导致抗HLA反应抗体产生，感染可产生更多的抗体。
- 在移植前进行预处理，去除ABO血型物质和（或）HLA反应性抗体，有可能实现抗体不相容的移植。
- 移植前进行交叉配型可以检测供者与受者之间是否能建立相容性（受者是否对供者HLA反应性致敏）。
- HLA反应性抗体在临床移植前、移植中及移植后都具有重要作用，使得检测HLA反应性抗体非常必要。
- 大多情况下，尸肾分配需要遵循HLA错配最小化原则。
- 同一种族内或不同种族人群间，多基因、多等位基因的HLA系统中的HLA蛋白序列存在显著差异。
- 随着技术的发展，HLA的命名获得了世界卫生组织的公认。
- 移植配型的相关实验技术不断发展；xMAP® Luminex技术是目前鉴定HLA基因和蛋白多态性及HLA反应性抗体的首选。

参考文献

1. Montgomery RA, Locke JE, King KE, et al. ABO incompatible renal transplantation: a paradigm ready for broad implementation. Transplantation 2009;87(8):1246–55.
2. http://hla.alleles.org/nomenclature/index.html; [accessed 6.09.12].
3. Patel R, Terasaki PI. Significance of the positive crossmatch test in kidney transplantation. N Engl J Med 1969;280:735.
4. Kissmeyer-Nielsen F, Olsen S, Petersen VP, et al. Hyperacute rejection of kidney allografts associated with pre-existing humoral antibodies against donor cells. Lancet 1966;2:662.
5. www.luminexcorp.com; [accessed 6.09.12].
6. Horton R, Wilming L, Lovering RC, et al. Gene map of the extended human MHC. Nat Rev Genet 2004;5:889.
7. Collins T, Korman AJ, Wake CT, et al. Immune interferon activates multiple class II major histocompatibility complex genes and the associated invariant chain gene in human endothelial cells and dermal fibroblasts. Proc Natl Acad Sci U S A 1984;81:4917–21.
8. Dunn PPJ. Human leucocyte antigen typing: techniques and technology, a critical appraisal. Int J Immunogenet 2011;38:463–73.
9. Gonzalez-Galarza FF, Christmas S, Middleton D, et al. Allele frequency net: a database and online repository for immune gene frequencies in worldwide populations. Nucleic Acids Res 2011;39:D913–9.
10. Burt C, Cryer C, Fuggle S, et al. HLA-A, -B, -DR allele group frequencies in 7007 kidney transplant list patients in 27 UK centres. Int J Immunogenet 2013;40(3)209–15. 7 Sept. Epub ahead of print.
11. Bodmer WF, Bodmer JG. Evolution and function of the HLA system. Br Med Bull 1978;34:309–16.
12. Claas FHJ, Smeenk RJT, Schmidt R, et al. Alloimmunization against the MHC antigens after platelet transfusions is due to contaminating leukocytes in the platelet suspension. Exp Hematol 1981;9:84–9.
13. Bilgin YM, van de Watering LMG, Brand A. Clinical effects of leucoreduction of blood transfusions. Neth J Med 2011;69:441–50.
14. van de Watering L, Hermans J, Witvliet M, et al. HLA and RBC immunisation after filtered and buffy coat-depleted blood transfusion in cardiac surgery: a randomised controlled trial. Transfusion 2003;43:765–71.
15. Bartel G, Wahrmann M, Exner M, et al. Determinants of the complement-fixing ability of recipient presensitization against HLA antigens. Transplantation 2007;83:727–33.
16. Triulzi D, Kleinman S, Kakaiya R, et al. The effect of previous pregnancy and transfusion on HLA alloimmunisation in blood donors; implications for a transfusion-related acute lung injury risk reduction strategy. Transfusion 2009;49:1825–35.
17. Gill J, Landsberg D, Johnston O, et al. Screening for de novo anti-human leukocyte antigen antibodies in nonsensitised kidney transplant recipients does not predict acute rejection. Transplantation 2010;89:178–84.
18. Ntokou I-S, Iniotaki A, Kontou E, et al. Long-term follow up for anti-HLA donor specific antibodies postrenal transplantation: high immunogenicity of HLA class II graft molecules. Transpl Int 2011;24:1084–93.
19. Marrari M, Duquesnoy R. Detection of donor-specific HLA antibodies before and after removal of a rejected kidney transplant. Transpl Immunol 2010;22:105–9.
20. Fontana M, Moradpour D, Aubert V, et al. Prevalence of anti-HLA antibodies after liver transplantation. Transpl Int 2010;23:858–9.
21. El-Awar N, Lee JH, Tarsitani C, et al. HLA Class I epitopes: recognition of binding sites by mAbs or eluted alloantibody confirmed with single recombinant antigens. Hum Immunol 2007;68:170–80.
22. Duquesnoy RJ. Antibody-reactive epitope determination with HLA Matchmaker and its clinical applications. Tissue Antigens 2011;77:525–34.
23. Zoet Y, Brand-Schaaf S, Roelen D, et al. Challenging the golden standard in defining donor-specific antibodies: does the solid phase assay meet the expectations. Tissue Antigens 2011;77:225–8.
24. Schnaidt M, Weinstock C, Jurisic M. HLA antibody specification using single-antigen beads – A technical solution for the prozone effect. Transplantation 2011;92:510–5.
25. Susal C, Ovens J, Mahmoud K, et al. No association of kidney graft loss with human leukocyte antigen antibodies detected exclusively by sensitive Luminex single-antigen testing: a collaborative transplant study report. Transplantation 2011;91:883–7.
26. Chen G, Sequeira F, Tyan DB. Novel C1q assay reveals a clinically relevant subset of human leukocyte antigen antibodies independent of immunoglobulin G strength on single antigen beads. Hum Immunol 2011;72:849–58.
27. Talbot D, White M, Shenton BK, et al. Flow cytometric crossmatching in renal transplantation- the long term outcome. Transpl Immunol 1995;3:352–5.
28. Howell WM, Harmer A, Briggs D, et al. British Society for Histocompatibility & Immunogenetics and British Transplantation Society Guidelines for the detection and characterisation of clinically relevant antibodies in allotransplantation. Int J Immunogenet 2010;37:435. www.bts.org.uk/trans-

plantation/standards-and-guidelines/; http://www.bshi.org.uk/pdf/BSHI_BTS_guidelines_2010.pdf; [accessed 6.09.12].

This is a consensus statement that includes guidelines for clinical practice based on available published evidence to support effective management of sensitised patients before, at the time of and after organ transplantation.

29. Amico P, Honger G, Mayr M, et al. Clinical relevance of pre-transplant donor-specific HLA antibodies detected by single-antigen flow-beads. Transplantation 2009;87:1681–8.

30. Worthington J, Martin S, Al-Husseini D, et al. Posttransplantation production of donor HLA-specific antibodies as a predictor of renal transplant outcome. Transplantation 2003;75:1034–40.

This is the first substantive report, using modern antibody detection technologies, relating the post-transplant production of donor HLA reactive antibodies to adverse outcomes.

31. Lee Po-C, Zhu L, Terasaki P, et al. HLA-specific antibodies developed in the first year post-transplant are predictive of chronic rejection and renal graft loss. Transplantation 2009;88:568–74.

32. Lachmann N, Terasaki P, Buddle K, et al. Anti-human leukocyte antigen and donor-specific antibodies detected by Luminex post-transplant serve as biomarkers for chronic rejection of renal allografts. Transplantation 2009;87:1505–13.

This study addresses the incidence of donor HLA reactive antibodies after transplantation to the clinically challenging process of chronic glomerulopathy.

33. Everly M, Everly J, Arend L, et al. Reducing de novo donor-specific antibody levels during acute rejection diminishes renal allograft loss. Am J Transplant 2009;9:1063–71.

34. Dragun D. Humoral responses directed against non-human leukocyte antigens in solid-organ transplantation. Transplantation 2008;86:1019–25.

35. Sigdel T, Li L, Tran T, et al. Non-HLA antibodies to immunogenic epitopes predict the evolution of chronic renal allograft injury. J Am Soc Nephrol 2012;23:750–63.

This study uses high-density protein arrays to identify non-HLA antibodies in kidney transplant patients with chronic allograft injury. This novel approach reveals significant new information to support better understanding of the mechanisms involved and will inform more effective clinical interventions.

36. Breimer ME, Rydberg L, Jackson AM, et al. Multicenter evaluation of a novel endothelial cell crossmatch test in kidney transplantation. Transplantation 2009;87:549–56.

37. Taylor C, Smith S, Morgan C, et al. Selective omission of the donor cross-match before renal transplantation: efficacy, safety and effects on cold storage time. Transplantation 2000;69:719.

This report substantiates the highly clinically relevant process of proceeding to kidney transplantation on the basis of a virtual crossmatch. A defined protocol validated by an outcomes report is included.

38. www.bts.org.uk; [accessed 6.09.12].

39. www.bshi.org.uk; [accessed 6.09.12].

40. Robinson J, Mistry K, McWilliam H, et al. The IMGT/HLA Database. Nucleic Acids Res 2011;39(Suppl. 1):D1171–6.

41. Robinson J, Malik A, Parham P, et al. IMGT/HLA – a sequence database for the human major histocompatibility complex. Tissue Antigens 2000;55:280–7.

第5章 以肾移植为例的免疫抑制剂应用

David Wojciechowski · Gregory Veillette · Flavio Vincenti 著
郑树森 庄 莉 吴丽花 沈 恬 耿 磊 译

概述

除了在同卵双胞胎之间进行的移植，肾移植受者一般都需要接受终身免疫抑制治疗，以维持对移植肾的免疫抑制。自从钙调神经蛋白抑制剂[1]环孢素在20世纪80年代以及新型小分子和生物制剂在20世纪90年代被成功引入到移植免疫抑制领域以来，移植术后排斥反应的发生率从40％下降到10％～15％[2]。

免疫抑制治疗一般被分为诱导和维持两个阶段。免疫抑制剂可分为小分子和生物制剂两大类。免疫抑制诱导阶段（围术期和移植术后早期）是针对同种异体移植物的免疫反应高峰期，应该给予最强有力的免疫抑制方案。免疫抑制诱导药物包括糖皮质激素以及清除性或非清除性生物制剂（例如多克隆抗体或小鼠源性、嵌合性或人源化的单克隆抗体）。它们主要通过消耗或调节淋巴细胞、抑制细胞增殖以及抑制活化的T细胞来诱导免疫抑制。其中生物制剂的特异性作用靶点是细胞表面糖蛋白或膜结合受体。

免疫抑制诱导期后进入免疫抑制维持期[3]。有效的维持性免疫抑制治疗是预防移植物排斥反应发生的关键。目前维持性免疫抑制治疗以钙调神经蛋白抑制剂（calcineurin inhibitor，CNI）为基础，联合糖皮质激素和抗细胞增殖药物［如霉酚酸酯(mycophenoate mofetil，MMF）/麦考酚酸肠溶片、硫唑嘌呤、哺乳动物类雷帕霉素靶蛋白（mammalian target of rapamycin，mTOR）抑制剂(如西罗莫司和依维莫司)］。

然而，免疫抑制剂具有明确的药物毒性和副作用。因此，移植领域的一个重要目标就是研发出具有更高特异性和更少副作用的新药。本章我们将介绍肾移植领域40多年来常用的免疫抑制剂以及这些药物的联合应用。

钙调磷酸酶抑制剂

环孢素

环孢素和他克莫司属于CNI类免疫抑制剂，是当前标准免疫抑制维持方案的主要药物。它们通过抑制钙调磷酸酶活性阻断其下游信号传导，从而阻断T细胞的活化来发挥免疫抑制的作用。20世纪80年代中期之前，肾移植受者的免疫抑制治疗主要包括全身放疗、多克隆抗淋巴细胞抗体、硫唑嘌呤和糖皮质激素[4]。环孢素出现后，移植物的1年生存率从50％～60％提高至70％～80％[5]。特别是环孢素联合抗代谢类药物和糖皮质激素（三联方案）使用后，移植物的1年生存率更是达到了80％～90％。

环孢素在20世纪80年代初被应用于

肾移植受者。环孢素是从多孢子木霉菌株中分离得到的多肽。通过与胞质蛋白亲环素的结合而抑制钙调磷酸酶的活性，导致早期细胞周期阻滞，抑制炎性细胞因子白细胞介素（interleukin，IL-2）和肿瘤坏死因子（tumour necrosis factor，TNF-α）的转录。环孢素有口服和静脉两种剂型。最为常用的口服剂型是一种微乳化制剂（商品名：新山地明）。非微乳化剂型有胶囊（商品名：山地明）。然而，鉴于微乳化制剂具有更好的生物利用度和可预测的药物吸收与药物浓度，通常首选环孢素微乳化制剂。移植术后早期 6 个月内，环孢素的目标谷浓度通常维持在 200～300ng/ml，之后可逐渐调整至 50～150ng/ml。

环孢素通过肝的细胞色素 P450 酶代谢。通常，受者服用一定剂量的药物就能够保持稳定的浓度，但当患者出现肝功能不全，加用或停用某些药物；或经历重大打击（疾病、手术、创伤）时，加强药物浓度的监测就非常重要。能明显升高环孢素血药浓度的常见药物包括钙离子通道阻滞剂（地尔硫䓬、维拉帕米、尼卡地平），抗真菌药物（氟康唑、伊曲康唑、伏立康唑、酮康唑）和大环内酯类抗生素（克拉霉素、红霉素）。可降低环孢素血药浓度的药物包括利福平、苯妥因、卡马西平、苯巴比妥。环孢素的副作用包括高血压、钠滞留、肾毒性、头痛、震颤、癫痫、恶心、呕吐、厌食、牙龈增生、多毛症。

1984 年，一项定点试验发表并支持了在肾移植受者中应用环孢素的安全性和有效性[5]。这项研究比较了环孢素单药治疗组与硫唑嘌呤联合糖皮质激素治疗组的疗效差异。环孢素组的移植物 4 年存活率达 70%，而硫唑嘌呤联合激素组的移植物 4 年存活率为 62%。随后的 10 年中，接受三联药物治疗（环孢素、硫唑嘌呤、糖皮质激素）的同种异体移植物的存活时间得到明显提高。

他克莫司

1994 年美国食品及药物管理局（Food and Drug Administration，FDA）批准他克莫司应用于肝移植，随即被批准可用于肾移植患者。他克莫司，曾用名 FK-506，是一种从真菌链霉菌属中分离的大环内酯类抗生素。通过与胞质 FK 联结蛋白结合形成类似于环孢素/亲环素复合物，阻断钙调神经蛋白的活性，从而抑制炎性细胞因子的转录和 T 淋巴细胞的活化[6]。他克莫司同样具有口服和静脉剂型。与环孢素的微乳化剂型类似，他克莫司的吸收并不依赖于胆盐。他克莫司是一种比环孢素更强的免疫抑制剂；目标谷浓度可维持在 4～10ng/ml。

他克莫司同样通过肝的 P450 系统代谢，可干扰他克莫司浓度的药物与环孢素相同。他克莫司的副作用包括高血压、震颤、头痛、癫痫、肾毒性、糖耐量异常、恶心、呕吐、厌食、脱发。

有大量研究比较了环孢素和他克莫司这两种 CNI 药物。他克莫司肾移植研究小组（FK-506 Kidney Transplant Study Group）于 1997 年报道了第一个里程碑式的临床研究[7]。该研究发现，肾移植受者接受以他克莫司为基础的免疫抑制治疗后，活检确诊的急性排斥反应（biopsy-proven acute rejection，BPAR）的发生率明显下降（30.7%与 46.4%；图 5.1）。同年，欧洲他克莫司多中心肾研究小组（Tacrolimus Multicentre Renal Study Group）报道了类似的结果，他克莫司组和环孢素组的 BPAR 发生率分别是 25.9%和 45.7%（图 5.2）[8]。在上述两个临床研究中，移植物 1 年生存率和患者 1 年生存率均类似。而且，这两个研究使用的环孢素都是非微乳化制剂。2005 年，报道了一项基于 30 个临床试验的大型 meta 分析研究[9]。结果发现，他克莫司可改善术后 6 个月的移植物存活以及降低术后第 1 年的急性排斥反应发生率。但是，除了可能轻度改善肾功能之外，并没有直接的令人信服的数据显示他克莫司组比环孢素组具有更好的效果[10]。他克莫司的优势在于，相较于环孢素，他克莫司的谷浓度与曲线面积（area under the curve，AUC）相关性更好，从而更易于药物浓度的调整。

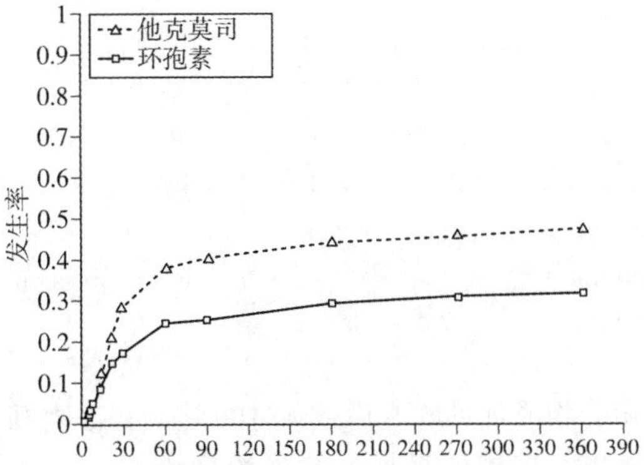

图 5.1　他克莫司治疗组的活检确诊急性排斥反应的发生率（30.7%）明显低于环孢素治疗组（46.4%，*P*=0.001）。（Reproduced from Pirsch JD，Miller J，Deierhoi MH et al. A comparison of tacrolimus（FK506）and cyclosporine for immunosuppression after cadaveric renal transplantation. Transplantation 1997；63（7）：977 - 83. With permission from Wolters Kluwer Health.）

✔✔ 基于大型 meta 分析的结果，肾移植术后，他克莫司应该作为首选 CNI 类药物[9]。

抗代谢类药物

抗代谢类药物是一类将淋巴细胞阻滞于细胞增殖周期的 DNA 合成期（S 期）的免疫抑制药物。抗代谢类药物能抑制嘌呤核苷酸（腺嘌呤和鸟嘌呤）的合成。由于 T 淋巴细胞和 B 淋巴细胞的增殖均依赖嘌呤核苷酸的合成，因此，抑制核苷酸合成能够有效阻滞淋巴细胞的活化和增殖。

广泛应用于肾移植的首个抗代谢类药物是硫唑嘌呤。在环孢素被应用于临床之前的近 20 年中，硫唑嘌呤联合糖皮质激素是主要的维持性免疫抑制治疗方案。硫唑嘌呤进入体内后转化为具有活性功能的 6-巯基嘌呤。硫唑嘌呤有口服和静脉剂型，维持使用剂量一般是 13mg/（kg·d）。药物副作用包括不适、发热、恶心、厌食、肝毒性和白细胞减少症。同时服用别嘌呤醇的患者须谨慎使用硫唑嘌呤，因为别嘌呤醇对黄嘌呤氧化酶的抑制将导致硫唑嘌呤活性代谢产物的蓄积[11]。

MMF 和霉酚酸钠是目前肾移植受者中常规使用的新型抗代谢类药物。这两种都是前体药物，在体内被快速代谢为活性形式霉酚酸（mycophenolic acid，MPA）。MPA 能够抑制嘌呤生物合成的关键限速酶次黄嘌呤核苷单磷酸脱氢酶。MMF 有口服和静脉剂型。成人患者标准起始治疗剂量是 1000mg 每日两次。霉酚酸钠是一种肠溶包衣制剂，只有口服剂型。MMF 有致畸性，妊娠期禁用[12]。

关于哪个抗代谢类药物可作为肾移植术后的一线用药，目前仍存争议。早期的研究提示 MMF 优于硫唑嘌呤。与硫唑嘌呤比较，接受 MMF 治疗后急性排斥反应的发生率下降[13-14]。但这些研究都是在环孢素微乳化制剂应用于临床之前进行的。2004 年，一项关于 MMF 和硫唑嘌呤预防肾移植急性排斥反应的对比研究（MYSS）发表[15]，结果显示，与微乳化的环孢素联用后，临床排斥反应的发生或移植物丢失率在 MMF 组与硫唑嘌呤组之间并没有差异。但是 MMF 的费用却是硫唑嘌呤的 10 倍。

但近期的一项 meta 分析发现，与 CNI 联合应用，MMF 与硫唑嘌呤相比急性排斥发生率明显下降（图 5.3），移植物生存情况明显改善（图 5.4）[16]。如果患者出现胃

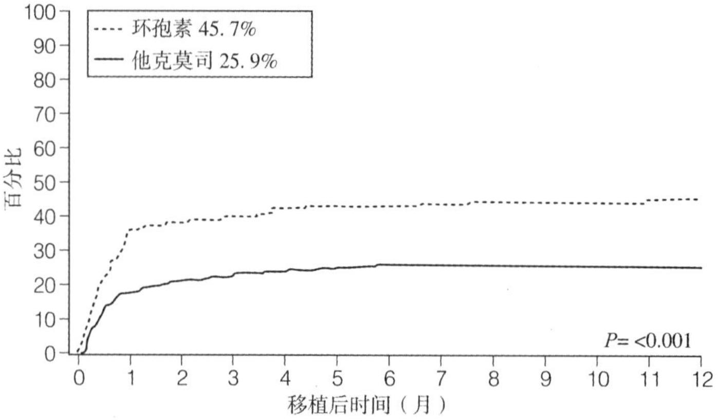

图5.2 用Kaplan-Meier分析移植术后12个月的活检确诊急性排斥反应的发生率，他克莫司组和环孢素组分别为25.9%和45.7%（$P<0.001$；绝对差异19.8%，95%置信区间10.0%～29.6%）。（Reproduced from Mayer DA，Dmitrewski J，Squifflet JP et al. Multicenter randomized trial comparing tacrolimus（FK506）and cyclosporine in the prevention of renal allograft rejection：a report of the European Tacrolimus Multicenter Renal Study Group. Transplantation 1997；64（3）：436 - 43. With permission from Wolters Kluwer Health.）

肠道的副作用，则切换至霉酚酸钠，肠道耐受更佳。此外，女性如计划妊娠应换为硫唑嘌呤。

mTOR抑制剂

西罗莫司和依维莫司是目前被FDA批准市售的两种针对mTOR的抑制剂。20世纪70年代西罗莫司最早发现于含吸水链霉菌的土壤样品中，并且在1999年被批准使用。依维莫司是一种西罗莫司的类似物，虽然其在欧洲已批准使用了近10年的时间，但直到2010年才在美国被批准使用。与他克莫司类似，两种药物均在细胞内与FK联结蛋白结合，形成的复合体抑制mTOR（一种参与上游信号转导通路的丝氨酸一苏氨酸蛋白激酶）。因此，与作用于细胞周期早期（G0-G1期）的CNI不同，mTOR抑制剂通过阻断T、B淋巴细胞对细胞因子（主要是IL-2）刺激的反应，从而阻止细胞周期从G1期转向S期。

西罗莫司和依维莫司均有口服制剂，在体内被肝细胞色素P450系统代谢。开始服用药物或剂量改变后数天才可达到稳态血药浓度，理想的目标治疗谷浓度为5～15ng/ml。与CNI类似，使用任何影响P450系统的药物时必须密切监测mTOR抑制剂的药物浓度并调整药物剂量。在肝功能受损的情况下需减量，而肾功能损伤时无需减量。孕妇禁用西罗莫司和依维莫司。mTOR抑制剂的副作用包括血细胞减少、血栓性微血管病、蛋白尿、高脂血症、胃肠道不适、间质性肺炎和伤口愈合不良。

在肾移植术后维持性免疫抑制治疗的早期研究中，将西罗莫司与泼尼松和环孢素联合应用。对照组为泼尼松和环孢素联合硫唑嘌呤[17]，或者泼尼松和环孢素联合安慰剂[18]。这些研究证实，相比于硫唑嘌呤或安慰剂，西罗莫司与泼尼松和环孢素联合应用效果更佳（活检确诊的BPAR发生更少，移植物和受者的存活时间无明显差异）。除了改善急性排斥反应发生率外，研究发现接受西罗莫司治疗的患者术后半年和1年的血肌酐水平增高。肌酐升高与西罗莫司联合足量CNI治疗导致的移植物功能损伤有关。其他研究也证实了西罗莫司与足量 CNI 联合使用后产生明显的协同肾毒性作用[19-21]。此外，西罗莫司还会导致淋巴囊肿形成、移植物功能恢复延迟和伤口愈合不良[22-24]。

研究	MMF (n/M)	AZA (n/N)	RR [95% CI]
1. CsA SIM			
Sollonger 1995	70/333	67/166	0.52 [0.39, 0.69]
Keown 1996	66/337	60/166	0.54 [0.40, 0.73]
小计	670	332	0.53 [0.43, 0.65]
2. CsA ME			
Egfjord 1999	8/25	11/25	0.73 [0.35, 1.50]
Suhail 2000	2/20	7/20	0.29 [0.07, 1.21]
Miladipour 2002	4/40	10/40	0.40 [0.14, 1.17]
Sadek 2002	27/162	43/157	0.61 [0.40, 0.93]
Tuncer 2002	7/38	13/38	0.54 [0.24, 1.20]
Remuzzi 2004	57/124	65/124	0.88 [0.68, 1.13]
Merville 2004	5/37	7/34	0.66 [0.23, 1.87]
Joh 2005	10/34	9/34	1.11 [0.52, 2.39]
Weimer 2006	5/31	9/25	0.45 [0.17, 1.17]
小计	511	497	0.70 [0.58, 0.85]
3. 他克莫司			
Mendez 1998	24/117	19/59	0.64 [0.38, 1.07]
Johnson 2000	12/72	16/76	0.79 [0.40, 1.56]
Wlodarczyk 2002	46/243	70/246	0.67 [0.48, 0.92]
小计	432	381	0.68 [0.52, 0.87]
4.CsA (未知)			
Army 医院			
Delhi 2002	1/17	3/16	0.31 [0.04, 2.71]
Baltar 2002	1/14	5/12	0.17 [0.02, 1.27]
Sun 2002	2/40	6/46	0.38 [0.08, 1.79]
小计	71	74	0.29 [0.10, 0.82]
总计	1684	1284	0.62 [0.55, 0.70]

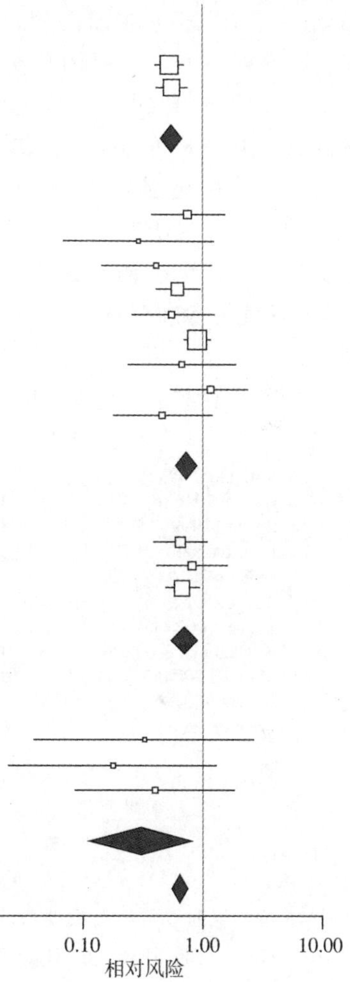

图 5.3　与硫唑嘌呤相比，MMF 可显著降低总体急性排斥反应发生的风险（RR，0.62；CI，0.55～0.70；$P=0.0001$）并且不均一性较低（$I^2=6.8\%$）。(Reproduced from Knight SR，Russell NK，Barcena L et al. Mycophenolate mofetil decreases acute rejection and may improve graft survival in renal transplant recipients when compared with azathioprine：a systematic review. Transplantation 2009；87(6)：785 - 94. With permission from Wolters Kluwer Health.)

基于上述原因，最近的临床研究开始尝试新的维持性免疫抑制治疗方案：开始用 CNI，随后切换到 mTOR 抑制剂单药维持或 mTOR 抑制剂和 CNI 类药物联合应用，以尽量降低 CNI 的肾毒性。CONVERT 是最近的一项大型、随机对照临床研究，研究对象为肾移植术后 6～120 个月，接受他克莫司或环孢素治疗的患者。将患者随机分配至继续 CNI 治疗组或 CNI 切换到西罗莫司组[25]。在基础肾小球滤过率（glomerular filtration rate，GFR）超过 40ml/min 的患者群中，两组患者在术后 12 和 24 个月时的 GFR 无明显差异。在进入研究后的 12 和 24 个月时，切换至西罗莫司维持治疗组的 GFR 明显高于继续 CNI 治疗组。两组间 BPAR 发生率、移植物和患者存活时间均相似。两组的基础平均尿蛋白/肌酐比率相似，但切换至西罗莫司维持治疗后该比率明显升高。析因分析结果发现，基础 GFR 大于 40ml/min 和尿蛋白/肌酐比率小于等于 0.11 的患者能从转换至西罗莫司维持治疗中更多获益。ZEUS 是另一项大型、随机对照研究，研究对象为肾移植后接受巴利昔单抗诱导免疫抑制，使用环孢素、泼尼松和 MMF 三药联合维持治疗的患者[26]。移植后 4.5 个月，患者被随机分入继续环孢素治疗组或切换至依维莫司治疗组。移植后 12 个月，依维莫司治疗组患者 GFR 更高。但是该组患者发生急性排斥反应、高脂血症、贫血和蛋白尿的比率更高。Spare-the-Nephron 研究是一项大型、多中心、随机对照研究，研究对象为移植术后 30～180 天，接受 MMF 联合 CNI 维持性免疫抑制治疗的患者，随机进入继续 MMF/CNI 联合治疗，或切换至 MMF 联合西罗莫司治疗[27]。术后 12 个月时，西罗莫司组 GFR 明显更高。但在术后 24 个月时两组间 GFR 无明显差异，而且排斥反应发生率也无明显差异。

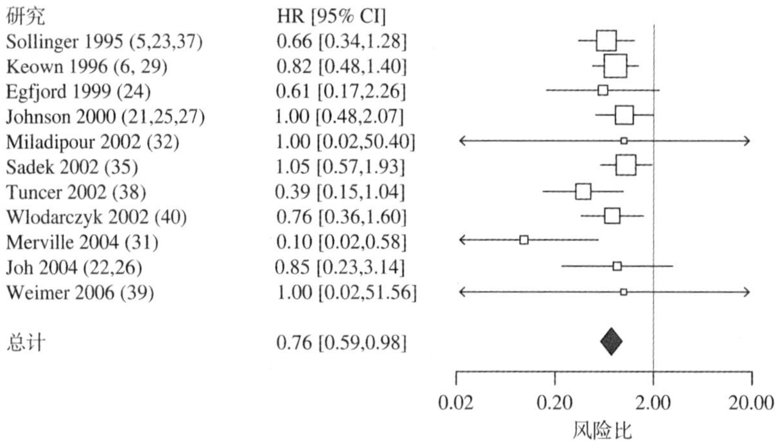

图 5.4 MMF 治疗组的移植物丢失的风险明显降低（HR，0.76；CI，0.59～0.98，$P=0.037$）。（Reproduced from Knight SR，Russell NK，Barcena L et al. Mycophenolate mofetil decreases acute rejection and may improve graft survival in renal transplant recipients when compared with azathioprine：a systematic review. Transplantation 2009；87（6）：785 - 94. With permission from Wolters Kluwer Health.）

目前，mTOR 抑制剂并不常规用于肾移植术后维持性免疫抑制治疗，但可以应用于 CNI 不耐受或发生 CNI 相关肾毒性的受者。

✔✔ mTOR 抑制剂不作为肾移植术后常规使用的维持性免疫抑制治疗药物。但可有效地作为维持性免疫抑制治疗方案的一部分，用于无法耐受 CNI 或出现 CNI 药物毒性的患者[25-27]。

生物制剂

目前正在开发的新型生物制剂有望改变器官移植中免疫抑制药物的设计模式和使用方式。由于副作用、免疫原性以及长期疗效有限，生物制品和抗体类药物一般用于围术期诱导治疗和排斥反应的治疗。然而，用于免疫抑制维持治疗的新型生物制品正在研发。新型抗体针对特定的细胞表面分子靶标，其特异性显著增强。这种增强的特异性使其理论上适合长期免疫抑制治疗，因为这可以缓减每日服用诸如CNI的免疫抑制剂所产生的毒副作用。蛋白人源化技术以及长期免疫原性的消除使得抗体和融合蛋白受体疗法在当今成为现实[28]。人们期望减少CNI的使用以避免其带来的毒副作用，这种需求驱使生物制品的应用从短期围术期诱导治疗向长期的维持性免疫抑制治疗转变。此外，生物制品的费用也只有在被计划性长期使用时才能得以合理化。当然，所面临的挑战便是需要证实用生物制品长期抑制某一特定信号通路的安全性。贝拉西普就是一个典型的例子。

清除性抗体

清除性抗体可用于免疫抑制诱导治疗，也可用于治疗肾移植急性排斥反应。这类药物可进一步分为多克隆抗体和单克隆抗体。两个已上市的多克隆抗体分别为马抗胸腺细胞球蛋白（equine anti thymocyte globulin，E-ATG）和兔抗胸腺细胞球蛋白（rabbit antithymocyte globulin，R-ATG）。两个已上市的单克隆抗体分别为鼠源CD3单克隆抗体（OKT3）和阿仑珠单抗。OKT3已不再生产，将在本节中作为历史背景进行简要介绍。这4个产品将按批准上市的时间顺序进行阐述。

E-ATG

E-ATG作为一种清除性生物制品最先在肾移植中进行免疫诱导的研究[29]。一项开放性研究入组了358名肾移植受者。移植当天患者随机入组，一组为E-ATG组（n=183），在标准移植免疫抑制治疗方案（包括硫唑嘌呤和泼尼松）基础上接受14天的E-ATG治疗；另一组则仅接受标准免疫抑制治疗方案（n=175）。E-ATG的剂量为10～30mg/kg·d。疗效评价指标为第一次排斥反应的发生时间、激素用量、移植物和受者的存活情况。对4个批次的E-ATG进行了试验。试验结果在每个批次中进行单独分析，同时也进行汇总分析。汇总分析结果显示：在E-ATG用药期间（前两周），首次排斥反应的发生时间推迟，同时减少了静脉用糖皮质激素剂量，但在治疗结束后两周内糖皮质激素用量反弹。4个批次中仅有一个批次E-ATG没有显著改善移植术后6个月移植物功能正常的受者的存活率。

随后，Shield等报道了用E-ATG治疗急性排斥反应，而不是作为免疫诱导治疗的使用经验[30]。共有20例发生排斥反应的受者，随机接受E-ATG 15mg/kg治疗14天，或甲泼尼松1 000mg/d，静脉注射，治疗5天。两组的维持性免疫抑制治疗方案均为硫唑嘌呤和泼尼松。两种疗法成功治疗了这20例受者的排斥反应，E-ATG组的平均有效时间为3天，甲泼尼松为6天。虽然这一结果不足以表明这两个治疗方案间的疗效差异，但这些数据至少能够证明E-ATG在治疗排斥反应方面与甲泼尼松一样有效，且E-ATG可能比甲泼尼松更快地达到这个目标。

Shield等的有趣发现引发了对E-ATG用于治疗肾移植受者激素抵抗型排斥反应的研究。Hardy等观察了10例常规治疗无效的急性排斥反应受者，该常规治疗方案为确诊排斥后的第1、3和5天给予甲泼尼松15mg/（kg·d）（不超过750mg），并联合移植物局部照射治疗[31]。在常规疗法治疗急性排斥反应失败后，这10例受者接受E-ATG［15mg/（kg·d）］治疗21天，并与另外10例常规疗法有效的急性排斥反应受者（对照组）进行比较。关注的指标有：血清肌酐返回基线情况（复常率），E-ATG治疗后再次排斥反应的发生率，受者和移植物的1年生存率。在E-ATG组的10例患者中，有 7 例血清肌酐恢复基线水平，而对照组只有 3 例。E-ATG 组中 2 例患者在 1 年内发生二次排斥反应，但没有受者发生三次排斥反应。相比之下，对照组中 4 例患者在 1 年内发生二次排斥反应，2 例受者在 1 年内发生三次排斥反应。E-ATG 组 1 年后的血清肌酐水平也比对照组低。1 年随访期间，两组移植物衰竭发生率相当，分别为对照组 5 例，E-ATG 组 4 例。在随访期间两组均没有死亡病例。之后这个研究团队又报道了 12 例首次急性排斥反应接受 E-ATG 治疗的受者与 20 例接受标准疗法治疗的受者结果比较[32]，显示 E-ATG 组和对照组的移植物 1 年存活率分别为 73%和 46.6%，死亡率分别为 3%和 20%。因此，E-ATG 用于治疗首次急性排斥反应在改善移植物和患者生存率上优于标准治疗。

需要指出，这些都是小样本量研究，且没有跟现行的以 CNI 为基础的免疫抑制方案对比。尽管如此，E-ATG 作为免疫诱导治疗用于预防急性排斥反应和治疗急性排斥反应是有效的。然而自 R-ATG 上市后，E-ATG 已不再用于肾移植。

鼠源 CD3 单克隆抗体（OKT3）

OKT3 是首个被批准用于肾移植的单克隆抗体。于 1986 年 OKT3 被批准用于治疗肾移植患者的急性排斥反应。通常，OKT3 用于治疗严重的或糖皮质激素抵抗的排斥反应。OKT3 是一种针对成熟 T 淋巴细胞表面的 CD3 分子的鼠源性单克隆抗体。OKT3 对 T 细胞的特异性强，因而不会引起其他细胞系（如血小板）的清除。偶见治疗结束时 CD3 阳性 T 细胞浓度的上升，这与人体产生人抗鼠抗体有关。OKT3 最明显的副作用是细胞因子释放综合征。OKT3 与 T 淋巴细胞的初始结合可导致 T 细胞的早期短暂活化，从而导致细胞因子（如 TNF-α、IL-2、IL-6 和 IFN-γ）的释放。细胞因子释放可表现为轻微的流感样综合征，也可发展为严重气促和肺部水肿。因此，用 OKT3 治疗时应确保受者没有明显液体超负荷，且在首次给药时要密切监护。R-ATG 上市后，OKT3 的需求量降低，2009 年 Ortho Biotech 公司将 OKT3 撤出市场。

R-ATG

R-ATG 于 1999 年在美国被批准用于治疗肾移植术后急性排斥反应。R-ATG 也被广泛用于免疫抑制诱导。R-ATG 是一个多克隆 IgG 抗体，通过人 T 淋巴细胞免疫兔来产生。R-ATG 由多种不同的抗体组成，作用于不同的 T 和 B 淋巴细胞表面抗原，如 CD2、CD3、CD4、CD8、CD11a、CD18、CD25、HLA DR 和 HLA Ⅰ 类分子。R-ATG 通过清除外周血 T 淋巴细胞以及调节 T 淋巴细胞活性来发挥抗排斥功能。用于治疗急性排斥反应时，R-ATG 通常采用每天静脉注射 1.5mg/kg，连续给药 7～14 天的方案。主要的副作用是与输液综合征相关的各种体征和症状，包括发热、寒战、头痛、气促、高血压或低血压。这些副作用可以通过预防性应用糖皮质激素、对乙酰氨基酚和抗组胺药来减轻。此外，也可发生血液系统副作用，包括白细胞和血小板减少。这些副作用可能会持续到末次 R-ATG 输注后的数周。在治疗期间以及治疗后，应密切监测全血细胞计数。R-ATG 生产厂家建议，当白细胞计数（WBC）降到 2 000～3 000/mm^3，或者血小板计数降到 50 000～75 000/mm^3 时，给药剂量减半。同时也建议当白细胞计数降到 2 000/mm^3 以下，或者血小板计数降到 50 000/mm^3 以下时需要停用 R-ATG。许多移植中心通过每天监测 T 细胞绝对计数这个指标来调整 R-ATG 给药，因为不同个体对相同剂量的药物的反应存在很大的差异[33]。

一项双盲、随机、多中心临床试验来比较 R-ATG 与 E-ATG 在治疗肾移植术后急性排斥反应中的有效性和安全性[34]。总共有 163 位来自美国 25 个移植中心的受者入组。受者被随机分组，并给予 R-ATG 1.5mg/（kg·d）和 E-ATG 15mg/（kg·d），每组均连续给药 7～14 天。主要终点指标是治疗急性排斥反应有效率，R-ATG 组优于 E-ATG 组（88% 与 76%；P = 0.027）。30 天移植物存活率（R-ATG 94%，E-ATG 90%；P = 0.17）、30 天血清肌酐水平（较基准值的百分比）（R-ATG 72%，E-ATG 80%；P=0.43），以及治疗后活检结果的改善（R-ATG 65%，E-ATG 50%；P=0.15），在两组间没有统计学差异。从 T 细胞清除来看，R-ATG 在治疗结束（P = 0.001）和 30 天（P = 0.016）比 E-ATG 更加有效。治疗后 90 天排斥反应的复发率，R-ATG 组（17%）比 E-ATG 组少（36%；P = 0.011）。不良事件发生率、治疗后感染发生率以及患者和移植物 1 年存活率，在两个治疗组间结果相似。总而言之，R-ATG 在逆转肾移植患者急性排斥反应以及预防排斥反应复发方面，比 E-ATG 更有优势。

✔✔ 该试验表明，R-ATG 在治疗急性排斥反应中比 E-ATG 更有优势。试验也表明，R-ATG 预防排斥反应复发比 E-RTG 更有优势[34]。

R-ATG 也被用作免疫抑制诱导剂，这通常不是 R-ATG 适应证。一项随机、双盲、单中心临床试验比较 R-ATG 和 E-ATG 作为免疫抑制诱导剂的安全性和有效性，最初的试验结果和 10 年随访数据分别在 1999 年和 2008 年发表[35]。主要终点指标是比较 R-ATG 和 E-ATG 在肾移植受者中作为免疫抑制诱导剂的安全性和有效性。共有 72 例肾移植受者以 2∶1 方式随机双盲进入 R-ATG 组（1.5mg/kg 静脉注射，n=48）或 E-ATG 组（15mg/kg 静脉注射，n=24），术中给药 1 次，术后每天给药 1 次，至少 6 天。移植术后 1 年，4%的 R-ATG 治疗组受者发生急性排斥反应，而 E-ATG 急性排斥发生率为 25%（P = 0.014）。受者生存率在两组之间没有差异，但是，对于复合终点指标——免于死亡、移植物失功或排斥（“无事件生存率”）来说，R-ATG（94%）优于 E-ATG（63%）（P=0.0005）。R-ATG 组的不良事件发生率更低，但是，诱导期间，R-ATG 组白细胞减少症发生率比 E－ATG 组更为常见（分别为 56%和 4%，P<0.0001）。6 个月时的巨细胞病毒（cytomegalovirus，CMV）疾病发生率，R-ATG 组比 E-ATG 组低（分别为 10%和 33%，P=0.025）。5 年无事件生存率在 R-ATG 组和 E-ATG 组分别为 73%和 33%（P = 0.047）。R-ATG 和 E-ATG 的 5 年免于排斥反应率分别为 92%和 66%（P=0.007）。两组均没有 CMV 疾病的新增病例出现；但是，在 E-ATG 组有 2 例移植后淋巴组织增生性疾病（post-transplant lympho proliferative disorders，PTLD）的病例，在 R-ATG 组没有。R-ATG 组的 10 年无事件存活率高于 E-ATG 组（分别为 48%和 29%，P=0.011）。R-ATG 组的受者和移植物存活率分别为 75%和 48%，E-ATG 分别为 67%和 50%。然而，R-ATG 组的急性排斥反应发生率低于 E-ATG 治疗组（分别为 11%和 42%，P=0.004）。与 5 年的随访结果比较，两组都没有新增的 PTLD 或 CMV 疾病病例。

✔✔ 当作为免疫抑制诱导剂时，R-ATG 在预防急性排斥反应方面比 E-ATG 更有效[35]。

R-ATG和E-ATG均用于治疗急性排斥反应以及肾移植免疫抑制诱导治疗。R-ATG在治疗急性排斥反应方面比E-ATG更有效。作为诱导剂，R-ATG预防急性排斥反应也比E-ATG更有效。

阿仑珠单抗

阿仑珠单抗于2001年被批准用于治疗B细胞慢性淋巴细胞白血病。阿仑珠单抗是一种人源化单克隆抗体，直接作用于恶性和正常的B淋巴细胞、T淋巴细胞、单核细胞、巨噬细胞和自然杀伤细胞表面的CD52抗原。阿仑珠单抗被超适应证范围用于肾移植中的免疫抑制诱导以及治疗急性排斥反应。作为免疫抑制诱导方案的一部分，移植专家希望阿仑珠单抗能够诱导免疫耐受。此外，考虑到发生感染并发症的较高风险，研究关注于联合使用低剂量阿仑珠单抗和维持性免疫抑制方案的临床疗效。

一项单中心随机临床试验在首次肾移植受者中开展，评估阿仑珠单抗、R-ATG和达克珠单抗（一种靶向CD25抗原的单克隆抗体，后文会做介绍）作为免疫抑制诱导剂的疗效[36]。A组在术后第一周时间内给予R-ATG 1mg/（kg·d）（总共给药7次），B组在手术当天给予阿仑珠单抗0.3mg/kg，4天后再次给予该剂量（每次给药前分别静脉注射甲强龙500mg和250mg），C组在术中给予达克珠单抗1mg/kg，随后每两周给药1次，共4次。A组和C组的维持性免疫抑制方案包括他克莫司（起始目标谷浓度为8～10ng/ml）、霉酚酸酯（MMF，每次1g，每天2次）和甲强龙（术后3天，每天静脉注射500mg，随后逐渐减量，术后1月维持在0.3mg/kg，术后3月及以后维持在0.15mg/kg）。B组的维持性免疫抑制方案包括他克莫司（术后1月，起始目标谷浓度为4～7ng/ml；术后6月及以后，目标谷浓度为4～6ng/ml）、MMF（每次500mg，每天2次）以及术后第一周应用糖皮质激素（不进行后续的维持性给药）。总共有90例患者入组，每组30例。随访患者至少27个月。12个月时，活检证实的急性排斥反应（biopsy-proven acute rejection，BPAR）发生率在各组间没有差异，其中A组为18%，B组为18%，C组为19%（$P=0.99$）。各组之间移植物衰竭发生率没有差异（A组3%，B组0%，C组0%；$P=0.38$）。同样，用于评价肾功能的肌酐清除率（creatinine clearance，CrCl）在12个月时也没有差异（A组80ml/min，B组72.8ml/min，C组81ml/min；$P=0.63$）。在随访患者至少27个月的后续报告中显示，A、B和C组分别有6例（20%）、7例（23%）和7例（23%）发生BPAR。长期研究报告也显示，受者或移植物存活率在三组间没有差异。有趣的是，B组死亡病例剔除后的移植物存活率明显较A组和C组要低（$P=0.01$），A、B和C组中分别有1、6和1例肾移植物衰竭。更大规模的、长期、多中心临床试验可以更好地评估阿仑珠单抗诱导免疫抑制的作用。然而，阿仑珠单抗通过临床试验的开展来获批用于肾移植患者似乎不太可能。

> ✔✔ 阿仑珠单抗在肾移植患者中的确切作用还未被确定。因此，目前阿仑珠单抗似乎并没有比其他已有的免疫抑制诱导剂更有优势。

非清除性抗体和生物制剂

达利珠单抗

达利珠单抗是一种人源化的单克隆

IgG 抗体，在 1997 年被批准用于预防肾移植术后急性排斥反应，且是当和其他免疫抑制剂联合应用作为维持免疫治疗时。它可直接阻滞活化 T 细胞表面的白细胞介素 2 受体的 CD25 亚单位。2009 年 12 月，达利珠单抗正式退出市场。因此，我们将在下一部分重点讨论目前市场可提供的其他白细胞介素 2 受体阻滞剂，如巴利昔单抗。然而，需要提及的是目前有临床试验正在对达利珠单抗皮下制剂用于治疗多发性硬化症的有效性进行评价。

巴利昔单抗

巴利昔单抗是一种嵌合单克隆抗体，作用于白细胞介素 2 受体的 α 亚单位，于 1998 年被批准用于预防肾移植术后排斥反应。巴利昔单抗在作用机制上与达利珠单抗类似。巴利昔单抗需要使用两次剂量，每次 20mg 静脉注射，分别于术前和术后第 4 天进行。巴利昔单抗的终末半衰期为 7.2±3.2 天。在成人患者，当使用两次剂量后可以达到 30～45 天的白细胞介素 2 受体阻滞效果[37－38]。

曾有两个随机、双盲、安慰剂对照的临床试验对巴利昔单抗进行研究，其中一个在美国进行，另一个在欧洲和加拿大进行[39－40]。每位受试者均随机接受巴利昔单抗或安慰剂的诱导治疗，注射时间为移植当天和术后第 4 天。维持免疫抑制方案包括环孢素和糖皮质激素。两项试验的首要终点事件均为 6 个月内经活检证实的 BPAR 的发生率。次要终点事件为激素拮抗急性排斥反应发生率、患者与移植物存活率和移植物功能。

1997 年欧洲/加拿大试验的结果首先公布[40]。共 376 位患者符合意向治疗分析的要求（巴利昔单抗组 190 例；安慰剂组 186 例）。肾移植术后 6 月内 BPAR 发生率分别为巴利昔单抗组 29.8%，安慰剂组 44%（$P=0.012$），12 月内 BPAR 发生率分别为 37.9%和 54.8%（$P=0.002$）。巴利昔单抗组首次激素拮抗排斥反应的发生率显著低于安慰剂组（分别为 10%和 23.1%；$P<0.001$）。两组间 12 月内移植物失功的发生率没有差别（巴利昔单抗组 12.1%；安慰剂组 13.4%；$P=0.591$）。12 月内共发生 14 起死亡事件，其中 9 例发生在巴利昔单抗组，5 例发生在安慰剂组（$P=0.293$）。

美国的试验结果公布于 1999 年[39]，包含了 346 位受试者，平均分至治疗组和安慰剂组。6 月内 BPAR 发生率为巴利昔单抗组 32.9%，安慰剂组 49.1%（$P=0.017$）。差别持续到术后 12 月，12 月内 BPAR 发生率分别为 35.3%和 49.1%（$P=0.009$）。巴利昔单抗组首次激素拮抗排斥反应的发生率显著低于安慰剂组（分别为 25.4%和 41.6%；$P=0.001$）。巴利昔单抗组共发生 5 例死亡事件，安慰剂组为 7 例。

✔✔ 上述两项试验均显示了巴利昔单抗作为诱导治疗在预防肾移植术后急性排斥反应方面优于安慰剂，但是两者在患者及移植物存活率方面没有差别。而试验的局限性在于维持免疫抑制剂只包括了环孢素和糖皮质激素[39－40]。

总之，两项试验均证实了巴利昔单抗在预防 BPAR 方面的有效性优于安慰剂。但是，次要终点事件的数据则不够确定。在预防激素拮抗排斥反应方面，两项试验均显示了巴利昔单抗的有效性；然而，数据没有显示患者存活或移植物存活率的升高。最后，两项试验均没有在移植物功能方面显示出差别，1 年的内生 CrCl 波动于 52～58ml/min。

需要强调的是以上两项试验均使用了二联维持免疫抑制方案。而当试验结果公布时大多数中心使用的是三联免疫抑制方案。因此，之后又开展了一项四期临床试验，以评估巴利昔单抗诱导治疗是否能降低以三联免疫抑制方案（环孢素、糖皮质激素和硫唑嘌呤）为基础的肾移植患者的急性排斥反应发生率[41]。共有340例患者被随机分为安慰剂组和巴利昔单抗治疗组，巴利昔单抗分别在手术当天和术后第4天使用20mg（静脉注射）。所有患者均接受上述三联维持免疫抑制治疗。首要终点事件为术后6月内急性排斥反应发生率，次要终点事件为药物的安全性和耐受性、患者和移植物1年存活率，以及12月内重要医疗事件。6个月内急性排斥反应发生率在巴利昔单抗组和安慰剂组分别为20.8%和34.9%（P=0.005）。相似的是，巴利昔单抗组6个月内BPAR发生率也明显降低。巴利昔单抗组1年患者存活率为97.6%，安慰剂组为97.1%；移植物存活率分别为91.5%和88.4%（P=NS）。两组的药物相关不良事件构成没有明显差别。两组的感染发生率相近（巴利昔单抗组65.5%，安慰剂组65.7%），包括巨细胞病毒感染（巴利昔单抗组17.3%，安慰剂组14.5%；P=0.245）。另外，报道了9例术后1年发生新生肿瘤的病例，其中3例为巴利昔单抗治疗组。

到目前为止，上述3项试验均显示了巴利昔单抗与安慰剂相比，在降低肾移植术后急性排斥反应发生率方面具有优势。但是，正如前面所提到的，前两项试验所使用的维持免疫抑制剂仅包括两种药物，而在第3项试验中，硫唑嘌呤作为抗增殖药物被使用。但是在该项试验结果公布时，大部分中心是以MMF作为抗增殖药物，并与CNI类和糖皮质激素联合使用作为维持免疫抑制剂。另外，R-ATG作为诱导治疗也已经被越来越广泛地使用。因此，开展了另一项试验用于评估R-ATG和巴利昔单抗在具有高排斥反应发生风险或高移植物延迟复功风险的患者，以及尸体供肾的患者中使用的有效性和安全性。共有278位患者被随机分至两组，其中R-ATG治疗组141例，在术中接受1.5mg/kg静脉注射起始治疗，随后在术后4天内每天接受一次R-ATG注射，总剂量达到7.5mg/kg；而巴利昔单抗组共137例，分别在术前和术后第4天接受20mg巴利昔单抗治疗。所有患者的维持免疫抑制剂均包括环孢素、MMF和糖皮质激素。首要终点事件是急性排斥反应、移植物延迟复功、移植物失功和患者死亡。术后12个月时，首要终点事件发生率两组间没有明显差别：R-ATG组50.4%，巴利昔单抗组56.2%（P=0.34）。但是，R-ATG治疗组的BPAR发生率显著低于巴利昔单抗组（分别为15.6%和25.5%，P=0.02）。移植物失功的发生率两组相接近（R-ATG组9.2%，巴利昔单抗组10.2%），患者死亡率也类似（R-ATG组4.3%，巴利昔单抗组4.4%）。总的来说，R-ATG组感染发生率高于巴利昔单抗组（分别为85.5%和75.2%，P=0.03）。包括PTLD在内的新生肿瘤发生率没有明显差异。因此，巴利昔单抗被推荐用于低免疫风险的患者，而R-ATG被推荐用于高免疫风险的患者。

贝拉西普

贝拉西普是一种融合蛋白，选择性T细胞共刺激信号阻断剂，于2011年6月被美国FDA批准用于预防成年肾移植患者排斥反应的发生。这代表着器官移植免疫抑制治疗在模式上的一种转变；生物制剂不再只是单纯作为术前诱导或治疗急性排斥反应的药物，现在生物制剂可以真正被作为一种维持免疫抑制剂使用。贝拉西普可以在医疗机构或家中通过30分钟的注射方式完成给药。贝拉西普能够提供有效的免疫抑制效果，可以作为CNI以外的其他免疫抑制剂选择，而不具有 CNI 的相关药物毒性。

CD28/B7（CD80 和 CD86）共刺激通路是 T 细胞活化的关键信号。融合受体蛋白 CTLA4-Ig（阿巴西普）通过与 CD80/CD86 的结合可以竞争性阻断 CD28 介导的 T 细胞共刺激作用，经过 25 年的研究，该药已被批准用于治疗类风湿性关节炎。[42] 早期关于共刺激信号阻断剂在器官移植中应用的研究较为混乱。在啮齿类动物中共刺激信号阻断剂延长移植物存活时间和诱导免疫耐受的实验研究无法在非人类的灵长类动物实验中得到复制[43−44]。和 CD80 比较，CTLA4-Ig 与 CD86 的亲和力较弱，这也可能是该药物在更严格的动物模型中无法达到理想效果的原因[43]。

贝拉西普，是一种重新设计的 CTLA4-Ig，在 CTLA4 的配基结合区中有两个氨基酸被取代。体外实验显示，贝拉西普与 CD80 和 CD86 的结合效果比传统的 CTLA4-Ig 分别高 2 倍和 4 倍，对 T 细胞活化的强大抑制效果也比 CTLA4-Ig 高 10 倍。[45] 贝拉西普在体外实验中显示了良好的 T 细胞阻断效果，且已经被非人类灵长类动物模型所证实，在这些模型中，通过使用贝拉西普使移植肾得到了更长的存活时间[43]。这些实验所使用的是无 CNI 的免疫抑制方案，包括贝拉西普、抗 IL-2 受体抗体以及 MMF 和糖皮质激素为基础的维持免疫抑制治疗，实验显示能显著延长移植肾存活时间[43]。

正是这些鼓舞人心的实验结果促使了一项Ⅱ期多中心临床试验的开展，目的是对贝拉西普（两种剂量）和环孢素在肾移植患者中使用的安全性和有效性进行比较[46]。该项试验显示，贝拉西普在预防肾移植术后急性排斥反应中的作用不劣于环孢素（非劣效界值设定为 20％），其中高剂量（more intensive，MI）贝拉西普、低剂量（less intensive，LI）贝拉西普和环孢素治疗组患者 6 月内急性排斥反应发生率分别为 7％、6％和 8％。

关于安全性方面，需要注意的是高剂量贝拉西普组发生了 3 例 PTLD，环孢素组为 1 例。前者中有 2 例患者在发生 PTLD 后被更换为传统免疫抑制方案（他克莫司、MMF 和糖皮质激素）治疗。3 例贝拉西普组 PTLD 患者中有 2 例存在 EB 病毒感染，而另 1 例曾因为急性排斥反应接受 OKT3 治疗。而在为期 5 年的延长观察试验中，环孢素组有 1 例患者在术后 4 年发展为 PTLD，贝拉西普组没有 PTLD 病例发生[47]。

由于Ⅱ期试验的良好结果，之后又开展了两项Ⅲ期临床试验。为验证贝拉西普作为无 CNI 类免疫抑制方案组成部分之一在预防急性排斥反应中的作用，两项试验均提供了重要数据。

第一项为 BENEFIT（Belatacept Evaluation of Nephroprotection and Efficacy as First-line Immunosuppression Trial）[48] 试验，是一个多中心、随机、主动控制的平行组Ⅲ期临床试验。受试者为接受活体捐肾或严格控制的脑死亡供肾的成人肾移植患者。排除标准包括：群体反应抗体＞50％首次肾移植患者、群体反应抗体＞30％的再次肾移植患者、之前或同时进行的其他实体器官移植以及超出上述供者标准的供肾受者。受试者被随机分至以下三种维持免疫抑制方案中的一种：高剂量贝拉西普组（MI）、低剂量贝拉西普组（LI）以及环孢素组（图 5.5）。所有患者接受巴利昔单抗诱导，以及霉酚酸酯和糖皮质激素的维持免疫抑制治疗。环孢素组患者若发生移植物复功延迟，则被允许使用淋巴细胞清除治疗。根据试验中观察者的判断，当患者出现大于ⅡB 级的急性排斥反应时，可以使用 T 细胞清除治疗。

该项试验设计了三个并列的首要终点：

该项试验设计了三个并列的首要终点：受者/移植物存活终点；肾功能损害终点；急性排斥反应。其中受者和移植物存活以及急性排斥反应的非劣效界值分别设定为10%和20%。移植肾术中和术后52周时进行活检。共有527位患者被随机分至上述三个治疗组，并在接受移植后完成了12个月的免疫抑制治疗。三组间受者的人口学和基线特点以及供者特征无明显差别。

两个贝拉西普治疗组在受者和移植物存活的首要终点事件上不劣于环孢素组。MI组、LI组和环孢素组1年移植物存活率分别为95%、97%和93%。三组的平均估算GFR分别为65、63.4和50.4ml/（min·1.73m²）（MI组与环孢素组比较，LI组与环孢素组比较，$P<0.0001$）。贝拉西普治疗组病理确认的慢性移植物肾病发生率低于环孢素组（MI组18%；LI组24%；环孢素组32%）。

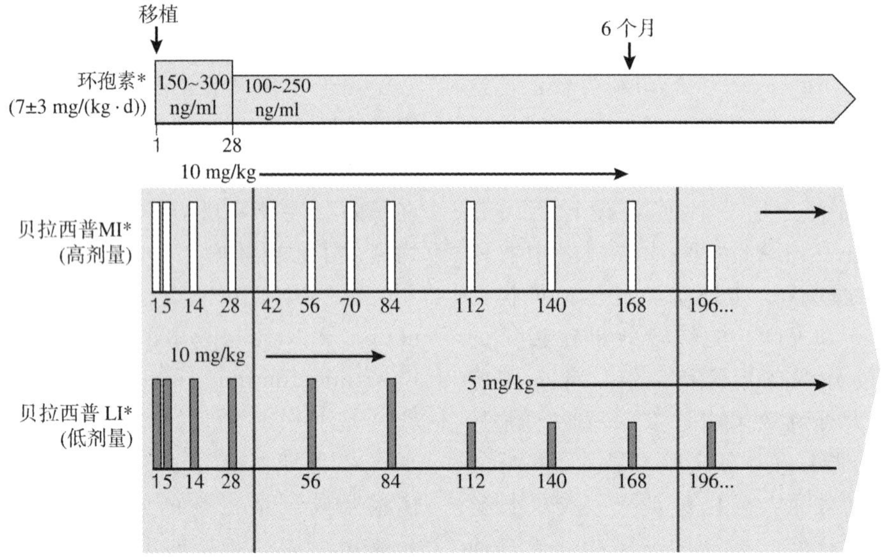

图5.5 Ⅲ期BENEFIT和BENEFIT-EXT试验分组和用药方案

贝拉西普组与环孢素组比较，具有更高的术后12月内急性排斥反应发生率（MI组22%；LI组17%；环孢素组7%）。LI组与环孢素组比较，急性排斥反应发生率达到非劣效界值，但MI组未达到。几乎所有的排斥反应均发生在术后6个月内。贝拉西普治疗组与环孢素组患者比较，具有更高的Ⅱa型和Ⅱb型排斥反应发生率，但是与供者特异性抗体（donor-specific antibody，DSA）水平无关。贝拉西普组发生急性排斥反应的患者和环孢素组发生急性排斥反应的患者比较，前者具有更高的平均估算GFR（图5.6），虽然在所有治疗组中，发生排斥反应者的GFR值均低于未发生排斥反应者。

贝拉西普治疗组受者显示了比环孢素组明显较低的血压（MI组133/79mmHg；LI组131/79mmHg；环孢素组139/82mmHg；$P\leqslant0.0273$）。与基线比较，非高密度脂蛋白胆固醇水平变化值，贝拉西普组受者明显低于环孢素组（MI组8.1mg/dl；LI组8.0mg/dl；环孢素组18.3mg/dl；MI组与环孢素组比较$P=0.0115$，LI组与环孢素组比较$P=0.0104$）。三组间移植后新发糖尿病的发生率无显著差异：MI组7%，LI组4%，环

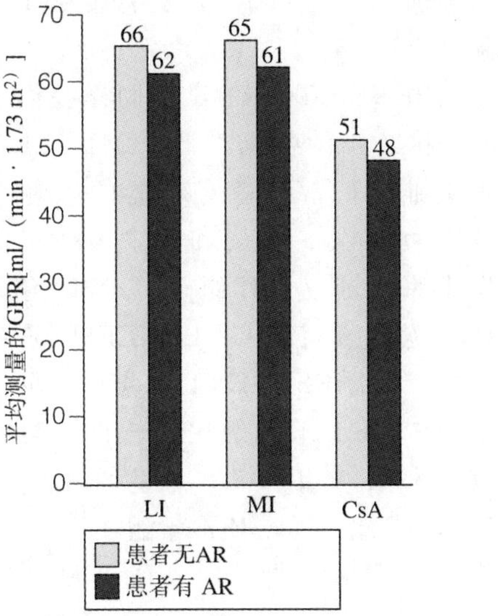

图 5.6　BENEFIT 试验 12 个月估算肾小球滤过率值

孢素组 10%（P=NS）。

BENEFIT 试验还提供了 2 年和 3 年的数据[49－50]。术后 12～24 月间共有 8 位受者发生急性排斥反应，其中 MI 组和环孢素组各 4 例，分别占到 24%和 9%[49]。术后 2～3 年的数据显示贝拉西普组没有新发急性排斥反应病例[50]。但是环孢素组有 1 例患者在 2 年后发生急性排斥反应。截止术后 3 年，环孢素组患者显示了比贝拉西普组患者更高的 DSA 阳性率（MI 组 6%；LI 组 5%；环孢素组 11%）。术后 3 年内发生急性排斥反应的患者中，DSA 阳性的比例分别为 MI 组 12%，LI 组 8%，环孢素组 19%。术后 3 年的肾功能情况显示：肾小球滤过率分别为 MI 组 65.2±26.3ml/(min・1.73m²)，LI 组 65.8±27.0ml/(min・1.73m²)，环孢素组 44.4±23.6ml/(min・1.73m²)（MI 或 LI 组与环孢素组比较，P 均<0.0001）。整个研究过程中贝拉西普治疗组受者的平均 GFR 始终高于环孢素治疗组受者。

Ⅱ期试验中出现的 PTLD 问题同样值得在Ⅲ期试验中讨论。术后 12 月内，MI、LI 和环孢素组分别有 1、2、1 例受者发生 PTLD。另外，术后 1～2 年期间，MI 组有 2 例新发中枢神经系统 PTLD 病例。以上 6 例 PTLD 病例中，4 例有较明确的危险因素。其中 1 例患者术前 EB 病毒（Epstein-Barrvirus，EBV）血清学检测阴性，1 例患者因急性排斥反应接受淋巴细胞清除治疗，而另外 2 例患者既存在术前 EBV 血清学阴性，术后又接受了淋巴细胞清除治疗。2 位术前 EBV 血清学阴性患者接受了来自 EBV 血清学阳性供者的捐献。术后 2～3 年，三组均没有新发 PTLD 病例报道[50]。

第二项Ⅲ期试验，即 BENEFIT-EXT（Belatacept Evaluation of Nephroprotection and Efficacy as First-line Immunosuppression Trial-EXT end criteria donors）试验[51]，也是一项随机、多中心试验，但捐献者的标准较 BENEFIT 有所放宽：供者年龄≥60 岁；供者年龄≥50 岁，且至少存在以下危险因素中的两项（脑血管意外、高血压、血清肌酐>1.5mg/dl）；预计冷缺血时间≥24 小时；心脏死亡后捐献。所有受者接受巴利昔单抗诱导，以及霉酚酸酯和糖皮质激素的维持免疫抑制治疗。受者被随机分组接受高剂量贝拉西普（MI 组），低剂量贝拉西普（LI 组）或者环孢素治疗。环孢素组受者若预计发生移植物复功延迟，被允许使用淋巴细胞清除治疗。根据试验中观察者的判断，当受者出现大于ⅡB 级的急性排斥反应时，可以使用 T 细胞清除治疗。

试验的首要终点为：术后 12 月的患者/移植物存活终点，以及移植肾功能损害终点。受者和移植物存活率的非劣效界值设定为 10%。次要终点包括：估算肾小球滤过率，肾病膳食改良试验（modification of diet in renal disease，MDRD）方程计算的 GFR，活检证实的慢性移植物肾病、意外事故以及活检证实的急性排斥反应严重程度。移植肾术中和术后 52 周进行活检。共有 543 位患者进入试验和接受移植，并被随机分组（MI组184例；LI组175例；环孢素组184例）。三组受者的基线特征无显著差别。

在受者和移植物存活的首要终点上，贝拉西普治疗组均不劣于环孢素组。MI组、LI组以及环孢素组的移植物失功或受者死亡率分别为14%、11%和15%。三组间活检证实的慢性移植物肾病发生率相接近（MI组45%；LI组46%；环孢素组52%）。术后12个月时的平均估算GFR分别为MI组52.1，LI组49.5，环孢素组45.2ml/（min·1.73m^2）。MI组患者间的估算肾小球滤过率差异明显优于环孢素组（P=0.0083），而LI组与环孢素组比较则不明显（P=0.1039）。

贝拉西普组受者的平均收缩压和平均舒张压均低于环孢素组（MI组141/78mmHg；LI组141/78mmHg；环孢素组150/82mmHg）。MI组的移植后新发糖尿病发生率明显低于环孢素组（MI组2%，环孢素组9%；P=0.0308）；但LI组与环孢素组之间无显著差异（LI组5%；P=0.2946）。与基线比较，非高密度脂蛋白胆固醇水平变化值贝拉西普组患者明显低于环孢素组（MI组12.6mg/dl；LI组11.2mg/dl；环孢素组29.3mg/dl；MI组与环孢素组比较P=0.0016，LI组与环孢素组比较P=0.0006）。

三组间急性排斥反应发生率无明显差异（MI组17.9%；LI组17.7%；环孢素组14.1%）。但是，贝拉西普组和环孢素组比较具有更高的ⅡB型排斥反应发生率（MI组9%；LI组5%；环孢素组3%）。大部分排斥反应发生于移植术后3个月内（81%），而几乎所有排斥反应均发生在术后6个月内。虽然病例数较少，但仍然需要引起重视的是，MI组有更多的患者发生多次急性排斥反应（MI组5例；LI组1例；环孢素组2例）。最常用的急性排斥治疗方法是糖皮质激素，而MI，LI和环孢素组分别有13，5和4位受者接受T细胞清除治疗。

BENEFIT-EXT试验同样提供了术后2年和3年的数据[49,52]。MI、LI和环孢素组维持正常移植肾功能的患者存活率分别为80%、82%和80%。3年内急排发生率分别为MI组18%，LI组19%，环孢素组16%。和BENEFIT研究结果类似，BENEFIT-EXT试验显示贝拉西普组患者DSA阳性的比例较低。与基线比较，术后3年DSA增量分别为MI组7%，LI组6%，环孢素组15%。意向治疗分析显示，平均GFR分别为MI组42.7ml/（min·1.73m^2），LI组42.2ml/（min·1.73m^2），环孢素组31.5ml/（min·1.73m^2）。

术后3年内共报道了5例PTLD病例，其中MI组2例，LI组3例；其中4例累及到中枢神经系统，1例累及到移植肾和淋巴结。3年后另有4例PTLD发生（3例为LI组，1例为环孢素组）；其中1例累及中枢神经系统（LI组），1例累及移植肾（LI组），1例累及胃肠道（LI组），另1例累及骨髓（环孢素组）。上述9例PTLD中有7例死亡（MI组2例，LI组4例，环孢素组1例）。

鉴于贝拉西普治疗组受者出现PTLD的问题，开展了一项针对Ⅱ期BENEFIT/BENEFIT-EXT试验入组患者的安全性分析，共有1425例受者（MI组477例；LI组472例；环孢素组476例）进入试验。[53]恶性肿瘤发生率分别为MI组10%，LI组6%，环孢素组7%。共发生16例PTLD病例（MI组8例；LI组6例；环孢素组2例），其中包括9例累及到中枢神经系统（MI组6例；LI组3例）。术前EBV血清学阴性受者发生中枢神经系统PTLD的风险最高，而MI组发生中枢神经系统PTLD的病例最多。总的来说，该项研究在安全性方面更倾向于LI方案。

✔✔ BENEFIT 和 BENEFIT/EXT 试验显示以贝拉西普替代 CNI 类药物，可以使受者获得更高的 GFR、更低的血压水平和良好的血脂水平。贝拉西普在临床实践中的确切作用仍需要进一步确认；但是，到目前为止贝拉西普被认为很有希望成为无 CNI 类免疫抑制方案的药物之一[49-53]。

降低毒性的策略

分别于 20 世纪 80 年代和 20 世纪 90 年代问世的 CNI 环孢素和他克莫司联合抗细胞增殖剂如 MMF 及现在被广泛使用的诱导剂可降低急性排斥反应发生率，并改善同种异体移植物 1 年生存率。然而，术后短期生存率的改善并没有使移植肾长期存活率得到明显提高[2]。慢性移植肾肾病（chronic allograft nephropathy，CAN），虽然已经是一个不被青睐的术语，仍是晚期移植肾失功的最常见原因[54]，而对于移植后肾功能正常者其主要死亡原因是心血管疾病[55]。目前免疫抑制方案的核心是 CNI 联合皮质类固醇治疗。CNI 是一把双刃剑，因为它们的使用有助于 CAN 病情进展并导致移植物长期存活时间下降明显[56-57]。CNI 和糖皮质激素也可引发高血压、糖尿病和血脂异常的恶化[58-60]，从而对心脏代谢疾病风险产生负面影响。在开发新型免疫抑制剂时，往往将 1 年内急性排斥反应发生率和移植物短期存活时间作为判断是否成功的标志。然而，焦点转移到集中寻找新的免疫抑制方案，该方案既能保持低的急性排斥发生率和出色的短期结果，又可以最大限度地在维持移植物功能的情况下延长移植物长期存活时间，同时也能调控 CNI 和皮质类固醇方案中心血管代谢方面的副作用。

糖皮质激素减量方案

自 20 世纪 60 年代最早的肾移植开始，糖皮质激素一直都是免疫抑制治疗方案的主要部分。糖皮质激素在免疫抑制的诱导阶段和急性排斥反应期间至关重要。直到最近，低剂量的糖皮质激素也被作为维持治疗的一部分常规使用。然而，考虑到长期使用糖皮质激素众所周知的并发症（糖尿病、骨病、皮肤脆性增加、伤口愈合不良、感染和高血压等），目前的策略是试图尽可能减少，甚至不使用皮质类固醇作为维持治疗的一部分。

糖皮质激素从多个方面来抑制免疫反应，主要是通过改变基因的表达。糖皮质激素进入细胞后与细胞质内糖皮质激素受体结合。然后这个复合物会转移至细胞核内，与基因组内的糖皮质激素反应元件结合，继而改变下调免疫应答表型的基因表达。重要特性包括抑制 T 淋巴细胞、B 淋巴细胞和 APC 及各种参与免疫反应的关键细胞因子（IL-1、IL-2、IL-4、IL-6、干扰素 γ 及 TNF-α）。

第一次尝试在维持治疗方案中去除糖皮质激素的是在 20 世纪 90 年代。有两个大型试验，以观察肾移植受者移植后 90 天停用泼尼松的结果。第一个研究结果在 1992 年发布，在移植物功能良好的受者中比较了移植后 90 天单独使用环孢素与环孢素联合泼尼松免疫抑制方案的效果。免疫抑制维持治疗方案中单独使用环孢素的移植物 5 年存活率明显低于环孢素联合泼尼松（73%比 85%）组[61]。此外，两组之间药物的副作用仅有很小的差异。第二项研究结果于 1999 年发布，该研究也比较了移植受者术后 90 天停用泼尼松的结果，这些患者以环孢素联合霉酚酸酯进行免疫抑制维持治疗。由于停用泼尼松组的患者急性排斥反应比率显著增加（15%比 5%），这项试验被提早停止了[62]。而且，停用泼尼松组的患者在减少激素副作用方面的受益极小。

“自由”（FREEDOM）研究小组公布了从大型随机多中心试验中比较了不使用糖皮质激素、移植后第7天撤除糖皮质激素和继续使用糖皮质激素治疗的数据[63]。所有患者均是标准危险受者，均接受巴利昔单抗诱导治疗，并以环孢素微乳液和霉酚酸酯钠为免疫抑制维持方案。第1年的结果显示不使用糖皮质激素组和撤除糖皮质激素组有更高的急性排斥反应发生率（图5.7）。然而，第1年移植物功能在各组间是类似的，最小化使用糖皮质激素似乎可以获得显著的益处（减少糖尿病和降脂药物的使用，降低甘油三酸酯水平和减少体重增加）。

2008年10月，安斯泰来糖皮质激素撤除研究小组发表了一篇里程碑式的论文[64]。这是一个前瞻性、随机、双盲、安慰剂对照的多中心试验，比较了早期（移植后第7天）糖皮质激素撤除和持续低剂量维持治疗（泼尼松5mg/d）的结果。386名患者被随机分组并随访5年。所有患者均接受巴利昔单抗或抗胸腺细胞球蛋白诱导治疗，并用他克莫司联合MMF维持的免疫抑制方案。5年中各组在移植物失功、中重度排斥反应发生率及患者生存时间方面没有显著性差异。移植后第7天撤除糖皮质激素组急性排斥反应发生率增加，重要的是糖皮质激素撤除组CAN的发生率显著增加（9.9%比4.1%，$P=0.028$）。此外，糖皮质激素撤除组在减少药物副作用方面得益极少。

✔✔ 基于前两个试验[63-64]以及2009年发表的Cochrane综述（包括了30个试验及近6 000名参与者）得出了关于糖皮质激素撤除相似的结论：糖皮质激素撤除对于移植物失功或受者死亡率方面没有影响，可增加急性排斥反应发生率，且在减少药物副作用方面受益极小。

到目前为止，以前研究的糖皮质激素撤除或最小化使用的都是以CNI为基础的方案。最近一个随机Ⅱ期临床试验评估了89名再次肾移植受者在糖皮质激素撤除方案中使用贝拉西普的有效性[65]。患者接受下面的治疗方案之一：贝拉西普联合霉酚酸酯、贝拉西普联合雷帕霉素或霉酚酸酯联合他克莫司。所有病例均接受抗胸腺细胞免疫球蛋白治疗。患者接受最初为期4天的糖皮质激素冲击治疗，如果抗胸腺细胞免疫球蛋白能够连续应用则可以延长至第10天（以后不再使用糖皮质激素）。首要疗效终点是第6个月的急性排斥反应发生率。次要的疗效终点包括急性排斥的发生率和严重程度，患者和移植物的生存时间和肾小球滤过率。心血管和代谢参数也被作为评估指标。贝拉西普-霉酚酸酯组有4名患者（12%），贝拉西普-雷帕霉素组有1名患者（4%）和霉酚酸酯-他克莫司组有1名患者（3%）在6个月内经历了急性排斥反应。12个月内91%的贝拉西普-霉酚酸酯组患者、92%的贝拉西普-雷帕霉素组患者和100%的霉酚酸酯-他克莫司组患者均能够在移植物功能正常情况下保持存活。贝拉西普治疗的患者比他克莫司治疗患者有更多的治疗撤除（$n=6$，贝拉西普-霉酚酸酯组；$n=5$，贝拉西普-雷帕霉素组；$n=2$，霉酚酸酯-他克莫司组）。在12月时，贝拉西普-霉酚酸酯组、贝拉西普-雷帕霉素组及霉酚酸酯-他克莫司组未使用激素患者比率分别为73%、77%和93%。大多数受者由于不良事件或急性排斥反应而应用了激素。第 12 月时贝拉西普组平均 cGFR（calculated GFR）较霉酚酸酯-他克莫司组高 8～10ml/（min・1.73m²）。血压无显著的变化。各组之间在临床相关的脂类或抗高脂血症药物使用方面没有差异。共有 3 个患者新发糖尿病（$n=2$，贝拉西普-雷帕霉素组；$n=1$，霉酚酸酯-他克莫司组）。两个贝拉西普方案均没有 PTLD 的病例报告。总的来说贝拉西普在类固醇节省方案中耐受性良好，并且其排斥反应发生率相似或优于于 CNI 或无糖皮质激素方案。与他克莫司相比，贝拉西普可更好地改善肾功能，此数据结果应该在一个更大规模的试验中给予证实。

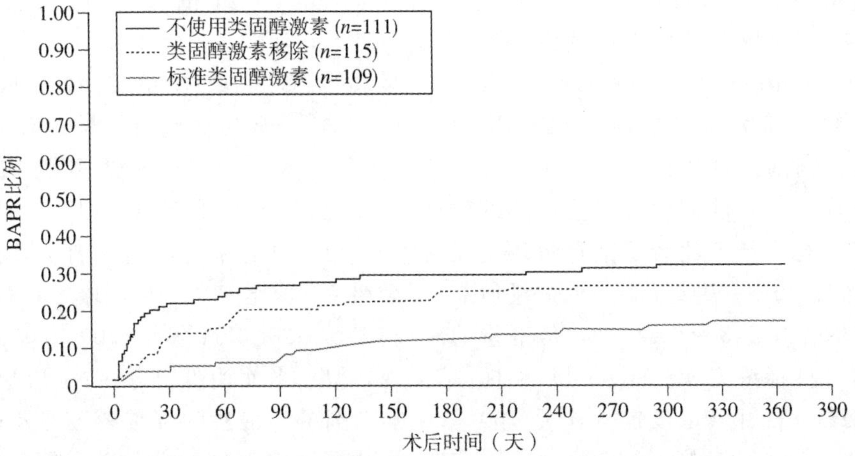

图 5.7　（乘积极限法，意向性治疗人群）治疗方案的急性排斥反应的累积发病率。（Reproduced from Vincenti F，Schena FP，Paraskevas S et al. A randomized，multicenter study of steroid avoidance，early steroid withdrawal or standard steroid therapy in kidney transplant recipients. Am J Transplant 2008；8：307 - 16. With permission from John Wiley and Sons.）

糖皮质激素撤除问题是一个动态目标。目前的证据支持在接受诱导治疗且维持方案为 CNI 和霉酚酸酯的低风险受者中早期撤除糖皮质激素（移植后 7 天）是安全和有效的。针对贝拉西普的试验数据很有意义，但是需要更大规模的实验评估。然而，在移植后早期糖皮质激素撤除的病 CAN 的问题仍需关注及进一步研究。目前，不支持完全不使用糖皮质激素和后期糖皮质激素撤除方案。

CNI 最小化方案

与糖皮质激素类似，CNI 有许多的副作用。自从认识到 CNI 维持免疫抑制方案的不良反应，移植医生试图开发新的免疫抑制方案以尽可能减少或撤除 CNI 使用。其中有一项关于不使用环孢素以消除其严重肾毒性反应的研究（Cyclosporine Avoidance Eliminates Serious Adverse Renal Toxicity，CAESAR）[66]，随机 535 名第一次肾移植受者接受以下方案之一：标准剂量的环孢素（目标：前 4 个月 150～300ng/ml，之后 100～200ng/ml），低剂量环孢素（目标：50～100ng/ml）或低剂量环孢素（目标：50～100ng/ml）且环孢素在第 4 个月撤除。各组患者均使用霉酚酸酯及糖皮质激素，并且低剂量环孢素组和环孢素撤除组需接受达利珠单抗诱导治疗。虽然各组间第 1 年 GFR 没有显著区别（主要疗效终点），但是环孢素撤除组有更多的患者经历了至少一次急性排斥反应。环孢素撤除组中38%的患者发生了急性排斥反应，而低剂量环孢素组和标准剂量环孢素组分别为25.4%和27.5%，各组之间差异有统计学意义。但各组间不良事件没有明显差异，特别是在环孢素的代谢方面副作用（如高血压、血脂异常）无明显差别。

一项有意义的研究试图设计了四种不同维持治疗方案，以明确和CNI最小化方案相比使用mTOR抑制剂在减少肾毒性方面的效果。消除限制药物疗效的毒性反应（Efficacy Limiting Toxicity Elimination，ELITE）综合研究试图延伸CAESAR研究，不仅检验低剂量环孢素组，还研究低剂量他克莫司组及低剂量西罗莫司组的效果。ELITE综合研究比较了低剂量环孢素（目标谷浓度50～100ng/ml），低剂量他克莫司（目标谷浓度3～7ng/ml），低剂量的西罗莫司（目标浓度4～8ng/ml）和标准剂量环孢素（目标谷浓度前3个月150～300ng/ml，之后100～200ng/ml）。[67]所有组均使用霉酚酸酯并且除了标准环孢素组其他所有组都接受达利珠单抗诱导治疗。共有1645名患者被随机1∶1∶1∶1对应分到四个治疗组，随访1年。主要疗效终点是由cGFR决定的肾功能。次要治疗终点包括急性排斥反应、同种异体移植物存活，受者存活及治疗失败。治疗失败定义为下列：需要额外的免疫抑制药物，停用研究药物连续超过14天或一共30天，移植物失功，或死亡。与低剂量环孢素组（59.4ml/min），低剂量的西罗莫司组（56.7ml/min）和标准剂量环孢素组（57.1ml/min）相比较，低剂量他克莫司组（65.4ml/min）第一年的肾小球滤过率结果更好（所有比较$P<0.001$）。与低剂量环孢素组（27.2%）、低剂量的西罗莫司组（40.2%）和标准剂量环孢素组（30.1%）相比，低剂量他克莫司组（15.4%）的急性排斥反应显著减少（所有比较$P<0.001$）。此外，与低剂量的西罗莫司组（89.3%）和标准剂量环孢素组（89.3%）比较，低剂量他克莫司组（94.2%）同种异体移植物存活率更高（两组比较$P=0.007$）。然而，低剂量他克莫司组和低剂量环孢素组之间在同种异体移植物存活率没有差别。低剂量的西罗莫司组副作用的总体率最高（53%，而在其他组43.4%～44.3%；所有比较$P<0.05$）。由于副作用的关系，这组也是治疗撤除最多的（7.8%，而在其他组1.8%～3.1%）。低剂量他克莫司组有更多的糖尿病病例（10.6%，而其他组4.7%～7.8%；$P=0.02$）。这一组也有更多的腹泻病例（27.4%，而其他组14.4%～24%；$P<0.001$）。总的来说，标准剂量环孢素组机会性感染比率最高（33%，而其他组26.3%～28.1%；$P=0.03$）。基于这些发现，似乎当使用低剂量CNI治疗方案时，与低剂量环孢素联合霉酚酸酯及达克珠单抗诱导治疗相比，他克莫司联合霉酚酸酯及达利珠单抗诱导治疗在第1年能带来更好的肾功能和更少的排斥反应发生。事实上，在第1年低剂量他克莫司方案在预防急性排斥反应、保护肾功能及同种异体移植物存活方面甚至优于标准剂量环孢素。低剂量他克莫司在预防排斥反应、保护肾功能和致耐受性方面也优于低剂量的西罗莫司。对上述的结果认定需要较长期的随访。然而，关于使用低剂量免疫抑制剂又有了新的问题。一份报告显示，大多数后期同种异体移植物功能的丧失是由于免疫/炎症病变引起的而不是CNI肾毒性造成的[68]。

关于最近公布了一项有关CNI为主方案转化为贝拉西普为主方案的安全性和有效性数据的随机Ⅱ期试验[69]。这项试验包含173例移植后6～36个月的患者，其中一部分免疫抑制方案转换为贝拉西普（$n=84$），一部分保持CNI为基础的方案（$n=89$）。在第12个月，贝拉西普组的平均cG-

FR 为 60.5ml/（min·1.73m²），CNI 组为 56.5ml/（min·1.73m²），较基线分别增长 7.0ml/（min·1.73m²）和 2.1ml/（min·1.73m²）。前 12 个月没有移植物失功；然而，CNI 组一个患者在移植物功能正常的情况下死于心肌梗死。转为贝拉西普为主方案的患者有 6 例发生了急性排斥反应，而以 CNI 为基础方案的患者则没有发生排斥。没有 PTLD 的报道。由于 CNI 使移植肾功能下降的负面效果是长期的，这项研究表明从 CNI 方案转换贝拉西普方案在第 12 个月可改善 cGFR。如果 cGFR 的差异持续存在，贝拉西普改善肾功能的效能可使移植物的存活时间增加数年。然而，在决定是否更改免疫抑制方案时还需考虑排斥反应的因素。

展望未来

用于移植领域的免疫抑制剂发展前景是光明的，新的小分子药物和生物制剂将不断问世。生物制剂可用作免疫抑制维持治疗是一个转折点。针对影响移植物功能延迟恢复炎症过程的新药正在研究中。未来我们希望药物具有更高的靶受体特异性及更低的副作用特性。然而最终目标仍然是探索出可诱导实现操作性免疫耐受状态的方案。

要点

- 现代免疫抑制方案的应用显著降低了急性排斥反应发生率。
- 三联免疫抑制剂维持治疗对延长肾移植后同种异体移植物生存时间提供了最好的选择。
- 诱导剂目前已经常规应用，免疫抑制维持方案中使用多种药物可以最大限度地发挥免疫抑制效力，并将药物的副作用降至最低。
- 作为第一个在免疫抑制维持治疗中使用的生物制剂，贝拉西普提供了一个成功的典型范例。

参考文献

1. Shiao SL, McNiff JM, Masunaga T, et al. Immunomodulatory properties of FK734, a humanized anti-CD28 monoclonal antibody with agonistic and antagonistic activities. Transplantation 2007;83(3):304–13.
2. Meier-Kriesche HU, Schold JD, Srinivas TR, et al. Lack of improvement in renal allograft survival despite a marked decrease in acute rejection rates over the most recent era. Am J Transplant 2004;4(3):378–83.
3. Halloran PF. Immunosuppressive drugs for kidney transplantation. N Engl J Med 2004;351(26):2715–29.
4. Murray JE, Merrill JP, Harrison JH, et al. Prolonged survival of human-kidney homografts by immunosuppressive drug therapy. N Engl J Med 1963;268:1315–23.
5. Merion RM, White DJ, Thiru S, et al. Cyclosporine: five years' experience in cadaveric renal transplantation. N Engl J Med 1984;310(3):148–54.
6. Prograf® prescribing information. Nutley, NJ; Astellas Inc.
7. Pirsch JD, Miller J, Deierhoi MH, et al. A comparison of tacrolimus (FK506) and cyclosporine for immunosuppression after cadaveric renal transplantation. FK506 Kidney Transplant Study Group. Transplantation 1997;63(7):977–83.
8. Mayer AD, Dmitrewski J, Squifflet JP, et al. Multicenter randomized trial comparing tacrolimus (FK506) and cyclosporine in the prevention of renal allograft rejection: a report of the European Tacrolimus Multicenter Renal Study Group. Transplantation 1997;64(3):436–43.

9. Webster AC, Woodroffe RC, Taylor RS, et al. Tacrolimus versus ciclosporin as primary immunosuppression for kidney transplant recipients: meta-analysis and meta-regression of randomised trial data. Br Med J 2005;331(7520):810.
10. Opelz G, Dohler B. Influence of immunosuppressive regimens on graft survival and secondary outcomes after kidney transplantation. Transplantation 2009;87(6):795–802.
11. Corporation, Imuran package insert. I.p.i.P.
12. Cellcept® prescribing information. Nutley, NJ.
13. The Tricontinental Mycophenolate Mofetil Renal Transplantation Study Group. A blinded, randomized clinical trial of mycophenolate mofetil for the prevention of acute rejection in cadaveric renal transplantation. Transplantation 1996;61(7):1029–37.
14. Sollinger HW. Mycophenolate mofetil for the prevention of acute rejection in primary cadaveric renal allograft recipients. U.S. Renal Transplant Mycophenolate Mofetil Study Group. Transplantation 1995;60(3):225–32.
15. Remuzzi G, Lesti M, Gotti E, et al. Mycophenolate mofetil versus azathioprine for prevention of acute rejection in renal transplantation (MYSS): a randomised trial. Lancet 2004;364(9433):503–12.
16. Knight SR, Russell NK, Barcena L, et al. Mycophenolate mofetil decreases acute rejection and may improve graft survival in renal transplant recipients when compared with azathioprine: a systematic review. Transplantation 2009;87(6):785–94.
17. Kahan BD. Efficacy of sirolimus compared with azathioprine for reduction of acute renal allograft rejection: a randomised multicentre study. The Rapamune US Study Group. Lancet 2000;356(9225):194–202.
18. MacDonald AS. A worldwide, phase III, randomized, controlled, safety and efficacy study of a sirolimus/cyclosporine regimen for prevention of acute rejection in recipients of primary mismatched renal allografts. Transplantation 2001;71(2):271–80.
19. Meier-Kriesche HU, Schold JD, Srinivas TR, et al. Sirolimus in combination with tacrolimus is associated with worse renal allograft survival compared to mycophenolate mofetil combined with tacrolimus. Am J Transplant 2005;5(9):2273–80.
20. Meier-Kriesche HU, Steffen BJ, Chu AH, et al. Sirolimus with neoral versus mycophenolate mofetil with neoral is associated with decreased renal allograft survival. Am J Transplant 2004;4(12):2058–66.
21. Mendez R, Gonwa T, Yang HC, et al. A prospective, randomized trial of tacrolimus in combination with sirolimus or mycophenolate mofetil in kidney transplantation: results at 1 year. Transplantation 2005;80(3):303–9.
22. Giessing M, Budde K. Sirolimus and lymphocele formation after kidney transplantation: an immunosuppressive medication as co-factor for a surgical problem? Nephrol Dial Transplant 2003;18(2):448–9.
23. Hardinger KL, Koch MJ, Brennan DC. Current and future immunosuppressive strategies in renal transplantation. Pharmacotherapy 2004;24(9):1159–76.
24. McTaggart RA, Gottlieb D, Brooks J, et al. Sirolimus prolongs recovery from delayed graft function after cadaveric renal transplantation. Am J Transplant 2003;3(4):416–23.
25. Schena FP, Pascoe MD, Alberu J, et al. Conversion from calcineurin inhibitors to sirolimus maintenance therapy in renal allograft recipients: 24-month efficacy and safety results from the CONVERT trial. Transplantation 2009;87(2):233–42.
26. Budde K, Becker T, Arns W, et al. Everolimus-based, calcineurin-inhibitor-free regimen in recipients of de-novo kidney transplants: an open-label, randomised, controlled trial. Lancet 2011;377(9768):837–47.
27. Weir MR, Mulgaonkar S, Chan L, et al. Mycophenolate mofetil-based immunosuppression with sirolimus in renal transplantation: a randomized, controlled Spare-the-Nephron trial. Kidney Int 2011;79(8):897–907.
28. Reichert JM. Monoclonal antibodies in the clinic. Nat Biotechnol 2001;19(9):819–22.
29. Wechter WJ, Brodie JA, Morrell RM, et al. Antithymocyte globulin (ATGAM) in renal allograft recipients. Multicenter trials using a 14-dose regimen. Transplantation 1979;28(4):294–302.
30. Shield 3rd CF, Cosimi AB, Tolkoff-Rubin N, et al. Use of antithymocyte globulin for reversal of acute allograft rejection. Transplantation 1979;28(6):461–4.
31. Hardy MA, Nowygrod R, Elberg A, et al. Use of ATG in treatment of steroid-resistant rejection. Transplantation 1980;29(2):162–4.
32. Nowygrod R, Appel G, Hardy MA. Use of ATG for reversal of acute allograft rejection. Transplant Proc 1981;13(1, Pt 1):469–72.
33. Clark KR, Forsythe JL, Shenton BK, et al. Administration of ATG according to the absolute T lymphocyte count during therapy for steroid-resistant rejection. Transpl Int 1993;6(1):18–21.
34. Gaber AO, First MR, Tesi RJ, et al. Results of the double-blind, randomized, multicenter, phase III clinical trial of Thymoglobulin versus Atgam in the treatment of acute graft rejection episodes after renal transplantation. Transplantation 1998;66(1):29–37.
35. Hardinger KL, Rhee S, Buchanan P, et al. A prospective, randomized, double-blinded comparison of thymoglobulin versus Atgam for induction immunosuppressive therapy: 10-year results. Transplantation 2008;86(7):947–52.
36. Ciancio G, Burke GW, Gaynor JJ, et al. A randomized trial of thymoglobulin vs. alemtuzumab (with lower dose maintenance immunosuppression) vs. daclizumab in renal transplantation at 24 months of follow-up. Clin Transplant 2008;22(2):200–10.
37. Amlot PL, Rawlings E, Fernando ON, et al. Prolonged action of a chimeric interleukin-2 receptor (CD25)

monoclonal antibody used in cadaveric renal transplantation. Transplantation 1995;60(7):748–56.

38. Kovarik JM, Rawlings E, Sweny P, et al. Prolonged immunosuppressive effect and minimal immunogenicity from chimeric (CD25) monoclonal antibody SDZ CHI 621 in renal transplantation. Transplant Proc 1996;28(2):913–4.

39. Kahan BD, Rajagopalan PR, Hall M. Reduction of the occurrence of acute cellular rejection among renal allograft recipients treated with basiliximab, a chimeric anti-interleukin-2-receptor monoclonal antibody. United States Simulect Renal Study Group. Transplantation 1999;67(2):276–84.

40. Nashan B, Moore R, Amlot P, et al. Randomised trial of basiliximab versus placebo for control of acute cellular rejection in renal allograft recipients. CHIB 201 International Study Group. Lancet 1997;350(9086):1193–8.

41. Ponticelli C, Yussim A, Cambi V, et al. A randomized, double-blind trial of basiliximab immunoprophylaxis plus triple therapy in kidney transplant recipients. Transplantation 2001;72(7):1261–7.

42. Vincenti F. Costimulation blockade in autoimmunity and transplantation. J Allergy Clin Immunol 2008;121(2):299–308.

43. Larsen CP, Pearson TC, Adams AB, et al. Rational development of LEA29Y (belatacept), a high-affinity variant of CTLA4-Ig with potent immunosuppressive properties. Am J Transplant 2005;5(3):443–53.

44. Lenschow DJ, Zeng Y, Thistlethwaite JR, et al. Long-term survival of xenogeneic pancreatic islet grafts induced by CTLA4lg. Science 1992;257(5071):789–92.

45. Latek R, Fleener C, Lamian V, et al. Assessment of belatacept-mediated costimulation blockade through evaluation of CD80/86-receptor saturation. Transplantation 2009;87(6):926–33.

46. Vincenti F, Larsen C, Durrbach A, et al. Costimulation blockade with belatacept in renal transplantation. N Engl J Med 2005;353(8):770–81.

47. Vincenti F, Blancho G, Durrbach A, et al. Five-year safety and efficacy of belatacept in renal transplantation. J Am Soc Nephrol 2010;21(9):1587–96.

48. Vincenti F, Charpentier B, Vanrenterghem Y, et al. A phase III study of belatacept-based immunosuppression regimens versus cyclosporine in renal transplant recipients (BENEFIT study). Am J Transplant 2010;10(3):535–46.

49. Larsen CP, Grinyó J, Medina-Pestana J, et al. Belatacept-based regimens versus a cyclosporine A-based regimen in kidney transplant recipients: 2-year results from the BENEFIT and BENEFIT-EXT studies. Transplantation 2010;90(12):1528–35.

50. Vincenti F, Larsen CP, Alberu J, et al. Three-year outcomes from BENEFIT, a randomized, active-controlled, parallel-group study in adult kidney transplant recipients. Am J Transplant 2012;12(1):210–7.

51. Durrbach A, Pestana JM, Pearson T, et al. A phase III study of belatacept versus cyclosporine in kidney transplants from extended criteria donors (BENEFIT-EXT study). Am J Transplant 2010;10(3):547–57.

52. Pestana JO, Grinyo JM, Vanrenterghem Y, et al. Three-year outcomes from BENEFIT-EXT: a Phase III study of belatacept versus cyclosporine in recipients of extended criteria donor kidneys. Am J Transplant 2012;12(3):630–9.

53. Grinyó J, Charpentier B, Pestana JM, et al. An integrated safety profile analysis of belatacept in kidney transplant recipients. Transplantation 2010;90(12):1521–7.

54. Jevnikar AM, Mannon RB. Late kidney allograft loss: what we know about it, and what we can do about it. Clin J Am Soc Nephrol 2008;3(Suppl. 2):S56–67.

55. USRDS 2008 Annual Data Report. Atlas of Chronic Kidney Disease and End-Stage Renal Disease in the United States, www.usrds.org/adr.htm.

56. Nankivell BJ, Borrows RJ, Fung CL, et al. The natural history of chronic allograft nephropathy. N Engl J Med 2003;349(24):2326–33.

57. Solez K, Vincenti F, Filo RS. Histopathologic findings from 2-year protocol biopsies from a U.S. multicenter kidney transplant trial comparing tarolimus versus cyclosporine: a report of the FK506 Kidney Transplant Study Group. Transplantation 1998;66(12):1736–40.

58. Ducloux D, Motte G, Kribs M, et al. Hypertension in renal transplantation: donor and recipient risk factors. Clin Nephrol 2002;57(6):409–13.

59. Mathis AS, Davé N, Knipp GT, et al. Drug-related dyslipidemia after renal transplantation. Am J Health Syst Pharm 2004;61(6):565–87.

60. Vincenti F, Friman S, Scheuermann E, et al. Results of an international, randomized trial comparing glucose metabolism disorders and outcome with cyclosporine versus tacrolimus. Am J Transplant 2007;7(6):1506–14.

61. Sinclair NR. Low-dose steroid therapy in cyclosporine-treated renal transplant recipients with well-functioning grafts. The Canadian Multicentre Transplant Study Group. CMAJ 1992;147(5):645–57.

62. Ahsan N, Hricik D, Matas A, et al. Prednisone withdrawal in kidney transplant recipients on cyclosporine and mycophenolatemofetil – a prospective randomized study. Steroid Withdrawal Study Group. Transplantation 1999;68(12):1865–74.

63. Vincenti F, Schena FP, Paraskevas S, et al. A randomized, multicenter study of steroid avoidance, early steroid withdrawal or standard steroid therapy in kidney transplant recipients. Am J Transplant 2008;8(2):307–16.

64. Woodle ES, First MR, Pirsch J, et al. A prospective, randomized, double-blind, placebo-controlled multicenter trial comparing early (7 day) corticosteroid cessation versus long-term, low-dose corticosteroid therapy. Ann Surg 2008;248(4):564–77.

65. Ferguson R, Grinyó J, Vincenti F, et al. Immunosuppression with belatacept-based, corticosteroid-avoiding regimens in de novo kidney transplant recipients. Am J Transplant 2011;11(1):66–76.

66. Ekberg H, Grinyó J, Nashan B, et al. Cyclosporine sparing with mycophenolate mofetil, daclizumab and corticosteroids in renal allograft recipients: the CAESAR Study. Am J Transplant 2007;7(3):560–70.

67. Ekberg H, Tedesco-Silva H, Demirbas A, et al. Reduced exposure to calcineurin inhibitors in renal transplantation. N Engl J Med 2007;357(25):2562–75.

68. Sellares J, de Freitas DG, Einecke G, et al. Inflammation lesions in kidney transplant biopsies: association with survival is due to the underlying diseases. Am J Transplant 2011;11(3):489–99.

69. Rostaing L, Massari P, Garcia VD, et al. Switching from calcineurin inhibitor-based regimens to a belatacept-based regimen in renal transplant recipients: a randomized phase II study. Clin J Am Soc Nephrol 2011;6(2):430–9.

第 6 章　腹腔脏器的灌注和保存

John O'Callaghan・Peter Friend・Rutger J・Ploeg　著
郑树森　吴建永　胡　晨　李建辉　冯晓宁　舒哲悦　译

概述

为何器官需要保存？在器官移植开展早期，供者手术和受者手术通常在同一家医院内进行，获取器官后仅需通过灌洗去除移植器官内血液后即可植入受者体内，因而无需特殊保存技术。如今，各国甚至于国际间都建立了器官分配网络以便于合理分配利用供者器官，跨地区的器官运输和组织配型等移植前准备工作，要求器官保存时间大为延长。在此期间，器官保存质量直接关乎移植物的功能。理想状态下，器官离体后置入一个完全仿生理状态的保存系统内，可以最大程度地保留其功能，而临床上这种系统既不经济也不具备可操作性。目前较为通用的方法是在器官获取后对其进行快速低温保存，同时辅以一定保存技术以减少低温缺氧对供者器官的损伤。近年来，伴随移植技术的日臻完善，移植需求日益增加，由此带来供者来源的多样化，妥善的器官保存变得更加重要。

尽管在各国移植团队的不懈努力下，供者器官来源日益拓宽（尸体、DCD、DBD），但受者队列仍在不断增长。很多国家使用 DCD 器官以增加扩大标准的供者（expanded criteria donor，ECD）[1-2]。ECD 是指 60 岁以上的死亡供者，或 50～59 岁的死亡供者同时伴有以下两项以上者：①脑血管疾病致死；②血清肌酐超过 1.5mg/dl；③高血压[3]。ECD 器官受供者基础疾病影响，移植物存活率潜在受限，故需要通过一定的保存技术预处理，从而趋利避害改善移植预后。

DCD 可以用 Maastricht 标准（见表 6.1）进行分类。根据该表的分类，Maastricht Ⅲ类供者器官在供者脱离支持设备后通常经历一段较长的热缺血时间（warm ischaemic time，WIT），而Ⅰ、Ⅱ、Ⅳ类供者在“不可控”的状况下，其器官经受的 WIT 往往更长[4]。这些 DCD 的供肾在移植后原发性无功能（primary non-function，PNF）和移植物功能延迟恢复（delayed graft function，DGF）发生率较高[5]，其供肝受者则是胆道并发症和再次移植的高危人群[6]。DCD 供者器官经历长热缺血期所致的组织损伤是影响移植物功能的主要因素，故近年来器官保存技术的发展致力于阻断缺血性损伤的级联效应，从而尽可能挽救供器官功能，促进其复苏。

表 6.1　DCD 供者的 Maastricht 分类

分类	描述
Ⅰ	到达医院时已死亡
Ⅱ	院内复苏抢救失败
Ⅲ	主动撤除支持治疗
Ⅳ	脑死亡后心脏停搏

近 30 年来，随着供者池的扩大，供者来源发生了很大改变，越来越多的老年人成为 DBD 捐献者[7]。脑外伤供者在脑死亡后

激发的炎症反应可直接损害器官，同时亦会导致再灌注损伤[8-9]。肾损害过程如下：大脑缺血；尿钠排泄的增加、肾小管发生坏死和动脉内膜纤维增生[10]。有证据表明，脑死亡可增加移植物的免疫原性[11]，术后排斥反应发生率高于活体器官捐献[12]。

器官移植作为终末期器官疾病的治疗手段其安全性和有效性业已得到公认，受者和移植物存活率一直在提高。在器官保存领域中，针对供者器官尤其是扩大标准的边缘性供者器官在保存性损伤的处理方面仍有很大的提高空间。

在本章中，我们将逐一介绍器官保存的基本方法和当前各种腹部器官（肾、肝胰腺和小肠）的保存方法，同时罗列相应证据，并展望器官保存和复苏可能的发展方向。

保存技术的发展

心脏停搏后，脏器和组织在常温下仍会维持一段时间的正常代谢速率。在无循环状态下，组织缺氧、代谢物积聚、分解酶激活，无氧代谢下细胞发生酸中毒并最终死亡。将器官冷保存是降低代谢率、防止热缺血的一个简便方法。代谢率在低温下明显下降，相应的氧气消耗和营养消耗也大大减少[13]。组织低温和缺氧状态减少了 ATP 合成，从而降低钠-钾泵活性，钠离子被动转运进入细胞内。随着胞内渗透压的升高，细胞发生水肿和裂解。血管内皮细胞及其周围细胞的膨胀可阻断血流引起血管栓塞。同时，缺氧条件下的持续代谢会导致乳酸的堆积，从而引起溶酶体破裂、细胞器和细胞膜损伤，最终细胞死亡[14]（见图 6.1）。

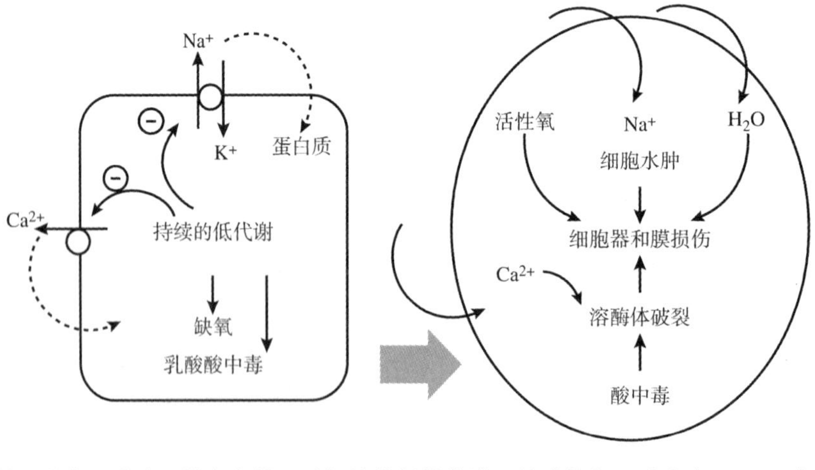

图 6.1 冷缺血的负面影响。器官在低温下仍继续缓慢代谢，导致缺氧、酸中毒、ATP 合成减少、钠和钙等离子泵活性减弱。相应的，钠离子顺梯度进入细胞会导致细胞肿胀。活性氧、溶酶体酶等代谢产物累积以及相应的酸中毒环境形成，则会损伤细胞器和细胞膜

在器官移植术中，随着血管吻合完成，组织再灌注，移植物和受者往往会受到二次打击，即 IRI。在该阶段，早期的热缺血和冷缺血损伤在结合了富含氧供的再灌注血液后产生大量活性氧（reactive oxygen species，ROS），直接杀伤移植物的细胞器和细胞膜[15]（详见第 3 章）。

低温静置保存

最初，Calne 等提出器官表面冷却在动物实验中有效，并在自体肾移植中应用[16]。然而，表面冷却效率较低，组织降温速度慢，通过腹部血管灌注冷却更为高效。最初使用的是自体血液进行灌注，由于低温下血液黏度增加，灌注速度并不理想。伴随着一系列低温静置保存液的发明，持续低温灌注在肾移植中成为常规，并且效果与机器灌注相当[17]。这种保存方法在器官获取后立即置入盛有保存液的无菌袋中，并在原位用保存液快速灌洗出供器官血液，随后，将袋口扎紧置入冰箱内。显然，低温静置保存（static cold storage，SCS）相对更经济，且在器官获取和植入中耗费的人力投入最小。参见图 6.2。

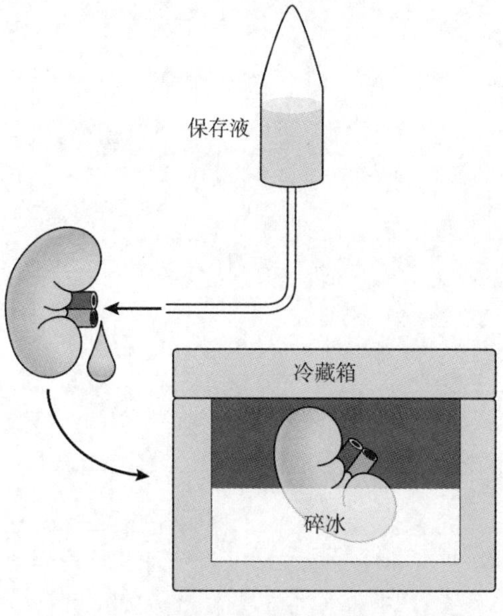

图 6.2　按照低温静置保存原则，供肾获取后即刻经肾动脉灌入保存液直至肾静脉的灌出液澄清。随后将供肾没入无菌袋中的保存液，扎口密闭置入冰箱保存

根据器官保存过程的损伤机制，器官保存液中加入了各种成分以拮抗相应的损伤途径并保留器官的生理和生化功能。其中，不能通透细胞膜的大分子颗粒因其能够保持电解质和水的穿膜运动，故其稳定性至关重要，它们只有在血管内和（或）间质内才能发挥作用。最初设计出的保存液即是高渗溶液。1969 年，Collins 等基于胞内电解质成分辅以高浓度葡萄糖维持高渗，开发出第一种低温静置保存液。Collins 团队的研究显示该保存液保存肾时间长达 30 小时[18]。原始 Collins 保存液后经欧洲移植基金会改进，去除其中镁离子后即为 Eurocollins 保存液（Eurocollins solution，EC）。随后，研究团队先后尝试了将淀粉[19-20]、甘露醇[21]、柠檬酸盐[22-23]等大分子胶体颗粒加入保存液中。大分子颗粒不易通透血管壁，有利于维持血管内渗透压，相应的保存液效果更好[24]。

缓冲剂是器官保存液中非常重要的成分，其作用是维持保存液的 pH 稳定，防止蛋白质降解。器官保存液中的缓冲剂除了碳酸氢盐、组氨酸、磷酸盐和乳糖等主要成分外，还包括谷胱甘肽、乳糖和色氨酸等自由基拮抗剂以及腺苷、谷氨酸和 α-酮戊二酸等营养物质以维持保存过程中的代谢并适应再灌注后的代谢水平突增。

在过去几十年，各研究团队为减少器官获取、冷冻保存和再灌注过程中的器官损伤进行了不懈努力，开发出一系列保存液。这些保存液针对性地控制供者器官在此过程中发生的生化和结构变化，但这些保存液成分的浓度和类型差别很大。表 6.2 罗列了现今最常用的几种器官保存液，更多的器官特异性问题将在下文进行说明。

威斯康星大学溶液（UW 液）

20 世纪 80 年代，由 Belzer 和 Southard 设计发明的 UW 液（UW，Viaspan®，百事美施贵宝公司生产，另名为 SPS-1®、器官保存系统和贝尔泽 UW 低温保存溶液®）问世后，即被广泛应用于肾、肝、胰腺等器官的获取和低温保存中[25-27]。UW液是一种仿细胞内液的电解质溶液，其钾、钠浓度分别为120mM和30mM；UW液含有乳酸、棉子糖和胶体羟乙基淀粉（hydroxyethylstarch，HES）3种非渗透性分子，可有效预防供者器官发生组织水肿；UW液中的乳糖作为一种大分子阴离子，既是缓冲剂也是自由基清除剂；UW液中的谷胱甘肽有强还原性，亦是一种很好的自由基清除剂；别嘌呤醇可抑制黄嘌呤氧化酶，从而减少自由基形成。此外，UW液中还含有ATP的前体——腺苷，以保证器官持续的能量代谢。

表6.2 低温静置保存*和低温机器灌注保存的各种保存液成分对比

	Celsior	EC	HOC	HTK	IGL－1	UW	Belzer MPS
胶体（mM）							
HES	-	-	-	-	-	0.25	0.25
PEG	-	-	-	-	0.03	-	-
非渗透性分子（mM）							
柠檬酸盐*	-	-	80	-	-	-	-
葡糖酸盐	-	-	-	-	-	-	85
葡萄糖	-	195	-	-	-	-	10
组氨酸*	30	-	-	198	-	-	-
乳糖醛酸盐*	80	-	-	-	100	100	-
甘露醇*	60	-	185	38	-	-	30
棉子糖	-	-	-	-	30	30	-
核糖		-	-	-	-	-	5
缓冲成分（mM）							
羟乙基哌嗪乙硫磺酸	-	-	-	-	-	-	10
磷酸氢二钾	-	15	-	-	-	-	-
磷酸二氢钾	-	43	-	-	25	25	25
碳酸氢钠	-	10	10	-	-	-	-
电解质（mM）							
钙	0.25	-	-	0.0015	-	-	0.5
氯	42	15	-	32	20	20	1
镁	13	-	40	4	5	5	5
钾	15	115	84	9	25	120	25
钠	100	10	84	15	120	30	100
活性氧清除剂（mM）							
别嘌呤醇	-	-	-	-	1	1	-
谷胱甘肽	3	-	-	-	3	3	-
色氨酸	-	-	-	2	-	-	-
营养成分（mM）							
腺嘌呤		-	-	-	-	-	5
腺苷	-	-	-	-	5	5	-
谷氨酸盐	20	-	-	-	-	-	-
酮戊二酸	-	-	-	1	-	-	-
渗透压（mOsm）	255	406	400	310	320	320	300

*柠檬酸盐、组氨酸和乳糖醛酸盐同时也是缓冲剂；组氨酸、乳糖醛酸盐和甘露醇同时也是活性氧清除剂。

部分研究也提示，可以适度调整 UW 液的基本成分而不影响其保存效果，如钠/钾比可以颠倒[34]以及葡聚糖可以代替羟乙基淀粉 HES[35]。

> ✔✔ 经各种临床试验证实，UW 液对腹部脏器的保存效果优于其他各种器官保存液[28－33]，因而 UW 液也被公认为腹部脏器保存的金标准。

组氨酸-色氨酸-酮戊二酸溶液（HTK 液）

HTK 液（HTK，Custodiol®，Dr Franz Kohler Chemie GMBH）最初是一种心脏停搏液，但随后作为器官保存液应用在肾、肝和胰腺的保存中[29－30,33]，并在 20 世纪 90 年代以来在肾保存中得到广泛应用[36]。HTK 液是一种低钾溶液，其钾离子浓度（9mM）远低于 UW 液；组氨酸和甘露醇是其主要非渗透性分子；HTK 不含胶体，因此黏度较 UW 液低得多[37]。组氨酸亦作为 HTK 液的缓冲液，而色氨酸和 α-酮戊二酸分别是自由基清除剂和能量代谢前体。HTK 液在应用中建议为了达到最大的缓冲能力，推荐采用相对大的冲洗量（10～15L）。

Celsior 液

Celsior 液（Celsior®，Genzyme 公司）发明于 20 世纪 90 年代，最初被用于心脏移植物的保存，目前也已在肾、肝和胰腺移植中得到应用[31－32,38]。Celsior 液是一种高钠（100mM）低钾（15mM）的溶液，黏度较低。其所含的乳糖是大分子量颗粒，携带负电荷，是 Celsior 液中主要的非渗透性分子。Celsior 液中的组氨酸与还原型谷胱甘肽分别是缓冲剂和 ROS 清除剂。另外，Celsior 液中还含有甘露醇，作为第二种非渗透性分子和自由基清除剂，与还原性谷胱甘肽作为抗氧化剂。

乔治-洛佩兹研究所 1 号保存液

有学者在动物实验中发现，HES 可增加保存液的黏度，并有促使红细胞聚集的倾向，然而这种效应未在人体中证实[37]，但这却促使了聚乙二醇（polyethylene glycol，PEG）应用于保存液。PEG 可结合在细胞表面，可潜在阻止细胞间相互免疫作用[39]。乔治-洛佩兹研究所 1 号保存液（Institut-Georges-Lopez-1 solution，IGL-1）液与 UW 液成分相似，均包含棉子糖、乳糖和磷酸钾类等成分。不同的是，IGL-1 液以 PEG 代替 HES 作为非渗透性胶体分子。由于其对供者器官的冲洗方面的优势，IGL-1 在肾、肝、胰腺和小肠的保存中展现出了一定的应用前景[40－44]。

低温机器保存

肾移植早期使用低温机械灌注（hypothermic machine perfusion，HMP）保存供肾效果令人满意[45－46]。新保存液问世后，SCS 展现出与 HMP 相同的保存效果，而其成本更低、操作更简便，故随后 SCS 逐渐成为主流。低温保存机问世至今已近 40 年，目前的新型号较其初代产品也更为轻巧易用，但其基本原理并未改变：即以泵将冷冻保存液以脉冲或连续的形式泵入肾动脉，并经泵回流而循环，从而将血液完全灌出供者器官并实现器官的均匀冷却。参见图 6.3。

> ✔ 近年几项关于肾保存的随机对照试验（randomised controlled trials，RCT）[47－48]和肝保存的病例队列分析[49]，使得 HMP，特别是其在 DCD、ECD 器官保存中的应用重回争论。

低温灌注过程中，静水压会导致组织

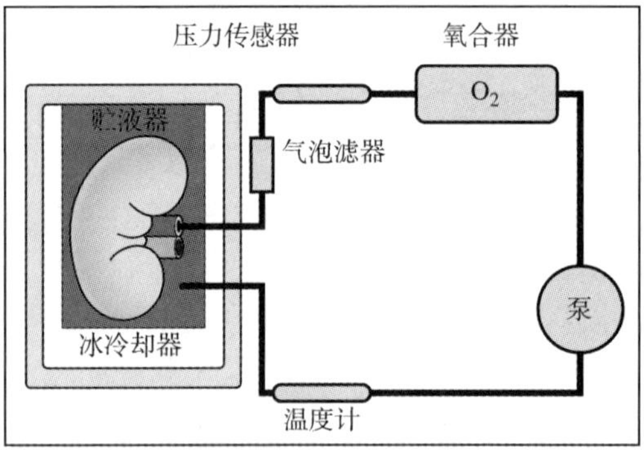

图 6.3 在温度和流速可调的低温机器灌注装置中，肾浸没于冰块和保存液中，机械泵将保存液自肾动脉泵入，循环灌注

水肿。因而要求灌注液具有一定胶体渗透压，以保持液体潴留在血管内。肾移植开展早期，曾先后使用人血白蛋白和人血浆冷沉淀作为灌注液，首例人肾机器保存时间达 17 小时[46]。随后，Belzer 机器灌注液（Belzer MPS，KPS-1®，Lifeline Scientific Inc.）问世后得到广泛应用，并不断改良。有研究显示，Belzer 机器灌注液中加入代谢底物、抗氧化剂和血管扩张剂（Vasosol®，Procent Technologies LLC 公司）后，可以进一步降低肾移植后 DGF 的发生率[50]。

肾

现状

在世界范围内，不管是来源于 DCD 或是 DBD 的尸体供肾，最常用的保存方法依然是静态冷保存。来自国际协同移植研究组织（Collaborative Transplant Study，CTS）的资料显示，在 1990—2005 年期间的所有供肾中，97%～98%采用 SCS，而余下的 2%～3%采用机器灌注保存[36]。

20 世纪 90 年代初期，一个大型的、国际性 RCT 研究证明了 UW 液优于以前的肾金标准保存液 Eurocollins 液，从而确立了 UW 液作为肾保存液金标准的地位[28]。此研究证明了应用 UW 液能使得 DGF 发生率降低、血清肌酐下降更快以及移植物生存率更高。所以近几年 UW 液替换 Eurocollins 液作为主要的尸体肾保存液，使用比例从 1990 年的近 46%提高到 2002 年的 70%[36]。

同样在 20 世纪 90 年代初期，一个大型的、国际性 RCT 研究中，虽然没有发现 HTK 液对移植物的生存率有影响，但证实其在降低 DGF 发生率上优于 Eurocollins 液[29]。在同一个国际性 RCT 研究中，证实了 HTK 作用类似于 UW[29]，然而，持续的争议是关于 UW 液是否较 HTK 液更有优势，因为登记的资料分析显示 HTK 液会增加移植物丢失和 PNF 发生的风险[36,51]。两种保存液 DGF 发生率是相同的。随着冷缺血时间（cold ischaemic time，CIT）延长，HTK 液和 UW 液都会轻度增加移植物丢失，但是当 CIT 超过 24 小时，UW 液有优于 HTK 液的趋势[36]。

最近，有一些其他的肾保存液被使用，并与 UW 进行了比较，结果在 3 个大型的、多中心 RCT 研究中，发现 Celsior 液和 UW 液有相同的 DGF 发生率和移植物生存率[38,52－53]。在另一个小样本的队列研究中，显示 IGL-1 液在 DGF 发生率和移植物生存率方面与 UW 液相当[54]，同时也发现在术后 7～14 天，IGL-1 液组患者血清肌酐水平较低。总之，多个 RCT 研究获得的证据表明，Celsior 液、HTK 液和 UW 液对标准质量的肾有相同的保存作用。但也有一些回顾性的、非随机资料对 HTK 液的使用提出了争议。

SCS 对于非边缘供器官提供了满意的保存方法，但随着对供器官需求增加，边缘性供器官的使用随之也增多。为了更好地保存这些肾，已经进行了 HMP 保存方法的试验。保存液输入速率可以是压力感受的或是设定流量目标进行控制，同时电子系统也可以监测血管阻力。最近两个使用新一代泵的 RCT 研究已经发表，其中一个基于 DCD 的研究将在下面进行讨论。

> ✔✔ 在欧洲的一个大型、多中心的 RCT 研究中，包括所有类型的供者，总的来说 HMP 组有更低的 DGF 发生率，比 SCS 组大约低 27%～21%[47]。

多变量分析发现 HMP 是明显降低 DGF 风险的独立因素。即使发生了 DGF，使用 HMP 后 DGF 持续时间也较短。HMP 组 1 年和 3 年移植物生存率也明显高于使用 SCS 组（分别为 94% 比 90% 和 91% 比 87%）。在这些发生了 DGF 的肾中，使用冷保存的 1 年移植物存活率要比机器灌注保存的低 12%[47,55]。见图 6.4。

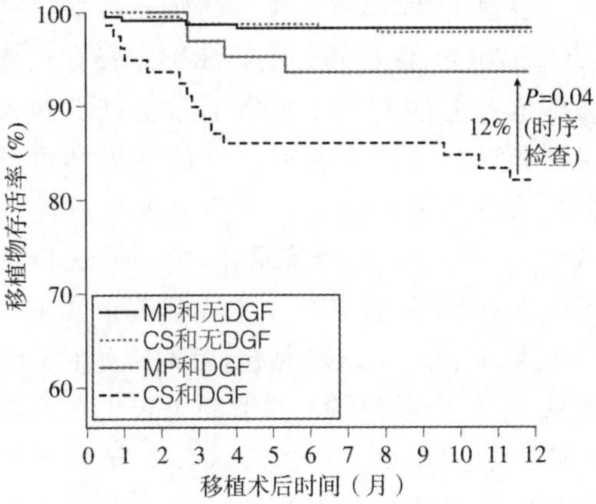

图 6.4　Moers 等研究结果证实，使用低温机器灌注对改善延迟复功患者移植物存活率尤其有效[47]，而静态冷保存后发生延迟复功的患者其 1 年移植物存活率较差

脑死亡捐献

作为国际上更标准的供者类型，DBD 肾一直是大多数器官保存研究的焦点，即使在联合 DCD 的相关研究中，DBD 不是研究主要的部分，也是如此。除了欧洲多中心的 Eurocollins 与 UW[28] 和 Eurocollins 与 HTK 的对比研究单独应用 DBD 肾[29]，上面提到的 SCS 保存液试验大部分是依赖 DBD 肾。虽然来源于 DBD 的肾已经有较低的 DGF 发生率，但上面讨论的欧洲机器保存试验显示了与 SCS 相比其 DGF 发生率能进一步从 21%降至 16%[47]。

控制性的循环死亡后捐献

控制性 DCD 肾应用增加是对应于合适的 DBD 肾数量下降和研究证明两种类型供者有相同的长期结果[1,56]。但是，两种类型供者对肾造成的损伤是不一样的，所以可以合理地推测不同类型供者其最佳的保存方法是不一样的。所有 Maastricht 四种类型的 DCD 肾在世界范围内应用程度不一致，但最常用的是 Maastricht Ⅱ 型和 Ⅲ 型。对来自 Maastricht Ⅲ 型供肾获取有不同的方案，但总的来说，正如上面 DBD 肾一样，最终的保存方法是 SCS。

关于 DCD 和 DBD 肾的一个大型 meta 分析证实了，DCD 肾有较高的 DGF 发生率（相对危险度为 3.64）和 PNF 发生率（相对危险度为 2.43），其原因可能是由于生命支持治疗停止后或院前心脏骤停后器官遭受不同程度热缺血所致[56]。所以对于 DCD 肾降低其 DGF 和 PNF 的潜在益处是较大的。据推测 DCD 肾低温机器灌洗可以获得比 DBD 肾更多的益处。最近两个 RCT 研究验证了这种保存模式对 DCD 肾的作用。作为上面介绍的欧洲多中心 RCT 的一部分，进行了一个应用 DCD 肾的配对 RCT 研究[57]。这个研究发现与静态冷保存相比，机器灌洗在这类人群中 DGF 发生率能够从大约 70%降至 54%，两组患者的一年移植物生存率是相似的（94%比 95%）。虽然在移植后第一个月，机器灌洗组肌酐清除率更好，但术后一年肌酐清除率两者类似。与此相反，英国的多中心 RCT 研究显示两组患者有类似的 DGF 发生率（56% 比 58%）、1 年移植物生存率（93%比 98%）

和1年时估计的eGFR[48]，造成结果不同的可能解释是英国研究中对照组患者的DGF发生率较低有关。同时在英国研究中，机器灌洗前先进行一段时间的SCS，而在欧洲研究中，从器官获取到器官植入一直应用机器灌注，这一因素也会造成不同结果。一个DCD肾保存的实验模型支持了这个理论，该研究发现静态保存一段时间后再应用HMP，与单独静态保存相比没有益处[58]。静态保存的肾在随后的HMP过程中肾阻力指数开始改善，可是，肾阻力指数比直接用泵的肾有较高水平，4个小时的HMP并不能使肾阻力回到一开始就泵的基线水平[58]。

非控制性的循环死亡后捐献

在脑死亡没有立法或器官全面紧缺的国家，非控制性的DCD是肾移植的重要来源。利用严格的选择标准，西班牙马德里一个移植中心成功地移植了Maastricht Ⅰ型、Ⅱ型和Ⅵ型的肾[59-61]。合适的供者心脏不可逆停止跳动后，在股动脉和股静脉插入导管，利用体外膜肺氧合（extracorporeal membrane oxygenation，ECMO）维护移植物循环，ECMO在本文中也被称为常温局部灌注（normothermic regional perfusion，NRP）。ECMO系统被广泛地用在重症监护室以支持心肺功能衰竭的患者，这个系统把患者的血通过氧合器和加热器进行循环。在器官捐献的情况下，理论上可以继续使温热的、氧合的血液循环至心脏停搏后的腹部器官。用一个双腔气囊阻断主动脉，以防止血液再循环至脑或心脏。此权宜之计可以使肾最大保存时间达到4小时，期间可进行伦理审查和与家属接触沟通，然后再进行标准的器官获取。这个方法取得了良好的结果，移植物1年和5年生存率分别接近于85%和83%，而同一中心相同时间内其DBD肾1年和5年生存率分别为87%和84%[61]。由于这些肾遭受了长达2小时的热缺血影响，所以获取后的肾丢弃率也非常高，可达约33%。DGF发生率60%～80%，PNF发生率6%[59-60]。来自法国巴黎一组Maastricht Ⅰ型和Ⅱ型的DCD肾，WIT长达150分钟，结果有较高的肾丢弃率（43%），较高的DGF发生率（92%），但较低的PNF（2%）[62]，移植物6个月生存率为89%。西班牙巴塞罗那一个中心一组小样本的Maastricht Ⅱ和Ⅳ型供者，进行常温下ECMO、低温下ECMO和原位低温Eurocollins冷灌注比较[63]，结果常温下ECMO组较其他两组有较低DGF发生率，较原位组有较低的PNF发生率。

扩大标准的供者

根据定义，来自ECD的肾比标准供者（standard criteria donors，SCD）肾有较差的移植物生存率[64]。所以通过更好的器官保存和复苏方法来取得良好的结果的可能性是比较大的。据上述作为欧洲机器灌注试验的一部分，已经完成了一个用ECD进行的配对RCT研究[65]。这个研究证实了在这个人群中，与SCS相比，DGF发生率大约从30%降至22%，移植物1年生存率在HMP组更好（92%比80%），1年的肌酐清除率也如此。令人激动的是，在这个研究中SCS组发生DGF后其1年肾生存率更差，只有41%，而HMP组为85%，在HMP组发生与不发生DGF其生存率没有差异。使用HMP后PNF发生率也从12%降至3%。有趣的是，在这个研究中比较ECD和SCD两者，DGF发生率没有明显差异。在一个小样本非随机对照ECD研究中，HMP组DGF发生率与SCS组相比有更大幅度下降（9%比32%）[66]。

新的进展和前景

肾保存最近的进展是引入更复杂的机

械装置来保存、复苏和评估年老的和有其他疾病的供者。

在 HMP 期间，常用肾阻力指数来评估肾活力，并预测短期和长期结果。在欧洲机器灌注试验的 302 例肾移植中，外科医生并不知道机器灌注的参数，研究结果发现高的肾阻力指数可以预测 DGF 的发生和 1 年移植物的丢失，但是预测价值是低的[57]。考虑到 DGF 发生与多种原因有关，肾阻力指数本身不能预测结果。HMP 期间几个生物标记物检测也被用到移植后预测肾结果，但是到目前为止，所有的证据都是回顾性的，存在选择偏倚。其中的 6 个生物标记物在最近的 Eurotransplant 机器灌注试验中得到评估[67]。这些标记物包括丙氨酸氨基肽酶（alanine-aminopeptidase，Ala-AP）、天冬氨酸转氨酶（aspartate Aminotransferase，AST）、谷胱甘肽 S-转移酶（glutathione-S-transferase，GST）、心脏型脂肪酸结合蛋白（heart-type fatty acid binding protein，H-FABP）、乳酸脱氢酶（lactate dehydrogenase，LDH）和 N-乙酰-β-D-葡糖胺（*N*-acetyl-β-d-glucosamine，NAG）。在肾保存期结束时对灌注液进行多因素分析发现，GST、H-FABP 和 NAG 有中度、独立的预测 DGF 作用[67]。但没有一个生物标记物独立与 PNF 发生或移植物生存率降低有关，也不应该作为肾丢弃的理由。而且也没有一个生物标记物与肾阻力指数或冷缺血时间有关，表明了它们代表组织损伤的不同方面。

将来肾保存发展的目标将是通过机械装置来维持代谢、清除废物和对抗缺血一再灌注损伤作用来修复损伤的器官。新的保存液可以在常温下或亚常温下进行静态贮存，这一点已在动物研究中得到证实。AQIX 是一个单磷酸缓冲液，已经在实验猪的模型中作为短期、亚常温下的静态保存液[68]。开发新的保存液使得在静态冷保存情况下也有可能取得好的结果。Polysol，一种低黏度液体，在猪的自体移植模型中证实与 UW 液相比可改善肾血流和组织氧合[69]，与 HTK 液相比可改善肌酐清除率[70]。

除了运送含氧的全血外，在保存期间运送氧气到移植物一直是几个研究和各种保存方法的焦点，已经在动物和实验研究中得到证实并非常有前景。灌注的气态氧直接进入肾的血管床，在研究中用于缺血性肾损害的挽救治疗。过滤过的和湿化的气态氧能够通过肾静脉输入，并从由微血管针进行过微针刺的肾表面离开。在动物实验中，自体移植的肾在氧气灌注后显示出更好的肌酐清除率，而单独 SCS 或机器灌注保存没有类似的效果[71-72]。Groningen 和 Poitiers 协作小组在 DCD 动物模型和自体移植模型中，进行了在 HMP 期间氧灌注保存肾的试验[73-74]。在机器灌注系统内，膜氧合器的应用促进了 ATP 的合成，即使在热缺血 30 分钟后仍有此作用[75]。用 100% 纯氧进行机器灌注下，可达到非常高的氧分压，对于已经在 SCS 下贮存 18 小时的肾同样可以进行预处理[76]。用氧合灌注液循环后的肾再灌注可明显改善尿量和肌酐清除。也可通过可溶性氧载体（如 Lifor，见上）把氧运送到组织。把一个来自海洋无脊椎动物大分子血红蛋白呼吸色素 Hemarina-M101，在 SCS 动物研究中加入到标准保存液中[77]，保存的整个器官移植后，Hemarina-M101 改善了细胞系代谢活性、增加了 ATP 水平、改善了肌酐清除率和降低了移植物纤维化[77]。

原位保护器官另一个可能的策略是使用 ECMO，在器官获取部分中称之为 NRP。这一技术在一些国家（如西班牙、法国）用在非控制性的 DCD 中，在控制性的 DCD 中应用并没有得到广泛验证。生命支持治疗停止后存在酸中毒和静脉低氧水平，应用 ECMO 可以逆转可控 DCD 中这些物质的危害。在 ICU 决定停止治疗和获得家庭捐献知情同意后，股部插入导管，停止支持治疗。心脏停搏 5 分钟后，阻断主动脉的球囊被充气，NPR 启动。从美国密歇根的一个病例系列来看，这种方法对 MaastrichtⅢ型 DCD 提供了低的 DGF 发生率（8%）和低的 PNF 发生率（0%）[78]。另一个病例系列来自美国北卡罗来纳研究小组，对可控的 DCD 在亚常温（22℃）下局部灌注后进行肾移植[79]，这个研究中 DGF 发生率是较高的（57%），一年移植物生存率是 87%。来自中国台湾台北的大样本病例显示了 MaastrichtⅡ、Ⅲ和Ⅵ型供肾进行 NRP 后，其结果可取得接近 88%卓越的 5 年生存率[80]。这个生存率可与同一中心同时期的活体肾移植（89%）和 DBD 肾移植（83%）相匹配。

下一个合理的方法似乎是常温下保存和持续或脉冲式灌注结合以清除代谢产物和维持恒定的血管内环境。合成的灌注液可与常温灌注方法相结合。Lifor 液是一种含有非蛋白氧载体的溶液，在原位常温下保存[81]和亚常温下灌注后的猪肾[82]进行了短期的试验。Lifor 液显示了与 UW 液相比更好的肾功能保护作用[81]，降低了肾阻力指数[82]。含血红蛋白的保存液可使热缺血 2 小时的肾获得恢复，并提供了维护生命所需的功能[83]。另一个选择可能是血液本身，在动物研究中，用肝素化的全血在常温下进行 6 小时灌注，可显示出尽管热缺血时间长达 40 分钟，对肾功能仍有保护作用[84]。

在冷保存期开始或结束时，进行一阶段时间的常温和氧合可能是有益的。理论上，它在保存期开始时提供了一定程度的缺血预处理，或者通过细胞保护机制有助于器官恢复。

✔ 16 小时 SCS 后再进行 2 个小时自体血常温灌注，显示改善了肾血流，达到了静态贮存仅 2 小时的水平[85]。这种技术至少等同于 18 个小时 HMP[85]。体外常温下灌注最近在人类肾移植中进行了试验[86]。

第一个报道的病例是莱斯特（Leicester）接受了英国 6 个中心拒绝的 ECD 供肾，一个肾在常温下用无血浆、含红细胞的液体在移植前再灌注 35 分钟，而另一个肾仅仅静态冷贮存。在术后一周肾活检发现两个肾均发生了急性小管坏死和排斥反应。可是，再次灌注的肾移植受者一开始就有功能，另一个静态冷保存的肾要求透析 4 周。到目前为止莱斯特小组，利用这种移植前常温下循环方法已经进行了 16 例移植，并取得了令人满意的结果[87]。

防止 IRI 的一种选择可能是“免疫伪装”，它是通过挑选某种聚合物，使其与移植物细胞膜发生反应，从而降低免疫细胞侵入到移植物。PEG 是 IGL-1 液的一种成分，是具有这种性质的一种聚合物。动物研究指出含有 PEG 的血浆比 IGL-1 液或 UW 液有更好的静态冷保存作用、较少的免疫细胞浸润并改善了移植物的生存率[88]。

肝

现状

和肾一样，采用 SCS，即应用低温保存液灌注移植物后再保存在冰块中的方法，已成为目前供肝保存的主流方法。肝的静态冷保存液同样经历了跟肾保存液一样的变化。目前国际上最常应用的是 UW 液，同时 HTK 和 Celsior 液在肝保存中应用也日益增多[89]。UW 液最早于 20 世纪 80 年代晚期和 90 年代早期应用于肝的冷保存，并被证明比 Eurocollins 和 Marshall 液耐受更长的 CIT，但其他保存效果类似[90－92]。和肾一样，评估肝保存的主要指标是供肝存活率和 PNF，另外，原发性移植肝功能不全（primary dysfunction，PDF）即肝合成功能异常和再移植率也是评估的指标。

为了降低 UW 液的黏度和钾离子浓度，在 IGL-1 中，UW 液中的 PEG 被 HES 替代。并在一个包含 140 个肝的单因素队列研究中显示出与 UW 液类似的效果[99]。

✔ 许多研究发现 HTK 液和 UW 液在器官保存上效果类似[30,93-98]。但是，从 UNOS 数据库的一份包含 17 428 个移植肝的注册数据分析显示，HTK 液会带来更高的移植肝失败风险，尤其是对一些 DCD 肝和 CIT 超过 8 小时的肝[89]。

✔✔ Celsior 液在数个临床试验中与 UW 液就肝保存进行了对比。目前所有研究均发现 UW 液和 Celsior 液在各项结果，如血清学指标、PNF 发生率、PDF 发生率和 3 年移植物存活率等方面均有类似的效果[32,38,100-102]。一项历经 5 年的随访研究表明，尚未发现两组在移植存活率上有任何差异[103]。在另一 RCT 中，Celsior 液与 HTK 液进行对比后发现，两者在 PDF 发生率、并发症或 1 年移植物存活率上无显著差异[104]。目前多项 RCT 研究显示：Celsior、HTK 和 UW 液在肝移植的各项结果中无显著差异。但是，所有 RCT 研究例数均不足 100 例，导致这些研究本身说服力不足。

可以假设，冷保存液通过肝血管系统灌注，可提供代谢所需的 ATP 和抗氧化物，并移除代谢产物，最终可减少 IRI。

✔ 供肝低温机器灌注技术方兴未艾，目前在一组包含 20 个 DBD 肝的研究中进行了测试[49]。该研究显示，相较于 UW 液灌注保存，7 小时内用冷 Vasosol 液进行动静脉持续灌注，可以降低 EAD、血清肝酶指标和平均住院日[49]。

该小组通过研究组织样本中的 IRI 早期相关细胞因子的表达，证实在静态冷保存移植肝中的细胞黏附分子 1（intercellular adhesion molecule-1，ICAM-1）、白细胞介素 8（interleukin-8，IL-8）和 TNF-α 的水平上调，而机器灌注供肝可抑制这些因子上调[105]。在 HMP 基础上改进灌注液，以更好地减轻移植肝的 IRI。Polysol 液是对 UW 液的改进，且已经在动物 DCD 模型中与 UW 液进行比较，证实可降低灌注期间谷丙转氨酶（alanineaminotransferase，ALT）和 AST 的水平，增加灌洗液流量，从而增加胆汁生成和细胞 ATP 水平[106]。

控制性的循环死亡后捐献

考虑到 DCD 肝的结果，目前对于保存液的研究大部分集中于 DBD 肝。回顾性研究发现控制性的 DCD 肝移植会增加胆道并发症的发生率[107-108]。DCD 供肝特有的弱点是胆道缺血性疾病（ischaemic-type biliary lesions，ITBL）发生率高，研究报道 1 年发生率高达 33%，显著高于 DBD（10%）。这使得研究专用于 DCD 肝的保存方法显得尤为重要（见图 6.5）。虽然控制性的 DCD 肝移植物存活率尚可接受[107-109]，但是更大数据研究显示其移植物存活率和受者存活率均低于 DBD 肝[108]。

非控制性的循环死亡后捐献

早期非控制性的 DCD 肝移植效果不佳，获取供肝中仅 60%可用于最终的移植，且其中仅 50%的供肝最初可发挥功能[110]。随着基础设施的改进和更仔细的受者选择，预后有所改善。但是，非控制性的 DCD 肝仍有着较高的 PNF 和胆道并发症发生率[111]。因此，包括 NRP 在内的更多更复杂的肝储存技术已在试验中。

Fondevila 及其巴塞罗那研究小组报告了首个 NRP 应用于非控制性的 DCD 肝保存的病例对照研究[112]。该小组对于接受和

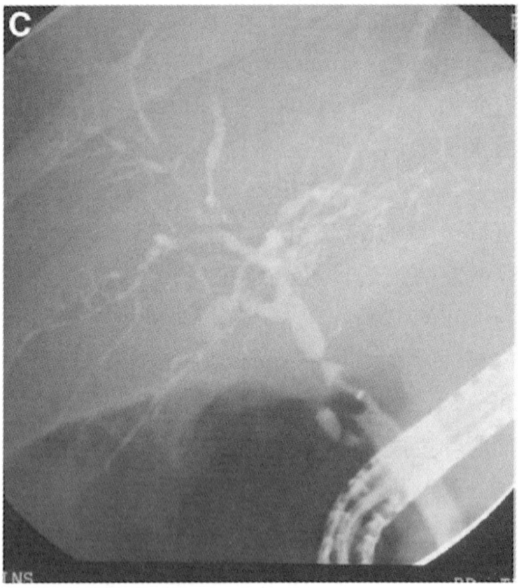

图6.5 胆道性缺血性损伤（ITBL）可导致移植肝胆汁淤积。由于热缺血时间的延长，在DCD供肝中较DBD供肝易发生ITBL。大部分病例可应用内镜下球囊扩张术进行治疗，少数病例需行再次肝移植

移植器官有着严格的标准，40例供肝中只有10例成功进行移植。肉眼可见的肝脂肪变性、灌注不佳且伴有肝酶升高以及WIT过长的供肝均被排除在该研究之外。受者和器官存活率与同期进行的DBD肝移植结果相似，平均随访时间为23个月。

西班牙另一个病例对照研究研究了非控制性的DCD同种异体肝移植的结果[113]。Jimenez-Galanes及其马德里研究小组有着严格的供肝入选标准，供者需小于50岁，心脏停搏时间小于15分钟且WIT小于50分钟，可接受的NRP时间最长为270分钟。43个可选供肝中的20个成功用于最终的移植。供肝1年存活率为80%，与同期的DBD肝移植结果相似。PNF发生率两者也相似（10%比5%）。由于AST和ALT峰值水平，DCD组再移植发生率更高（15%比0%）。

✔ 这两个研究显示，对于DCDⅡ类供者，NRP在供肝保存中具有一定的价值[112－113]。

新的进展和前景

肝HMP已热议多年，在20世纪90年代早期其已在动物实验中被证实可用于长时间的器官保存[114]。HMP用于DCD肝供者保存已在大鼠模型中进行测试，相比SCS，减少了细胞损伤和移植物缺失[115]。HMP同样也为脂肪肝的长期保存带来希望[106]。HMP保存肝在胆汁生成、氨清除率、尿素生成、耗氧量、ATP水平方面显著优于SCS[106]。HMP作为不可移植肝的复苏方式已经进入临床前测试。Guarerra等用HMP灌注了10个弃用的人体供肝长达10小时，以测试其可行性[116]。同时，该研究模拟DCD保存猪的肝并完成了3例HMP保存的肝移植。所有的受者显示出了初始的移植物功能，降低了血清酶[116]。Vekemans等同样研究了HMP在缺血再灌注实验模型中挽救弃用的人体供肝[117]。一段时间的SCS后再应用HMP灌注4小时，并与单用SCS做对比。在低温冷保存后的常温血液灌注时期，HMP可减少AST及LDH的释放，并降低了丝裂原活化蛋白激酶（mitogen-activated protein kinase，MAPK）水平。两种保存方法的肝组织活检结果类似[117]。

HMF对DCD供肝复苏效果显著改善得益于应用含氧灌注液（hypothermic oxygenated perfusion，HOPE）。这已经在动物DCD模型中得到证实，即在SCS的末期使用HOPE预处理供肝[118－120]。HOPE预处理相比单纯SCS可减少细胞损害，减少细胞坏死和脂质过氧化反应，并增加细胞ATP恢复和胆汁生成[118－120]。HOPE预处理也能改善移植物存活率，尽管在两组中实验动物均未存活超过18小时[119]。含氧灌注液同时也在含血的常温和低温下进行了测试[121]。HOPE也能使这些肝的大体和微观损害得到改善，减少AST释放，增加胆汁流量，减少血清乳酸含量，并改善受

者存活率[121]。在该研究中，如果肝 WIT 达到 120 分钟，则不管 HOPE 是否使用，所有实验动物均在 24 小时内死亡[121]。

未来肝保存技术将重点解决使原来不可移植的器官可应用于移植，从而改善移植肝供需矛盾。我们推测含氧保存液可通过维持器官新陈代谢使这个问题得以解决。和肾类似，输送大量高浓度氧气至体外的肝的方法已在测试。Minor 等已在猪肝移植模型上应用气态氧灌注。在 10 小时的 SCS 后，供肝在移植前 2 小时经气态氧灌注下腔静脉[122]。接受氧气灌注的肝极大改善了移植肝 1 年存活率，达到 83%（对照组为 0%）。尸检报告显示肝仍保留正常的组织结构。血清酶和凝血指标也在正常范围内。在小部分因热缺血损伤而被拒绝用于移植的人类肝中，气态氧灌注也得到试验性应用[123]。该试验成功挽救了 5 个供肝用于移植，且所有受者术后 2 年均存活良好，未接受再次肝移植。氧气灌注后显著提高了细胞 ATP 水平。灌注同时显示了对于长期 SCS（18 小时）实验模型的治疗改善，降低了血清酶、LDH 和 TNF-α，并增加了胆汁生成[124]。第一个氧气灌注复苏 RCT 目前正在进行[125]。在一个动物 DCD 模型上，相较于氧合 HMP，氧气灌注在减少肝酶释放和增加胆汁生成上显示了更好的前景[126]。HMP 的进一步改进包括在高压氧舱内灌注以增加组织的局部氧分压。在一个小型实验中该项技术显示了良好的效果，灌注后增加了细胞的 ATP 和胆汁生成，并减少了 ALT 释放[127]。双层灌注方法最初在胰腺保存中得到发展，现同样也应用于肝脏保存。即持续的氧化全氟化碳在最底层，并与灌注液（通常是 HTK 或 UW 液）直接接触。在肝脏实验研究中，该方法改善了细胞 ATP 水平，但不能改变细胞形态[128]。

常温机器灌注（normothermic machine perfusion，NMP）是比 HMP 更直观和可能的选择，但其更复杂且技术要求更高。该技术可提供一个近似体内的生理环境用于持续的新陈代谢，允许器官功能的评估和器官的恢复（见图 6.6）。Schön 及其柏林研究小组首先指出，在动物模型中，肝在移植前体外常温保存 4 小时是安全的[129]。一段时间的热缺血后应用该技术优于 SCS[129]。牛津大学研究小组从这项工作的后续研究表明，通过使用氧合灌流液，NMP 猪的肝可以保存更长的时间（72 小时）[130]。进一步发展这些实验模型将使得在模拟再灌注阶段研究肝合成功能。然后他们比较了该类型 NMP 和 UW 液 SCS[131]。NMP 可增加胆汁生成、葡萄糖生成和半乳糖的清除，并减少肝酶的释放和组织学损害[131]。该研究小组使用同样的 DCD 肝保存模型（60 分钟 WIT）显示 NMP 可促进肝功能恢复，相较而言 SCS 无此肝活性改善的表现，无胆汁生成和底物利用[132]。在动物移植实验中模拟 DBD 和 DCD，显示出 NMP 可减少肝酶释放，增加受者存活率，改善肝组织形态[133]。只有保存时间长（20 小时）这个作用才稳定[133]。巴塞罗那研究小组和 Groingen 研究小组合作研究长时间 WIT（90 分钟）的非控制性 DCD 动物模型中应用 NMP 的效果。该研究中，一段时间 ECMO 后应用 NMP 显示出了比后续应用 SCS 更好的效果，体现在肝功能的改善、肝大体和组织学表现的改善[134]。Tolboom 等应用长时间 WIT（60 分钟）动物移植研究显示，运用 NMP 保存缺血损伤的肝可以用于移植，且 4 周存活率极好（92%）[135]。这也与 SCS 或 NMP 保存的正常肝有可比性结果[135]。接受 SCS 保存的缺血损伤的肝的动物均在移植后 12 小时内死亡。同时研究了 60 分钟 WIT 后接受亚常温机器灌注的效果，20°C 和 30°C 机器灌注均可修复缺血损伤的肝，所有动物都存活超过 1 个月[136]。脂肪肝尤其易于经历 IRI，因此改善其保存及复苏对增加供肝池的价值尤为重要。NMP 有减少这些肝损伤的潜能，而 SCS 没有[137]。

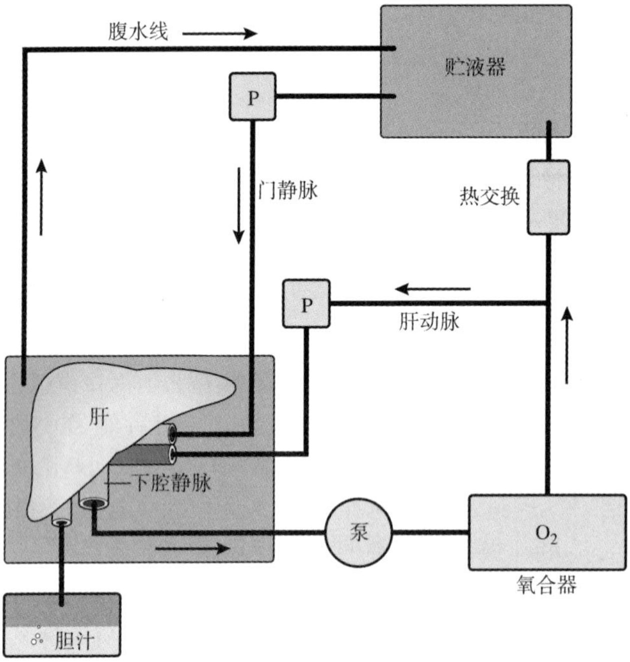

图 6.6 常温机器灌注可使用双通道或单通道灌注。图示双通道灌注设备提供了门静脉和肝动脉双重血流灌注。灌流液在贮液器中收集并与静脉血混合。P，压力传感器

胰腺

技术现状

覆冰 SCS 是胰腺移植中器官保存的主要方法。Belzer 和 Southard 在威斯康星大学开发了一种含有乳糖醛酸钾盐的溶液，后来发展成为 UW 液，最初是由 Wahlberg 等用来试验胰腺保护的效果[25]。见图 6.7。在胰腺之后 UW 液才被用于其他腹腔脏器的保存。从 20 世纪 80 年代起，陆续有研究把 HTK 液和 Celsior 液用于胰腺保存的临床效果与 UW 液进行对比，但到目前为止仅有 3 个小型的 RCT。

许多回顾性研究分析比较了用于胰腺保存的 3 种溶液。Potdar 等在匹兹堡大学的研究比较了 HTK 液和 UW 液，发现移植物早期功能和 1 个月后存活率相似，但 HTK 液与水肿程度偏高相关[140]。Becker

> ✔ Schneeberger 等在最近的一个 RCT 中检验了 68 例胰腺移植的治疗效果，发现采用 HTK 液和 UW 液的胰腺移植在 6 个月后的器官存活率和功能情况没有差异[138]。Boggi 和 Pisa 研究小组也报道了 105 例胰腺移植病例的 RTC 试验比较 UW 液和 Celsior 液，发现移植早期并发症发生率和移植物一年存活率都没有差别。更为近期的一项包含 30 例胰腺移植病例的较小的 RTC 发现 UW 液和 Celsior 液同样安全[139]。

等从汉诺威的单中心数据也表明移植物早期功能和一年后存活率接近[141]。最大的单中心队列研究来自印第安纳州的印第安纳波利斯，报告 146 例 HTK 液保存的胰腺移植一年后器官存活率与采用 UW 液的历史对照队列相等[142]。一项较小的多中心研究发现 HTK 液组与 UW 液组相比在最终结局没有差别，但有更高的排斥发生率

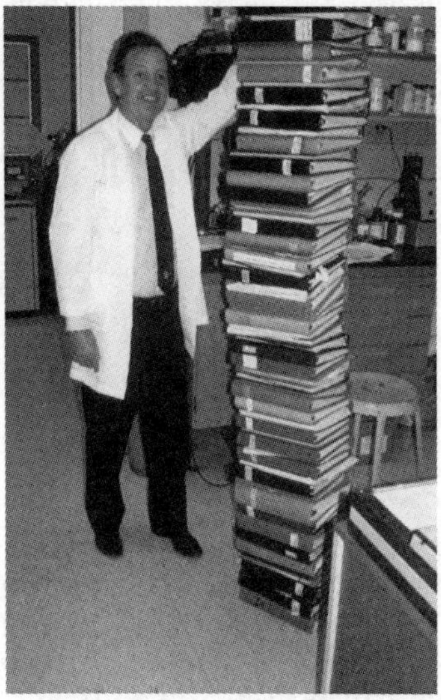

图 6.7　（见书末彩图）Folker Belzer 在威斯康星大学的实验室。照片是他与一叠试验记录本的合影，这些记录本是他和他实验室同事在开发器官保存方法时所用的

(30%比 12%)[143]。关于 UW 液和 HTK 液优劣的最大宗病例分析来自于 Stewart 等对总计共 4 392 例胰腺移植者的注册机构数据的统计[144]。多因素数据分析发现 HTK 液保存是移植器官失活的一个独立的危险因素，尤其是当 CIT 大于 12 小时[144]。该研究发现使用 HTK 液是早期器官失功能的一个高危因素，有部分研究提示原因可能是使用 HTK 液后移植物胰腺炎发生率较高[145]。这种结论仍然存有争议，毕竟其他更大的单中心回顾研究没有证实这一点[146]，而原来研究中记录的冲洗用 HTK 液用量则提示严重的器官水肿可能是冲洗的液体量加大所造成的[145]。从意大利 Pisa 和 Parma 的 112 例胰腺移植的单中心回顾性分析发现，Celsior 液和 UW 液保存的移植物一年后存活率基本相当[147]。其中外科并发症发生率和移植物功能情况也是相等的。西班牙马德里的 71 例胰腺移植的单中心研究也发现两组的外科并发症概率和移植物两年存活率相近[148]。

一项巴西 Sao Paolo 的小型非随机研究显示在主要用 UW 液进行器官保存之前可以用 Eurocollins 液作为初始冲洗液。这种方法主要是为了尝试减少昂贵的 UW 液的用量从而降低费用。首先采用 EC 液冲洗看起来并没有什么负面影响[149]。

关于 SCS 液在胰腺保存中的作用虽然有很好的研究证据，但是还不能可靠地说选择某一种器官保存液优于其他保存液。迄今为止已经发表研究都是过于小型的 RCT，或者仅仅是单中心的回顾性分析。仅有移植注册机构的数据显示 UW 液要优于 HTK 液。

新的进展和前景

当下的不幸状况是，大部分关于胰腺保存的研究都是在 10 年之前完成的。但即将有两项研究，分别在荷兰和英国，不久后会开始着手评估 HMP 和常温灌流对胰腺活力和胰岛分离的影响。随着对含氧灌注的兴趣在其他腹腔脏器研究中的提升，催生了胰腺保存中的实验性研究，其中双层法可能最为热门。尽管日本神户的研究小组早已在动物实验中获得成功[150]，这种方法在 2000 年之前都没有过临床方面的尝试。明尼苏达的研究小组在移植中首次采用这种双层法保存了 10 个人类胰腺[151]。他们发现这项技术可行而且效果至少与 SCS 相当，越来越多胰岛制备的研究采用这种方法但整器官保存尚未采用。近来有更多研究对这种方法对胰腺深部组织氧供的有效性产生质疑，或许我们还可以放眼其他的方法来达成这一目标[152]。

小肠

现状

就像肠移植作为肠功能衰竭的疗法尚处于初期阶段一样，肠移植物的保存方法也落后于其他的腹腔脏器。一篇近期综述的结论是移植物保存的现有方法很多，但对于肠移植物的保存可能仍未达到最佳的效果[153]。对于肠移植物保存而言，其固有的困难是如何保存肠道黏膜，而后者对于缺血的影响极端敏感[154]。黏膜的损伤导致肠腔内的细菌异位，尤其是在较长的 CIT（超过 9 小时）之后或者在结肠移植的情况下[155]。这就对移植物和受者患者提出更高的要求，使得移植物的保存变得至关重要，而肠移植的 CIT 也必须低于最苛刻的标准。作为其他腹腔脏器保存的金标准，UW 液是肠移植中使用最为广泛的器官保护液，也是完成肠移植例数最多的那些团队的选择[156]。Celsior 液、HTK 液、Polysol 液和 UW 液的效果曾在动物灌流模型中进行过比较[157]。试验显示采用 Celsior 液、HTK 液、Polysol 液的肠移植物相比 UW 液的具有更低的乳酸脱氢酶、更高的细胞内 ATP 和更好的组织学表现。但是究竟哪种是肠移植物最好的临床保存方法仍然存有争议。有一些研究证据指出肠道的血管和肠腔都需要接触保护液，与在人体组织的实验研究中的情况一致[158]。肠腔内器官保存液内的营养成分也存在不同看法，还有一些认为包含氨基酸等营养物质会更有益处[159-160]。一些小的研究中含有氨基酸的保存液的效果至少和 UW 液等效，但是所需要的营养物质的确切浓度仍然不甚清楚[159-161]。更近期的研究使用含有 PEG 的保存液用做腔内灌洗，并尝试了高钠和低钠两种浓度[162]。增加低钠 PEG 溶液腔内灌洗比单纯的血管灌洗对黏膜的保护更好，但是这种办法尚未与 UW 液进行比较[162]。

比较人体肠移植中器官保护办法的优质研究比较少且规模较小。来自印第安纳波利斯的 57 例回顾性研究比较了 HTK 液和 UW 液的效果，发现两组的器官功能、急性排斥反应和内镜下表现没有差别[163]。人体肠移植的实验研究比较了单纯用 UW 液和 Celsior 液进行血管内灌注保护的作用，结果提示两组的组织损伤程度基本相当[164]。另一些动物实验比较了 Celsior 液和 UW 液以及富含谷氨酰胺的 UW 液进行肠腔内灌洗的效果，实验结果也支持前述研究中的结论[165]。这些溶液作为保护介质也进行了试验。采用 Celsior 液的组织和采用上述两种 UW 液的组织相比，乳酸脱氢酶的水平更低，但是所有组别的组织学表现都提示严重的黏膜损伤[165]。

新的进展和前景

与其他腹腔脏器移植的技术潮流一样，肠移植中越来越多地尝试在保存期间应用增强氧供来为移植物提供代谢支持。但是目前这一领域内仅有少量研究报道。日本神户的研究组试验采用全氟化碳（perfluorocarbon，PFC）的双层法为小肠移植物提供氧合支持[166]。该小组还联合采用双层法和肠腔内高氨基酸溶液的灌流，结果显示组织内的乳酸积聚有进一步下降[167]。氧合的腔内灌流液在少量动物试验中已经应用，显示该处理有助于细胞内 ATP 等生成[168]。有一项研究提示 1 小时的氧合灌注比整个保存期间都使用氧合灌注的效果更好。Sao Paolo 的研究小组在高压氧舱内观察移植物保存的效果。结果提示高压氧有助于减少黏膜损伤[169]。

器官保存与灌注领域的证据

通常认为目前器官移植领域的证据质量不一，有些证据令人感到困惑，证据之间也可能相互矛盾。我们希望本章的评论有助于人们全面理解器官移植。在此主题下，我们还通过表 6.3～表 6.5 列出了不同器官的不同级别证据。虽然不同手术的分级系统有所差异（实际上本书并没有采用统一的分级系统），但我们仍希望分级系统能够帮助医师在临床实践中更好地理解现有的证据。

表 6.3　同种异体肾保存方式的已有证据等级

证据等级	保存方式	参考文献
Ⅰ	全程低温机器保存	Moers et al.,[47] Watson et al.,[48] Jochmans et al.,[57] Treckmann et al.[65]
	UK 液、HTK 液、Celsior 液用于低温静置保存	Ploeg et al.[28] de Boer et al.,[29] Faenza et al.,[52] Pedotti et al.,[38] Montalti et al.[53]
Ⅱ-2	ECMO 保存 DCD 器官	Magliocca et al.,[78] Farney et al.,[79] Valero et al.,[63] Lee et al.[80]
	IGL-1 用于低温静置保存	Codas et al.[54]
Ⅱ-3	低温 ECMO 保存非控制性 DCD 器官	Alvarez et al.[60]
Ⅲ	移植前常温复苏	Hosgood and Nicholson[86]

* 来自美国预防工作组的等级。Ⅰ，RCT；Ⅱ-1，非随机对照试验；Ⅱ-2，队列研究或病例对照研究；Ⅱ-3，多个时间序列或非对照试验；Ⅲ，意见/经验或委员会报告

表 6.4　同种异体肝保存方式的已有证据等级

证据等级	保存方式	参考文献
Ⅰ	UK 液、HTK 液、Celsior 液用于低温静置保存	Erhard et al.,[30] Meine et al.,[94] Nardo et al.,[100] Lama et al.,[101] Cavallari et al.,[32] Pedotti et al.,[38] Lopez-Andujar et al.,[102] Garcia-Gil et al.[103]
Ⅱ-1	IGL-1 用于低温静置保存	Dondero et al.[99]
Ⅱ-2	低温机器保存 DBD 器官	Guarrera et al.[49]
	ECMO 保存非控制性 DCD 器官	Fondevila et al.,[112] Jimenez—Galanes et al.[113]
Ⅲ	低温机器保存弃用肝	Guarrera et al.,[116] Vekemans et al.[117]
	常温机器保存 DCD 和脂肪肝	Schon et al.,[129] Butler et al.,[130] Imber et al.,[131] St Peter et al.[132]
	氧灌注保存弃用肝	Minor et al.,[122] Treckmann et al.[123]

* 来自美国预防工作组的等级。Ⅰ，RCT；Ⅱ-1，非随机对照试验；Ⅱ-2，队列研究或病例对照研究；Ⅱ-3，多个时间序列或非对照试验；Ⅲ，意见/经验或委员会报告

表 6.5　同种异体胰腺、小肠保存方式的已有证据等级

证据等级	保存方式	参考文献
Ⅰ	Celsior 液、UW 液、HTK 液、Celsior 液用于胰腺保存	Schneeberger et al.,[138] Boggi et al.,[31] Nicoluzzi et al.[139]
Ⅱ-3	HTK 液、UW 液保存小肠	Abu—Elmagd et al.,[156] Mangus et al.[163]
Ⅲ	双层法保存胰腺	Matsumoto et al.[151]
	Celsior 液、TGL-1 保存小肠	DeRoover et al.[164]
	肠腔接触保存小肠	DeRoover et al.,[158] Olson et al.,[159] Fujimoto et al.[160]

* 来自美国预防工作组的等级。Ⅰ，RCT；Ⅱ-1，非随机对照试验；Ⅱ-2，队列研究或病例对照研究；Ⅱ-3，多个时间序列或非对照试验；Ⅲ，意见/经验或委员会报告

结论

20 世纪 60 年代是器官保存研究的初始活跃期。那时，人们发明了保存方法，各种实验成果也能迅速地被应用到临床实践中。此后，器官保存方法的研究几乎止步不前，这种状态直至 20 世纪 80 年代后期才有所改善。如果采用标准供者，SCS 似乎足以让冻存器官顺利复苏，而且保证其功能正常。目前，我们面临的挑战包括器官相对短缺和日益增多的高危供者的应用。这些挑战促使器官保存研究进入一个新的发展时期，并激励人们探索令人振奋的新保存方法。HMP、常温复苏和小型化技术的使用，以及生物化学和生理学方法的出现，意味着我们确实正在迈向一个新的发展阶段。我们很快就能找到腹部器官保存的最佳方法，并复苏那些此前被人们弃用的器官。

要点

- 当器官移植刚开始的时候，因为供者和受者的距离非常近，移植器官不需要保存/灌注。随着现代复杂的器官分配体系的建立以及部分供者的高风险，器官灌注和保存已成为一个重要的研究课题。
- 早期研究的目标是针对器官的灌注，其由个人首先开创，如 Belzer 医生。随着器官保存液配方的成功研制，基于细胞保护、经济学和物流学等科学的器官捐献决定了 SCS 能使绝大多数形式的器官移植获得满意的效果。
- 急性供者器官的短缺迫使现实中不得不使用高风险的移植器官。使这些器官保存最高的质量和良好的复苏已经成为一个新的目标。
- 这方面的研究已经成为器官移植领域中最令人兴奋的部分。新技术的发展有可能改变移植器官灌注、保存和运输方式。

参考文献

1. Summers DM, Johnson RJ, Allen J, et al. Analysis of factors that affect outcome after transplantation of kidneys donated after cardiac death in the UK: a cohort study. Lancet 2010;376(9749):1303–11.
2. Kauffman HM, Bennett LE, McBride MA, et al. The expanded donor. Transplant Rev 1997;11(4):165–90.
3. Port FK, Bragg-Gresham JL, Metzger RA, et al. Donor characteristics associated with reduced graft survival: an approach to expanding the pool of kidney donors. Transplantation 2002;74(9):1281–6.
4. Kootstra G, Daemen JH, Oomen AP. Categories of non-heartbeating donors. Transplant Proc 1995;27:2893.
5. Snoeijs MGJ, Winkens B, Heemskerk MBA, et al. Kidney transplantation from donors after cardiac death: a 25-year experience. Transplantation 2010;90(10):1106–12.
6. Bellingham JM, Santhanakrishnan C, Neidlinger N, et al. Donation after cardiac death: a 29-year experience. Surgery 2011;150(4):692–702.
7. Perico N, Ruggenenti P, Scalamogna M, et al. Tackling the shortage of donor kidneys: how to use the best that we have. Am J Nephrol 2003;23(4):245–59.
8. Bos EM, Leuvenink HGD, van Goor H, et al. Kidney grafts from brain dead donors: inferior quality or opportunity for improvement? Kidney Int 2007;72(7):797–805.
9. Nijboer WN, Schuurs TA, van der Hoeven JAB, et al. Effects of brain death on stress and inflammatory response in the human donor kidney. Transplant Proc 2005;37(1):367–9.
10. Nagareda T, Kinoshita Y, Tanaka A, et al. Clinicopathology of kidneys from brain-dead patients treated with vasopressin and epinephrine. Kidney Int 1993;43(6):1363–70.
11. Koo DDH, Welsh KI, McLaren AJ, et al. Cadaver versus living donor kidneys: impact of donor factors on antigen induction before transplantation. Kidney Int 1999;56(4):1551–9.
12. Pratschke J, Wilhelm MJ, Kusaka M, et al. Accelerated rejection of renal allografts from brain-dead donors. Ann Surg 2000;232(2):263–71.

13. Levy MN. Oxygen consumption and blood flow in the hypothermic, perfused kidney. Am J Physiol 1959;197(5):1111–4.
14. Bonventre JV, Cheung JY. Effects of metabolic acidosis on viability of cells exposed to anoxia. Am J Physiol 1985;249(1):C149–59.
15. McCord JM. Oxygen-derived free radicals in postischemic tissue injury. N Engl J Med 1985;312(3):159–63.
16. Calne RY, Pegg DE, Brown FL. Renal preservation by ice cooling. An experimental study relating to kidney transplantation from cadavers. Br Med J 1963;2(5358):651–5.
17. Opelz G, Terasaki P. Advantage of cold storage over machine perfusion for preservation of cadaver kidneys. Transplantation 1982;33(1):64–8.
18. Collins GM, Bravo-Shugarman M, Terasaki P. Kidney preservation for transportation. Initial perfusion and 30 hours' ice storage. Lancet 1969;294(7632):1219–22.
19. Downes G, Hoffman R, Huang J, et al. Mechanism of action of washout solutions for kidney preservation. Transplantation 1973;16(1):46–53.
20. Andrews PM, Coffey AK. Factors that improve the preservation of nephron morphology during cold storage. Lab Invest 1982;46(1):100–20.
21. Sacks SA, Petritsch PH, Kaufmann JJ. Canine kidney preservation using a new perfusate. Lancet 1973;1(7811):1024–8.
22. Ross H, Marshall VC, Escott ML. 72-hour canine kidney preservation using a new perfusate. Transplantation 1976;21:498.
23. Howden B, Rae D, Jablonski P, et al. Studies of renal preservation using a rat kidney transplant model. Evaluation of citrate flushing. Transplantation 1983;35(4):311–4.
24. Sumimoto R, Jamieson NV, Kamada N. Examination of the role of the impermeants lactobionate and raffinose in a modified UW solution. Transplantation 1990;50(4):573–6.
25. Wahlberg JA, Southard JH, Belzer FO. Development of a cold storage solution for pancreas preservation. Cryobiology 1986;23:477–82.
26. Ploeg RJ, Goossens D, McAnulty JF, et al. Successful 72-hour cold storage of dog kidneys with UW solution. Transplantation 1988;46(2):191–6.
27. Jamieson NV, Sundberg R, Lindell S, et al. Preservation of the canine liver for 24–48 hours using simple cold storage with UW solution. Transplantation 1988;46(4):517–22.
28. Ploeg RJ, van Bockel JH, Langendijk PT, et al. Effect of preservation solution on results of cadaveric kidney transplantation. The European Multicentre Study Group. Lancet 1992;340(8812):129–37.
29. De Boer J, De Meester J, Smits JMA, et al. Eurotransplant randomized multicenter kidney graft preservation study comparing HTK with UW and Euro-Collins. Transpl Int 1999;12(6):447–53.
30. Erhard J, Lange R, Scherer R, et al. Comparison of histidine–tryptophan–ketoglutarate (HTK) solution versus University of Wisconsin (UW) solution for organ preservation in human liver transplantation. Transpl Int 1994;7:177–81.
31. Boggi U, Vistoli F, Del Chiaro M, et al. Pancreas preservation with University of Wisconsin and Celsior solutions: a single-centre, prospective, randomized study. Transplantation 2004;77(8):1186–90.
32. Cavallari A, Cillo U, Nardo B, et al. A multicenter pilot prospective study comparing Celsior and University of Wisconsin preserving solutions for use in liver transplantation. Liver Transpl 2003;9(8):814–21.
University of Wisconsin solution remains the ideal preservation solution.
33. Fridell JA, Agarwal A, Milgrom ML, et al. Comparison of histidine–tryptophan–ketoglutarate solution and University of Wisconsin solution for organ preservation in clinical pancreas transplantation. Transplantation 2004;77(8):1304–6.
34. Moen J, Claesson K, Pienaar H, et al. Preservation of dog liver, kidney, and pancreas using the Belzer-UW solution with a high-sodium and low-potassium content. Transplantation 1989;47(6):940–5.
35. Baatard R, Pradier F, Dantal J, et al. Prospective randomized comparison of University of Wisconsin and UW-modified, lacking hydroxyethyl-starch, cold-storage solutions in kidney transplantation. Transplantation 1993;55(1):31–5.
36. Opelz G, Dohler B. Multicenter analysis of kidney preservation. Transplantation 2007;83(3):247–53.
37. van der Plaats A, t'Hart NA, Morariu AM, et al. Effect of University of Wisconsin organ-preservation solution on haemorheology. Transpl Int 2004;17(5):227–33.
38. Pedotti P, Cardillo M, Rigotti P, et al. A comparative prospective study of two available solutions for kidney and liver preservation. Transplantation 2004;77(10):1540–5.
39. Eugene M. Polyethyleneglycols and immunocamouflage of the cells tissues and organs for transplantation. Cell Mol Biol (Noisy-le-grand) 2004;50(3):209–15.
40. Zheng TL, Lanza RP, Soon-Shiong P. Prolonged pancreas preservation using a simplified UW solution containing polyethylene glycol. Transplantation 1991;51(1):63–6.
41. Itasaka H, Burns W, Wicomb WN, et al. Modification of rejection by polyethylene glycol in small bowel transplantation. Transplantation 1994;57(5):645–8.
42. Ben Abdennebi H, Steghens J-P, Hadj-Aissa A, et al. A preservation solution with polyethylene glycol and calcium: a possible multiorgan liquid. Transpl Int 2002;15(7):348–54.
43. Badet L, Petruzzo P, Lefrancois N, et al. Kidney preservation with IGL-1 solution: a preliminary report. Transplant Proc 2005;37(1):308–11.

44. Ben Mosbah I, Roselló-Catafau J, Franco-Gou R, et al. Preservation of steatotic livers in IGL-1 solution. Liver Transpl 2006;12(8):1215–23.

45. Belzer F, Ashby BS, Dunphy JE. 24-hour and 72-hour preservation of canine kidneys. Lancet 1967;2(7515):536–8.

46. Belzer FO, Ashby BS, Gulyassy PF, et al. Successful seventeen-hour preservation and transplantation of human-cadaver kidney. N Engl J Med 1968;278(11):608–10.

47. Moers C, Smits JM, Maathuis MHJ, et al. Machine perfusion or cold storage in deceased-donor kidney transplantation. N Engl J Med 2009;360(1):7–19.

48. Watson CJE, Wells AC, Roberts RJ, et al. Cold machine perfusion versus static cold storage of kidneys donated after cardiac death: a UK multicenter randomized controlled trial. Am J Transplant 2010;10(9):1991–9.

49. Guarrera JV, Henry SD, Samstein B, et al. Hypothermic machine preservation in human liver transplantation: the first clinical series. Am J Transplant 2010;10(2):372–81.

50. Guarrera JV, Polyak M, Arrington BO, et al. Pulsatile machine perfusion with Vasosol solution improves early graft function after cadaveric renal transplantation. Transplantation 2004;77(8):1264–8.

51. Stevens RB, Skorupa JY, Rigley TH, et al. Increased primary non-function in transplanted deceased-donor kidneys flushed with histidine–tryptophan–ketoglutarate solution. Am J Transplant 2009;9(5):1055–62.

52. Faenza A, Catena F, Nardo B, et al. Kidney preservation with University of Wisconsin and Celsior solution: a prospective multicenter randomized study. Transplantation 2001;72(7):1274–7.

53. Montalti R, Nardo B, Capocasale E, et al. Kidney transplantation from elderly donors: a prospective randomized study comparing celsior and UW solutions. Transplant Proc 2005;37(6):2454–5.

54. Codas R, Petruzzo P, Morelon E, et al. IGL-1 solution in kidney transplantation: first multi-center study. Clin Transplant 2009;23(3):337–42.

55. Moers C, Pirenne J, Paul A, et al. Machine perfusion or cold storage in deceased-donor kidney transplantation. N Engl J Med 2012;366(8):770–1.

56. Kokkinos C, Antcliffe D, Nanidis T, et al. Outcome of kidney transplantation from nonheart-beating versus heart-beating cadaveric donors. Transplantation 2007;83(9):1193–9.

57. Jochmans I, Moers C, Smits JM, et al. Machine perfusion versus cold storage for the preservation of kidneys donated after cardiac death: a multicenter, randomized, controlled trial. Ann Surg 2010;252(5):756–62.

58. Hosgood SA, Mohamed IH, Bagul A, et al. Hypothermic machine perfusion after static cold storage does not improve the preservation condition in an experimental porcine kidney model. Br J Surg 2011;98:943–50.

59. Alvarez J, del Barrio R, Arias J, et al. Non-heart-beating donors from the streets: an increasing donor pool source. Transplantation 2000;70(2):314–7.

60. Alvarez J, del Barrio MR, Arias J, et al. Five years of experience with non-heart-beating donors coming from the streets. Transplant Proc 2002;34(7):2589–90.

61. Sanchez-Fructuoso AI, Prats D, Torrente J, et al. Renal transplantation from non-heart beating donors: a promising alternative to enlarge the donor pool. J Am Soc Nephrol 2000;11(2):350–8.

62. Fieux F, Losser M-R, Bourgeois E, et al. Kidney retrieval after sudden out of hospital refractory cardiac arrest: a cohort of uncontrolled non heart beating donors. Crit Care 2009;13(4):R141.

63. Valero R, Cabrer C, Oppenheimer F, et al. Normothermic recirculation reduces primary graft dysfunction of kidneys obtained from non-heart-beating donors. Transpl Int 2000;13(4):303–10.

64. Metzger RA, Delmonico FL, Feng S, et al. Expanded criteria donors for kidney transplantation. Am J Transplant 2003;3(Suppl. 4):114–25.

65. Treckmann J, Moers C, Smits J, et al. Machine perfusion versus cold storage for preservation of kidneys from expanded criteria donors after brain death. Transpl Int 2011;24(6):548–54.

66. Abboud I, Antoine C, Gaudez F, et al. Pulsatile perfusion preservation for expanded-criteria donors kidneys: impact on delayed graft function rate. Int J Artif Organs 2011;34(6):513–8.

67. Moers C, Varnav OC, van Heurn E, et al. The value of machine perfusion perfusate biomarkers for predicting kidney transplant outcome. Transplantation 2010;90(9):966–73.

68. Kay MD, Hosgood SA, Harper SJF, et al. Static normothermic preservation of renal allografts using a novel nonphosphate buffered preservation solution. Transpl Int 2007;20(1):88–92.

69. Schreinemachers MC, Doorschodt BM, Florquin S, et al. Improved preservation and microcirculation with POLYSOL after transplantation in a porcine kidney autotransplantation model. Nephrol Dial Transplant 2009;24(3):816–24.

70. Schreinemachers MC, Doorschodt BM, Florquin S, et al. Improved renal function of warm ischemically damaged kidneys using Polysol. Transplant Proc 2009;41(1):32–5.

71. Treckmann JW, Paul A, Saad S, et al. Primary organ function of warm ischaemically damaged porcine kidneys after retrograde oxygen persufflation. Nephrol Dial Transplant 2006;21(7):1803–8.

72. Treckmann J, Nagelschmidt M, Minor T, et al. Function and quality of kidneys after cold storage, machine perfusion, or retrograde oxygen persufflation: results from a porcine autotransplantation model. Cryobiology 2009;59(1):19–23.

73. Manekeller S, Leuvenink H, Sitzia M, et al. Oxygenated machine perfusion preservation of predamaged kidneys with HTK and Belzer machine perfusion solution: an experimental study in pigs. Transplant Proc 2005;37(8):3274–5.

74. Maathuis MH, Manekeller S, van der Plaats A, et al. Improved kidney graft function after preservation using a novel hypothermic machine perfusion device. Ann Surg 2007;246(6):982–91.

75. Buchs J-B, Lazeyras F, Ruttimann R, et al. Oxygenated hypothermic pulsatile perfusion versus cold static storage for kidneys from non heart-beating donors tested by in-line ATP resynthesis to establish a strategy of preservation. Perfusion 2011;26(2):159–65.

76. Koetting M, Frotscher C, Minor T. Hypothermic reconditioning after cold storage improves post-ischemic graft function in isolated porcine kidneys. Transpl Int 2010;23(5):538–42.

77. Thuillier R, Dutheil D, Trieu MT, et al. Supplementation with a new therapeutic oxygen carrier reduces chronic fibrosis and organ dysfunction in kidney static preservation. Am J Transplant 2011;11(9):1845–60.

78. Magliocca JF, Magee JC, Rowe SA, et al. Extracorporeal support for organ donation after cardiac death effectively expands the donor pool. J Trauma 2005;58(6):1095–102.

79. Farney AC, Singh RP, Hines MH, et al. Experience in renal and extrarenal transplantation with donation after cardiac death donors with selective use of extracorporeal support. J Am Coll Surg 2008;206(5):1028–37.

80. Lee C-Y, Tsai M-K, Ko W-J, et al. Expanding the donor pool: use of renal transplants from non-heart-beating donors supported with extracorporeal membrane oxygenation. Clin Transplant 2005;19(3):383–90.

81. Regner KR, Nilakantan V, Ryan RP, et al. Protective effect of Lifor solution in experimental renal ischemia–reperfusion injury. J Surg Res 2010;164(2):e291–7.

82. Gage F, Leeser DB, Porterfield NK, et al. Room temperature pulsatile perfusion of renal allografts with Lifor compared with hypothermic machine pump solution. Transplant Proc 2009;41(9):3571–4.

83. Brasile L, Stubenitsky BM, Booster MH, et al. Overcoming severe renal ischemia: the role of ex vivo warm perfusion. Transplantation 2002;73(6):897–901.

84. Harper SJF, Hosgood SA, Waller HL, et al. The effect of warm ischemic time on renal function and injury in the isolated hemoperfused kidney. Transplantation 2008;86(3):445–51.

85. Bagul A, Hosgood SA, Kaushik M, et al. Experimental renal preservation by normothermic resuscitation perfusion with autologous blood. Br J Surg 2008;95(1):111–8.

86. Hosgood SA, Nicholson ML. First in man renal transplantation after ex vivo normothermic perfusion. Transplantation 2011;92(7):735–8.

87. Hosgood SA, Nicholson ML. The first clinical series of normothermic perfusion in marginal donor kidney transplantation. In: 15th Annual Congress of the British Transplantation Society. Glasgow; 2012. p. 80.

88. Thuillier R, Giraud S, Favreau F, et al. Improving long-term outcome in allograft transplantation: role of ionic composition and polyethylene glycol. Transplantation 2011;91(6):605–14.

89. Stewart ZA, Cameron AM, Singer AL, et al. Histidine–Tryptophan–Ketoglutarate (HTK) is associated with reduced graft survival in deceased donor livers, especially those donated after cardiac death. Am J Transplant 2009;9:286–93.

90. Todo S, Nery J, Yanaga K, et al. Extended preservation of human liver grafts with UW solution. JAMA 1989;261(5):711–4.

91. Kalayoglu M, Sollinger HW, Stratta RJ, et al. Extended preservation of the liver for clinical transplantation. Lancet 1988;1(8586):617–9.

92. Badger IL, Michell ID, Buist LJ, et al. Human hepatic preservation using Marshall's solution and University of Wisconsin solution in a controlled, prospective trial. Transplant Proc 1990;22(5):2183–4.

93. Pokorny H, Rasoul-Rockenschaub S, Langer F, et al. Histidine–tryptophan–ketoglutarate solution for organ preservation in human liver transplantation – A prospective multi-centre observation study. Transpl Int 2004;17(5):256–60.

94. Meine MH, Zanotelli ML, Neumann J, et al. Randomized clinical assay for hepatic grafts preservation with University of Wisconsin or histidine–tryptophan–ketoglutarate solutions in liver transplantation. Transplant Proc 2006;38(6):1872–5.

95. Avolio AW, Agnes S, Nure E, et al. Comparative evaluation of two perfusion solutions for liver preservation and transplantation. Transplant Proc 2006;38(4):1066–7.

96. Mangus RS, Tector AJ, Agarwal A, et al. Comparison of histidine–tryptophan–ketoglutarate solution (HTK) and University of Wisconsin solution (UW) in adult liver transplantation. Liver Transpl 2006;12(2):226–30.

97. Mangus RS, Fridell JA, Vianna RM, et al. Comparison of histidine–tryptophan–ketoglutarate solution and University of Wisconsin solution in extended criteria liver donors. Liver Transpl 2008;14(3):365–73.

98. Rayya F, Harms J, Martin AP, et al. Comparison of histidine–tryptophan–ketoglutarate solution and University of Wisconsin solution in adult liver transplantation. Transplant Proc 2008;40(4):891–4.

99. Dondero F, Paugam-Burtz C, Danjou F, et al. A randomized study comparing IGL-1 to the University of Wisconsin preservation solution in liver transplantation. Ann Transplant 2010;15(4):7–14.

100. Nardo B, Catena F, Cavallari G, et al. Randomized clinical study comparing UW and Celsior solution in liver preservation for transplantation: preliminary results. Transplant Proc 2001;33(1–2):870–2.

101. Lama C, Rafecas A, Figueras J, et al. Comparative study of Celsior and Belzer solutions for hepatic graft preservation: preliminary results. Transplant Proc 2002;34(1):54–5.

102. Lopez-Andujar R, Deusa S, Montalva E, et al. Comparative prospective study of two liver graft preservation solutions: University of Wisconsin and Celsior. Liver Transpl 2009;15(12):1709–17.

103. Garcia-Gil FA, Serrano MT, Fuentes-Broto L, et al. Celsior versus University of Wisconsin preserving solutions for liver transplantation: postreperfusion syndrome and outcome of a 5-year prospective randomized controlled study. World J Surg 2011;35(7):1598–607.

104. Nardo B, Bertelli R, Montalti R, et al. Preliminary results of a clinical randomized study comparing Celsior and HTK solutions in liver preservation for transplantation. Transplant Proc 2005;37(1):320–2. There are very similar results between UW and Celsior for liver transplantation.

105. Guarrera JV, Henry SD, Chen SWC, et al. Hypothermic machine preservation attenuates ischemia/reperfusion markers after liver transplantation: preliminary results. J Surg Res 2011;167(2):e365–73.

106. Bessems M, Doorschodt BM, van Marle J, et al. Improved machine perfusion preservation of the non-heart-beating donor rat liver using Polysol: a new machine perfusion preservation solution. Liver Transpl 2005;11(11):1379–88.

107. Abt P, Crawford M, Desai N, et al. Liver transplantation from controlled non-heart-beating donors: an increased incidence of biliary complications. Transplantation 2003;75(10):1659–63.

108. Foley DP, Fernandez LA, Leverson G, et al. Donation after cardiac death: the University of Wisconsin experience with liver transplantation. Ann Surg 2005;242(5):724–31.

109. Muiesan P, Girlanda R, Jassem W, et al. Single-center experience with liver transplantation from controlled non-heartbeating donors: a viable source of grafts. Ann Surg 2005;242(5):732–8.

110. Casavilla A, Ramirez C, Shapiro R, et al. Experience with liver and kidney allografts from non-heart-beating donors. Transplant Proc 1995;27(5):2898.

111. Otero A, Gomez-Gutierrez M, Suarez F, et al. Liver transplantation from Maastricht category 2 non-heart-beating donors. Transplantation 2003;76(7):1068–73.

112. Fondevila C, Hessheimer AJ, Ruiz A, et al. Liver transplant using donors after unexpected cardiac death: novel preservation protocol and acceptance criteria. Am J Transplant 2007;7(7):1849–55.

113. Jimenez-Galanes S, Meneu-Diaz MJC, et al. Liver transplantation using uncontrolled non-heart-beating donors under normothermic extracorporeal membrane oxygenation. Liver Transpl 2009;15(9):1110–8.

114. Pienaar BH, Lindell SL, Van Gulik T, et al. Seventy-two-hour preservation of the canine liver by machine perfusion. Transplantation 1990;49(2):258–60.

115. Lee CY, Jain S, Duncan HM, et al. Survival transplantation of preserved non-heart-beating donor rat livers: preservation by hypothermic machine perfusion. Transplantation 2003;76(10):1432–6.

116. Guarrera JV, Estevez J, Boykin J, et al. Hypothermic machine perfusion of liver allografts for transplantation: technical development in human discard and miniature swine models. Transplant Proc 2005;37:323–5.

117. Vekemans K, Van Pelt J, Komuta M, et al. Attempt to rescue discarded human liver grafts by end ischemic hypothermic oxygenated machine perfusion. Transplant Proc 2011;43(9):3455–9.

118. Manekeller S, Minor T. Possibility of conditioning predamaged grafts after cold storage: influences of oxygen and nutritive stimulation. Transpl Int 2006;19:667–74.

119. de Rougemont O, Breitenstein S, Leskosek B, et al. One hour hypothermic oxygenated perfusion (HOPE) protects nonviable liver allografts donated after cardiac death. Ann Surg 2009;250(5):674–83.

120. Luer B, Koetting M, Efferz P, et al. Role of oxygen during hypothermic machine perfusion preservation of the liver. Transpl Int 2010;23(9):944–50.

121. Dutkowski P, Furrer K, Tian Y, et al. Novel short-term hypothermic oxygenated perfusion (HOPE) system prevents injury in rat liver graft from non-heart beating donor. Ann Surg 2006;244(6):968–77.

122. Minor T, Koetting M, Kaiser G, et al. Hypothermic reconditioning by gaseous oxygen improves survival after liver transplantation in the pig. Am J Transplant 2011;11(12):2627–34.

123. Treckmann J, Minor T, Saad S, et al. Retrograde oxygen persufflation preservation of human livers: a pilot study. Liver Transpl 2008;14(3):358–64.

124. Koetting M, Kaiser G, Paul A, et al. Hypothermic reconditioning by gaseous oxygen improves survival after transplantation of marginally preserved livers in the pig. Am J Transplant 2011;11(12):2627–34.

125. Minor T, Putter C, Gallinat A, et al. Oxygen persufflation as adjunct in liver preservation (OPAL): study protocol for a randomized controlled trial. Trials 2011;12(1):234.

126. Stegemann J, Hirner A, Rauen U, et al. Gaseous oxygen persufflation or oxygenated machine perfusion with Custodiol-N for long-term preservation of ischemic rat livers? Cryobiology 2009;58(1):45–51.
127. Ijichi H, Taketomi A, Soejima Y, et al. Effect of hyperbaric oxygen on cold storage of the liver in rats. Liver Int 2006;26(2):248–53.
128. Odaira M, Aoki T, Miyamoto Y, et al. Cold preservation of the liver with oxygenation by a two-layer method. J Surg Res 2009;152(2):209–17.
129. Schön MR, Kollmar O, Wolf S, et al. Liver transplantation after organ preservation with normothermic extracorporeal perfusion. Ann Surg 2001;233(1):114–23.
130. Butler AJ, Rees MA, Wight DGD, et al. Successful extracorporeal porcine liver perfusion for 72 hr. Transplantation 2002;73(8):1212–8.
131. Imber CJ, St Peter SD, Lopez de Cenarruzabeitia I, et al. Advantages of normothermic perfusion over cold storage in liver preservation. Transplantation 2002;73(5):701–9.
132. St Peter SD, Imber CJ, Lopez I, et al. Extended preservation of non-heart-beating donor livers with normothermic machine perfusion. Br J Surg 2002;89(5):609–16.
133. Brockmann J, Reddy S, Coussios C, et al. Normothermic perfusion: a new paradigm for organ preservation. Ann Surg 2009;250(1):1–6.
134. Fondevila C, Hessheimer AJ, Maathuis MH, et al. Superior preservation of DCD livers with continuous normothermic perfusion. Ann Surg 2011;254(6):1000–7.
135. Tolboom H, Pouw RE, Izamis M-L, et al. Recovery of warm ischemic rat liver grafts by normothermic extracorporeal perfusion. Transplantation 2009;87(2):170–7.
136. Tolboom H, Izamis ML, Sharma N, et al. Subnormothermic machine perfusion at both 20°C and 30°C recovers ischemic rat livers for successful transplantation. J Surg Res 2012;175(1):149–56.
137. Jamieson RW, Zilvetti M, Roy D, et al. Hepatic steatosis and normothermic perfusion – preliminary experiments in a porcine model. Transplantation 2011;92(3):289–95.
138. Schneeberger S, Biebl M, Steurer W, et al. A prospective randomized multicenter trial comparing histidine–tryptophane–ketoglutarate versus University of Wisconsin perfusion solution in clinical pancreas transplantation. Transpl Int 2009;22(2):217–24.
139. Nicoluzzi J, Macri M, Fukushima J, et al. Celsior versus Wisconsin solution in pancreas transplantation. Transplant Proc 2008;40(10):3305–7.
140. Potdar S, Malek S, Eghtesad B, et al. Initial experience using histidine–tryptophan–ketoglutarate solution in clinical pancreas transplantation. Clin Transplant 2004;18(6):661–5.
141. Becker T, Ringe B, Nyibata M, et al. Pancreas transplantation with histidine–tryptophan–ketoglutarate (HTK) solution and University of Wisconsin (UW) solution: is there a difference? JOP 2007;8(3):304–11.
142. Agarwal A, Powelson JA, Goggins WC, et al. Organ preservation with histidine–tryptophan–ketogluatarate solution in clinical pancreas transplantation: an update of the Indiana University experience. Transplant Proc 2008;40(2):498–501.
143. Englesbe MJ, Moyer A, Kim DY, et al. Early pancreas transplant outcomes with histidine–tryptophan–ketoglutarate preservation: a multicenter study. Transplantation 2006;82(1):136–9.
144. Stewart ZA, Cameron AM, Singer AL, et al. Histidine–tryptophan–ketoglutarate (HTK) is associated with reduced graft survival in pancreas transplantation. Am J Transplant 2009;9(1):217–21.
145. Alonso D, Dunn TB, Rigley T, et al. Increased pancreatitis in allografts flushed with histidine–tryptophan–ketoglutarate solution: a cautionary tale. Am J Transplant 2008;8(9):1942–5.
146. Fridell JA, Mangus RS, Powelson JA. Histidine–tryptophan–ketoglutarate for pancreas allograft preservation: the Indiana University experience. Am J Transplant 2010;10(5):1284–9.
147. Boggi U, Coletti L, Vistoli F, et al. Pancreas preservation with University of Wisconsin and Celsior solutions. Transplant Proc 2004;36(3):563–5.
148. Manrique A, Jimenez C, Herrero ML, et al. Pancreas preservation with the University of Wisconsin versus Celsior solutions. Transplant Proc 2006;38(8):2582–4.
149. Gonzalez AM, Filho GJL, Pestana JOM, et al. Effects of Eurocollins solution as aortic flush for the procurement of human pancreas. Transplantation 2005;80(9):1269–74.
150. Kuroda Y, Kawamura T, Suzuki Y, et al. A new, simple method for cold storage of the pancreas using perfluorochemical. Transplantation 1988;46(3):457–60.
151. Matsumoto S, Kandaswamy R, Sutherland DE, et al. Clinical application of the two-layer (University of Wisconsin solution/perfluorochemical plus O_2) method of pancreas preservation before transplantation. Transplantation 2000;70(5):771–4.
152. Papas KK, Hering BJ, Guenther L, et al. Pancreas oxygenation is limited during preservation with the two-layer method. [Erratum appears in Transplant Proc 2006;38(4):1205] Transplant Proc 2005;37(8):3501–4.
153. Roskott AMC, Nieuwenhuijs VB, Dijkstra G, et al. Small bowel preservation for intestinal transplantation: a review. Transpl Int 2011;24(2):107–31.
154. Park PO, Haglund U, Bulkley GB, et al. The sequence of development of intestinal tissue injury after strangulation ischemia and reperfusion. Surgery 1990;107(5):574–80.

155. Cicalese L, Sileri P, Green M, et al. Bacterial translocation in clinical intestinal transplantation. Transplantation 2001;71(10):1414–7.

156. Abu-Elmagd K, Reyes J, Bond G, et al. Clinical intestinal transplantation: a decade of experience at a single center. Ann Surg 2001;234(3):404–17.

157. Wei L, Hata K, Doorschodt BM, et al. Experimental small bowel preservation using Polysol: a new alternative to University of Wisconsin solution, Celsior and histidine–tryptophan–ketoglutarate solution? World J Gastroenterol 2007;13(27):3684–91.

158. DeRoover A, De Leval L, Gilmaire J, et al. Luminal contact with University of Wisconsin solution improves human small bowel preservation. Transplant Proc 2004;36(2):273–5.

159. Olson DW, Jijon H, Madsen KL, et al. Human small bowel storage: the role for luminal preservation solutions. Transplantation 2003;76(4):709–14.

160. Fujimoto Y, Olson DW, Madsen KL, et al. Defining the role of a tailored luminal solution for small bowel preservation. Am J Transplant 2002;2(3):229–36.

161. Salehi P, Zhu L-F, Sigurdson GT, et al. Nutrient-related issues affecting successful experimental orthotopic small bowel transplantation. Transplantation 2005;80(9):1261–8.

162. Oltean M, Joshi M, Herlenius G, et al. Improved intestinal preservation using an intraluminal macromolecular solution: evidence from a rat model. Transplantation 2010;89(3):285–90.

163. Mangus RS, Tector AJ, Fridell JA, et al. Comparison of histidine–tryptophan–ketoglutarate solution and University of Wisconsin solution in intestinal and multivisceral transplantation. Transplantation 2008;86(2):298–302.

164. DeRoover A, de Leval L, Gilmaire J, et al. A new model for human intestinal preservation: comparison of University of Wisconsin and Celsior preservation solutions. Transplant Proc 2004;36(2):270–2.

165. Leuvenink HG, van Dijk A, Freund RL, et al. Luminal preservation of rat small intestine with University of Wisconsin or Celsior solution. Transplant Proc 2005;37(1):445–7.

166. Kuroda Y, Sakai T, Suzuki Y, et al. Small bowel preservation using a cavitary two-layer (University of Wisconsin solution/perfluorochemical) cold storage method. Transplantation 1996;61(3):370–3.

167. Tsujimura T, Salehi P, Walker J, et al. Ameliorating small bowel injury using a cavitary two-layer preservation method with perfluorocarbon and a nutrient-rich solution. Am J Transplant 2004;4(9):1421–8.

168. Zhu JZJ, Castillo EG, Salehi P, et al. A novel technique of hypothermic luminal perfusion for small bowel preservation. Transplantation 2003;76(1):71–6.

169. Guimaraes FAG, Taha MO, Simoes MJ, et al. Use of hyperbaric oxygenation in small bowel preservation for transplant. Transplant Proc 2006;38(6):1796–9.

第 7 章　肾移植最新发展趋势

Gabriel C. Oniscu　著
薛武军　石炳毅　陈江华　寿张飞　译

概述

在过去的五十年里，随着外科技术的发展、免疫抑制剂的开发应用以及移植术后管理的日益重视，急性排斥反应和移植失败率明显减少，移植患者长期存活得到较大改善，所有这一切使得肾移植取得了举世瞩目的成就。尽管肾移植领域还存在着诸多的社会和法律问题，但作为一种治疗肾衰竭的有效措施，肾移植已经得到了全世界的认可。最近几年，器官移植迎来了新一轮更严峻的挑战。据不完全统计，肾移植目前存在诸多问题，比如扩大标准的供者、DCD、具有挑战性伴随疾病的移植受者、与日俱增的移植等待受者和复杂的伦理难题。因此，我们目前的成就令人满意吗？答案是否定的。肾移植目前正处在一个演变和革新的阶段，我们需要继续为提供更好质量的器官，提供更多的移植机会和受者更好的长期存活而努力。

本章将讨论肾移植的新进展，并重点讨论患者在肾移植不同时期存在问题的目前处理和未来的发展趋势。

需求增加还是供给不足？

肾移植是肾替代治疗的最佳治疗方法。尽管透析质量及技术取得了显著改进，但是在受者生存时间及生存质量这两方面，肾移植仍然是优于透析治疗的最佳措施[1]。事实上，只有极少数患者不受益于移植[2]。而我们目前面临的问题是，几乎每一位开始透析的患者都渴望接受肾移植。这些年来，移植需求的不断升级是显而易见的，加入移植等待名单的患者数量超过了以往。在许多国家，人口老龄化的趋势也导致需要移植的患者数量增加。目前在英国等待移植的名单上，1/3 为 60 或 60 岁以上的患者，而且 25％的肾移植在这个年龄段实施（图 7.1）。类似的趋势也出现在美国，老年患者是等待名单上数目增长最快的群体。

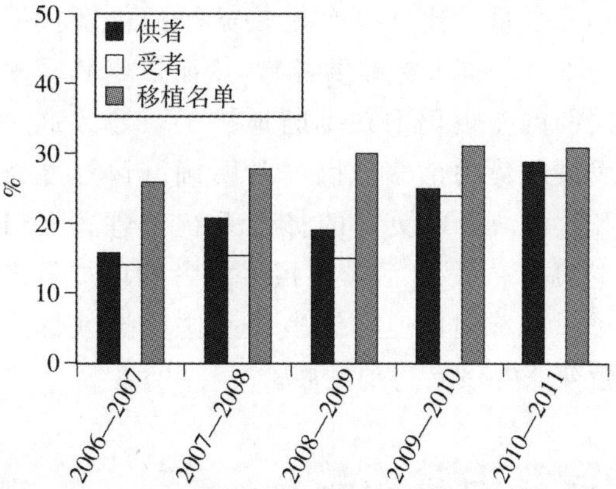

图 7.1　英国移植受者等待名单中患者年龄大于 60 岁所占的比例和已获得移植受者的比例（供者中的比例为对照）

遗憾的是，需求的升级并不意味着每个人都将成为一个移植受者。配给政策（公开或隐蔽的）导致相当数量的患者，尤其是老年人，并没有进入等待名单。尽管事实上存在一些显而易见的原因（如疾病负担），但对移植受者的评估仍存在着各种各样、不断变化的实际问题[3]，不可避免导致了在等待移植过程中不公平的存在。同样，伴随着等待时间延长，那些加入等候名单的患者需要更严谨的评估来确保他们当前的状态适合移植。不幸的是，等待名单上患者死亡率随着等待时间的延长而增高，其区间从 3%左右的年轻患者至大约 9%的 65 岁或以上的患者（美国数据）。这两个因素相互交织，导致了一个必然发生的问题，那就是当前的需求可能由于人为因素干涉而显得增多。多项研究表明，某些群体（如老年人）在列表上等待很长时间，移植机会随着等待时间延长而急剧减少。此外，由于没有等到肾移植，目前所有加入等待名单的 60 岁以上患者有 50%的死亡风险[4]。理论上，这些患者可以受益于移植，但现实中，他们的愿望因为名单的人为干涉而变得不可实现[5]。

在许多国家，可用的尸体捐献器官数量已经达到顶点，尽管我们一再提倡增加捐献数量，建立一个比较宽松的供者接受标准（如扩大标准供者），然而供给和需求之间的差距仍旧在不断地扩大。导致这一发展趋势的诸多原因非常明确（包括外伤死亡的减少、更好的神经系统护理、人口老龄化）。尽管活体移植给供者的增加带来了一些希望，但在许多国家这种捐献形式近年来并没有得到发展。

活体捐献的改革

在器官移植发展的早期，活体捐献就以惊人的速度在发展。在英国，这一发展趋势自 2008 年以来就十分明显，活体肾移植的数量已超过了以往四年的尸体捐献肾移植的总和。然而在其他国家，如美国，自 2004 年以来，活体捐献发展速度则相对平缓，每年大约完成 6 000 例。

> ✔ 目前肾移植发展的重点并没有完全集中在供给与需求方面（虽然被提上议事日程），而更多工作是通过改革来提高器官利用率和有效恢复器官质量，不仅要提高每一个移植器官的使用寿命，而且要使移植后各种不良反应的影响降至最低限度，如排斥反应、药物相关的并发症或移植肾带功能死亡（death with a functioning graft）。

20 世纪 90 年代末，外科技术的发展（在本章后面讨论）被认为是推动器官移植数量成指数增长的驱动力。然而，为了进一步发展，寻求新的推动器官移植发展策略是十分必要的。

在配偶和非亲属活体供者移植成功的报道之后，无偿捐献（非定向捐献）出现了[6]。这对评价活体供者引入了一个全新层次上的复杂的伦理难题。然而，超越伦理道德的挑战（动机、利他主义的本质、来自供者的情感利益），实践中人们普遍认为无偿捐献是有益的做法，供者获得尊重，社会上可以看到供者库中人数增加。无偿捐献肾被分配给一个在等待名单上与之相容的受者，可以使用以下分配模式之一进行分配：供者中心、受者中心和社会中心分配[7-8]。在供者中心设置中，肾分配给可能收益最大的受者；同时在受者中心的方案中，肾是分配给最需要的患者。社会中心模式把肾作为国家资源，如同任何尸体供肾都根据国家资源法则分配。

肾配对捐献是于 1986 年首次提出来的[9]，其目的是为了让两组配型不相容的供者与受者双方交换肾，从而使两个相容的肾获得移植。供受者配型不相容大约占不适合做肾移植病例的 35%～50%[10-11]，是活体移植进一步发展的一个重大障碍。

为了增加潜在捐献者和提高配型相容数目，配对捐献已经发展了多种交换形式。

配对交换在逻辑上比发现相容供受者更容易，更具挑战性，现在的配对交换可能包括三种（或更多）方式。另一个方案涉及尸体等待名单（列表配对捐献），即不相容的活体供者捐献给等待名单上的受者，作为回报，不相容受者在尸体供者等待名单上获得优先权[12]。一个替代配对交换方案（无偿不平衡配对肾交换）包括配型相容[13-14]。这些相容可能因为一些医学因素（发现更年轻的供者或更好的相容者）参加交换或利他主义的因素（帮助其他不相容配对）。尽管这种方法伦理上很复杂，但会使配对计划中移植数量增加 10%。

为了增加配对方案的灵活性以及增加潜在捐献者匹配运行，无偿捐献已和配对交换项目结合。在多米诺配对捐献中，无偿肾捐献者通过捐献肾给第一个受益者，而发起一连串配对。受者不相容捐献者可捐献到下一个相容受者，而已获得移植受者的捐献者将捐献给在国家等待名单上的受者，从而创建一个多米诺骨牌效应[7]。在尸体捐献列表的受者最终获得移植之前，这个方案可以扩展到包括多个中心，几个不相容的匹配[15]。另一种交错安排是异时扩展的无私供者（non-simultaneous extended altruistic donor，NEAD）链[16]。这是由多米诺配对捐献的一部分组成，除了最后一个捐献者在第一段（“桥供者”）被要求推后捐献，并且触发另一个连锁的部分。NEAD 链是偏离同时捐献配对交换的一个值得注意的配对方案。但到目前为止，还没有发生过由于捐献者因其不相容受者获得移植，而不愿意捐献导致的断链。这种新方法可使多个移植的等待时间缩短，但确实需要一个全新层次的供者源合作，而且所有这些必须处在一个和谐的道德环境中。

配对交换和无偿捐赠总结见图 7.2。

✔ 活体肾移植革新方法必须接受是否需要最大限度使用这种治疗形式。在最近一份无偿捐助链和受体脱敏报告中，一个涉及 13 例肾的交换配对已成功实施[17]。

不相容移植

上述研究进展比较前沿，但目前在配对交换方案中，对减少不相容可移植配对数的影响尚未完全阐明。在配对交换方案中，估计大约有 30% 的不相容配对不能进行移植。对于不相容配对患者，克服血型或致敏障碍是唯一的选择。尽管最初的研究结果并不理想，但是新的方案已经促进了 ABO 和 HLA 不相容移植的实施，并使移植受者获得了较好的移植效果。

ABO 不相容移植

成功的 ABO 不相容移植（ABO-incompatible transplantation，ABOi）发展于 20 世纪 80 年代。但由于免疫调节治疗的复杂性（包括脾切除手术），最初方案常具有较高的并发症发生率。此外，该方案抗体介导的排斥反应（antibody-mediated rejection，AMR）的发生率较高，且与 ABO 相容移植（ABO-compatible，ABOc）相比预后较差。因此，这种方法并没有得到普遍推广。然而对于 ABOi 受者，真正的生存情况应与依赖透析存活和尸体供者移植（假设可以获得一个供者）进行比较。

最近大多数研究报告表明：ABOi 与 ABOc 移植效果基本相当，且优于长期透析患者的效果。

ABOi 受者移植物失功在移植术后 14 天内发生率较高，超过这个时间点后移植物失功率差异无统计学意义（图 7.3a）。术后短期内快速增加的异型红细胞凝集素滴

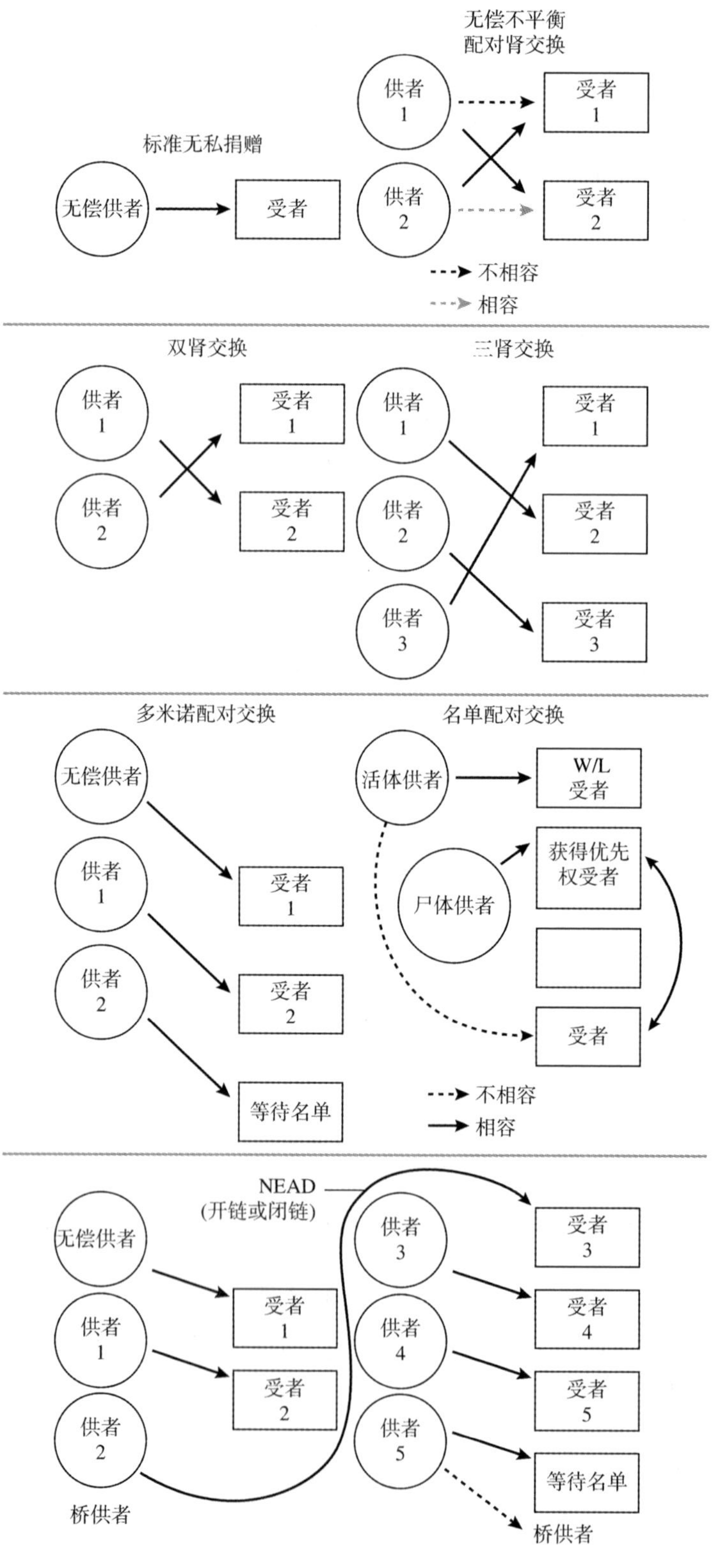

图 7.2　配对交换捐献和无偿捐献选择

度可能是导致移植物失功的原因。值得注意的是，这项研究结果发现在供者 A1（高风险移植）和 A2（低风险移植）两个亚型之间的结果基本无差异。在整个研究中，患者的存活率大体相似（图 7.3ⓑ）。

> 在美国移植受者科学登记（the Scientific Registry of Transplant Recipients，SRTR）数据库的一篇文献综述报告中[18]，738 例 ABOi 与 3 679 例 ABOc 移植受者的治疗效果基本相似。因此，对于准备移植的受者，ABOi 是可供选择的治疗方法。

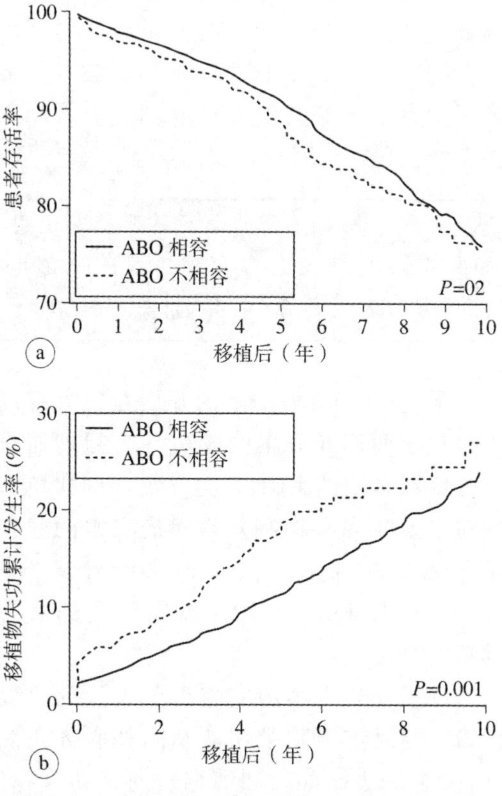

图 7.3　活体供肾移植术后受者存活率ⓐ和移植物失功率ⓑ在 ABO 不相容受者（虚线）与 ABO 相容匹配的对照组（实线）之间的比较。Reproduced from Montgomery JR，Berger JC，Warren DS et al. Outcomes of ABO－incompatible kidney transplantation in the United States. Transplantation 2012；93：603-9. With permission from Wolters Kluwer Health.

迄今为止，免疫调节的最佳方案尚未达成共识。因为 ABOi 并没有增加 AMR 和移植物失功的风险[19]，所以目前普遍接受的观点是不需要强效的免疫抑制方案和脾切除术。

清除或减少循环抗体是方案的重要组成部分，其总体目标是使抗-ABO 抗体滴度低于 16。血浆置换（plasma pheresis，PP）或双重滤过血浆置换可以达到这个目标。后者有一个血浆分离器用于第一次过滤，一个血浆分离器用于第二次过滤，从而减少补液的需求。另一种替代方法是采取免疫吸附法，使用合成的 ABO 抗原柱。该法具有抗体清除率高的优点，但是价格相对昂贵[20]。

为了预防抗-A 或抗-B 抗体滴度的反弹，移植后可能还需要进行血浆置换，直到移植物和受者产生相容性。移植术后治疗的次数根据最初的抗体滴度（表 7.1）和 AMR 的风险来确定。

在移植手术日期确定后，应采取个体化治疗计划，并制定确切的复诊次数。推荐程序包括隔日进行 PP（术前和术后的抗体水平测定），每 2 次 PP 期间应用免疫球蛋白治疗，第一次 PP 后开始应用他克莫司和霉酚酸酯（mycophenolate mofetil，MMF）。移植后继续进行诱导治疗与标准三联疗法（他克莫司、MMF 和皮质激素）。供选择的治疗方案有免疫吸附、静脉注射免疫球蛋白（intravenous immunoglobulin，IVIG）、抗-CD20 单克隆抗体和常规免疫抑制剂等，均可获得一些具有参考价值和可供比较的结果[20]。

上述治疗措施主要考虑问题之一是 AMR 的风险。这需要移植术后仔细监测和及时治疗。目前没有最理想的 AMR 治疗方法，但 PP 联合应用 IVIG 和抗-CD20 单克隆抗体的方案似乎被大家所认可[21]。

HLA 不相容移植

应用相似的理念，HLA 不相容患者移

植取得越来越多成功经验。致敏程度可以通过各种方法来确定（见第4章）。单抗原磁珠检测是最灵敏的检测方法，可用于测定较低强度的抗体，这种低强度的抗体通常比较容易治疗。另一方面，细胞毒交叉配型（最低敏感性检测）阳性确定的是最高抗体强度，这种高强度的抗体是很难治疗的。

表7.1 根据初始抗体滴度指导血浆置换治疗的次数

ABO抗体滴度	移植前治疗	移植后治疗
<16	2	2
16	2	2
32	3	3
64	4	3
128	5～6	3
256	7～8	4
512	9～10	4
1 024	10～12	4
>1 024	>15	5

前文已经描述了3种脱敏方法。无论接受活体或尸体供肾移植患者，应用大剂量IVIG（2g/kg）均是有效的，但需要输注4个月以上才能确保良好的效果[22]。

采用低剂量IVIG血浆置换疗法，联合或不联合利妥昔单抗（抗-CD20），可获得比较稳定的脱敏效果，降低AMR的发生率，但仅适用于活体供肾移植的受者[23]。

最后，IVIG联合利妥昔单抗治疗4周以上可获得良好的脱敏效果，患者可以接受活体或甚至尸体供者移植[24]。

尸体肾捐献的趋势

传统上，肾是最常捐献的器官。虽然器官捐献存在广泛的国际差异，并且在移植新兴国家尚存在一定发展潜力，但确切地说，DBD的数量在许多国家已经达到了极限，难以再度增加。人口统计资料的变化提示：外伤死亡人数减少和神经外科手术改进决定了这种趋势。此外，由于捐献者更可能是老年人和具有较多并发症患者，进而会导致更多的边缘器官被用于移植。

DCD的兴起正在弥补DBD器官的不足。在英国，目前1/3肾移植来自DCD捐献。这种增加并不足以代表现实工作中的捐献高潮，因为即便实施最多的DCD方案也只有大约20%～25%的潜在捐献者完成实际捐献[25]。与其他欧洲国家相比，英国DCD器官利用率最高，高达93%[26]。

在美国和欧洲10个国家，包括奥地利、比利时、捷克、法国、意大利、拉脱维亚、荷兰、西班牙、瑞士和英国均开展了DCD。在芬兰、德国、希腊、波兰、葡萄牙和卢森堡等其他6个欧洲国家，DCD尚未合法化。

> ✔ 死亡捐献最显著的国际差别是在使用DCDⅡ类捐献的西班牙和法国；而在其他国家的方案是基于DCDⅢ类捐献。

最近DCDⅡ类捐献的开展在很大程度上得益于西班牙方案的成功[27]。目前西班牙方案和早期的DCDⅡ类方案（例如英国的纽卡斯尔和莱斯特）之间最根本的区别是采用常温局部灌注（normothermic regional perfusion，NRP）以优化腹部器官的功能。

DCDⅡ类方案的实施需要大量的后勤保障，同时需要捐献团队和院外服务团队（救护车、法律部门和警察）的密切合作。移植团队和急诊科之间的密切合作更为关键。

DCDⅡ类捐献所面临的复杂伦理学问题已经引起广泛争议[28]，但是重申这样一个开放和敏感的问题还是非常重要的，在每个国家法律框架内和道德环境中都有可能使这些问题得到解决，并促进这一方案实施，从而获得实质性效益。

✔ 在美国，虽然仅有 7.6%的院外心脏停搏患者符合捐献的标准，但是，据估计每年仍可能会有 22000 例 DCDⅡ类潜在的捐献者[29]，这条捐献标准是：年龄小于 50 岁，跌倒后开始心肺复苏（cardiopulmonary resuscitation，CPR）的时间小于 15 分钟和心脏停搏后宣布死亡的时间小于 60 分钟。

目前，美国、苏格兰、意大利、荷兰、奥地利和比利时等国家正在探索类似于马德里或巴塞罗那的方案。

DCDⅡ类和Ⅲ类捐献者之间存在许多显著的差别。Ⅲ类主要是重症监护室患者，有广泛的不可逆脑损伤（不符合脑干死亡标准），存在不同程度的并发症和需要撤除生命支持治疗等。相比之下，DCDⅡ类捐献者通常更年轻，并发症较少，其死亡发生于不可逆转的灾难性后果和不可逆的心脏事件。

DCDⅢ类肾在濒死期遭受了热缺血，其在心肺活动停止和冷灌注之间达到高峰。这增加了 DGF 的风险，并会导致长期功能不良。

一项关于 9 000 多例肾移植（其中 845 例 DCD 受者）的研究表明，DCDⅢ类供肾移植 5 年移植肾存活率和功能情况与 DBD 比较基本相当。

研究结果表明：DCD 肾应缩短冷缺血时间尽早移植；应优先供给年龄相匹配的首次移植受者；HLA 匹配优先移植仅限于年轻患者。

✔ 然而，近期英国一项研究报告却与此相驳[30]，其结果显示 DGF 和热缺血时间对 DCD 肾移植效果并没有影响。

考虑到缺血性损伤，控制性的 DCD 捐献仅发生在从撤除生命支持治疗到濒死期这段很短的可控时间内[31]。

✔ 然而，最近的证据表明，若能考虑将这段时间延长到 4 小时，捐献者的数量可能会显著增加[25]。这项研究表明，濒死期时间长短均与结果不相关，同样，供者年龄、冷缺血时间也与移植效果不相关。

纳入这些捐助者的激励政策可能导致移植数量增加 20%，但这无疑是对后勤工作的挑战，因此必须对这个敏感话题进行讨论。

由于心脏骤停和心肺复苏开始期间没有血流，因此 DCDⅡ类捐献者也应考虑热缺血问题。此外，虽然心脏按压通过使用机械设备实现了器官低灌注状态，但这增加了进一步热缺血损伤的风险。大部分 DCDⅡ类研究报道强调 DCD 移植 DGF 发生率较高，但这似乎并没有影响移植物的长期效果[27,32−33]。

✔✔ 来自巴塞罗那的一项研究表明，常温保存优于其他的方法，DCD 临床效果与 DBD 捐献者基本相似，DGF 发生率较低[35]。

为了减少热缺血损害，多年来研究者采用各种原位保存的方法，包括用双球囊隔离腹部器官来实现原位冷保存和低温氧合血灌注技术进行体外支持等[22]。研究表明，采用这些灌注保存方法能获得与 DBD 肾相类似的结果，受者 DGF 的发生率明显降低[34]。最近，常温灌注含氧血被认为是保存腹部器官以及移植前评估其潜在功能更好的方法。

提高供肾质量

目前尸体器官捐献所面临的挑战，促使我们寻找新的方法——在移植前最大限度地保存、恢复和提高供肾功能的方法。

尽管器官保存在本书其他章节已有详细讨论，但还是有必要对这个领域近年来的进展和未来的发展方向做一个概述。

虽然单纯的低温保存方法还在继续使用，机器保存方法已越来越多地用于器官保存，特别是对于扩大标准供肾，它能保持对微循环持续的冲洗，带走代谢废物和维持相对较高的代谢率。一项纳入了672例肾移植患者的国际多中心研究显示持续低温机器灌注相比于单纯低温保存能降低DGF的发生风险和获得更好的1年移植肾功能[36]。

有研究提出在低温机器保存过程中加入氧可能会有益，但目前缺少足够的证据。

近年来有人提出常温保存是体外器官保存更好的选择，尽管在初始阶段需要有低温保存的过程[37]，常温保存有利于ATP含量维持和肾功能修复，但到目前为止缺少能支持其广泛应用的数据。

这是移植中快速发展的一个领域，尽管在过去十年间取得了巨大的进展，未来新的器官保存和功能恢复方法能使更多的器官被用于移植。

肾分配：新的原则，一样的挑战？

肾移植的高成功率和可用供肾的短缺造成了供需矛盾。平等、透明的器官分配政策能够在一定程度上缓解这种困境。

分配方法是移植相关法律体系、免疫学因素、预期结果、器官可获得性和成本等各方面综合交互作用的结果。多数情况下，这些方法在几十年前就已经发展形成，接下来无非是反复修改细节而不是激进地去重新设计新的方法。目前广泛认为过去的一些分配基本原则（如HLA配型等）已经变得不再那么重要。其他因素（如供者年龄、透析时间[38]、冷缺血时间[39]）会产生累积的不利影响。

达到效用、公平与利益之间的平衡是很难的任务，新的肾分配方法的出现正在努力完成此项壮举。一些提议所涉及的可能仅仅是单个因素（如年龄匹配）[40]，而其他的提议则可能需要通过复杂的统计过程去实现平等获取移植机会或减少带功能死亡[41,43]。

最近在美国，有人提议根据通过移植可获得的生存优势对移植等待者进行划分[44]。在这个系统中，肾根据移植相比于透析所获得的预期生存时间（LYFT）进行分配，因此能够使得每个捐献的肾结局最优化。

这个提议是典型的功利主义，此方法严重背离了公平和正义，将分配原则的重点从患者转移到了供肾的特征上，除了得到这些预测的方法学存在巨大的疑问外（如纳入分析的因素、预测的时间范围等）[45]，这个系统还会造成严重的不公平。受者年龄在LYFT的评分中占25%权重受到了广泛的批评，这是一种年龄歧视，使老年患者获得移植的机会进一步降低。更重要的是，除了患者年龄和肾病外，LYFT没有考虑受者并发症的因素，因此LYFT都无法准确判断谁能从移植中更多获益。

解决这些问题的一个方法是建立一个特殊的分配政策。如美国的边缘供肾项目，移植等待者表示愿意接受边缘供肾[46]；或者欧洲老年移植项目（Eurotransplant Senior Program，ESP），不管HLA配型如何，大于65岁的供肾分配给相似年龄的受者[47]。在ESP项目中，老年供肾的利用率提高1倍，并且老年受者等待移植的时间明显缩短。相比于标准的分配方法，尽管排斥反应的发生率升高了5%～10%，但是冷缺血时间缩短和DGF的发生率有所下降，生存率类似。

关于如何合理分配器官的争论远没有结束，供肾缺口不断增大，分配政策需通过多年更加严格的审查才会完善[48]。虽然如此，我们仍需继续努力去建立一个系统，能够最大限度地提高器官的利用率并减少浪费。

手术技术进展

供者手术

在过去的 50 年中，死亡供者供肾获取的手术方法没有太大的改变，但活体供肾者的手术技术取得显著进展。活体供者的手术方式由需要切除肋骨的开放手术，到微创开放性肾切除术（minimally invasive open nephrectomy，MIDN），发展到目前标准化的腹腔镜手术。自从 1995 年首次开展腹腔镜用于供肾切除术以来[49]，腹腔镜手术方法已有多次进展：完全腹腔镜供肾切除术（laparoscopic donor nephrectomy，LLN）、经腹手助腹腔镜供肾切除术（hand-assisted transperitoneal nephrectomy，HALDN）和经腹膜后手助腹腔镜供肾切除术（hand-assisted retroperitoneal technique，HARP）。尽管与开放手术相比，腹腔镜手术技术要求更高、手术时间更长，但术中出血量较少、术后镇痛需求较小、住院时间缩短、术后恢复及回归正常生活更快[50−52]。

几项随机对照试验及一项 meta 分析显示腹腔镜供肾切除术优于开放手术，两者在供者安全性和受者预后方面具有可比性，而接受腹腔镜手术的供者生活质量更高[52−54]。

✔✔ 腹腔镜供肾切除术用手助和不用手助之间没有差异[55]，但经腹膜后腹腔镜方法的作用需要进一步的探索[56]。

技术上的创新带来了机器人辅助腹腔镜供肾切除术（robotic-assisted laparoscopic donor nephrectomy，RALDN）[57]。尽管与标准腹腔镜手术相比，机器人手术具有一些公认的优势（三维视野、操作更灵巧和更精确），但由于成本昂贵，机器人手术仍局限在几个中心。

单孔腹腔镜手术（laparo-endoscopic single-site surgery，LESS）是腹腔镜供肾切除术方面最新的进展，可以使手术经脐单切口多通道进行。初步结果显示这种手术方式供者恢复更快，并且尽管因取肾造成的热缺血时间延长，但与标准腹腔镜手术相比，两者的移植预后是相当的[58]。

随着美容需求的提高，经阴道取肾术［经自然腔道内镜手术（natural orifice transluminal surgery，NOTRES）］已被报道用于腹腔镜[59]及机器人[60]供肾切除术。这种手术方式仍需要在医生和患者中得到更广泛的接受度。

随着腹腔镜手术的不断成熟，出现了一些手术奇迹，如以前认为高风险的多根血管[61]或切除右肾[62]手术不再是腹腔镜手术的相对禁忌，使这些供肾能够更好作为活体肾源。

植肾手术

在过去的 50 年中，植肾手术技术基本保持不变。目前手术方法能够安全分离、暴露血管和膀胱，患者在需要的时候仍可以继续进行腹膜透析，容易进行经皮移植肾穿刺活检，并且所有操作都能达到理想的疼痛控制要求，因此很难对目前的手术方法进行进一步改进。

受者微创手术技术的发展远慢于供者手术，这一点也不足为奇。有两个研究分别报道了机器人植肾手术[63]和腹腔镜植肾手术[64]，证明了技术上的可行性，但除了病态肥胖的患者可能有潜在获益，这两种手术方式更广泛的应用目前仍值得商榷。

免疫抑制剂的应用现状与挑战

自从环孢素应用于临床后，肾移植术后

急性排斥的发生率开始大幅下降。然而在最近几年中，急性排斥率的下降并未带来移植物长期预后的持续好转[65]，提示其他因素（如带功能死亡、药物肾毒性、依从性差、慢性免疫损伤）可能对肾移植的长期预后有重要影响。这引起治疗策略上的转变[66]，最近的几个临床试验集中在定制个体的方案化和优化使用目前可用的药物，以试图取得疗效和副作用之间的平衡。虽然钙调磷酸酶抑制剂（他克莫司和环孢素）仍是主流选择，但目前最流行的免疫抑制方案之一是通过增加 MMF 用量和抗体诱导治疗达到药物使用的最小化（减少 CNI 或激素用量）。ELITE-Symphony 研究[67]即是代表，与无抗体诱导的标准剂量环孢素方案或与其他两组（采用抗体诱导的低剂量环孢素方案或低剂量西罗莫司方案）相比，采用抗体诱导的低剂量他克莫司、MMF 和激素治疗方案显示出可获得更好的肾功能、更高的移植物存活率以及更低的急性排斥率。

尽管近来很多证据表明淋巴细胞清除剂如 R-ATG 和阿仑单抗效果更佳，尤其是可减少激素用量，但免疫诱导治疗药物的选择仍有争议。最近一个纳入 139 例高风险患者和 335 例低风险患者的研究[68]，比较了阿仑单抗和 R-ATG（高风险组）、巴利昔单抗（低风险组）的免疫诱导作用，研究中所有患者接受他克莫司、MMF 和早期撤除激素的免疫抑制方案。该研究显示阿仑单抗在低风险组中有明显低的术后 3 年排斥率，而在高风险组无差异。虽然在高风险组的主要终点指标无差异，阿仑单抗与 R-ATG 相比，具有更低的感染风险。

> ✔✔ 纳入 10 个 RCT、1223 例患者的 meta 分析[69]显示，与巴利昔单抗相比，阿仑珠单抗能够降低急性排斥风险，但与 R-ATG 比较无显著差异。

鉴于对其他预后指标（移植物失功、死亡和移植物功能延迟恢复）的影响相当，不同免疫诱导药物的选择还应综合考虑安全性和经济成本。

最小化免疫抑制方案的另一策略是完全停用 CNI 类药物。虽然权衡其有效性和安全性的尝试均以失败告终[70-71]，近来研究者又重燃了对这一方案的兴趣。来自 BENEFIT 研究的 3 篇独立报告表明，一种选择性共刺激通路阻断剂贝拉西普可能在避免 CNI 类药物肾毒性的同时提供足够的抗排斥治疗效果。

> ✔ 术后 1 年[72]及 3 年[73]研究报告显示，贝拉西普与以环孢素为基础的免疫抑制剂方案比较，可获得更好的肾功能和相似的患者与移植物生存率。

然而，研究显示贝拉西普组有更高的早期急性排斥发生率（1 年内）和移植后淋巴增生性疾病的发生率（移植后前 18 个月最高）。BENEFIT 的延伸研究还分析了 543 例扩大标准供者的肾移植受者，得到了相似的结果[74]。

在过去几年中，已经出现了一些仿制药替代品牌药物他克莫司、环孢素和 MMF 的应用。尽管这些药物声称具有相同的生物等效性（在健康人群中检测），但它们缺乏在移植患者中的明确数据来证实其临床等效性。鉴于此类药物窄的治疗窗和品种较多，临床医师较为自由的选择使用，尤其是仿制药和品牌药物间转换已经引起了较多的关注[75-76]。尽管如此，仿制药物低廉的价格仍然是选择的重要原因。

结论

过去几十年的努力使肾移植领域又涌现出许多新的、更为艰巨的挑战。这些挑战无论是科学研究还是临床实践都需要用创新的方法来应对，以更好地保持肾移植在移植学界的领先地位。实际上在许多方面，肾移植都走在创新的前沿，这些方法至少在一定程度上将提高器官的利用率、手术的普及性以及能继续保持良好的预后。

要点

- 对肾移植的需求增加导致更长的等待时间，这与更高的等待名单死亡率相关，尤其是老年患者。
- 对Ⅲ类 DCD 供者的接受标准更宽，且对Ⅱ类 DCD 供者的利用日益增加。涉及利他主义捐献者的创新配对交换改善了不相容移植。
- ABO 不相容移植达到了与 ABO 相容移植相当的成功率。
- 在改善器官保存和器官修复方面正在做出新的努力，这也会使器官利用增加。
- 肾分配在肾移植中仍然是一个争议点。

参考文献

1. Wolfe RA, Ashby VB, Milford EL, et al. Comparison of mortality in all patients on dialysis, patients on dialysis awaiting transplantation, and recipients of a first cadaveric transplant. N Engl J Med 1999;341(23):1725–30.
2. Oniscu GC, Brown H, Forsythe JL. How great is the survival advantage of transplantation over dialysis in elderly patients? Nephrol Dial Transplant 2004;19:945–51.
3. Akolekar D, Oniscu GC, Forsythe JL. Variations in the assessment practice for renal transplantation across the United Kingdom. Transplantation 2008;85:407–10.
4. Schold J, Srinivas TR, Sehgal AR, et al. Half of kidney transplant candidates who are older than 60 years now placed on the waiting list will die before receiving a deceased-donor transplant. Clin J Am Soc Nephrol 2009;4:1239–45.
5. Stevens KK, Woo YM, Clancy M, et al. Deceased donor transplantation in the elderly – are we creating false hope? Nephrol Dial Transplant 2011;26:2382–6.
6. Terasaki PI, Cecka JM, Gjertson DW, et al. High survival rates of kidney transplants from spousal and living unrelated donors. N Engl J Med 1995;333:333–6.
   A study that confirmed that unrelated living donor transplants have a better outcome than deceased donor transplants.
7. Montgomery RA, Gentry SE, Marks WH, et al. Domino paired kidney donation: a strategy to make best use of live non-directed donation. Lancet 2006;368:419–21.
8. Adams PL, Cohen DJ, Danovitch GM, et al. The non-directed live-kidney donor: ethical considerations and practice guidelines: A National Conference Report. Transplantation 2002;74:582–9.
9. Rapaport FT. The case for a living emotionally related international kidney donor exchange registry. Transplant Proc 1986;18:5–9.
10. Segev DL, Gentry SE, Warren DS, et al. Kidney paired donation and optimizing the use of live donor organs. JAMA 2005;293:1883–90.
11. de Klerk M, Witvliet MD, Haase-Kromwijk BJ, et al. A highly efficient living donor kidney exchange program for both blood type and crossmatch incompatible donor–recipient combinations. Transplantation 2006;82:1616–20.
12. Delmonico FL, Morrissey PE, Lipkowitz GS, et al. Donor kidney exchanges. Am J Transplant 2004;4:1628–34.
13. Gentry SE, Segev DL, Simmerling M, et al. Expanding kidney paired donation through participation by compatible pairs. Am J Transplant 2007;7:2361–70.
14. Ratner LE, Rana A, Ratner ER, et al. The altruistic unbalanced paired kidney exchange: proof of concept and survey of potential donor and recipient attitudes. Transplantation 2010;89:15–22.
15. Lee YJ, Lee SU, Chung SY, et al. Clinical outcomes of multicenter domino kidney paired donation. Am J Transplant 2009;9:2424–8.
16. Rees MA, Kopke JE, Pelletier RP, et al. A nonsimultaneous, extended, altruistic-donor chain. N Engl J Med 2009;360:1096–101.
    First report of a non-simultaneous living donor chain, triggered by altruistic donation.
17. The Washington Times. 13-way kidney transplant sets record, 14 December 2009.
18. Montgomery JR, Berger JC, Warren DS, et al. Outcomes of ABO-incompatible kidney transplantation in the United States. Transplantation 2012;93:603–9.

19. Montgomery RA, Locke JE, King KE, et al. ABO incompatible renal transplantation: a paradigm ready for broad implementation. Transplantation 2009;87:1246–55.

20. Genberg H, Kumlien G, Wennberg L, et al. Long-term results of ABO-incompatible kidney transplantation with antigen-specific immunoadsorption and rituximab. Transplantation 2007;84:S44–7.

21. Lefaucheur C, Nochy D, Andrade J, et al. Comparison of combination plasmapheresis/IVIg/anti-CD20 versus high-dose IVIg in the treatment of antibody-mediated rejection. Am J Transplant 2009;9:1099–107.

22. Jordan SC, Tyan D, Stablein D, et al. Evaluation of intravenous immunoglobulin as an agent to lower allosensitization and improve transplantation in highly sensitized adult patients with end-stage renal disease: report of the NIH IG02 trial. J Am SocNephrol 2004;15:3256–62.

23. Stegall MD, Gloor J, Winters JL, et al. A comparison of plasmapheresis versus high-dose IVIG desensitization in renal allograft recipients with high levels of donor specific alloantibody. Am J Transplant 2006;6:346–51.

24. Vo AA, Lukovsky M, Toyoda M, et al. Rituximab and intravenous immune globulin for desensitization during renal transplantation. N Engl J Med 2008;359:242–51.

25. Reid AW, Harper S, Jackson CH, et al. Expansion of the kidney donor pool by using cardiac death donors with prolonged time to cardiorespiratory arrest. Am J Transplant 2011;11:995–1005.

26. Domínguez-Gil B, Haase-Kromwijk B, Van Leiden H, et al. Current situation of donation after circulatory death in European countries. Transpl Int 2011;24:676–86.

27. Sánchez-Fructuoso AI, Marques M, Prats D, et al. Victims of cardiac arrest occurring outside the hospital: a source of transplantable kidneys. Ann Intern Med 2006;145:157–64.

28. Radcliffe Richards J. The ethics of transplants – why careless thought costs lives. Oxford University Press; 2012.

29. Childress JF, Liverman CT, editors. Institute of Medicine, Committee on Increasing Rates of Organ Donation, Organ donation: opportunities for action. Washington, DC: National Academies Press; 2006.

30. Summers DM, Johnson RJ, Allen J, et al. Analysis of factors that affect outcome after transplantation of kidneys donated after cardiac death in the UK: a cohort study. Lancet 2010;376:1303–11.

A 9000-patient cohort study demonstrating a comparable 5-year outcome between controlled DCD and DBD kidney transplants. Delayed graft function and warm ischaemic time do not appear to impact on the long-term outcome in DCD kidney recipients.

31. Reich DJ, Mulligan DC, Abt PL, et al. ASTS recommended practice guidelines for controlled donation after cardiac death organ procurement and transplantation. Am J Transplant 2009;9:2004–11.

32. Weber M, Dindo D, Demartines N, et al. Kidney transplantation from donors without a heartbeat. N Engl J Med 2002;347:248–55.

33. Abboud I, Viglietti D, Antoine C, et al. Preliminary results of transplantation with kidneys donated after cardiocirculatory determination of death: a French single-centre experience. Nephrol Dial Transplant 2012;27:2583–7.

34. Farney AC, Singh RP, Hines MH, et al. Experience in renal and extrarenal transplantation with donation after cardiac death donors with selective use of extracorporeal support. J Am Coll Surg 2008;206:1028–37.

35. Valero R, Cabrer C, Oppenheimer F, et al. Normothermic recirculation reduces primary graft dysfunction of kidneys obtained from non-heart-beating donors. Transpl Int 2000;13:303–10.

Study showing that kidneys retrieved with normothermic extracorporeal support have a low DGF and a comparable outcome with DBD kidneys.

36. Moers C, Smits JM, Maathuis MH, et al. Machine perfusion or cold storage in deceased-donor kidney transplantation. N Engl J Med 2009;360:7–19.

Randomised controlled trial showing a better outcome for hypothermic machine preservation compared with cold storage.

37. Hosgood SA, Nicholson ML. First in man renal transplantation after ex vivo normothermic perfusion. Transplantation 2011;92:735–8.

38. Meier-Kriesche HU, Kaplan B. Waiting time on dialysis as the strongest modifiable risk factor for renal transplant outcomes: a paired donor kidney analysis. Transplantation 2002;74:1377–81.

39. van der Vliet JA, Warlé MC, Cheung CL, et al. Influence of prolonged cold ischemia in renal transplantation. Clin Transplant 2011;25:E612–6.

40. Meier-Kriesche HU, Schold JD, Gaston RS, et al. Kidneys from deceased donors: maximizing the value of a scarce resource. Am J Transplant 2005;5:1725–30.

41. Johnson RJ, Fuggle SV, Mumford L, et al., Kidney Advisory Group of NHS Blood and Transplant. A New UK 2006 National Kidney Allocation Scheme for deceased heart-beating donor kidneys. Transplantation 2010;89:387–94.

42. Zenios SA, Wein LM, Chertow GM. Evidence-based organ allocation. Am J Med 1999;107:52–61.

43. Oniscu GC, Forsythe JLR. Allocation for transplantation: practical aspects and ethical dilemmas. In: Wiemar W, Bos MA, Bussbach JJ,

editors. Organ transplantation: ethical, legal and psychological aspects. Leigerich: Pabst Science Publishers; 2008.

44. Wolfe RA, McCullough KP, Schaubel DE, et al. Calculating life years from transplant (LYFT): methods for kidney and kidney–pancreas candidates. Am J Transplant 2008;8:997–1011.

45. Freeman RB, Matas AT, Henry M, et al. Moving kidney allocation forward: the ASTS perspective. Am J Transplant 2009;9:1501–6.

46. Metzger RA, Delmonico FL, Feng S, et al. Expanded criteria donors for kidney transplantation. Am J Transplant 2003;3(Suppl. 4):114–25.

47. Frei U, Noeldeke J, Machold-Fabrizii V, et al. Prospective age-matching in elderly kidney transplant recipients – a 5-year analysis of the Eurotransplant Senior Program. Am J Transplant 2008;8:50–7.

48. Reese PP, Caplan AL, Bloom RD, et al. How should we use age to ration health care? Lessons from the case of kidney transplantation. J Am Geriatr Soc 2010;58:1980–6.

49. Ratner LE, Ciseck LJ, Moore RG, et al. Laparoscopic live donor nephrectomy. Transplantation 1995;60: 1047–9.

50. Oyen O, Andersen M, Mathisen L, et al. Laparoscopic versus open living-donor nephrectomy: experiences from a prospective, randomized, single-center study focusing on donor safety. Transplantation 2005;79:1236–40.

51. Velidedeoglu E, Williams N, Brayman KL, et al. Comparison of open, laparoscopic, and hand-assisted approaches to live-donor nephrectomy. Transplantation 2002;74:169–72.

52. Kok NF, Lind MY, Hansson BM, et al. Comparison of laparoscopic and mini incision open donor nephrectomy: single blind, randomised controlled clinical trial. Br Med J 2006;333:221.
Randomised controlled trial confirming superiority of laparoscopic approach compared to open nephrectomy.

53. Nanidis TG, Antcliffe D, Kokkinos C, et al. Laparoscopic versus open live donor nephrectomy in renal transplantation: a meta-analysis. Ann Surg 2008;247:58–70.

54. Wolf Jr JS, Merion RM, Leichtman AB, et al. Randomized controlled trial of hand-assisted laparoscopic versus open surgical live donor nephrectomy. Transplantation 2001;72:284–90.

55. Bargman V, Sundaram CP, Bernie J, et al. Randomized trial of laparoscopic donor nephrectomy with and without hand assistance. J Endourol 2006;20:717–22.
Randomised controlled trial showing no difference between the total laparoscopic and hand-assisted laparoscopic approaches.

56. Buell JF, Abreu SC, Hanaway MJ, et al. Right donor nephrectomy: a comparison of hand-assisted transperitoneal and retroperitoneal laparoscopic approaches. Transplantation 2004;77:521–5.

57. Horgan S, Vanuno D, Sileri P, et al. Robotic-assisted laparoscopic donor nephrectomy for kidney transplantation. Transplantation 2002;73:1474–9.

58. Canes D, Berger A, Aron M, et al. Laparo-endoscopic single site (LESS) versus standard laparoscopic left donor nephrectomy: matched-pair comparison. Eur Urol 2010;57:95–101.

59. Allaf ME, Singer A, Shen W, et al. Laparoscopic live donor nephrectomy with vaginal extraction: initial report. Am J Transplant 2010;10:1473–7.

60. Pietrabissa A, Abelli M, Spinillo A, et al. Robotic-assisted laparoscopic donor nephrectomy with transvaginal extraction of the kidney. Am J Transplant 2010;10:2708–11.

61. Hsu TH, Su LM, Ratner LE, et al. Impact of renal artery multiplicity on outcomes of renal donors and recipients in laparoscopic donor nephrectomy. Urology 2003;61:323–7.

62. Minnee RC, Bemelman WA, Maartense S, et al. Left or right kidney in hand-assisted donor nephrectomy? A randomized controlled trial. Transplantation 2008;85:203–8.

63. Giulianotti P, Gorodner V, Sbrana F, et al. Robotic transabdominal kidney transplantation in a morbidly obese patient. Am J Transplant 2010;10:1478–82.

64. Modi P, Rizvi J, Pal B, et al. Laparoscopic kidney transplantation: an initial experience. Am J Transplant 2011;11:1320–4.

65. Meier-Kriesche HU, Schold JD, Srinivas TR, et al. Lack of improvement in renal allograft survival despite a marked decrease in acute rejection rates over the most recent era. Am J Transplant 2004;4: 378–83.

66. Pascual M, Theruvath T, Kawai T, et al. Strategies to improve long-term outcomes after renal transplantation. N Engl J Med 2002;346:580–90.

67. Ekberg H, Tedesco-Silva H, Demirbas A, et al., ELITE-Symphony Study. Reduced exposure to calcineurin inhibitors in renal transplantation. N Engl J Med 2007;357:2562–75.
The largest immunosuppressive study in renal transplantation that showed a superiority of tacrolimus/MMF with induction regimen in preserving renal function and kidney survival with low acute rejection rates.

68. Hanaway MJ, Woodle ES, Mulgaonkar S, et al., INTAC Study Group. Alemtuzumab induction in renal transplantation. N Engl J Med 2011; 364:1909–19.
Prospective randomised controlled study demonstrating superiority of alemtuzumab over basiliximab in low-risk transplant and equivalence with antithymocyte globulin in high-risk patients.

69. Morgan RD, O'Callaghan JM, Knight SR, et al. Alemtuzumab induction therapy in kidney transplantation: a systematic review and meta-analysis. Transplantation 2012;May 31. Epub ahead of print.

70. Vincenti F, Ramos E, Brattstrom C, et al. Multicenter trial exploring calcineurin inhibitors avoidance in renal transplantation. Transplantation

2001;71:1282–7.

71. Larson TS, Dean PG, Stegall MD, et al. Complete avoidance of calcineurin inhibitors in renal transplantation: a randomized trial comparing sirolimus and tacrolimus. Am J Transplant 2006;6:514–22.

72. Vincenti F, Charpentier B, Vanrenterghem Y, et al. A phase III study of belatacept-based immunosuppression regimens versus cyclosporine in renal transplant recipients (BENEFIT study). Am J Transplant 2010;10:535–46.

73. Vincenti F, Larsen CP, Alberu J, et al. Three-year outcomes from BENEFIT, a randomized, active-controlled, parallel-group study in adult kidney transplant recipients. Am J Transplant 2012;12:210–7.

74. Pestana JO, Grinyo JM, Vanrenterghem Y, et al. Three-year outcomes from BENEFIT-EXT: a phase III study of belatacept versus cyclosporine in recipients of extended criteria donor kidneys. Am J Transplant 2012;12:630–9.

75. Sabatini S, Ferguson RM, Helderman JH, et al. Drug substitution in transplantation: a National Kidney Foundation White Paper. Am J Kidney Dis 1999;33:389–97.

76. Harrison JJ, Schiff JR, Coursol CJ, et al. Generic immunosuppression in solid organ transplantation: a Canadian perspective. Transplantation 2012;93:657–65.

第 8 章 肝移植

James J. Pomposelli • Mary Ann Simpson • Caroline J. Simon • Elizabeth A. Pomfret 著
郑树森 徐 骁 吴 健 俞 军 奚 斌 译

概述

过去的六十余年间，肝移植从一种预后较差的危险术式逐渐成为终末期肝病的标准治疗手段。自美国 Thomas Starzl 医生和英国 Roy Calne 医生首次尝试开始，肝移植从一个实验性的、鲜有成功挽救终末期肝病患者使其获得长期生存的治疗方法，发展成为一项医学中 1 年生存率超过 90％的技术（图 8.1）[1-3]。目前外科技术的不断进展、免疫抑制方案的改进、术后管理的改善以及受者选择的优化，使得越来越多患者从移植中获益。然而许多国家潜在供者的不增和（或）减少，致使移植等待名单中患者死亡率上升。在美国许多地区，该死亡率增加了 20％，使得器官短缺这一问题显得尤为突出。肝移植在相对短暂的历史中，虽已被证实取得了巨大的成功，但在许多肝病中，并不能将其作为首选治疗方式。在这个器官短缺的时代，了解以下几点是非常重要的：肝移植的适应证和禁忌证；当前与将来器官分配系统的变化；增加供者来源的方法，如劈裂式或活体肝移植、使用扩大标准供者和无心搏供者的器官。

起草本书的时候，美国有将近 17 000 名患者在等待肝移植。在纳入等待名单之前，所有患者均经过广泛的医学和社会心理学评估。大部分程序都采取多学科会诊的方式来评估潜在肝移植受者，通常涉及肝病学、外科、麻醉、传染病、精神病、社会工作、移植后护理和经济/保险等多个领域。在将患者纳入移植名单前，必要时参照其他学科会诊意见，如心脏病学、肺病学、神经病学、肾病学等。每一个患者完成所有检查后都会被提交到多学科委员会，通过投票决定接受或者拒绝将其纳入移植名单，或延期至所有信息完善，正如最佳筛选试验的过程。在美国，被接收的患者名单会在器官分享联合网站（United Network for Organ Sharing，UNOS）列出，并按照他们的终末期肝病模型（Model for End-Stage Liver Disease，MELD）评分[4-5]进行供者器官分配。目前较为认可的肝移植适应证列表在框 8.1 中展示。

在包括美国在内的许多国家，MELD 评分已成为用于分配供者肝的参考工具，一个简要的 MELD 评分的回顾是必要的。最早由梅奥医学中心开始应用，MELD 评分是综合患者的血清胆红素、血清肌酐和国际标准化凝血酶原时间比值（INR）来预测生存率[6]。它根据以下方程式来计算：

MELD＝3.78［ln 血清胆红素（mg/dl）］＋11.2（lnINR）＋9.57［ln 血清肌酐（mg/dl）］＋6.43

器官获取与移植网（Organ Procurement and Transplantation Network，OPTN）/器官分享联合网对该评分做出如下调整[7]：

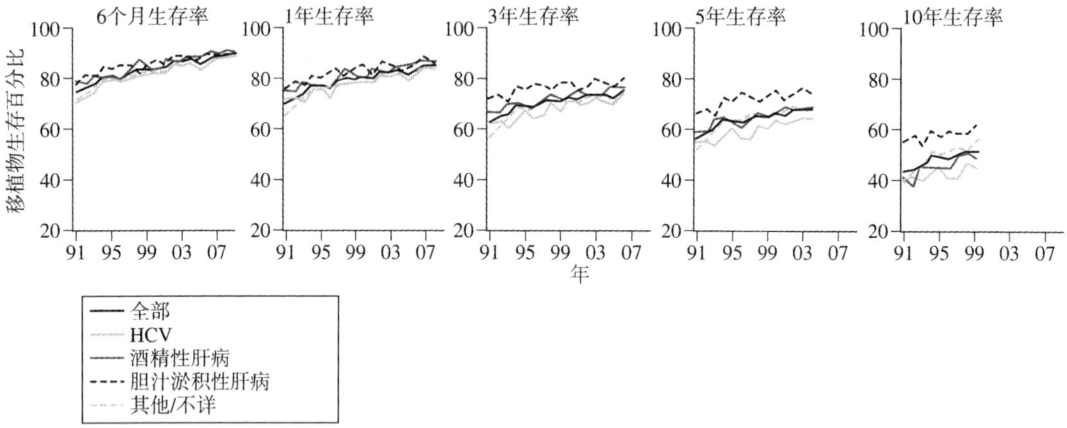

图 8.1 OPTN 数据显示了不同肝病患者移植术后 6 个月至 10 年的生存率。胆汁淤积性肝病（原发性胆汁性肝硬化和原发性硬化性胆管炎）的移植受者生存率上升

• 如果该患者在最近 7 天内进行过两次透析，那么其血清肌酐评分应为 4.0。

• 任何低于 1 的数值均视为 1（如胆红素为 0.8，在评分计算中按 1.0 使用）以防止出现评分低于 0 的计算结果（1 的自然对数是 0，任何低于 1 的数值将会得到一个负数结果）。

对于诊断为肝细胞性肝癌（hepatocellular carcinoma，HCC）二期的患者，其初始 MELD 较低，为了增加移植机会，这些患者被赋予额外的附加分，具体在 HCC 部分展开讨论。MELD 评分可以像一把连续性的标尺一样来预测肝病患者移植术后 3 个月的死亡率[8]：

• 40 或以上——死亡率 71.3%
• 30～39——死亡率 52.6%
• 20～29——死亡率 19.6%
• 10～19——死亡率 6.0%
• ＜9——死亡率 1.9%

在 2002 年，为响应由美国健康与人类服务部门（US Department of Health and Human Service）发布的"终极法则"，MELD 评分被纳入肝移植分配系统。这项政策阐明，器官分配的目的是"器官分配覆盖区域广，并优先考虑重症患者"[9]。世界上许多其他的国家将 MELD 评分作为一项标准用于决定移植等待名单中可以优先获得器官的患者。一些国家基于国家数据库的研究，使用的是 MELD 评分的改编版。在英国，使用的是增加了一项血清钠的 UKELD（UK model for end-stage liver disease）评分。UKELD 评分＞49 预示着 1 年死亡率＞9%，这也是进入英国肝移植等待名单的最低标准。

在美国等待名单的有效患者中，有 5 000～6 000 例将在 1 年内获得供者肝并接受移植，这些肝来自尸体或活体供者。在全国范围内，活体供肝约占 5%，但在部分器官短缺严重、等待时间长的地区，活体供肝比例高达 40%。全国肝移植受者术后 1、3 和 5 年存活率分别为 87%、78%和 73%[10-12]。

肝移植的禁忌证包括临床和社会心理两部分[13]。临床上禁忌证主要包括进行性心肺疾病、活动性脓毒血症，技术问题如合并广泛肝静脉及门静脉血栓，以及进行性或转移性恶性肿瘤。相对禁忌证各医学中心各有不同，一般包括高龄或获得性免疫缺陷综合征（acquired immune deficiency syndrome，AIDS），然而很多是基于个例的。

社会心理学禁忌证包括贫穷或缺乏社会支持，未处理或不受控制的精神疾病，毒品或酒精滥用中，或者术后用药无充分保证。（政府）介入来解决或改善这些困难将能在最初就拒绝这些患者而后使得名单更合理。未纳入肝移植等待名单的终末期肝病患者，需要持续地随访、监测其肿瘤发展以及是否出现了肝性脑病和门静脉高压等情况。

框 8.1 肝移植适应证

慢性非胆汁淤积性肝功能不全
- 慢性丙型病毒性肝炎
- 慢性乙型病毒性肝炎
- 自身免疫性肝炎
- 酒精性肝病

胆汁淤积性肝病
- 原发性胆汁性肝硬化
- 原发性硬化性胆管炎
- 胆管闭锁
- Alagille 综合征
- 无症状的肝内胆管缺乏
- 胆囊纤维化
- 进行性家族性肝内胆汁淤积

代谢障碍导致肝硬化
- α1-抗胰蛋白酶缺乏
- Wilson 病（肝豆状核变性）
- 非酒精性脂肪肝和原因不明的肝硬化
- 遗传性血色病
- 高酪氨酸血症
- Ⅳ型糖原储备病
- 新生儿血色病

代谢障碍导致严重肝外发病
- 淀粉样变性
- 高尿酸血症
- 尿素循环缺陷
- 氨基酸链分支缺陷

原发性肝恶性肿瘤
- 肝细胞性肝癌
- 肝母细胞瘤
- 纤维板层肝细胞性肝癌
- 血管内皮瘤

各种情况下爆发性肝衰
- Budd-Chiari 综合征
- 迁徙性神经内分泌肿瘤
- 多囊肝

再次移植

Approved indications for liver transplantation adapted from the American Association for Study of Liver Disease Practice Guidelines (www. aasld. org).

肝移植适应证

急性暴发性肝衰竭

急性或暴发性肝衰竭患者是肝移植等待名单中最危重的。根据 UNOS 规定，等待名单中的急性暴发性肝衰竭指预期存活时间＜7 天的患者（状态 1）。其典型病因包括但不限于急性对乙酰氨基酚过量、蕈中毒、重型甲型病毒性肝炎或乙型病毒性肝炎、Wilson 病、急性 Budd-Chiari 综合征或肝移植手术失败（原发性移植肝无功能或肝动脉血栓形成）[14]。而在慢性肝病中，除初次肝移植失败外，其余肝病在移植等待过程中并不是非常紧急。传统的急性肝衰竭是指在肝功能正常的基础上，8 周以内迅速出现伴有肝性脑病的肝衰竭。目前，在美国因急性肝衰竭而行肝移植的数量占所有肝移植的 5%～6%[15]。如果不接受治疗，严重暴发性肝衰竭或Ⅳ度肝性脑病患者的死亡率接近 80%，其中大约有 15%的急性肝衰竭患者病因不明[16]。

暴发性肝衰竭患者病情进展迅速，短期内可出现多系统器官功能衰竭。因此包括 ICU 监护、通气支持和肾替代治疗等在内的多种积极支持性治疗非常重要。暴发性肝衰竭患者死亡的主要原因为脑水肿、细菌和（或）真菌导致的败血症。糖异生功能缺陷导致的低血糖是病情进展的预兆，如不立即接受肝移植这些患者将迅速死亡。即使轻微延迟的器官功能替代都将可能导致肝移植后也无法改善的永久性脑损伤。因此颅内压监测和控制可能会为患者争取更多的等待时间，同时改善其移植预后[17]。

由于供者器官的短缺以及目前精神疾病定义的缺失，针对蓄意过量使用对乙酰氨基酚等药物而导致暴发性肝衰竭患者的肝移植陷入了一个特殊的伦理困境。幸运的是，其中许多患者经过支持治疗后能自行好转。实际上由于冲动原因（如男女朋友吵架）导致药物过量的患者确是合适的肝移植候选人，这些患者经过适当的治疗后往往预后良好。而其他药物过量以及酗酒患者并不是合适的移植候选人，但是如果其潜在的精神疾病存在恢复的可能，则可以在进行个体评估后考虑是否适合接受肝移植。

Budd-Chiari 综合征

Budd-Chiari 综合征是指在潜在的高凝状态基础上出现的急性或慢性肝静脉流出障碍而导致的一系列肝后型门静脉高压综合征[18]。Budd-Chiari 综合征是病理学上的诊断，在疾病早期，静脉血栓的形成仅仅发生于肝窦水平，而肝静脉可能无病变，因此临床上如怀疑该疾病可能（肝增大、影像学显示异常的“槟榔肝”样灌注以及肝功能异常），往往需行肝穿刺活检以明确诊断。其他如右心心力衰竭等原因造成的慢性淤血应通过相应检查予以排除。Budd-Chiari 综合征患者由于肝淤血，通过肝后腔静脉内活检相对于经皮途径穿刺出现潜在致命性出血的风险更小。

经病理证实仍具有完整肝组织结构的 Budd-Chiari 综合征患者可通过门腔静脉侧侧分流手术来改善肝静脉的流出障碍。考虑到高凝状态下的血管低通畅率，我们并不推荐使用人工材料来行腔静脉分流。经颈静脉的肝内门腔静脉分流术（transjugular intrahepatic portocaval shut，TIPS；图 8.2）有良好的可耐受性并可有效降低门静脉压力，但其并不能充分降低肝实质的压力，且通畅率较低需反复处理[19]。尽管 TIPS 的长期效果有限，但并不影响其后肝移植治疗的效果[20]。

晚期的肝纤维化或肝硬化患者有可能因分流手术或 TIPS 术而导致肝衰竭，因此这些患者应一开始即考虑接受肝移植治疗。若分流手术失败可能导致需要进行拯救性急诊肝移植，因此这些患者最好在移植中心接受分流治疗。根据我们的经验，成功的分流手术仍有可能导致 25%的患者肝功能失代偿并需要接受拯救性肝移植。虽然临床上有高达 50%的患者其高凝状态的病因不明，但仍应一开始即针对 Budd-Chiari 综合征的根本病因进行治疗。

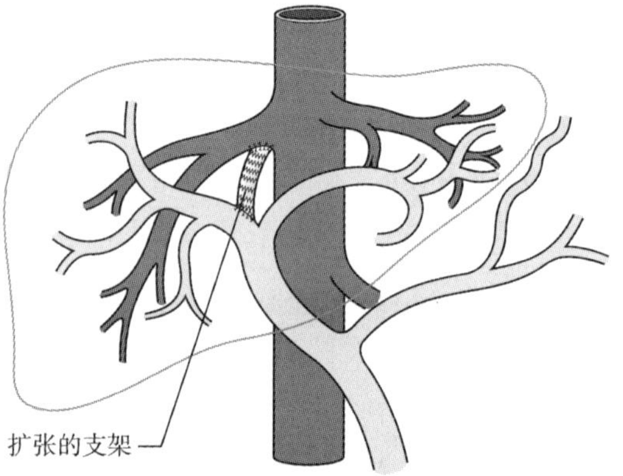

图 8.2 TIPS 是一个利用肝内支架绕过肝来降低门静脉压力的非选择性分流。箭头所指处为增强的分流。该术式存在的问题包括过低的 1 年独立通畅率（40%～50%）和过高的肝性脑病发生率（约 1/3）。位于右心房或近端门静脉等位置支架末端放置不当将可能影响其后肝移植手术的安全

慢性肝病

总则

根据美国 OPTN 和美国移植受者科学注册（Scientific Registry of Transplant Recipients，SRTR）统计，1999—2008 年之间，肝移植的三个最常见原因依次为丙型病毒（hepatitis C virus，HCV）性肝炎导致的肝硬化、HCC 以及伴或不伴有 HCV 肝炎的酒精性肝硬化[12]。目前，对于终末期肝病合并 HCC 患者的肝移植仍存在争议。在当前器官分配系统中，HCC 患者相较于无合并 HCC 的患者在等待过程中享有更高的优先级以及更低的死亡率。在 1996 年，Mazzaferro 等发表了一项关于因早期、

不可切除肝癌（单个肿瘤≤5cm，不超过 3 个肿瘤且每个肿瘤≤3cm）而行肝移植治疗的临床研究。研究发现，符合规定标准的 HCC 患者接受肝移植治疗后有较高的 4 年总体生存率和无瘤生存率。这些标准最后被总结为“Milan 标准”，其作者认为肝移植是治疗肝病早期、不可切除 HCC 的一种有效手段。有趣的是，Milan 标准的研究是建立在分析 48 例通过肝移植切除病肝的肿瘤患者基础上，其结果显示该 48 例患者及其移植肝的生存状况与无合并肝癌的肝移植患者预后相比无明显差异。这项研究已经得到了其他临床研究验证，并为现行 UNOS 制定 HCC 患者的器官分配标准提供了依据[21]。

由于 HCC 患者的 MELD 分数通常较低，因此在等待移植的过程中，他们面临肿瘤进展超过 Milan 标准而失去移植机会导致死亡的风险将超过肝衰竭导致死亡的风险。为了解决该原因导致的等待名单中患者“退出”问题，OPTN/UNOS 制定了一项可增加符合 Milan 标准的 HCC 患者等待优先级的政策。其目标是在 MELD 评分相近患者中，将肝癌患者肿瘤进展超出限制的风险与没有 HCC 患者的死亡风险等同，使两者在等待名单上的时间相近。为了得到一个额外的 MELD 分数，HCC 患者必须符合包括限定的疾病阶段以及 Milan 标准等在内的一系列严格标准。

在 Milan 标准刚开始实行时，肝癌患者在等待名单上拥有非常高的优先级（MELD 评分 29 分），且只要肿瘤仍处于 2 期，其优先级每三个月就可增加一次。逐渐地，过度的优先级导致 HCC 患者获得移植机会的速度明显超过了无 HCC 的患者，因此初始的 MELD 附加评分开始降低。目前，终末期肝病中的 2 期 HCC 患者将给予 MELD 评分 22 分，并根据 10%死亡率的等效点每三个月增加一次。但由于 HCC 患者相比于无 HCC 患者在等待过程中仍享有更低的死亡率，目前仍有进一步降低其初始 MELD 评分的可能。在美国，根据等待名单上有 HCC 患者与无 HCC 患者的退出率或死亡率的比较，各区有显著的地理差异（区域 1）。在某些地区，无 HCC 患者因病情进展导致不宜移植（从移植名单退出）或在等待移植过程中死亡的发生率要两倍于 HCC 患者。目前 OPTN/UNOS 的肝和肠道移植委员会正致力于研究可应用于计算等待名单上 HCC 患者优先级分数的评分系统，该评分系统将同时涵盖 MELD 评分、甲胎蛋白（alphafetoprotein，AFP）、肿瘤大小和肿瘤的增长速度等因素。

导致慢性终末期肝病的其他较少见的病因还包括原发性胆汁性肝硬化（primary biliary cirrhosis，PBC）、原发性硬化性胆管炎（primary sclerosing cholangitis，PSC），非酒精性脂肪肝炎（non-alcoholic steatohepatitis，NASH）、血色病、α-1 抗胰蛋白酶缺乏、胆道闭锁和乙型肝炎病毒（hepatitis B virus，HBV）感染。

以前，即使部分患者无法接受移植后预期生存时间<1 年，许多移植中心依然认为其制定移植等待名单的标准是合理的。最近，一个初始或经计算的 MELD 评分≥15 分被认为是推荐移植的合理阈值，此时手术死亡率和等待过程中的死亡率基本相近。然而，MELD 分数在 10～15 分的患者，特别是经历了如自发性细菌性腹膜炎（spontaneous bacterial peritonitis，SBP）或曲张静脉大出血等危及生命事件的患者也从肝移植中获得长期生存益处[12]。患者生活质量差以及严重腹水、营养不良或难治性脑病等并发症出现时，无论 MELD 评分多少都应将其作为移植的适应证[22]。但是由于器官的严重短缺，在美国大多数 MELD 评分 20 分以下的患者都较难从 UNOS 分配系统获得供者肝。这些患者只能接受活体移植或考虑应用已被主要器官移植中心拒绝的不够理想的器官。

HCV 感染

在美国，大约 40% 的慢性肝病是由 HCV 感染所致，HCV 相关的肝硬化是成人肝移植最常见的适应证[12,23]。据估计，大约 8 000 000 的美国人有 HCV 感染史，其中约半数并未意识到自己被感染。

每 100 名 HCV 感染者中，约 20% 患者可自行清除病毒，而剩下的 80% 将发展为慢性活动性肝炎，这其中约 20% 将发展为终末期肝病。这些患者中，许多人同时有饮酒史，这将加速肝病的发展和恶化。

HCV 感染患者会在移植术后反复出现病毒血症，其病情从相对静止到迅速进展致移植物失功能均有可能。HCV 的再感染多发生于手术中再灌注时，且病毒滴度将在术后 72 小时内达到术前水平[24]。许多因素（如捐献类型和年龄、受者切除肝的炎症程度、病毒基因型和病毒载量、含激素的免疫抑制方案等）都与 HCV 的进展速度和程度有关[25-28]。

移植术前根除 HCV 是目前认为最理想的方法，但治疗对于失代偿期肝硬化患者仍是困难重重。在这种背景下，治疗往往针对加重的肝性脑病、感染及其他的严重不良事件，因此导致了病毒清除的低效[29-31]。令人欣慰的是，治疗 HCV 的新型药物为等待过程中或移植术后的 HCV 患者提供了新的希望。

HCV 感染患者的预后与无 HCV 感染患者的移植术后预后相仿，尤其是当供者更年轻的时候[32]。年龄较大的供者（>60 岁）使得患者与移植物生存结果欠佳，但其预后仍优于那些仍然在等待名单上的患者。

HBV 感染

慢性 HBV 感染患者中有 4.5%～36.2% 最终发展为肝硬化，这取决于病毒的载量（HBV-DNA 水平）[33]。HBV 导致的肝硬化是亚洲肝移植最常见的适应证之一。在美国的肝移植等待名单（2010 年 SRTR 数据，等待名单）中只有 3% 的患者由 HCV 所致。与 HCV 相比，移植物术后 HBV 再感染率更高，因此其最初的肝移植结果令人失望[33]。然而，随着过去 20 年里乙型肝炎免疫球蛋白（hepatitis B immuno-globulin，HBIG）和核苷类似物的应用来预防和治疗肝移植后 HBV 再感染，其治疗效果已得到了明显的改善[34]。目前 HBV 所致肝硬化的肝移植受者术后 5 年生存率已超过 75%。

HCC

肝移植已经被证实为治疗 HCC 的有效治疗方式[21]。正如前面讨论的，“Milan 标准”的创建具有里程碑的意义，证明当移植限于早期 HCC 患者时其 4 年生存率可达到 75%[21]。Milan 标准被定义为在无大血管侵犯或肝外远处转移前提下，单个病灶 ≤5cm，肿瘤个数 ≤3 个且单个直径 ≤3cm。接受移植后，符合其标准的 HCC 患者报道的预期存活率与无 HCC 的肝硬化患者的结果相近。但也有一些研究组织认为该标准过于严格，应该适当扩大其范围。

2009 年 9 月，英国一项回顾器官分配政策的会议共识将 HCC 的移植标准扩大为：

- 单个肿瘤直径 ≤5cm；
- 肿瘤个数 ≤5 个，每个直径 ≤3cm；
- 单个肿瘤 >5cm 但 ≤7cm，同时无证据表明肿瘤进展（观察 6 个月以上肿瘤增大体积 <20%）；无肝外播散或新的结节形成。

最后一条标准则是因为有证据表明：相对惰性的肿瘤对于肝移植治疗效果更好。

加州大学旧金山分校（University of Carlifornia，San Francisco，UCSF）将该标准扩大为：单个肿瘤 ≤6.5cm；或肿瘤个数 ≤3 个，单个肿瘤最大直径 ≤4.5cm，累计肿瘤直径≤8cm[35]。由于HCC患者相对于无HCC患者在等待名单上有明显的优先级，UCSF标准不大可能被应用于全国尸体供肝的分配。但是，UCSF标准已被一些中心采纳应用于活体肝移植的治疗。

✔✔ 在供者器官短缺的时候，需维持HCC患者与等待名单上的无HCC患者之间的平衡。同时国际社会努力达成的共识也很重要，最近就有两个会议的共识被推荐[36-37]。

酒精性肝病

美国一项基于成人的调查显示，10%的美国人每天饮酒量已达到“酗酒”标准[38]。美国每年约5%的死亡（大约100 000）跟酗酒有直接或间接的关系，因此酗酒及其后果是非常重要的公共健康问题[38]。

目前，大约有1 400万美国人达到酒精滥用的诊断标准，其中15%将最终发展为无症状脂肪肝（即脂肪变性）、肝酶异常，甚至终末期肝病和肝硬化。其中女性对酒精性肝损伤的抵抗力通常较男性差，非洲裔美国人较白种人更敏感。

肝疾病在酗酒者中非常普遍。90%～100%的酗酒者存在脂肪变性，10%～35%有饮酒导致的肝酶异常，8%～20%有酒精性肝硬化[39]。

不接受治疗的酒精性肝硬化患者其5年和10年生存率分别为23%和7%[39]，明显低于非酒精性肝硬化的患者。

虽然肝移植是治疗终末期酒精性肝病的唯一有效手段，但考虑到日益增加的供者器官需求以及这类患者移植术后可能再次酗酒而损害移植肝，酒精性肝病患者的肝移植仍存在一定的争议。尽管如此，经过筛选后的酒精性肝硬化患者的肝移植预后要明显优于非酒精性肝病患者。因此，为了确保有利结果，移植中心必须进行仔细筛选，同时评估患者存在的医疗问题和心理状态以判断哪些患者最适宜接受肝移植，并能在移植术后不再酗酒。

PBC

PBC患者的移植率近年来略有下降，这可能得益于疾病的早期治疗[40]。即使患者已经在接受药物治疗，肝移植仍是该疾病进展患者的一个重要选择。在美国，接受肝移植的PBC患者平均年龄为53～55岁，其中有一大部分患者肝移植后仍可能会出现原发病复发[41]。

目前面临的一个重要临床问题是“什么时候是PBC患者接受肝移植的最佳时间?”在美国，许多中心使用MELD评分来确定接受肝移植的最佳时机。然而，患者一些严重不良事件并不能在MELD评分上得到反映。伴有血清白蛋白水平低（<2.8g/dl）、门静脉高压、肝性脑病、骨折或棘手的瘙痒等表现的肝功能失代偿患者将会受益于早期评估和移植。然而，在器官分配中对MELD评分要求较高的地区，活体肝移植可能是这些患者的唯一选择[42]。

PSC

PSC是一种病因不明的慢性淤胆型肝病，大多数情况下同时合并有炎性肠病（inflammatory bowel disease，IBD）。其疾病的特点是在胆道树任何位置均可有狭窄形成。PSC患者同时有发生胆管癌（cholangiocarcinoma，CCA）的风险，而IBD同时有发生结肠癌的风险。结肠切除并不能治愈原发肝病变或减轻肝病的发展。尽管PSC病情是可变的，但它往往处于进展中，并最终导致肝硬化和终末期肝病。

通常PSC好发于50岁以下的男性，其临床病程往往是隐匿的，可伴有持续的血清碱性磷酸酶水平升高。该疾病诊断后患者的平均生存期为10～15年，尽管某些患者的主要临床问题为反复出现的细菌性胆管炎和严重脓毒血症，但多数患者死于并发的门静脉高压。

原位肝移植（orthotopic liver transplantation，OLT）是已发生并发症的 PSC 患者唯一有效的治疗手段。长期研究结果显示该病患者移植术后 5 年存活率可达到约 80%。然而，PSC 在肝移植术后仍有 15%～20% 的复发率，如不接受再次肝移植，其术后 3 年仍存在较高的死亡率[43]。且 PSC 患者的再移植需求远高于无胆道梗阻的患者[44]。

非酒精性脂肪肝病

非酒精性脂肪肝病（non-alcoholic fatty liver disease，NAFLD）是指非酒精原因导致的肝细胞脂肪含量过高，它是美国最常见的肝病，影响到其近 30% 的人口。在许多患者中，这种脂肪累积会导致炎症和肝酶升高，进而发生脂肪性肝炎（图 8.3）。其确切的病因仍未明确，但高危因素包括向心性肥胖、胰岛素抵抗和糖尿病。由于这些危险因素在美国的流行，因 NAFLD 所致肝硬化而接受肝移植的比例急剧上升，从 1997—2003 年的约 1% 上升至 2010 年超过 7%。预计到 2025 年，美国患 NAFLD 的患者人数将达 2500 万，其中高达 20% 的患者将发展为终末期肝病。

尽管 NAFLD 患者的糖尿病和肥胖患病率高，但其移植后存活率与无该病患者相比没有明显差异。NAFLD 肝硬化患者的肝移植预后良好，其 1 年、3 年、5 年生存率分别为 88%、82%、77%。其死于疾病复发的发生率大约为 9%，而无 NAFLD 患者死于疾病复发的发生率约为 17%。无 NAFLD 患者更高的复发率主要归因于 HCV 或 HCC 等。

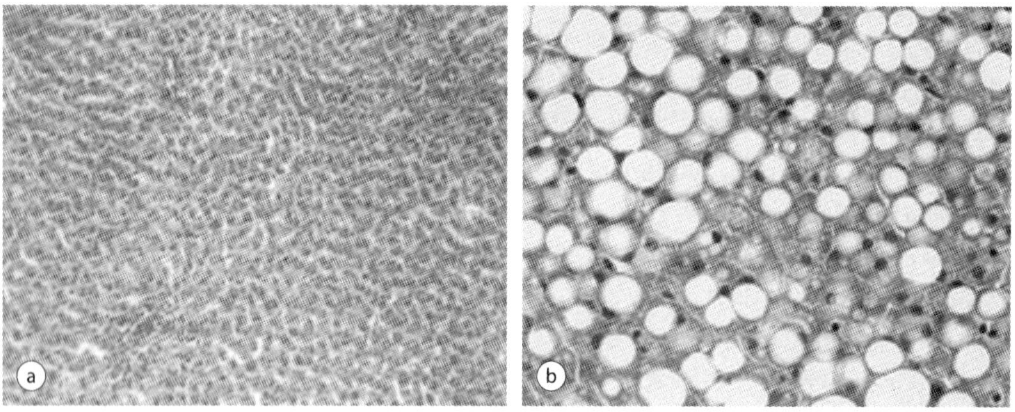

图 8.3 （见书末彩图）ⓐ正常肝组织学。ⓑ明显的大泡性脂肪变性。如果供者肝的大泡性脂肪变性超过 20%～30%，其术后原发性移植肝无功能的风险将增加。脂肪变性为肝病最早出现的组织学改变之一

肝移植免疫学

50%～75% 的肝移植受者术后发生急性细胞性排斥反应，且多发生于术后 90 天内。活化的淋巴细胞攻击供者来源的胆管上皮细胞和血管内皮，而直接累及肝细胞的较为少见。慢性排斥反应常被称为“胆管细胞减少性排斥反应”，以胆管缺血性损伤和减少为特征。在过去的十年中，慢性排斥反应发生率呈下降趋势，目前只在不到 5% 的患者中发生。用于治疗急性和慢性排斥反应的药物在第 3 章中有详细描述。部分肝移植原发疾病为自身免疫性疾病，因此理论上，任何移植器官和被替换的器

官一样都可能再次发生自身免疫反应。自身免疫性肝炎复发已在很多研究中得到证实，而对于 PSC 和 PBC 复发的相关资料还存在争议（组织病理学上和排斥反应难以鉴别）。用于预防排斥反应的免疫抑制药物大部分情况下足以预防自身免疫反应对移植物的损伤，但是仍有小部分患者可能因为疾病复发而出现移植物衰竭。

技术上的考虑

器官获取

每个移植中心都有各自的器官获取技术。一些机构在器官保存液灌注前在原位进行广泛游离，以此来缩短冷缺血和台下修肝时间。另一些机构倾向于尽早预置灌注管路，整体切除器官后再在台下进行修肝游离。无论以上哪种情况，器官获取医生都需要保持对器官捐献者和器官获取医院工作人员的礼貌和尊重。必须严格遵守标准的外科手术技术和无菌原则。

供者的手术切口一般选择从胸骨上切迹到耻骨联合。如果有多组器官获取团队同时手术，保持有效的交流对于顺利完成手术是非常重要的。胸部器官获取组与腹部器官获取组可各自操作但要等腹部组完成腹腔器官的游离后再钳夹血管。对腹部器官来说，肝是挽救生命的器官，在手术操作和血管处理上应优先保护。举例来说，从肠系膜上动脉（superior mesenteric artery，SMA）分出异位肝右动脉时，应该将分出肝右动脉的 SMA 近端血管保留给肝移植物。如果同时获取胰腺的话，这就会导致胰腺移植物 SMA 血管较短。在手术操作和血管处理上的争议应该由器官库负责医生或者供者管理机构来协调解决，从而避免各个供者器官获取组之间的矛盾。

一旦器官被灌注并冷保存后，器官就会被转运到受者医院用于移植。在受者医院的台下修肝操作对于去除多余的组织和评价获取时有无器官损伤是非常重要的，有时需要对肝动脉分支进行重建。

移植物植入

根据以往情况，肝植入一般应用供受者腔静脉之间的吻合技术，完全替换肝后下腔静脉（图 8.4），这种技术通常需要静脉一静脉转流（图 8.5）。静脉-静脉转流是 Tom Starzl 医生发明的一种技术，用于维持术中血流动力学稳定，尤其适用于没有广泛侧支循环的患者。尽管有研究显示很多患者，尤其是长期门静脉高压症侧支循环已经形成的患者，不需要常规进行静脉-静脉转流，但至今一些机构仍常规应用该技术。

随着活体肝移植的应用，也为了减少使用静脉-静脉转流（有其自身的并发症），很多机构现在运用保留腔静脉的“背驮式”手术方式。移植物的静脉流出道可以通过与肝右、中、左静脉吻合，或者仅与肝中、左静脉吻合，或者侧侧吻合（腔静脉腔静脉吻合）来重建。无论应用哪种方法，目的是通过受者的下腔静脉维持血流动力学稳定，从而避免静脉-静脉转流。

一些机构为了尽早使移植物得到氧合血液灌注，选择在门静脉重建前进行肝动脉重建。而另一些机构则选择先进行门静脉重建。两种做法没有孰优孰劣，完全依赖外科医生的喜好。门静脉重建一般采用标准的端端吻合。术前超声显示门静脉正常的患者发生门静脉相关并发症的概率相对较低。当出现腔内血栓时，可进行静脉血栓切除术来改善血流。对于累及 SMV 与脾静脉联合开口处的血栓需要应用髂静脉进行旁路移植。而广泛累及脾静脉和 SMV 的血栓则是肝移植的禁忌证。

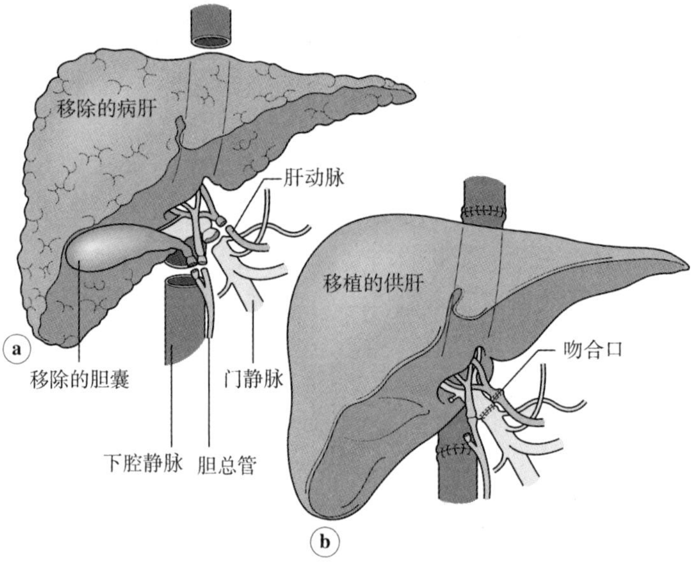

图 8.4 ⓐ包括肝后下腔静脉在内的标准病肝切除；ⓑ标准供肝植入。“背驮式”手术技术是指去除病肝时保留受者肝后下腔静脉，将供者肝上下腔静脉和受者肝静脉开口做吻合

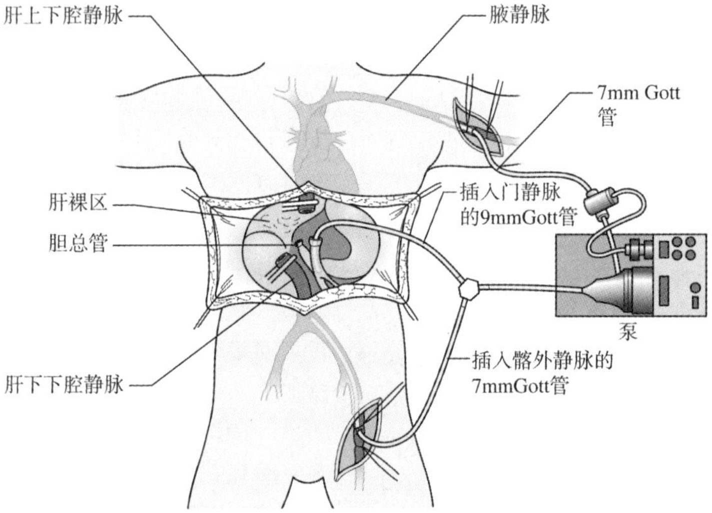

图 8.5 静脉-静脉转流是将内脏和下半身体循环的血液抽出在体外转流泵的帮助下通过留置在锁骨下静脉的导管将血液再回输至体内。经皮置管技术已经使这项操作更加容易，不需要“切开”操作，如图所示。这个曾经被认为是“金标准”的静脉-静脉转流技术，很多机构现在选择性使用

肝动脉重建对于移植物的短期和长期存活至关重要。约 5％的病例会发生肝动脉血栓（hepatic artery thrombosis，HAT）并导致早期移植物失功或明显的胆道并发症。遗憾的是，很多 HAT 是由动脉内膜分离造成且补救手术无效。在移植时发生 HAT，需要取腹腔干以上或肾下腹主动脉进行旁路移植来完成动脉重建。供者来源的髂动脉非常有用，但有时也用静脉进行重建。

> ✔ 应用下腔静脉作为入肝血流的门腔转位手术在技术上是可行的，但是预后较差，因为缺少了从胰腺来的肝营养因子（胰岛素和胰高血糖素）[45-46]。

在完成血管吻合后建议应用流量测定仪来判断血流。这能够发现潜在的问题并且帮助找到动脉血流量好的“最佳位置”。对门静脉进行血流测定也非常有用，尤其帮助外科医生考虑是否结扎如脾肾分流的较大门体分流血管。

胆道重建是最容易出现并发症的，在尸体肝移植中胆漏和胆道狭窄发生率均为5%左右，而在活体肝移植中其发生率至少是尸体肝移植的两倍。尽管胆管端端吻合可能在避免胆道狭窄上有微弱优势，但留置或不留置支架，端端吻合或 Roux-en-Y 吻合是否可减少这类并发症的发生都还没有被明确证实。

免疫抑制剂

肝移植受者术后免疫抑制剂的应用并没有一个标准方案，多数方案采用几种具有不同作用机制的药物进行联合用药。一般要求移植后能迅速达到高效的免疫抑制水平，随后对移植物功能良好且无排斥反应发生的患者可逐渐减少免疫抑制剂的剂量和种类。原发肝病病因有时会影响药物的选择，比如激素长期维持应用于自身免疫性肝病的患者，而 HCC 肝移植患者选择具有抗肿瘤作用的免疫抑制剂。此外，有文献报道免疫诱导药物的应用与移植后 HCV 复发的病情严重程度有关，因此目前大多数 HCV 阳性的肝移植受者都不推荐接受免疫诱导治疗[47-48]。对临床常用的各种免疫抑制剂作一归类和简述如下。

诱导药物

免疫诱导药物应用于肾移植较为普遍，而在肝移植中较少应用[49]，其目的在于迅速诱导建立一个短暂而强效的免疫抑制状态。免疫诱导治疗最初的设想是为移植新器官创造一个合适的环境，使受者对外来移植物的反应最小化。对肝移植受者来说，另一个同样重要的作用是，免疫诱导药物的应用有助于延迟或减少移植后早期 CNI 的使用，尤其是在手术应激已经造成肾功能损害时。免疫诱导药物主要分两大类：多克隆和单克隆抗淋巴细胞抗体，详细介绍请参见第 5 章。

主要免疫抑制剂

CNI 是肝移植术后的主流免疫抑制剂。1984 年环孢素 A（CsA）在美国正式用于临床，显著提高了各类器官移植的移植物和患者生存率。特别是在肝移植中，CsA 成为提高移植成功率的最佳治疗药物。最早期的 CsA 配方需要在胆汁帮助下才能进行乳化和吸收，所以当肝移植受者的胆汁通过 T 管外引流时就必须静脉给药。而近来微乳化配方的引入解决这一问题。

另一个主要的药物是他克莫司（FK506）。20 世纪 90 年代早期才开始应用于临床，至今已成为肝移植受者免疫抑制维持治疗的主流药物。它的吸收不依赖于胆盐，因此在不同程度肝功能不全的移植受者中具有更加稳定的免疫抑制水平。CsA 和他克莫司均通过抑制钙调磷酸酶的功能发挥作用，主要是阻断 IL-2 的产生所必需的基因活化通路，但其作用机制略有不同。因此，两者既有各自不同的副作用，也有些相同的副作用，比如两者都与肾毒性、高血压、血脂异常和电解质紊乱等相关。神经毒性也可见于两者，但是在使用他克莫司的患者中更为多见。脱发和新发糖尿病也多见于他克莫司应用者中，而多毛症和牙龈增生则与CsA有关。

CsA和他克莫司均由细胞色素酶 P_{450} 3A 4系统代谢，因此一些移植术后常用的非免疫抑制剂类药物可能会影响其血药浓度。一般说来，具有 P_{450} 酶诱导作用的药物如苯巴比妥、苯妥英和利福平等可降低CNI的血药浓度，而具有 P_{450} 酶抑制作用的药物如唑类抗真菌药、红霉素、地尔硫䓬以及葡萄果汁等可使其血药浓度升高。

辅助免疫抑制剂

是指一种或多种免疫抑制剂用于肝移植受者，联合或替代CNI类药物。器官移植的发展已经形成了许多不同的个体化免疫抑制方案，本节所述的免疫抑制剂可能在某些中心并不一定使用。

硫唑嘌呤

硫唑嘌呤原本是一种化疗药，曾在临床上作为主流免疫抑制剂使用了许多年。其可以转化成为6-巯基嘌呤，这种嘌呤类似物可以破坏核酸的合成以及抑制淋巴细胞增生。它的副作用主要包括骨髓抑制、胰腺炎和肝毒性。

霉酚酸

霉酚酸作为免疫抑制剂在很大程度上已经取代了硫唑嘌呤。其作用机制也是通过抑制嘌呤的合成但又有别于硫唑嘌呤。它主要是通过抑制一种必需的酶［次黄嘌呤核甘酸脱氢酶（inosine monophosphate dehydrogenase，IMDPH）］来阻断淋巴细胞中嘌呤的合成途径，因此具有相似的副作用。但是，胰腺炎和肝毒性较少见，而胃肠道反应（腹泻、腹部绞痛、恶心等）更常见。

mTOR 抑制剂

mTOR全称哺乳动物类雷帕霉素靶蛋白，是细胞内一种调节核糖体蛋白、启动翻译和周期蛋白依赖性激酶的分子复合物。常见的副作用包括血脂异常和贫血，其他包括伤口愈合受阻以及可能增加肝动脉血栓形成的风险，因此，一般很少用作肝移植受者的起始免疫抑制剂。但是，与CNI类免疫抑制剂相比，它对肾功能的影响较小，并且在体内和体外均已被证实具有有效的抗肿瘤作用[50]。这使得这类药物更适合用于肾功能不良的患者以及HCC肝移植或发生皮肤多发肿瘤的患者。它可与CNI类药物相互作用，尤其是CsA，因此在同时使用mTOR和CNI类药物的患者中，CNI的剂量应减少甚至停用。

皮质类固醇

皮质类固醇可通过多种作用机制改变淋巴细胞的功能，具有较强的抗炎作用，广泛应用于许多免疫抑制方案中。该类药物也是治疗急性排斥反应最常用的药物。但是，由于其长期使用可产生许多严重的不良反应，多数学者主张在移植早期使用激素后应快速减少或停用激素。激素的使用与高血压、血脂异常、骨质疏松、糖尿病和精神异常等有关。儿童长期使用激素还可导致生长缓慢。此外，经济因素也是一个需要考虑的问题，虽然激素相对比较廉价，但是终身的糖尿病治疗费用或儿童使用生长激素直至达到理想身高所需要的费用却是相当高的。

移植后并发症

肝在维持内环境稳态中发挥至关重要的作用，因此，当其功能受损时会出现广泛的症状表现。很显然，肝移植手术本身影响正常的肝功能，并且常伴随着多种肝毒性事件，包括低血压、缺氧和缺血等。此外，供者因素，包括供者高龄或者肝脂肪变性以及受者因素，如既往腹部手术引起移植手术难度大大增加等，都会影响移植肝功能的正常发挥[51-52]。

以下讨论的大部分并发症均可在任何时间段出现，但其发生频率可能与移植术后时间长短相关，因此按照时间划分并发症是比较简单的做法，但是在临床实践中，临床工作者需要时刻认识到每个患者个体的表现都可能与这些指南相偏离，并且在有适应证时，需要扩大诊断性检查的范围。

围术期并发症（术后 30 天）

保存/再灌注损伤

保存/再灌注损伤是在移植过程中发生的，并能影响移植物的存活。保存/再灌注损伤的程度受多种因素的影响，其中移植物缺血时间长短与受损伤的程度直接相关。虽然器官保存液在一定程度上降低了缺血带来的损伤[53]，然而保存/再灌注损伤依然是引起肝移植后发病的主要原因。过长的冷缺血时间主要引起肝窦（主要是内皮细胞）损伤，而过长的热缺血时间主要引起肝细胞损伤[54]。此外，冷缺血时间延长导致白细胞及血小板在肝窦内沉积，进而引起肝窦再灌注后功能失调。动物及人类的相关研究表明，冷缺血损伤通过 IL-8、选择素 E 及活性氧自由基等在内的促炎物质释放激活肝 Kupffer 细胞，从而引起肝窦内结构完整性下降，进而引起肝内微循环紊乱。

热缺血损伤主要表现为肝细胞组织学上的特异性损伤，如空泡形成、染色质紊乱及线粒体肿胀，这些改变认为与移植后肝酶升高有关。热缺血再灌注还可引起补体系统的激活，其形成的膜攻击复合体可以直接损伤大部分与其接触的细胞[55]。大部分肝再灌注后活检时发现的细胞损伤可归因于以上原因。

胆管细胞也极容易受以上因素的影响。一旦胆管细胞发生损伤，胆红素淤积，使保存/再灌注过程中的肝损伤进一步加剧，此时肝功能检查可以提示胆汁淤积的情况。

原发性失功

引起原发性失功（primary non-function，PNF）的确切原因还不清楚。缺血再灌注损伤与代谢/免疫因素很可能在某些程度上导致了 PNF，但是目前没有研究证实两者之间的直接相关性。PNF 与供者高龄、供者和（或）受者血流动力学不稳定及肝毒性药物有关，但临床经常碰到同时有以上三个危险因素的患者有较为满意的移植肝功能，而无或者仅有一个危险因素的患者移植肝功能却不佳的情况。临床方面的危险因素包括重度凝血功能异常（无论是否补充新鲜冰冻血浆）、肝性脑病及 AST＞5000IU。PNF 的移植肝活检表现为缺血性胆管损伤和坏死。有时采用前列腺素注射来改善肝微环境，但往往收效甚微。如果 PNF 持续时间超过 36～48 小时，死亡率将接近 100%，唯一有效的治疗手段即再次移植[56]。

原发性或初始移植肝功能不全，我们可将之视为 PNF 的一种特殊情况，主要表现为临床和实验室检查结果类似 PNF，但严重程度稍低。这种情况常与排斥、感染或肝毒性药物有关，当潜在因素得到适当处理，肝功能不全会得到缓解[57]。但很可惜，临床上相当部分的原发性移植肝功能不全很难找到明确的原因，无法进行针对病因治疗，导致移植肝功能一直处于异常状态[57]。

出血

出血是肝移植术后的常见并发症，在某些中心其发生率可达 20%。大部分出血发生在移植后 48 小时内，其诊断主要通过临床表现综合判断，包括引流液情况、血流动力学不稳定或者血细胞比容进行性下降等。大部分患者通过保守治疗好转，约15%需要外科探查。其中大约一半的患者会发现明确的出血原因，而其余患者常在清除积血及腹腔冲洗后出血得以缓解[58]。

肝动脉血栓形成

HAT是最常见的移植后血管并发症，不同中心报道的发生率为1.5%～25%，儿童肝移植发生率较高。早期（术后72小时内）及完全性肝动脉栓塞通常提示预后不良。如果没有及时有效治疗，HAT常导致移植物坏死，除非再次移植，否则受者死亡不可避免。HAT的诊断通常通过多普勒超声、选择性动脉造影，现在更多通过螺旋CT扫描诊断。有效的治疗包括取栓术、外科方法及放射介入等，都有成功的报道。动脉内溶栓也有报道，但其成功率比介入治疗低。更晚发生的HAT常与胆道并发症和不同程度的移植物失功相关。50%～75%确诊为HAT的患者需要紧急或者择期再次移植[59-62]。早期HAT的肝活检可以见到小叶中心淤血性坏死和空泡样变性，而晚期HAT受者的移植肝活检组织学改变多样，主要可见胆道坏死和小胆管反应[54]。

门静脉血栓形成

门静脉血栓形成（portal vein thrombosis，PVT）是肝移植中较少见但更为严重的一个并发症，其发生率为2%～3%。PVT好发于术前存在门静脉高压的患者，特别是那些既往有门腔分流手术史，或术前存在门静脉血栓的患者（即使移植前的门脉栓塞已经解除）。有部分报道认为PVT在活体肝移植后发生率更高[63]。若PVT于移植后立即发生，常导致肝性脑病、难治性腹水，合并或不合并移植肝衰竭，此时往往需要外科手术治疗。而晚期发生的PVT常导致门脉高压，经皮介入治疗往往有效。合并PVT的患者移植肝活检表现为门脉纤维化、肝细胞萎缩及肝窦扩张[54]。

胆道并发症：胆漏

肝移植术后胆道管壁的缺损可导致胆漏，文献报道的发生率为2%～25%。在儿童活体肝移植中其发生率更高，而成人尸体肝移植中则相反。在移植后早期，胆漏最常见的原因是胆管吻合口漏，此外，胆漏可来源于胆囊颈管残端、T管或活体供肝的肝断面[64]。当引流液性质变化时，需要怀疑是否出现胆漏，并通过影像学检查确诊（主要表现为胆汁瘤或腹腔积液）。保守治疗（如T管引流同时给予抗生素治疗）对部分患者有效，但大部分需要通过影像学或内镜操作来治疗，10%～20%的患者需要外科干预[65]。移植3个月后胆漏发生率降低。胆漏是胆管狭窄的独立危险因素，因此需要尽可能治疗至缓解[66]。

早期并发症（前6个月）

胆道狭窄

缺血性胆道狭窄（图8.6）约占移植术后胆道并发症的40%。早期多为吻合口狭窄，常由手术技术问题引起。与胆漏和缺血性改变相比，供受者间的胆管尺寸不匹配更易引起吻合口狭窄[66]。胆道狭窄的治疗通常包括多次内镜下胆道扩张及胆道支架植入。大部分（70%～100%）患者可以通过这一方法进行缓解，但仍有较高的再狭窄率，再狭窄率在尸体肝移植约18%，而活体肝移植可高达33%[64,67]。对部分胆道狭窄患者，若解剖学上无禁忌，可以考虑将胆管端端吻合改建为Roux-en-Y肝管空肠吻合。

急性排斥反应

急性细胞排斥反应常伴随不同程度的

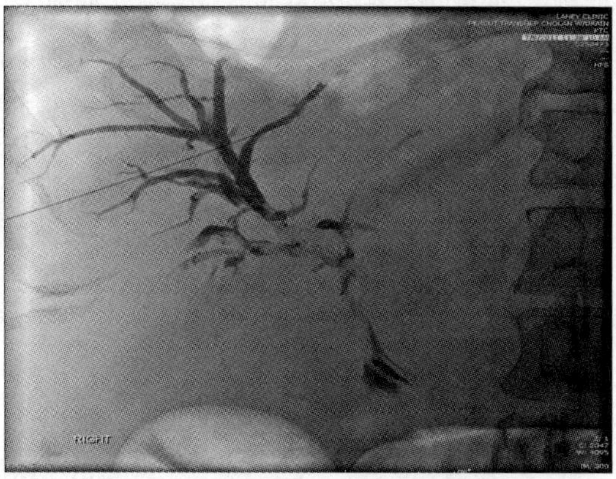

图 8.6 缺血性胆道病变常见于肝动脉栓塞或缺血时间延长的肝移植患者，导致如图所示的胆管造影图上弥漫性“拇指压迹”出现。常为再移植的适应证

肝功能异常，其活检特点包括混合型汇管区炎症、内皮炎症、胆管系统损伤，偶尔可见汇管区嗜酸性粒细胞浸润。急性排斥最常见于移植后 4～8 周，但在移植后 1 年内都较为常见。其发生率在不同的报道中差异较大，部分报道的发生率最高可达 65%。免疫抑制剂的选择和剂量，是否采用诱导治疗，以及肝原发疾病的自身免疫性病因对急性排斥反应的最终发生率都有显著影响。患者依从性及并发其他疾病情况对免疫抑制剂吸收的影响与排斥反应的发生也存在一定的作用。现代免疫抑制剂的使用常使得大部分急性排斥反应发作期得以逆转，通常治疗急性排斥反应的方法包括加大糖皮质激素的剂量、增加第二种免疫抑制剂，偶尔会使用淋巴细胞毒性药物[68－70]。

同种异体肝移植是众多器官移植中唯一没有超急性排斥反应期的。超急性排斥反应由针对 HLA 或 ABO 抗原的抗体介导，其特点有补体激活、脏器实质结构的快速损毁、中性粒细胞和其他炎症细胞成分浸润及不可逆的移植物损伤。肝不发生超急性排斥反应的免疫机制仍不清楚。肝细胞及内皮细胞上低密度的 HLA 和 ABO 抗原，以及肝细胞能产生可溶性 HLA 抗原被认为是其可能的机制，但仍有待进一步验证。然而，越来越多的证据表明，针对供者特异性 HLA 的抗体与长期不良预后存在相关性，并且可能在胆管缺失的发展中起一定的作用[71－72]。

感染

移植后终身应用免疫抑制剂使得感染相关并发症成为受者发病的主要原因。感染可能继发于移植器官内或输血过程中存在的病原体、受者内潜伏病毒的重新激活，或受者生活环境中存在的病原体。围术期感染与血液制品的需求量、插管/ICU 观察的持续时间及伴随疾病（如肾衰竭、糖尿病等）的情况相关。围术期感染通常为细菌性感染，常见有假单胞菌及克雷伯菌感染[73]。肝移植围术期应该预防性使用抗生素，但抗生素使用时间并未达成一致意见。头孢类衍生物最常被采用，但可能会增加耐甲氧西林金黄色葡萄球菌（methicillin-resistant staphylococcus aureus，MRSA）出现的概率。

巨细胞病毒（CMV）感染（图 8.7）被发现于多达 50%的肝移植受者中[74－75]。这里的感染指的是活动性病毒复制，不管是否出现临床感染症状。CMV 病指的是引起一系列产生严重临床后果的 CMV 感染，包括移植失败率升高及患者死亡。CMV 感染的危险因素包括供者 CMV 血清学检测阳性而受者阴性、抗淋巴细胞诱导剂的使用以及多重输血。针对高风险患者予缬更昔洛韦口服预防性抗病毒治疗受大部分移植中心的认可，而针对低风险者的预防性治疗则存在分歧。实际操作中常结合患者的感染情况制订系统性、个体化治疗方案。

移植后 Epstein-Barr 病毒（EBV）感染表现为一系列广泛的临床症状。与 CMV 类似，EBV 是疱疹病毒家族的一种，其特征是存在潜伏期，故意味着免疫抑制患者

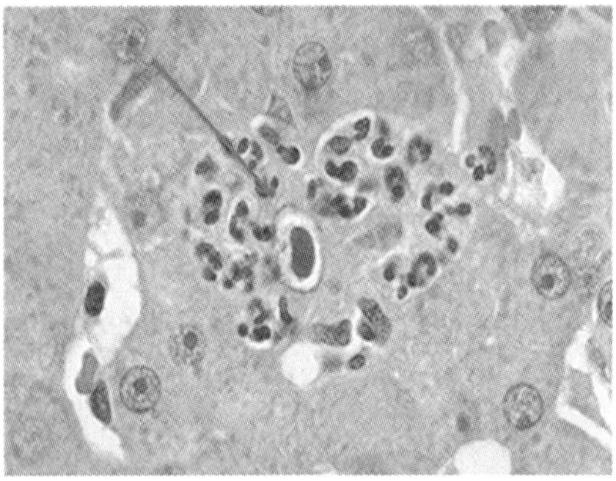

图 8.7 （见书末彩图）典型 CMV 病毒包涵体（箭头所示）的肝移植活检显微图

存在内源性病毒重新激活或者外源性新发感染的可能性。EB病毒嗜B淋巴细胞，但一些其他类型的细胞如T细胞及鼻咽部上皮细胞也会受到感染。EB病毒促进淋巴细胞增殖，而正常情况下淋巴细胞增殖受特殊的细胞毒T细胞调控，但在免疫抑制患者中，这一调控存在缺失或障碍，导致淋巴细胞增殖处于失控状态，即所说的PTLD。患者可表现为轻微的流感样症状或典型的淋巴瘤样症状。这一疾病可能被误认为孤立的CNS肿瘤或移植物肿块（图8.9），也可以表现为典型的累及淋巴结的淋巴瘤症状。PTLD的诊断及治疗在第12章详述，总结在图8.9。在一些病例中，减少免疫抑制剂剂量会使正常免疫监视得以重建，肿块即得以消退。一小部分表现为孤立性肿块的患者可选择外科切除。然而很多患者仍然需要标准的淋巴瘤化疗方案，化疗方案增加利妥昔单抗（B细胞CD20单克隆抗体）可以提高成功率[76-77]。

肝移植受者同时也是机会性真菌及细菌感染的高危人群。肺孢子虫属、假丝酵母属、曲霉菌属、隐球酵母菌属是最常遇到的真菌性机会感染，而分枝杆菌属、诺卡菌属、李斯特菌属是最常见的细菌性机会感染。其临床表现随感染部位不同而各异，但总体来看，此类感染都与重度免疫抑制、严重虚弱状态及并发疾病（如糖尿病）状态相关。预后和治疗成功率差别很大，但总体上，早期发现及低剂量免疫抑制可以获得更好的预后[78-79]。

晚期并发症（>6个月）

恶性肿瘤

5%～15%移植受者新发肿瘤，其概率大约是同年龄段普通人群的2倍[80]。Kaposi肉瘤及PTLD被认为是移植后最早出现的恶性肿瘤，而非黑色素性皮肤癌、外阴癌及腹膜恶性肿瘤在移植术后更晚的时间发生。最重要的恶性肿瘤危险因素包括EBV血清学阴性、大量的光照、吸烟及年龄增长。移植受者的皮肤癌和淋巴瘤发病率是同年龄段普通人群的10倍。肺、头颈部和结直肠癌的发病率也较普通人群高，但低于皮肤癌和淋巴瘤发病率。前列腺及乳腺癌与非移植患者的发病率相比则没有明显升高[81]。大部分移植中心建议避免移植术后恶性肿瘤发病的危险因素，同时进行常规筛查以助于早期发现。

晚期外科并发症

切口疝是肝移植晚期最常见的外科并发症。其报道的发生率为5%～25%，在肥胖、西罗莫司免疫抑制及使用激素治疗排斥的患者中发生率更高。肠梗阻在移植后期患者也更为常见，多与手术粘连、不同类型的疝、累及肠道的PTLD及Roux-en-Y胆道重建相关。后一种情况常规造影可能无法提供肠梗阻证据，但CT有助于诊断[81]。

胆道狭窄

肝移植晚期发生的胆道狭窄可分吻合口狭窄和非吻合口狭窄，常与动脉供血不足相关（图8.6）。文献报道25%～50%的晚期胆道梗阻患者存在HAT[82-83]。没有

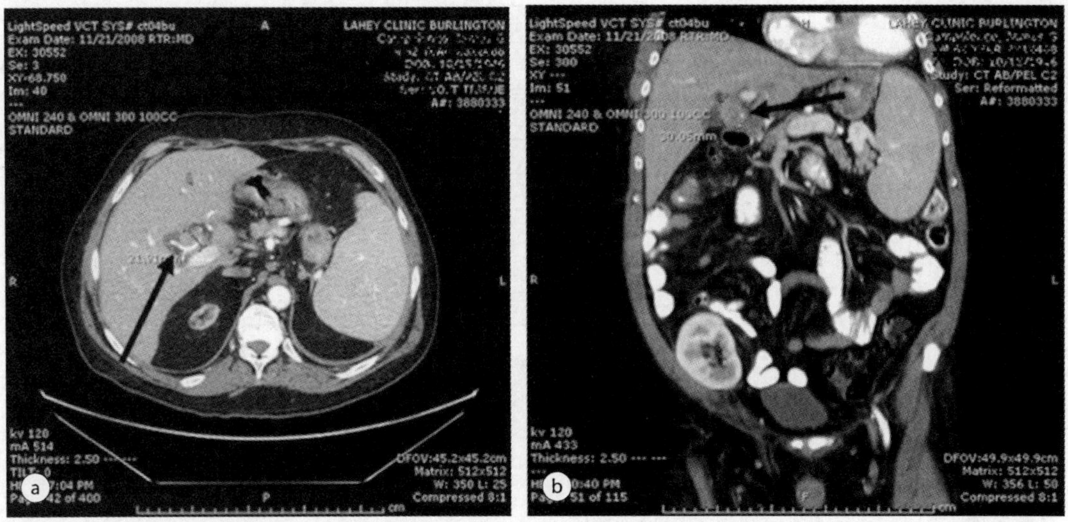

图 8.8　CT 示肝移植物的 PTLD（箭头所示）。该患者肿块被切除，CT 显示的移植肝 PTLD 病灶。该肿块起初诊断考虑为移植肝肝门部胆管细胞癌，予以行肿块切除，同时行 Roux-en-Y 肝管空肠吻合术重建。术后病理结果提示为 EB 病毒阳性的多形性 PTLD，同时该病例低剂量免疫移植治疗联合抗病毒治疗有效。该患者术后 4 年里都保持无疾病状态。单克隆 PTLD 在没有化疗的情况下预后不佳

合并动脉血供不良的非吻合口狭窄又称为缺血性胆管损伤（ischemic-type biliary lesion，ITBL），常与缺血时间延长、供者年龄增高及黏性器官保存液相关[84]。一些报道认为胆管上皮细胞的免疫性损伤可能是 ITBL 的病因之一，但仍缺乏足够证据。

血管并发症

肝移植后晚期血管并发症相对较少见（1%～5%）。HAT 与高凝状态或严重的排斥反应相关，通常治疗困难且常需要再次移植。晚期血管并发症常与胆漏和胆道狭窄相关，且常表现为复发性胆管炎。再次移植的死亡率高达 50%，高死亡率与此类患者经常出现胆源性脓毒症有关。

肝动脉瘤或假性动脉瘤较为罕见但其死亡率高，其发生与一些操作，如支架植入或活检有关。此外，真菌感染常发现于此类患者。病情稳定患者推荐采用弹簧圈栓塞，但有症状患者及失血性休克患者需要手术干预。肝动脉瘤对约 50%的患者来说是致命的[85]。

慢性排斥反应

20 世纪 80 年代的文献中，肝移植的慢性排斥反应发生率为 15%～20%，而目前的文献报道发生率在 2%～5%，这主要归功于免疫抑制剂的改善及更完善的器官保存技术。慢性排斥反应的组织学特点包括胆管萎缩、汇管区消失，伴动脉病变或闭塞性动脉炎，伴或不伴有单核细胞浸润。慢性排斥反应与之前的急性排斥反应可能存在相关性，但仍无法确定。增加免疫抑制剂剂量通常对慢性排斥反应无效[86-87]。在慢性排斥反应早期，患者通常无明显临床症状，仅表现为轻微的肝功能异常，且在相当长的一段时间内仍能正常工作。

近年来认为，供者特异性 HLA 参与了慢性肝移植排斥反应的发生，对于那些增加免疫抑制剂剂量治疗无效的慢性排斥患者，其抢救性治疗可考虑行抗体消除治疗（血浆替换、静脉注射免疫球蛋白、利妥昔单抗）[71]。

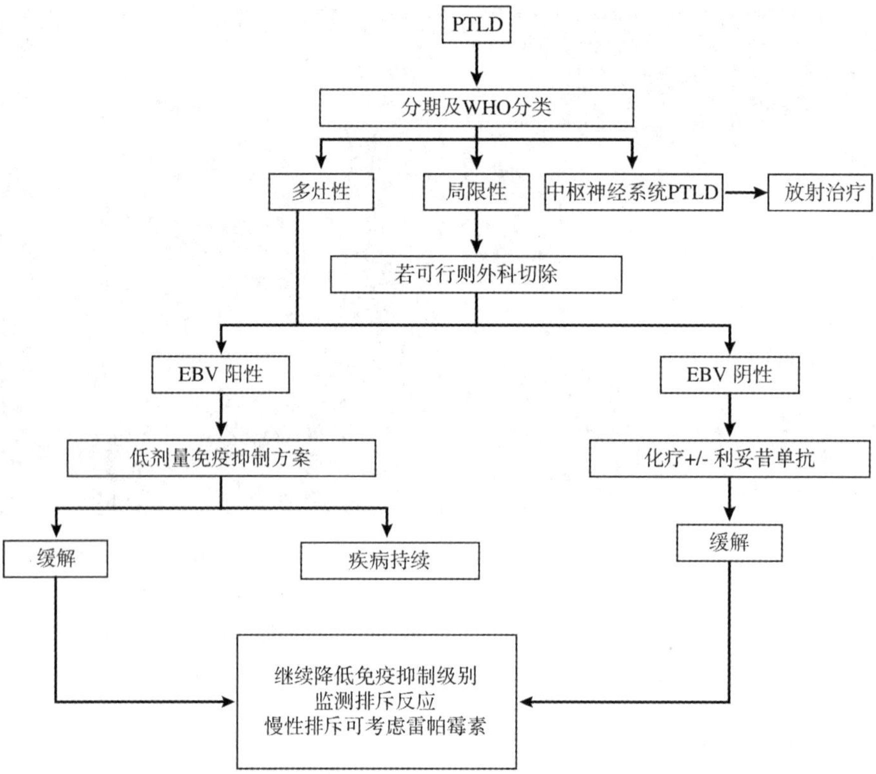

图 8.9 器官移植受者出现淋巴细胞主导损伤的推荐诊断及治疗流程。明确 EB 病毒状态是重点，一部分 EBV 阳性患者对降低免疫抑制级别有效，但大部分患者需要额外干预，如抗病毒治疗。EBV 阴性的单克隆 PTLD 预后更差，需要通过化疗改善预后

> 目前认为长期的移植物损伤可能是一个抗体介导的免疫反应过程（更多细节见第 13 章），该方面需要更深入的研究。

Kaneku 等近期发表的一些数据表明供者特异性 IgG3 亚型抗体与慢性移植物排斥活检阳性表现和临床表现存在相关性，而其他亚型的 IgG 抗体无明显相关性[88]。总之，这些报道为一部分有慢性排斥反应的患者提供了一个可能可行的治疗手段。

结论

继先驱者 Starzl 和 Calne 之后，肝移植成为一个发展迅速的外科新技术，虽然在早期，肝移植广受质疑，且长期存活的肝移植仅仅是昙花一现。但今天，肝移植受者和移植物生存率得到显著提高，并且肝移植的操作在很多中心都逐渐程序化。

活体肝移植逐渐成为晚期肝病患者可行的选择，其在一些尸体供肝短缺的地方，或者社会、政治或宗教仍拒绝承认脑死亡概念的地方变得逐渐常见起来。活体肝移植必须在供者安全性和受者等待名单死亡率之间做出平衡，在某些中心，处于等待名单的患者死亡率甚至大于 20%。

外科技术、免疫抑制剂和围术期管理上的提升不仅减少了手术并发症和死亡率，更显著改善了受者的生活质量。一例成功的肝移植需要多学科团队的每个成员对一个共同目标都付出精细的努力，满意的结局需要准确的判断力、高超的技术和对细节的关注。

要点

- 肝移植发展迅速，从一个史诗般的、成功率低的手术发展为一个具有良好患者及移植肝存活率的手术，成为了肝衰竭患者治疗的唯一希望。
- HCC 患者作为肝移植的适应证仍需要持续的审核改进。通常肝移植为特定的 HCC 患者提供了最好的机会，但同时也可能影响其他移植等候名单患者的公平性。故在今后的器官移植中，仍需加强对器官分配的审核。
- 现代的器官保存和灌注的方法将会改善未来肝移植手术的预后（见第 6 章）。
- 肝移植的排斥问题比其他的一些器官移植要少。尽管如此，免疫抑制剂的进步也影响了肝移植的预后。
- 有证据表明，抗体介导的炎症反应可能参与了慢性移植肝损伤（见第 13 章）。

参考文献

1. Starzl TE, Groth CG, Brettschneider L, et al. Extended survival in 3 cases of orthotopic homotransplantation of the human liver. Surgery 1968;63(4):549–63.
2. Calne RY, Williams R. Liver transplantation in man. I. Observations on technique and organization in five cases. Br Med J 1968;4(5630):535–40.
3. Pomposelli JJ, Verbesey J, Simpson MA, et al. Improved survival after live donor adult liver transplantation (LDALT) using right lobe grafts: program experience and lessons learned. Am J Transplant 2006;6(3):589–98.
4. Wiesner RH, McDiarmid SV, Kamath PS, et al. MELD and PELD: application of survival models to liver allocation. Liver Transpl 2001;7(7):567–80.
5. Edwards EB, Harper AM. The impact of MELD on OPTN liver allocation: preliminary results. Clin Transpl 2002;21–8.
6. Kamath PS, Wiesner RH, Malinchoc M, et al. A model to predict survival in patients with end-stage liver disease. Hepatology 2001;33(2):464–70.
7. Wiesner R, Edwards E, Freeman R, et al. Model for end-stage liver disease (MELD) and allocation of donor livers. Gastroenterology 2003;124(1):91–6.
8. Habib S, Berk B, Chang CC, et al. MELD and prediction of post-liver transplantation survival. Liver Transpl 2006;12(3):440–7.
9. Trotter JF, Osgood MJ. MELD scores of liver transplant recipients according to size of waiting list: impact of organ allocation and patient outcomes. JAMA 2004;291(15):1871–4.
10. Thuluvath PJ, Guidinger MK, Fung JJ, et al. Liver transplantation in the United States, 1999–2008. Am J Transplant 2010;10(4, Pt 2):1003–19.
11. Gillespie BW, Merion RM, Ortiz-Rios E, et al. Database comparison of the adult-to-adult living donor liver transplantation cohort study (A2ALL) and the SRTR U.S Transplant Registry. Am J Transplant 2010;10(7):1621–33.
12. Merion RM. 2009 SRTR report on the state of transplantation. Am J Transplant 2010;10(4, Pt 2):959–60.
13. O'Leary JG, Lepe R, Davis GL. Indications for liver transplantation. Gastroenterology 2008;134(6):1764–76.
14. Campbell Jr DA, Ham JM, McCurry KR, et al. Liver transplant for fulminant hepatic failure. Am Surg 1991;57(8):546–9.
15. Bower WA, Johns M, Margolis HS, et al. Population-based surveillance for acute liver failure. Am J Gastroenterol 2007;102(11):2459–63.
16. Ostapowicz G, Fontana RJ, Schiodt FV, et al. Results of a prospective study of acute liver failure at 17 tertiary care centers in the United States. Ann Intern Med 2002;137(12):947–54.
17. Dhiman RK, Jain S, Maheshwari U, et al. Early indicators of prognosis in fulminant hepatic failure: an assessment of the Model for End-Stage Liver Disease (MELD) and King's College Hospital criteria. Liver Transpl 2007;13(6):814–21.
18. Zimmerman MA, Cameron AM. Ghobrial RM. Budd–Chiari syndrome. Clin Liver Dis 2006;10(2):259–73, viii.
19. Zahn A, Gotthardt D, Weiss KH, et al. Budd–Chiari syndrome: long term success via hepatic decompression using transjugular intrahepatic porto-systemic shunt. BMC Gastroenterol 2010;10:25.
20. Segev DL, Nguyen GC, Locke JE, et al. Twenty years of liver transplantation for Budd–Chiari syndrome: a national registry analysis. Liver Transpl 2007;13(9):1285–94.
21. Mazzaferro V, Regalia E, Doci R, et al. Liver transplantation for the treatment of small hepatocellular carcinomas in patients with cirrhosis. N Engl J Med 1996;334(11):693–9.
22. Gines P, Jimenez W, Arroyo V, et al. Atrial natriuretic factor in cirrhosis with ascites: plasma levels, cardiac release and splanchnic extraction. Hepatology 1988;8(3):636–42.

23. Verna EC, Brown Jr RS. Hepatitis C virus and liver transplantation. Clin Liver Dis 2006;10(4):919–40.
24. Garcia-Retortillo M, Forns X, Feliu A, et al. Hepatitis C virus kinetics during and immediately after liver transplantation. Hepatology 2002;35(3):680–7.
25. Charlton M, Seaberg E, Wiesner R, et al. Predictors of patient and graft survival following liver transplantation for hepatitis C. Hepatology 1998;28(3):823–30.
26. Gordon FD, Poterucha JJ, Germer J, et al. Relationship between hepatitis C genotype and severity of recurrent hepatitis C after liver transplantation. Transplantation 1997;63(10):1419–23.
27. Gane EJ, Portmann BC, Naoumov NV, et al. Long-term outcome of hepatitis C infection after liver transplantation. N Engl J Med 1996;334(13):815–20.
28. Zhou S, Terrault NA, Ferrell L, et al. Severity of liver disease in liver transplantation recipients with hepatitis C virus infection: relationship to genotype and level of viremia. Hepatology 1996;24(5):1041–6.
29. Carrion JA, Fernandez-Varo G, Bruguera M, et al. Serum fibrosis markers identify patients with mild and progressive hepatitis C recurrence after liver transplantation. Gastroenterology 2010;138(1):147–58 e1.
30. Van Wagner LB, Baker T, Ahya SN, et al. Outcomes of patients with hepatitis C undergoing simultaneous liver–kidney transplantation. J Hepatol 2009;51(5):874–80.
31. Everson GT. Treatment of chronic hepatitis C in patients with decompensated cirrhosis. Rev Gastroenterol Disord 2004;4(Suppl. 1):S31–8.
32. Khapra AP, Agarwal K, Fiel MI, et al. Impact of donor age on survival and fibrosis progression in patients with hepatitis C undergoing liver transplantation using HCV+ allografts. Liver Transpl 2006;12(10):1496–503.
33. Iloeje UH, Yang HI, Su J, et al. Predicting cirrhosis risk based on the level of circulating hepatitis B viral load. Gastroenterology 2006;130(3):678–86.
34. Kim WR, Poterucha JJ, Kremers WK, et al. Outcome of liver transplantation for hepatitis B in the United States. Liver Transpl 2004;10(8):968–74.
35. Yao FY, Ferrell L, Bass NM, et al. Liver transplantation for hepatocellular carcinoma: expansion of the tumor size limits does not adversely impact survival. Hepatology 2001;33(6):1394–403.
36. Pomfret EA, Washburn K, Wald C, et al. Report of a national conference on liver allocation in patients with hepatocellular carcinoma in the United States. Liver Transpl 2010;16(3):262–78.
37. Clavien PA, Lesurtel M, Bossuyt PM, et al. OLT for HCC consensus group. Lancet Oncol 2012;13(1):E11–22.
HCC as an indication for liver transplantation continues to undergo scrutiny, with international conferences attempting to strike the balance between treatment for the patient with HCC balanced against the needs of the rest of the patients on a waiting list for liver transplant.
38. Hoofnagle JH, Kresina T, Fuller RK, et al. Liver transplantation for alcoholic liver disease: executive statement and recommendations. Summary of a National Institutes of Health workshop held December 6–7, 1996, Bethesda, Maryland. Liver Transpl Surg 1997;3(3):347–50.
39. McCullough AJ, Falck-Ytter Y. Body composition and hepatic steatosis as precursors for fibrotic liver disease. Hepatology 1999;29(4):1328–30.
40. Kuiper EM, Hansen BE, Metselaar HJ, et al. Trends in liver transplantation for primary biliary cirrhosis in the Netherlands 1988–2008. BMC Gastroenterol 2010;10:144.
41. Khettry U, Anand N, Faul PN, et al. Liver transplantation for primary biliary cirrhosis: a long-term pathologic study. Liver Transpl 2003;9(1):87–96.
42. Kashyap R, Safadjou S, Chen R, et al. Living donor and deceased donor liver transplantation for autoimmune and cholestatic liver diseases – an analysis of the UNOS database. J Gastrointest Surg 2010;14(9):1362–9.
43. Campsen J, Zimmerman MA, Trotter JF, et al. Clinically recurrent primary sclerosing cholangitis following liver transplantation: a time course. Liver Transpl 2008;14(2):181–5.
44. Brandsaeter B, Friman S, Broome U, et al. Outcome following liver transplantation for primary sclerosing cholangitis in the Nordic countries. Scand J Gastroenterol 2003;38(11):1176–83.
45. Tzakis AG, Kirkegaard P, Pinna AD, et al. Liver transplantation with cavoportal hemitransposition in the presence of diffuse portal vein thrombosis. Transplantation 1998;65(5):619–24.
46. Starzl TE, Porter KA, Kashiwagi N, et al. The effect of diabetes mellitus on portal blood hepatotrophic factors in dogs. Surg Gynecol Obstet 1975;140(4):549–62.
47. Marcos A, Eghtesad B, Fung JJ, et al. Use of alemtuzumab and tacrolimus monotherapy for cadaveric liver transplantation: with particular reference to hepatitis C virus. Transplantation 2004;78(7):966–71.
48. Levitsky J, Thudi K, Ison MG, et al. Alemtuzumab induction in non-hepatitis C positive liver transplant recipients. Liver Transpl 2011;17(1):32–7.
49. Wiesner RH, Fung JJ. Present state of immunosuppressive therapy in liver transplant recipients. Liver Transpl 2011;17(Suppl. 3):S1–9.
50. Schnitzbauer AA, Scherer MN, Rochon J, et al. Study protocol: a pilot study to determine the safety and efficacy of induction-therapy, de novo MPA and delayed mTOR-inhibition in liver transplant recipients with impaired renal function PATRON-study. BMC Nephrol 2010;11:24.
51. Murray KF, Carithers Jr RL; AASLD. AASLD practice guidelines; evaluation of the patient for liver transplantation. Hepatology 2005;41(6):1407–32.

52. Cho JY, Suh KS, Lee HW, et al. Hepatic steatosis is associated with intrahepatic cholestasis and transient hyperbilirubinemia during regeneration after living donor liver transplantation. Transplant Int 2006;19(10):807–13.
53. Garcia-Gil FA, Serrano MT, Fuentes-Broto L, et al. Celsior versus University of Wisconsin preserving solutions for liver transplantation: postreperfusion syndrome and outcome of a 5-year prospective randomized controlled study. World J Surg 2011;35(7):1598–607.
54. Washington K. Update on post-liver transplantation infections, malignancies, and surgical complications. Adv Anat Pathol 2005;12(4):221–6.
55. Kissel JT, Mendell JR, Rammohan KW. Microvascular deposition of complement membrane attack complex in dermatomyositis. N Engl J Med 1986;314(6):329–34.
56. Lewis MB, Howdle PD. Neurologic complications of liver transplantation in adults. Neurology 2003;61(9):1174–8.
57. Chen H, Peng CH, Shen BY, et al. Multi-factor analysis of initial poor graft function after orthotopic liver transplantation. Hepatobiliary Pancreat Dis Int 2007;6(2):141–6.
58. Motschman TL, Taswell HF, Brecher ME, et al. Intraoperative blood loss and patient and graft survival in orthotopic liver transplantation: their relationship to clinical and laboratory data. Mayo Clinic Proc 1989;64(3):346–55.
59. Mazariegos GV, Molmenti EP, Kramer DJ. Early complications after orthotopic liver transplantation. Surg Clin North Am 1999;79(1):109–29.
60. Pastacaldi S, Teixeira R, Montalto P, et al. Hepatic artery thrombosis after orthotopic liver transplantation: a review of nonsurgical causes. Liver Transpl 2001;7(2):75–81.
61. Vivarelli M, Cucchetti A, La Barba G, et al. Ischemic arterial complications after liver transplantation in the adult: multivariate analysis of risk factors. Arch Surg 2004;139(10):1069–74.
62. Oh CK, Pelletier SJ, Sawyer RG, et al. Uni- and multi-variate analysis of risk factors for early and late hepatic artery thrombosis after liver transplantation. Transplantation 2001;71(6):767–72.
63. Ponziani FR, Zocco MA, Campanale C, et al. Portal vein thrombosis: insight into physiopathology, diagnosis, and treatment. World J Gastroenterol 2010;16(2):143–55.
64. Balderramo D, Navasa M, Cardenas A. Current management of biliary complications after liver transplantation: emphasis on endoscopic therapy. Gastroenterol Hepatol 2011;34(2):107–15.
65. Moreno R, Berenguer M. Post-liver transplantation medical complications. Ann Hepatol 2006;5(2):77–85.
66. Welling TH, Heidt DG, Englesbe MJ, et al. Biliary complications following liver transplantation in the model for end-stage liver disease era: effect of donor, recipient, and technical factors. Liver Transpl 2008;14(1):73–80.
67. Verdonk RC, Buis CI, Porte RJ, et al. Anastomotic biliary strictures after liver transplantation: causes and consequences. Liver Transpl 2006;12(5):726–35.
68. Corbani A, Burroughs AK. Intrahepatic cholestasis after liver transplantation. Clin Liver Dis 2008;12(1):111–29, ix.
69. Berlakovich GA, Imhof M, Karner-Hanusch J, et al. The importance of the effect of underlying disease on rejection outcomes following orthotopic liver transplantation. Transplantation 1996;61(4):554–60.
70. Varotti G, Grazi GL, Vetrone G, et al. Causes of early acute graft failure after liver transplantation: analysis of a 17-year single-centre experience. Clin Transplant 2005;19(4):492–500.
71. Musat AI, Agni RM, Wai PY, et al. The significance of donor-specific HLA antibodies in rejection and ductopenia development in ABO compatible liver transplantation. Am J Transplant 2011;11(3):500–10.
72. Sakashita H, Haga H, Ashihara E, et al. Significance of C4d staining in ABO-identical/compatible liver transplantation. Mod Pathol 2007;20(6):676–84.
73. Singh N, Wagener MM, Obman A, et al. Bacteremias in liver transplant recipients: shift toward Gram-negative bacteria as predominant pathogens. Liver Transpl 2004;10(7):844–9.
74. Singh N, Wagener MM. Strategies to prevent organ disease by cytomegalovirus in solid organ transplant recipients. Ann Intern Med 2006;144(6):456–7.
75. Seehofer D, Rayes N, Tullius SG, et al. CMV hepatitis after liver transplantation: incidence, clinical course, and long-term follow-up. Liver Transpl 2002;8(12):1138–46.
76. Nourse JP, Jones K, Gandhi MK. Epstein–Barr virus-related post-transplant lymphoproliferative disorders: pathogenetic insights for targeted therapy. Am J Transplant 2011;11(5):888–95.
77. Evens AM, Roy R, Sterrenberg D, et al. Post-transplantation lymphoproliferative disorders: diagnosis, prognosis, and current approaches to therapy. Curr Oncol Rep 2010;12(6):383–94.
78. Singh N. The current management of infectious diseases in the liver transplant recipient. Clin Liver Dis 2000;4(3):657–73, ix.
79. Losada I, Cuervas-Mons V, Millan I, et al. Early infection in liver transplant recipients: incidence, severity, risk factors and antibiotic sensitivity of bacterial isolates[in Spanish]. Enferm Infecc Microbiol Clin 2002;20(9):422–30.
80. Benlloch S, Berenguer M, Prieto M, et al. De novo internal neoplasms after liver transplantation: increased risk and aggressive behavior in recent years? Am J Transplant 2004;4(4):596–604.

81. Herrero JI. De novo malignancies following liver transplantation: impact and recommendations. Liver Transpl 2009;15(Suppl. 2):S90–4.
82. Margarit C, Lazaro JL, Hidalgo E, et al. Cross-clamping of the three hepatic veins in the piggyback technique is a safe and well tolerated procedure. Transplant Int 1998;11(Suppl. 1):S248–50.
83. Verdonk RC, Buis CI, Porte RJ, et al. Biliary complications after liver transplantation: a review. Scand J Gastroenterol 2006;(Suppl. 243):89–101.
84. Buis CI, Hoekstra H, Verdonk RC, et al. Causes and consequences of ischemic-type biliary lesions after liver transplantation. J Hepatobiliary Pancreat Surg 2006;13(6):517–24.
85. Porrett PM, Hsu J, Shaked A. Late surgical complications following liver transplantation. Liver Transpl 2009;15(Suppl. 2):S12–8.
86. Ben-Ari Z, Pappo O, Mor E. Intrahepatic cholestasis after liver transplantation. Liver Transpl 2003;9(10):1005–18.
87. Quaglia AF, Del Vecchio Blanco G, Greaves R, et al. Development of ductopaenic liver allograft rejection includes a “hepatitic” phase prior to duct loss. J Hepatol 2000;33(5):773–80.
88. Kaneku H, O'Leary JG, Taniguchi M, et al. Donor-specific human leukocyte antigen antibodies of the immunoglobulin G3 subclass are associated with chronic rejection and graft loss after liver transplantation. Liver Transpl 2012;18(8):984–92.

第 9 章　胰腺移植

Murat Akyol　著

王伟林　明长生　田普训　张　珉　程　颖　译

概述

胰腺移植是目前唯一能使 1 型糖尿病患者长期停用胰岛素，并维持正常糖代谢的可靠治疗方法。

1966 年 Minnesota 大学施行了全球首例胰腺移植[1]。胰腺移植临床应用初期疗效不佳，此后多年无明显进展，其难点在于胰腺外分泌处理及化脓性感染、血栓形成、急性排斥反应和移植胰腺炎等并发症发生率高。在最初 20 余年中，全球共施行胰腺移植不足 1 200 例。即使在 1983 年环孢素用于临床后，患者和移植胰 1 年存活率仅为 75% 和 37%。因此，20 世纪 70 年代及 80 年代人们对胰腺移植的认同度不高。

直到 20 世纪 90 年代，随着器官获取和保存方法的改进、外科技术的成熟、新型强效免疫抑制剂的应用、感染防治及选择供受者经验的积累，胰腺移植取得了显著进展。目前，全球已施行胰腺移植约 40 000 例，胰腺移植成功率接近其他实体器官移植。不管是过去，还是将来都不可能进行前瞻性临床研究，比较胰腺移植和胰岛素治疗效果。但随着胰腺移植病例的大幅增加和疗效的不断提高，胰腺移植治疗糖尿病已被人们普遍接受。

胰腺移植适应证

胰腺移植治疗 2 型糖尿病

胰腺移植的目的是替代外源性胰岛素治疗 1 型糖尿病。1998 年，Sasaki 等报道了数例需胰岛素治疗的 2 型糖尿病患者接受胰腺移植，短期效果良好[2]。该中心及其他几个移植中心回顾性报告中，讨论的焦点问题是，少数患者在移植前诊断为 1 型糖尿病，其实是 2 型糖尿病，而胰腺移植治疗 2 型糖尿病的短期疗效与 1 型糖尿病相似。但问题在于，2 型糖尿病患者的发病年龄较大，伴有代谢综合征、胰岛素抵抗、肥胖且心血管并发症发生率较高。目前还没有鉴别 1 型与 2 型糖尿病可靠的临床或实验检测方法。特别是在肾衰竭和肾滤过功能受损时，无论是空腹还是刺激后的血清 C 肽水平都不能反映胰岛素分泌的真实情况[3]。2 型糖尿病可见于自身免疫异常的年轻人，相反，1 型糖尿病亦见于没有自身免疫病的中老年人。事实上，质疑 1 型和 2 型糖尿病存在不同病因和发病机制的观点是有依据的。“加速器假说”认为两种糖尿病是同一种疾病，其本质是胰岛素抵抗，而发病年龄取决于特殊的遗传基因、某些环境因素和个人行为[4]。

国际胰腺移植注册中心（the International Pancreas Transplant Registry，IPTR）自 20 世纪 90 年代中期开始统计 2

型糖尿病受者数据。直到 5 年前，2 型糖尿患者接受胰肾联合（simultaneous pancreas-kidney，SPK）移植中受者的比例才缓慢升至 7%，近 5 年这一比例没有变化[5-6]。多数统计分析证实，2 型与 1 型糖尿病胰腺移植后可取得同样满意的效果。

> ✔ 一项研究首次比较了 2004—2008 年施行的 3 858 例 1 型糖尿病和 292 例 2 型糖尿患者接受胰腺移植的结果，1 型糖尿病受者的效果略优于 2 型糖尿病受者，二者移植胰 1 年存活率分别为 85%和 80%[5]。

活体供者胰腺移植

胰腺移植数据库统计，1967—2011 年，美国共施行胰腺移植约 25 000 例，其中活体胰腺移植 72 例，占 0.3%[6]。美国仅三个移植中心施行活体胰腺移植，其中明尼苏达大学的病例超过 80%。施行胰腺移植最多的明尼苏达大学最近报告，全球已施行 160 例活体胰腺移植，美国以外的其他国家，只有两个移植中心施行了数例活体胰腺移植，移植胰 1 年存活率低于尸体胰腺移植，而远期效果相近[7]。首批 115 例活体胰腺供者中，仅 67 例完成随访，其中 3 例供者术后需要胰岛素治疗，另有 10 例供者术后 HbA1c 水平升高。因此，目前还难以评价供者围术期死亡率和远期风险。

事实上，仅极少数移植中心开展活体胰腺移植，例数也很少，目前尚未得到移植界的广泛认可。英国和欧洲其他国家的主流观点是不倡导活体胰腺移植。本章仅讨论同种尸体胰腺移植。

胰腺移植受者的选择

临床胰腺移植有以下三种类型。

胰肾联合移植

糖尿病合并肾衰竭的患者应该接受肾移植治疗，已无争议。有充分的证据表明，透析治疗的预后差[8]，但肾移植后受者必须服用免疫抑制剂。SPK 移植可使患者停止胰岛素和透析治疗。与单纯肾移植比较，SPK 移植治疗糖尿病肾病的潜在风险及疗效列于框 9.1，其评估依据参见本章最后部分。

框 9.1　SPK 移植的潜在风险及疗效

风险

围术期发病率和死亡率
胰腺移植对肾移植预后潜在的不利影响
高效免疫抑制治疗的毒副作用

疗效

改善生存质量、停用胰岛素治疗
可能缓解糖尿病并发症
延长预期寿命

临床资料显示，受者选择是胰腺移植成功的关键，心血管并发症是胰腺移植术后早期最主要的死因。选择受者时，最好是各移植中心由多学科团队进行综合医疗评估。糖尿病患者无症状缺血性心脏病并不少见。心脏检查包括 12 导联的心电图、超声心动图、运动负荷试验和无创心肌灌注检查（放射性核素扫描或多巴酚丁胺负荷超声心动图）。常规冠状动脉造影术的应用价值尚难以评价[9]。如果非创伤性检查异常或患者有缺血性心脏病症状，应该进一步行冠状动脉造影术等检查。任何可治疗的冠心病，都应在移植前及时处理[10]。

2006—2010 年，60 岁以上 SPK 移植受者占 2%。目前很难明确区分手术绝对禁忌证和相对禁忌证（框 9.2）。失明或截肢都不能视为禁忌证。乙肝、丙肝或 HIV 感染也不是胰腺移植的禁忌证，框 9.2 并未区分胰腺移植绝对和相对禁忌证，仅供参考。像“显著”“严重”或“最近”等不准确的术语均带有主观意向，应由经验丰富的临床医生权衡各种潜在的利弊因素，综合评估，选择适合的胰腺移植受者。

> ✔ 大多数移植中心对 SPK 移植受者都有年龄上限，50 岁左右，但实际工作中可灵活掌握。随着经验的积累，选择适合 SPK 移植受者的标准也更灵活。2004 年和 2005 年，美国 50 岁以上的 SPK 移植受者分别为 19%和 15%[11]。

框 9.2 胰腺移植禁忌证及危险因素

- 无法履行知情同意权
- 滥用药物
- 成人精神疾病或依从性差
- 近期恶性肿瘤史
- 活动性感染
- 近期心肌梗死史
- 不可逆性缺血性心脏病
- 心功能不全、射血分数低
- 存在显著影响预期寿命的其他疾病
- 年龄>60 岁
- 显著肥胖（BMI>30）
- 严重主动脉及髂动脉粥样硬化

肾移植后胰腺移植

过去，绝大多数胰腺移植类型为 SPK 移植，主要原因是单纯胰腺移植的效果相对较差。近 15 年来，胰腺移植成功率显著提高[12-13]，促使许多移植中心给已成功肾移植的糖尿病受者施行胰腺移植。截至 2000 年年底，肾移植后胰腺（pancreas after kidney，PAK）移植占美国胰腺移植总数的 11%，在美国以外地区占 5%。此后，PAK 病例数快速增长，2004 年，美国实施 PAK 移植 400 例，达到顶峰（大约为全年胰腺移植总数的 1/3）[6,11]。随后美国 PAK 移植例数明显减少。下文将更详细列举不同胰腺移植术式的优势及预后差异。

PAK 移植手术禁忌证与 SPK 移植相同。在框 9.2 所列举的禁忌证中，凡是已成功接受肾移植的糖尿病患者，均为适合 PAK 移植的候选者。实际上，该移植类型最有益于可能接受活体肾移植的糖尿病患者。现在 PAK 移植的总体效果与 SPK 移植相近，选择已接受活体肾移植的糖尿病患者，施行胰腺移植，不但明显有益于受者本人，还可减少对尸体供肾的需求，使其他等待肾移植的人群受益。肾移植术后，受者康复、移植肾功能和免疫抑制治疗达到稳定状态需要一段时间，间隔多长时间再施行胰腺移植，目前还未达成共识。一项对照研究显示，在肾移植后 4 个月内和 4 个月后施行胰腺移植，并发症发生率和移植效果没有显著性差异[14]。最近的研究资料表明，肾移植与胰腺移植间隔时间超过 3 年，移植肾可能面临更高的风险[15]。

等待 PAK 移植的受者，其免疫学特点是：肾移植后可能改变受者的致敏状态。移植肾功能良好且没有急性排斥反应发生时，选择与供肾 HLA 配型较好的供胰可能有助于改善胰腺移植的效果，但此观点尚未得到证实。移植肾发生过急性排斥反应是否使移植胰更易于发生急性排斥，目前还不清楚。

肾移植术后，尤其是评估时间过长的患者，胰腺移植前必须重点关注移植肾功能是否良好。影响死亡率的重要因素是胰腺移植前的移植肾功能状态，与两次移植的间隔时间则无关[16]。现在尚缺乏可靠的循证医学证据确定移植肾功能的具体标准，以肌酐清除率>40ml/min 作为最低标准具有实际意义[17]。对于没有接受 CNI 类药物治疗的肾移植受者，则要求更高的肌酐清除率，推荐标准为，肌酐清除率不低于 55ml/min。胰腺移植前移植肾穿刺活检有助于了解移植肾功能储备状态、监测糖尿病或其他因素相关的移植肾肾病进展。

关于 SPK 移植和 PAK 移植的讨论，突显了选择胰腺移植受者的难题。由于等待 SPK 移植时间很长，一些个体危险因素（如年龄、肥胖、种族等）对移植效果可能有不利影响，各地胰腺移植中心优先选择活体肾移植后胰腺移植。另一方面，在有经验的移植中心，如果等待时间不长，SPK 移植是最适合患者的选择[15]。

单纯胰腺移植

相比 SPK 移植或 PAK 移植，更难确定公认的单纯胰腺（pancreas transplantation alone，PTA）移植适应证。关于非尿毒症期糖尿病患者的移植风险，不仅需考虑围术期相关并发症，还要涉及长期免疫抑制治疗的毒副作用。目前大部分 1 型糖尿病患者在发病时就开始注射胰岛素便可获得较好的疗效。对于用胰岛素治疗的糖尿患者，现已明确，PTA 适应证是出现危及生命的并发症，即难治性低血糖昏迷和心脏自主神经病变，胰腺移植的确能挽救这两类糖尿病患者的生命。PTA 其他适应证则存在争议，过去伴有两个或两个以上的糖尿病并发症是 PTA 的适应证[18]。由于缺少令人信服的统计数据支持，很难明确定论将两个或两个以上糖尿病并发症作为 PTA 适应证。致残、难治性糖尿病神经病变或处于肾功能代偿期的早期糖尿病肾病可能视为 PTA 的适应证。如果肾病变较重、肾功能明显受损，考虑到免疫抑制剂的肾毒性作用的影响，则不宜选择 PTA。根据现有研究证据难以制订明确的标准，但是，对于血肌酐清除率＜40ml/min 的糖尿病患者，SPK 移植的疗效可能更好。

世界各地的胰腺移植

2011 年年初，全世界已实施的胰腺移植总例数接近 40 000 例[6]。其中，将近 2/3 在美国。IPTR 和 UNOS 分享了美国胰腺移植的相关数据。由于在美国强制要求将移植数据上报到 UNOS，因此，IPTR 认为美国的胰腺移植数据是精确而完整的。而其他非美国胰腺移植都是在自愿的基础上进行 IPTR 的注册登记。也有一些国家组织将移植数据分享到国际注册中心，例如欧洲移植组织。IPTR 估计大约有 90% 的非美国胰腺移植进行了登记。然而，一个欧洲会议文件表明，在世界各地的胰腺移植中，有一大部分非美国胰腺移植都没有登记进 IPTR 的数据库（图 9.1）[19]。尽管在 IPTR 中，非美国胰腺移植的代表性不足，但仍然能够从中看出在美国和世界其他国家中胰腺移植的实施有着真实明确的差异。图 9.2 显示了 2011 年初 IPTR 统计的世界各地胰腺移植的差异[6]。

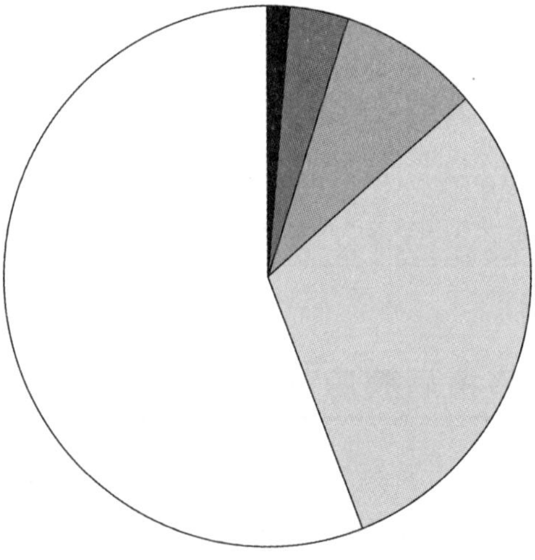

	移植例数	人口（百万）
□ 美国	1387	301
▨ 欧洲	762	488
▩ 拉丁美洲	214	470
■ 加拿大	90	33
■ 澳大利亚/新西兰	34	23

图 9.1 2006 年世界各地胰腺移植情况。（Data from International Figures on Organ Donation and Transplantation 2006. Transplant Newsletter 12（1），September 2007. Council of Europe.）

在美国，SPK 移植在 1998 年达到一个峰值，移植例数达到 972 例。此后 SPK 移植例数逐渐减低，在 2010 年仅刚过 800 例。然而，单独胰腺移植（PAK＋PTA）的例数却持续升高，在 2004 年达到峰值，为 520 例（图 9.3）。自 2004 年后开始逐年降低。在单独胰腺移植例数递减的趋势中，PAK 移植相比 PTA 的递减趋势更为明显。相比 2004 年，2010 年美国 PAK 移植的例数不到一半。

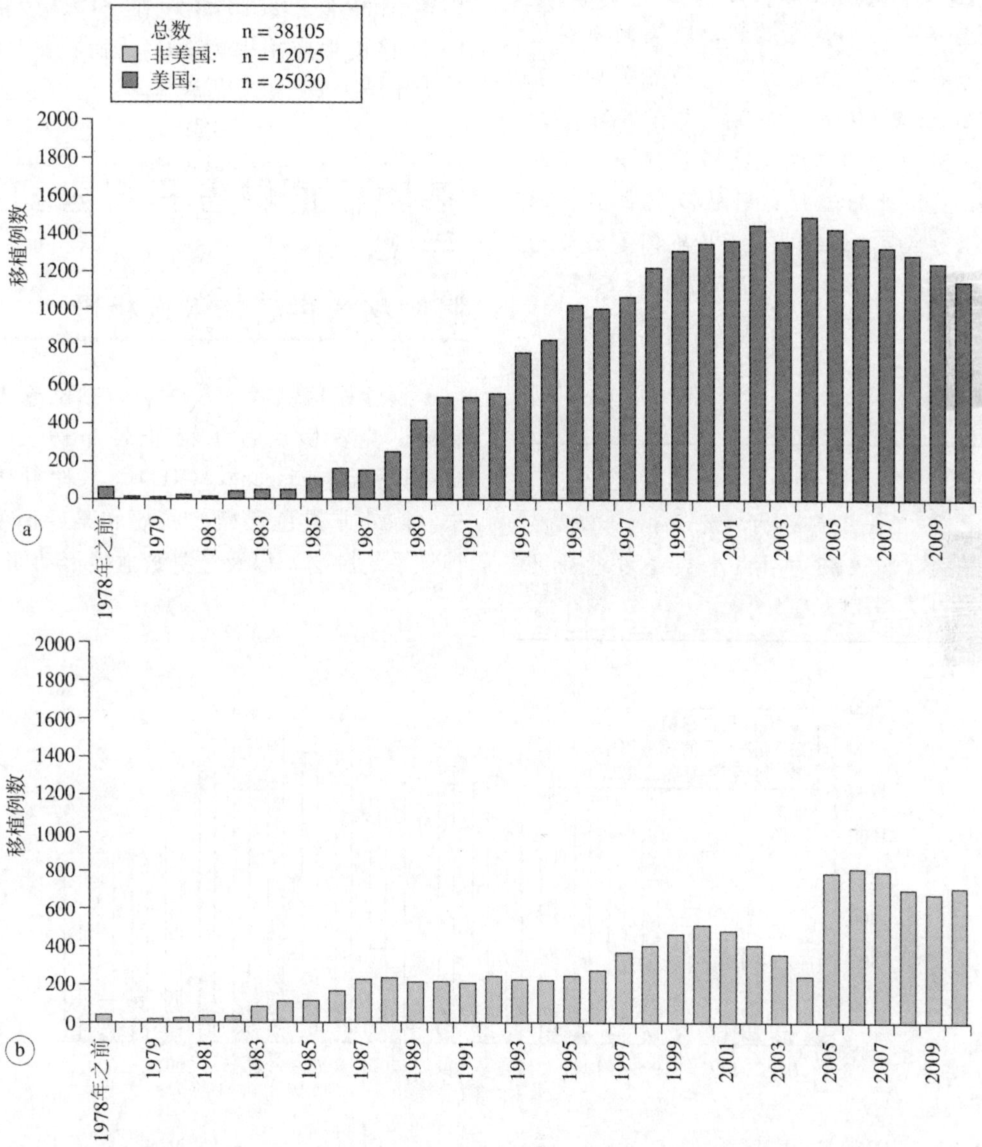

图 9.2　IPTR 的相关胰腺移植数据（截至 2011 年 1 月 1 日）。ⓐ美国；ⓑ非美国

英国及欧洲胰腺移植总数目的对比见表 9.1[20－21]。在欧洲，特别是在欧洲器官移植中心区，胰腺移植从 2003 年达到峰值后开始缓慢减少。与此同时，英国胰腺移植在 2007 年达到峰值后开始递减。英国 2006 年的胰腺移植比（每年每百万人口中的移植例数）显著超过欧洲移植区，此后每年都保持领先。

胰腺移植受者的年龄特征在过去二十多年中有着显著的变化。在美国，1987—

1992年，只有9%的胰腺移植受者年龄超过了45岁。然而，在2000—2004年这部分年龄组所占比例已升至34%，在2006—2010年增长至41%[6,11]。

✔ 重建胰腺外分泌的方式也有了显著的改变（图9.4）。在欧洲，胰液肠内引流是一种主要的手术方式，而在美国，直到20世纪90年代中期，才有不到10%的胰腺移植采取这种胰肠重建手术。此后，美国开始流行这种胰液肠内引流的手术方式。在1996—2002年，美国大约有一半的单独胰腺移植和2/3的SPK移植应用了这种手术。2004年SPK移植中这部分比例达到了81%，2010年则超过90%[6,11]。

✔✔ 除了一小部分的胰腺移植，在世界范围内，胰液肠内引流术式是首选的外分泌引流手术方式。

门静脉回流技术在20世纪90年代受到了欢迎。在美国，1996—2002年，SPK进行胰液肠内引流的病例数为4 394例，其中使用门静脉回流技术的病例达到1091例（占25%）[6]。此后，门静脉回流技术的应用逐渐减低。2010年，在SPK移植及PAK移植中应用率为18%，而在PTA中仅为10%[6]。

胰腺移植供者和器官切取手术

胰腺移植供者的入选标准

胰腺移植供者的禁忌证包括临床HIV感染、克罗伊茨费尔特-雅各布病（creutzfeldt-jakob disease，CJD）、恶性肿瘤病史（除外非黑色素瘤皮肤癌和某些原发性神经系统肿瘤）以及全身败血症活动期。

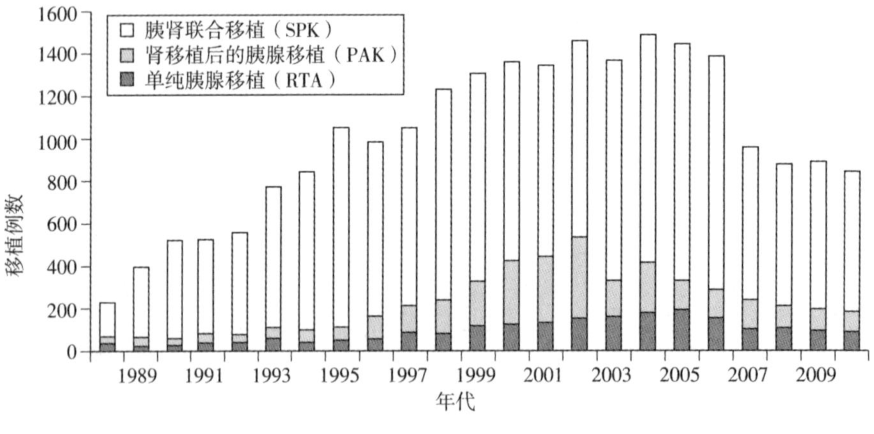

图9.3 美国胰腺移植的分类

其他特殊的胰腺捐献禁忌证包括糖尿病或严重的胰腺疾病（包括创伤、急性或慢性胰腺炎、胰腺过度脂肪浸润）。若胰腺相关检查都是正常的，高血糖或淀粉酶升高的供者仍可进行胰腺捐献。供者年龄的增加、供者因为脑血管或心血管疾病导致的死亡以及供者的过度肥胖等因素都与胰腺移植的不良预后有关[22-24]。由于很多研究均为回顾性分析且样本量过小，导致多种混杂变量，因此很难定义供者年龄的上限。IPTR将45岁作为鉴别“青年”和“老年”的划分标准。迄今为止，美国只有不到 3%的胰腺供者年龄超过 49 岁，而且这个标准现在仍在沿用[6,11]。实际上，世界各地的移植中心将供者年龄上限定为 55 岁。但大家公认的理想胰腺供者的年龄应该小于 45 岁。

同样，对于供者定义一个准确的体重限制也是非常困难的。BMI 大于 30 应该作为一个相对禁忌证。来源于儿童供者（年龄大于 4 岁）以及无心搏骤停供者的胰腺与移植的良好预后有关[25-26]。供者相关因素与胰腺移植预后的相关性在本章后面内容进行了讨论。

表 9.1　欧洲移植区和英国的胰腺移植情况

年代	欧洲移植区*		英国	
	移植例数	pmp+	移植例数	pmp
2000	309	2.58	33	0.56
2001	267	2.23	47	0.78
2002	337	2.81	60	1.0
2003	385	3.21	54	0.9
2004	334	2.78	79	1.31
2005	302	2.52	118	1.96
2006	245	2.04	162	2.96
2007	249	2.08	221	3.68
2008	257	2.14	214	3.57
2009	226	1.88	199	3.32
2020	273	2.28	188	3.18

* 欧洲移植区：欧洲移植区包括奥地利、比利时、克罗地亚、德国、卢森堡、荷兰以及斯洛文尼亚。
+ pmp 为每百万人口。

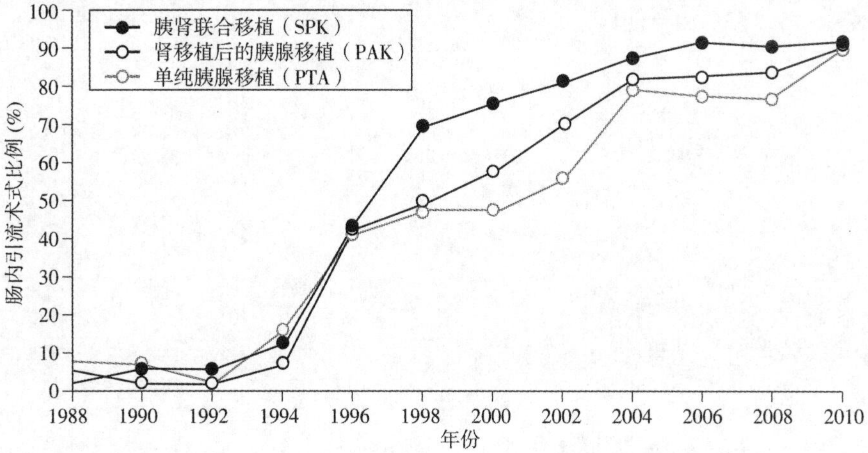

图 9.4　胰腺移植中胰液外引流手术方式的演化。从 1988 年 1 月 1 日至 2010 年 12 月 31 日的美国胰腺移植。Data from the IPTR.

表9.2 美国尸体供者胰腺移植的受者特征（2004年1月至2009年1月）

	SPK	PAK	PTA
移植例数（%）	4 320（73%）	1 148（19%）	494（8%）
受者年龄（年）			
<15	3	—	—
15～29	312	60	75
30～44	2 396	628	236
45～49	1 556	447	168
>60	53	13	15
性别			
男	2 728（63%）	665（58%）	
女	1 592（37%）	483（42%）	
种族			
白种人	3 160（77%）	971（88%）	464（95%）
其他种族	979（23%）	133（12%）	22（5%）
2型糖尿病所占比例	7%	4%	3%
外引流方式			
肠内引流	3 656（90%）	936（85%）	383（80%）
膀胱引流	417（10%）	172（15%）	99（20%）
静脉回流方式			
腔静脉	2 871（79%）	778（83%）	324（85%）
门静脉	770（21%）	157（17%）	58（15%）
等待时间（月）			
0～5	1 824	471	303
6～11	940	281	95
12～17	621	169	37
18～23	370	89	31
>24	565	138	28
移植中心患者规模			
小规模中心	2 689（62%）	744（65%）	215（44%）
大规模中心	1 631（28%）	404（35%）	279（66%）

* 欧洲移植区：欧洲移植区包括奥地利、比利时、克罗地亚、德国、卢森堡、荷兰以及斯洛文尼亚。

+ pmp为每百万人口。

胰腺切取手术

胰腺与肝紧密相连，而且与之共同使用重要的血管结构。在多器官联合切取手术中，应该优先切取肝。两个切取器官医疗组的良好配合是成功切取肝及胰腺的关键。由同一个医疗组进行多器官的切取和移植是最优的选择。由于肝供血动脉异常而导致肝及胰腺移植失败的情况是很少见的。

本节内容并不详细描述切取胰腺的手术过程，而主要介绍在多器官供者中有关胰腺切取的观点。

UW 液是为保存胰腺而研发的第一个器官保存液[27]，现在仍然作为胰腺保存的基础选择。临床上也应用其他保存液，但经验较少[28]。最近研究表明，在冷缺血时间较短（＜12 小时）情况下，HTK 液和 Celsior 溶液保存效果与 UW 液相当。如果冷缺血时间超过 12 小时，UW 液保存器官的效果更好（详见第 6 章）[29]。

胰腺的冷缺血耐受水平介于肝和肾之间。普遍认为对于用 UW 液灌洗的胰腺，保存时间上限为 20 小时，超出上限后，时间延长程度与移植预后的不良程度相关[30]。然而，早期数据并没有证明低于 20 小时的保存时间是否与良好的预后有明确关系。大多数外科医生更偏向于应用较短保存时间的器官。2000—2004 年，在美国，对于 SPK 移植，胰腺保存时间的平均值是 13.3（±5.9）小时；对于 PAK 移植，平均时间为 15.3（±5.5）小时；而对于 PTA 组，则为 16.2（±5.8）小时[31]。

越来越多的数据表明器官缺血时间对于受者的预后有重要作用，捐献器官缺血时间超过 12 小时，很可能与患者预后不良有关。注册中心的数据显示胰腺移植外科医生已经将器官缺血时间作为考虑因素，这可能推动器官保存时间的进一步缩短。在美国，自 2006 年后，所有的胰腺移植冷缺血时间都小于 12 小时[32－33]。

在器官切取过程中，灌洗腹腔脏器将导致平均动脉压与门静脉压之间的压力差显著下降，即维持胰腺血流灌注的脉压显著下降。在门静脉及主动脉同时进行插管灌洗时，需要采取一些特殊的措施来维持胰腺充足的脉压。许多移植中心采用仅插管主动脉进行腹腔脏器灌洗来维持这种脉压。一些证据支持这种观点，即门脉系统的灌洗是不必要的[34]。为了有利于胰腺移植，单纯主动脉灌洗是最符合“生理性”的状态，这种状态可以达到满意的器官灌洗，并且进行充分的废液引流。

在器官切取术中，习惯性地通过胃管用消毒剂或抗生素溶液冲洗供者的十二指肠。没有数据证明哪一种溶液对于净化十二指肠有显著的优越性。

器官冷保存过程中聚维酮碘对于十二指肠黏膜有毒性作用[35]。如果用聚维酮碘冲洗同种异体移植的十二指肠片段，则应考虑随后用保存液反复冲洗该片段。

供者的十二指肠内容物应该进行细菌和真菌培养，结果可能对于胰腺移植受者的术后抗感染治疗有指导性意义[36]。

- 在器官切取术中，严密仔细的操作以及尽量避免接触胰腺都是非常重要的。脾的切除及胰十二指肠联合肝的获取是最快速、最安全的手术方法，可以保护移植肝和胰腺，随后在移植中心对联合切取的肝胰十二指肠进行快速、简单地分离并保存备用。
- 在受者移植中心进行的移植胰腺的修整，是移植手术必不可少的一部分，至少耗时 2 小时。在器官修整过程中，应该用聚丙烯缝线对胃十二指肠动脉（gastroduodenal artery，GDA）及脾动脉的粗短动脉头进行标识。通过冲洗动脉来逐渐明确胰十二指肠连接处完好的侧支循环（位于 SMA 及 GDA 之间）。重建移植胰腺动脉血流的最常用方法是利用“Y”型供者髂动脉架桥，与 SMA 及脾动脉吻合（图 9.5）。为了防止胰腺再灌注后出血，应该仔细谨慎地分离并解剖周围组织，并小心结扎胰腺周围的淋巴组织及小血管。此外，需要特别注意的是，在用吻合器缝合移植十二指肠断端后，应进行加固缝合。

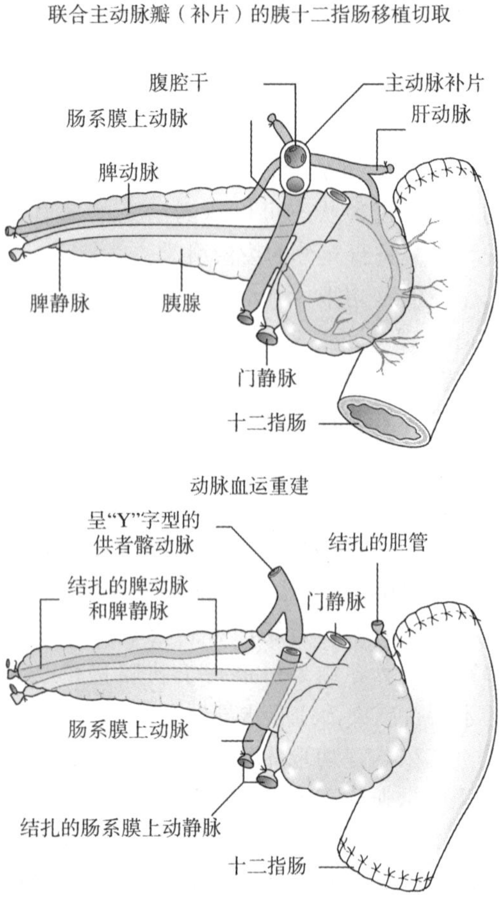

图 9.5 如果缺少包含肝动脉和胃十二指肠动脉的主动脉瓣（补片），胰腺移植则需要一个呈“Y”字型的供者髂动脉来替代

胰腺移植手术

普遍认识

SPK 移植中，通常先行胰腺植入，因为胰腺缺血耐受性更差。在右侧植入胰腺更加容易。移植肾也可植入腹腔与左侧髂血管行吻合。也可用同样的切口或者通过左侧髂窝切口行左侧腹膜外肾移植，这样也更容易些。另一个效果类似的方法是行同侧移植肾植入，使用受者同侧末段髂静脉。

在 PAK 移植中，即使移植肾在右侧，胰腺移植也更倾向于选择右侧，放置在移植肾近头侧。移植胰腺的动脉血供通常来自右髂总动脉。除非腹主动脉被阻断，胰腺移植期间移植肾不会有缺血的风险。

某些糖尿病患者有严重的动脉粥样硬化和血管壁钙化，这对胰腺移植是一个挑战。Y 型髂血管用于重建为受者动脉吻合重建提供了更多的选择。

在过去的 10 年里，胰腺移植最常用的技术是包含部分十二指肠的腹腔内全胰腺移植。以前曾使用的胰腺移植技术如下（这些技术均效果不佳且目前已很少使用）：

- 胰体尾移植
- 胰管结扎或缝闭
- 胰液腹腔内引流
- 胰头横断面与膀胱直接吻合
- 十二指肠片的使用

目前可供外科医生选择的技术主要着重于解决胰液引流和静脉回流，讨论如下。

胰液外引流的管理

在 20 世纪 80 年代和 90 年代早期，胰液膀胱内引流是最常用的技术，占美国同期胰腺移植总数的 90%。该方法的普及得益于其安全性，主要是在糖皮质激素应用量较大且免疫抑制剂方案并不完善情况下，其吻合口瘘风险较低（相比肠内引流）。膀胱内引流的好处还在于可监测尿淀粉酶，但存在争议。尿淀粉酶监测的有用性证据将在本章节后面进行讨论。将胰液非生理性地引流至膀胱导致了大量的并发症，通常导致慢性的功能不良症状。这导致了很多接受膀胱外引流的患者转化为肠道引流。胰腺移植的并发症，包括膀胱引流在内等问题将在本章后面部分详细讨论。

如前所述，在美国胰液引流的方式已由肠道内引流取代膀胱内引流术。欧洲的胰腺移植引流方式数据难以查到，从历史上看，欧洲胰腺移植更倾向于采用肠道内引流技术。

受者的小肠任何部位均可用来与供者的十二指肠行吻合术。没有数据显示其中某段小肠移植效果更佳。以往常用的 Roux-en-Y 吻合正逐步减少，目前更倾向于简单的肠肠侧侧吻合[31]。

移植物内分泌功能延迟恢复并不常见，因此在器官再灌注前需停止使用胰岛素。让医生满意的是受者在罹患糖尿病数年后终于可以脱离胰岛素依赖。在此期间患者可以出现低血糖，需要经常检测血糖，还常需要输注低剂量的葡萄糖。

静脉回流的处理

Calne 于 1984 年第一次提出了移植胰静脉回流至门脉系统[37]。手术较为复杂，将节段胰腺移植物放在受者胰腺旁，并经胃行外分泌引流，但并没有得到推广。胰腺静脉回流至低位下腔静脉体循环系统成为胰腺移植的标准术式。从 20 世纪 90 年代中期开始，门脉系统回流主张有复苏的迹象。Shokouh-Amiri 等提出一项技术[38]，即把移植物放置在腹腔内更高一些的位置，并采用 SMV 作为静脉回流。一些研究（其中包括前瞻性随机对照研究）显示，该方法与通过体静脉回流效果类似，安全性也相同[39-41]。采用门脉回流可达到更接近内分泌的生理状态，理论上也可以更好避免高胰岛素血症，而高胰岛素血症通常与动脉粥样硬化相关[42]。体静脉回流并不常导致高胰岛素血症，这也不是唯一的因素，因为术前无糖尿病的肾移植患者如术后接受激素治疗也会导致高胰岛素血症[43-44]。这些关于门脉回流的代谢功能的研究均未显示在糖代谢、脂质代谢和血管粥样硬化上的显著优势。但是，一些证据表明门脉回流可减少移植胰急性排斥反应的发生率。抗原递呈模式可用来调节免疫反应，这也被认为与门脉回流可减少急性排斥反应相关[39-41]。

技术上来说，门脉回流更适合再次移植和既往有下腹部手术史的患者。这要求使用供者的 Y 型髂血管以更好行受者动脉吻合。进行移植胰门静脉和受者 SMV 或其主要分支缝合时，要非常小心处理这些血管。在肥胖患者和肠系膜增厚或缩短的患者中，由于 SMV 距离较远，门脉回流可能难以实现。

胰腺移植的免疫抑制

历史上有大量数据显示胰腺移植的急性排斥反应发生率明显高于肾移植[18,30]。其原因尚不清楚。然而，已达成共识的是胰腺移植有着更高的免疫风险。这导致了胰腺移植相比肾移植需要更强的免疫抑制剂方案。

欧洲的实体器官移植的免疫抑制方案通常没有美国那么激进。从 20 世纪 90 年代中期开始，他克莫司取代环孢素 A，成为胰腺移植的主要免疫抑制剂。类似，MMF 也在大量的免疫抑制方案里取代了硫唑嘌呤（图 9.6）。这个演变有充分的循证医学证据。该依据（回顾如下）不仅是单中心的报告及登记表数据分析的结果，也包含了前瞻性随机对照试验。

两个前瞻性对照研究以及许多单中心的报告及登记表数据分析显示，相比环孢素，他克莫司对胰腺移植术后患者有更好的结果[45-47]。在美国和欧洲的两个大型前瞻性随机对照研究中发现，MMF 相比硫唑嘌呤可减少肾移植患者术后急性排斥反应

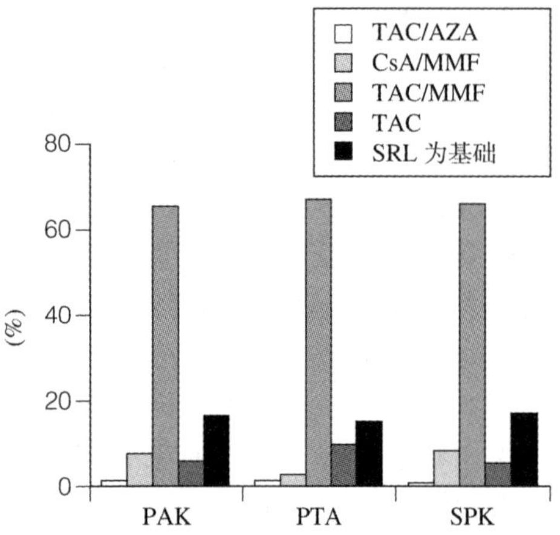

图 9.6 美国胰腺移植受者免疫抑制剂方案。2000 年 1 月 1 日至 2004 年 6 月 6 日美国主要尸体供者胰腺移植。CsA，环孢素 A；MMF，霉酚酸酯；SRL，西罗莫司；TAC，他克莫司。（Data from the IPTR.）

的发生率[48-49]。同样的一个前瞻性随机对照研究发现 MMF 也可减少胰腺移植患者术后急性排斥反应的发生率[50]。

其他的一些研究比较了在他克莫司方案基础上加用雷帕霉素或 MMF 的区别。一个包含 167 例患者的多中心研究显示这两者在所有结果无明显差异[51]。一个小型的单中心前瞻性随机对照研究显示，在 PAK 移植患者中，他克莫司/MMF 与他克莫司/雷帕霉素组同时给予术后 6 月激素撤除，在第一个观察终点两组结果相似（受者存活率、移植物存活率、移植物丢失和排斥）。雷帕霉素组的切口感染、腹腔感染以及 1 年内降脂药物的需求更高[52]。另一个小型单中心前瞻性随机对照研究比较了雷帕霉素和 MMF 在联合免疫诱导和他克莫司/激素维持治疗中的区别。MMF 组的急性排斥反应发生率明显更高，且耐受性差[53]。

在过去十年激素撤除或不用成为研究的热点。到目前为止，尚无明确证据表明激素免除或撤除对胰腺移植患者有明显的好处，但是经验表明这是可行的，并不会带来不利的影响[52,54]。

图 9.7 表示抗体作为免疫诱导的组成部分在胰腺移植患者中的使用情况。相对其他实体器官移植，生物制剂的诱导治疗更常用于胰腺移植患者。在胰腺移植的早期（1987—1993），90％的胰腺移植患者使用了抗体诱导，1994—1997 年逐渐减少至 83％，并于 2001 年减少至 76％。之后又有了缓慢的增加。2005 年 88％的 SPK 移植患者和 85％的 PAK 患者使用了抗体诱导治疗。IPTR 最近报道显示几乎所有胰腺移植中应用了抗体诱导[6]。

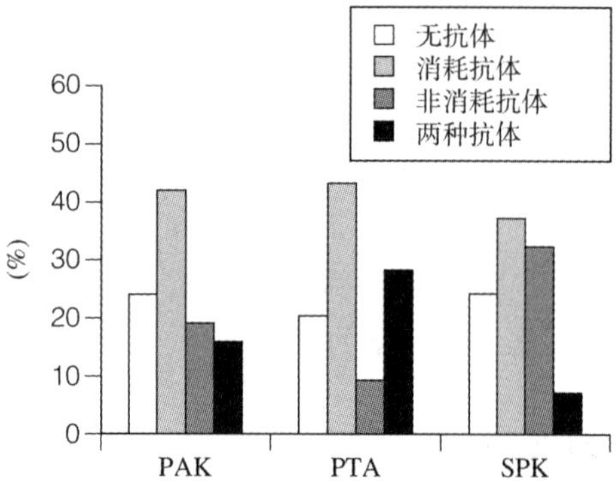

图 9.7 美国胰腺移植使用生物制剂作为诱导情况。2000 年 1 月 1 日至 2004 年 6 月 6 日美国主要尸体供者胰腺移植。（Data from the IPTR.）

在 20 世纪 90 年代早期环孢素时代就开展了 ATG 或 OKT3 诱导治疗研究。两个前瞻性多中心随机对照研究指出[55-56]，这些制剂减缓了最初的排斥反应，并减轻了排斥反应的程度，但是增加了 CMV 感染的发生率，但并不明显影响患者存活率。在 ATG 或 OKT3 诱导的患者中，移植胰存活更佳。

两个发表在 2003 年的前瞻性多中心随机对照研究调查了诱导治疗联合他克莫司和 MMF 为基础的免疫抑制的作用。Stratta 等指出使用达克珠单抗诱导治疗显著减少了肾和胰腺的排斥反应发生率[57]，且并不增加不良事件如感染等的发生率。两倍剂量的达克珠单抗比标准的五倍剂量总体结果更好。另一个在 18 个美国中心的研究比较了各种生物制剂（OKT3、ATG、巴利昔单抗或达克珠单抗）诱导的效果[58]，显示诱导治疗对于减少急性排斥反应发生的趋势。诱导治疗组和无诱导治疗组的 1 年急性排斥反应发生率（肾或胰腺）分别是 24.6%和 31.2%（P=0.28），病理确诊的急性移植肾排斥分别是 13.1%和 23%（P=0.08）。对于上述生物制剂联用他克莫司的免疫抑制方案，目前尚不清楚其优越性的原因。

✔ 更多的单中心随机对照研究证据显示，阿伦单抗诱导具有与 ATG 诱导相似的移植物和受体存活率，但急性排斥反应发生率更低，安全性更好，且 CMV 感染率显著下降[59]。

由于年轻患者、黑种人和再次移植患者有更高的免疫风险，个体化免疫抑制治疗显得尤为重要。移植肾功能延迟恢复的 SPK 移植受者可延长抗体使用时间，待肾功能开始恢复后使用 CNI。老年患者免疫抑制程度可减弱。

胰腺移植后急性排斥反应

急性排斥反应的诊断

过去 15 年，胰腺移植最值得注意的特点是急性排斥反应的发生率显著下降。据报告，1992 年，SPK 移植和单独胰腺移植的受者接受抗排斥治疗的比例分别为 74%和 50%（很可能低估实际发生率）[18,30]；到 2000 年，二者分别降低至 19%和 17%[31]。

移植术后管理中，一个重要特点是缺乏早期监测移植胰排斥反应的可靠指标。SPK 移植术后移植胰和移植肾常同时发生排斥反应，极少单独发生排斥反应，仅仅移植胰发生的排斥反应不超过 5%～10%[18]。SPK 移植早期诊断排斥几乎完全依靠监测移植肾功能（血清肌酐水平），并通过移植肾活检进一步明确诊断。现已很少通过移植肾和胰腺连续活检获得直接证据。悉尼 Westmead 组实验研究显示，犬胰肾联合移植后，移植胰单独发生的排斥反应发生率不足 2%[60]。通过诊断移植肾排斥反应来诊断移植胰的排斥反应是安全的，其最可信度证据是基于长期持续的临床观察，SPK 移植后移植胰比单独胰腺移植胰存活率更高。因此，对于单独胰腺移植患者术后早期监测急性排斥反应和随访管理具有一定的难度。

急性排斥反应首先影响胰腺外分泌功能。由于血清淀粉酶升高，炎症会导致疼痛和低热。这些症状和体征是非特异性的，使得急性排斥反应和其他导致移植物炎症的原因（如 IRI 或移植胰胰腺炎）难以辨别。整个外分泌胰腺胰岛细胞排列疏松且 β 细胞储备功能强大。因此，在胰腺排斥反应的晚期才会出现大部分胰岛细胞功能障碍，并导致高血糖症。影像学图像如 CT 和 MRI 胰腺显像，有助于排除其他病理性原因如节段性或全胰腺缺血。影像学上急性排斥反应并无特殊表现。不同于肾，胰腺没有紧密的包膜，因此，发生炎症时血管阻力改变并不可靠，所以超声扫描监测用处不大。膀胱外引流患者的尿淀粉酶可作为监测外分泌功能的敏感指标。但是，尿淀粉酶并无特异性，其他如多尿或禁食也可导致尿淀粉酶的变化[61]。低于一半的病例行活检评估证实大于 25%的尿淀粉酶降低和急性排斥反应相关[62]。因此，常规监测尿淀粉酶有助于排除急性排斥反应，但尿淀粉酶不高并无特异性。其他监测指标与移植胰早期内分泌功能障碍相关性更好，如葡萄糖消失率或监测静脉葡萄糖负荷来监测胰岛素分泌动力学[63]。由于它们的复杂性和实用性低，在日常患者管理中监测这些指标可行性很低。

目前移植胰活检被认为是检测胰腺移植的一个可靠的和安全的金标准。B超或CT引导下的经皮穿刺活检是最常用的方法。排斥的诊断和分级的组织学标准也已经标准化[64]。

移植胰活检的组织学检查和临床及血清学检查显示有两种不同的排斥通路（与肾移植的模式类似）：T细胞介导的排斥反应和抗体介导的排斥反应。

✔✔ 最近Papadimitriou和Drachenberg的一篇文章提供了对这两种胰腺急性排斥反应的组织学标准权威的和最新的回顾，也包括了移植物损伤的机制和鉴别诊断[65]。

抗体介导的排斥反应解释了早期一些被认为是细胞介导的移植胰排斥反应，但对治疗无效的病例。同时也部分解释了临床项目中由于活检的广泛应用大大改善了单独胰腺移植的成功率的原因[59]。最后，移植胰活检数量的增加也对SPK移植受者中单独的肾或胰腺排斥反应发生率低的观点提出了质疑。

急性排斥反应的处理

由于对可能的急性排斥反应所采用的一些不必要的治疗，导致胰腺移植比其他器官移植具有更高的失败率。胰腺急性排斥反应必须经过组织学的诊断确认才能给予治疗。最近关于细胞介导的排斥反应和抗体介导的排斥反应的区别为移植胰活检提供了进一步的理论依据[63,65]。

早中期细胞介导的同时伴有移植肾排斥的移植胰急性排斥反应可以被大剂量的糖皮质激素成功治疗。再发的排斥反应或中重度排斥反应需要抗T细胞制剂的治疗。IPTR数据显示85%的SPK移植受者和80%的单独胰腺移植受者由于急性排斥反应接受了激素治疗[31]。但是，有急性排斥反应的48%SPK移植患者和80%的单独胰腺移植患者也同时接受了抗T细胞制剂，意味着很多患者同时接受了两者治疗。目前没有足够的数据来推荐治疗急性抗体介导的排斥反应的最佳方案。治疗抗体介导的移植肾排斥反应的经验指出，血浆置换包括/不包括静脉注射免疫球蛋白和（或）利妥昔单抗可能有效。

移植胰急性排斥反应并不致命，因此不必要过度免疫抑制治疗。只要在高血糖症发生前诊断，大部分排斥反应均可逆转。

急性排斥反应的影响

Reddy等分析了UNOS 1988—1997年4 251例接受SPK移植患者的数据，以明确急性排斥反应的长期影响[66]。急性排斥反应增加了5年胰腺和肾移植物功能丧失风险。如急性排斥反应发生，胰腺和肾移植物功能丧失的相对风险经其他危险因子调整后分别是1.32和1.53。在该分析中45%的队列没有发生排斥反应。同时发生了肾和胰腺的排斥反应的患者中预后最差。

胰腺移植的并发症

概述

与肾移植相比，胰腺移植的并发症发生率更高、范围更广，这对患者的术后管理构成了很大的挑战（框9.3）。1/4～1/3的患者在胰腺移植后需要接受再次剖腹手术以处理并发症。并发症增高的部分原因是在糖尿病高危人群中存在的高水平免疫抑制，导致抗感染能力受损、恢复能力弱以及伴随疾病的患病率高。另外与移植物本身有关，不同于肝、肾移植，胰腺移植并非无菌手术，同时胰腺含有独有的大量蛋白水解酶，使胰腺移植更易发生继发性出血、胰腺炎、胰漏形成等并发症。胰腺的血流灌注比肾要少很多，这也是一个远期的危险因素，尤其是容易发生血栓性并发症。最后，胰腺外分泌的膀胱引流术式，这种非生理性的改道亦可引起相关特异性的并发症。

此外，供者年龄增长、器官保存时间延长以及供受者肥胖与胰腺移植术后并发症发生率增高和早期移植物失功相关。

框 9.3　胰腺移植并发症

血管并发症

- 血栓形成：移植物静脉或动脉血栓
- 出血：移植物早期出血和晚期出血（假性动脉瘤破裂）

感染并发症

- 全身感染：免疫抑制相关的机会性感染
- 局部感染：腹膜炎、局部积液、肠或胰瘘

移植物胰腺炎

- IRI 或反流性胰腺炎（特别是膀胱引流后）

膀胱引流相关特异性并发症

慢性脱水、酸中毒、反复尿路感染、血尿、化学性膀胱炎、尿道狭窄或尿道断裂

血管并发症

血栓形成

比起肾移植，胰腺移植术后同种异体移植物静脉或动脉血栓的发生率更高。静脉血栓比动脉血栓更常见，其比例为 2：1[67]。到目前为止，移植物血栓形成是胰腺移植术后早期移植物失功最常见的原因。对美国 2008 年底前完成的胰腺移植进行分析显示，5%的 SPK 移植和 7%的单独胰腺移植手术失败的根本原因是血栓形成（表 9.3）[66]。在已知的血栓形成危险因素中，供者相关因素影响最大，这些因素包括：供者年龄、BMI、心脑血管因素引起的供者死亡，延长的保存时间、灌洗液过量和灌洗压力过高以及保存液的类型等。如前所述，HTK 液的使用比 UW 液有着更差的预后[29]。HTK 液的这种影响可能部分因为其低黏度而导致灌洗容量过大。血栓形成也和器官保存时间相关，研究表明使用 HTK 液冷缺血时间超过 12 小时预后较差[29,67-68]。

表 9.3　美国死亡供者胰腺移植术后早期移植物失功的原因（2004 年 1 月至 2009 年 1 月）

早期移植物失功的原因	SPK 4 320 例	PAK 1 148 例	PTA 494 例
血栓形成	5.1%	7.4%	6.6%
感染	0.6%	0.8%	0.4%
胰腺炎	0.6%	0.4%	0.4%
吻合口漏	0.4%	0.2%	0.3%
出血	0.2%	0.3%	0.3%
总失功率	6.9%	9.1%	7.9%

SPK，胰肾联合移植；PAK，肾移植后胰腺移植；PTA，单纯胰腺移植

IPTR 的数据显示单独胰腺移植和胰腺移植术式中的肠道引流可能使术后血栓形成的风险略微增高[6]。这可能是由于增加了排斥相关移植物血栓概率，而不是外分泌引流术式本身引起的，尤其是采用肠道引流的单独胰腺移植[68]。在一项随机对照

试验中，环孢素比他克莫司表现出更高的血栓形成风险[69]。现在几乎弃用的他克莫司静脉给药可能增高血栓形成的风险。近期文献报道的胰腺移植物血栓形成与免疫球蛋白静脉给药相关有着重要的临床意义[70]。诱发血栓形成的技术性因素可能与门静脉间的静脉架桥有关，虽然需要做这种架桥吻合的情况是十分少见。由于目前缺少相关临床证据表明门静脉回流可引起的潜在性高血栓发生率，因而认为门静脉回流与体静脉回流引起的技术性失败率没有明显差异。

移植物血栓形成，一经诊断，原则上需要迅速剖腹行移植胰腺切除术。然而亦有报道，对于少数经过严格选择的节段性的部分血栓的患者，利用外科取栓、介入治疗和药物溶栓等手段治疗成功[71-73]。

为预防移植物血栓形成，一些中心采用常规肝素抗凝治疗。明尼苏达大学的作者报道了肝素对胰腺移植物血栓发生率的小幅抑制作用[30]。但这并非标准方案，可增加出血风险。现有的证据并不支持常规或选择性地使用抗凝药物。

来自IPTR的数据（表9.3）阐明了胰腺移植术后早期并发症导致移植物失功的百分比。

出血

在受者手术胰腺移植物血流开放过程中应时刻保持警惕，可能出现移植物上多个部位出血，而避免这种情况的关键是移植前修胰过程的精细操作。

术后早期出血常常是胰液从胰腺表面泄漏造成蛋白水解和纤溶激活的结果，并与血栓封闭小血管或血管吻合相关。术后早期出血是胰腺移植特有的并发症，是胰腺移植术后再次剖腹手术最常见的原因。但与移植物血栓形成不同的是出血对最终预后影响不大，少于1%的胰腺移植物因出血而导致失功（表9.3）[69]。

胰腺移植术后晚期出血是一种并不常见但却是灾难性的并发症，常常因为假性动脉瘤破裂或胰漏后直接腐蚀吻合口导致。因此，胰腺移植受者发生无法解释的发热、心动过速、白细胞增高或腹痛，应该进行相关检查以明确有无胰漏或腹腔积液。

感染并发症

同所有器官移植一样，胰腺移植由于接受免疫抑制，致使条件致病性感染风险明显增高。胰腺移植术后CMV感染发生率比肝肾移植高。当供受者CMV抗原抗体不匹配时，则应预防性应用抗病毒药物。胰腺移植特有的腹腔感染是细菌或真菌通过移植物直接传播或由吻合口漏而继发感染导致。移植同时行腹膜透析的患者比血液透析的患者有更高的腹腔感染风险[30]。

腹腔感染分为局限性或弥散性，常常发生在移植后第4～6周。与移植物血栓形成相反，腹腔感染既可导致移植物失功又可导致患者死亡。当患者一般情况尚可时，大多数局限性腹腔感染性积液可以经皮穿刺引流治疗。然而，在严重感染时治疗应专注于拯救患者生命而不是挽救移植物，当临床情况进行性恶化时应果断进行剖腹探查。

目前尚不明确获取器官时十二指肠灌洗对受者腹腔或伤口感染是否有影响。供者十二指肠内容物的细菌学标本应常规留取，用于发生肠源性败血症时指导抗菌治疗。移植物植入后，腹腔内可常规应用温生理盐水或抗菌/抗真菌溶液进行冲洗。这种经验性操作得到了其他临床证据间接支持，但尚无随机对照试验证实其在胰腺移植中的作用。

同种异体移植物胰腺炎

冷保存和IRI不可避免地导致胰腺移植物一定程度的水肿。这是术后短时间内必要的再次剖腹手术时遇到的一个普遍现象，而这种水肿性的炎症并不一定出现血清淀粉酶升高。术后移植物胰腺炎还没有公认的定义，与胰腺炎有着不同的临床过程，它很少加重或有生命危险。IRI 可能是其原因或诱发因素，目前还不清楚能导致普通胰腺炎的药物是否也会导致移植物胰腺炎。膀胱引流术式由于反流，可导致移植物胰腺炎反复发作，特别是存在自主神经病变影响膀胱功能并引起膀胱内压增高的受者。在其急性发作时常采用留置导尿 7～10 天作为过渡性治疗手段，而最终常需要改为肠道引流术式。

在胰腺移植手术中，移植物外分泌功能在血运重建后很快开始恢复，十二指肠段迅速充满胰液。待吻合的十二指肠段过度膨大，随之产生的反流也可以导致术后胰腺炎。因此，如果移植物外分泌引流不能立即建立，十二指肠段也应临时减压。此外，供者年龄、供者肥胖情况和脏器保存时间延长也与移植物胰腺炎相关。

移植物胰腺炎与伴有胰腺水肿、腹痛和轻微血清淀粉酶升高的急性排斥反应的鉴别诊断比较困难，需引起警惕。

膀胱引流特有的并发症

胰液膀胱引流最常见的结果是化学性膀胱炎，容易引发尿路感染、持续血尿和排尿困难。男性发生排尿困难更麻烦，因为尿道炎可以发展成尿路中断。胰液无法再吸收可导致慢性脱水和酸中毒。如发生持续性血尿则需要反复输血。此外如前文所述，自主神经病变影响膀胱内压时，反复发作的反流性移植物胰腺炎是另一个潜在的并发症。因此，当发生上述的这些并发症时，常需将胰腺外分泌引流由膀胱转为肠道。大样本的随访数据也显示，5 年内胰腺移植膀胱引流术式转为肠道引流术式的百分比高达 40%[18]。

胰腺移植的预后

概述

毋庸置疑自 20 世纪 90 年代胰腺移植术后患者和移植物生存率均逐渐提高，IPTR 的年度报告中也很好地体现了这种明显的进步。然而，IPTR 报告仅涉及短期或中期预后，具有其局限性。比如，对 1996—2000 年美国胰腺移植的分析涉及在此期间的 5 276 例胰腺移植，预后数据来自其中有完整信息的 4 073 例；而对剩余 1 203 例患者，并未提及丢失了哪些信息。当然，从数据中我们可以看到 1987—2010 年间美国胰腺移植成功率逐步提高（表 9.4）。同时 IPTR 最新数据分析显示短期和中期结果也相当令人满意，如 2009 年移植的患者中三种类型胰腺移植方式都有大于 95% 的 1 年患者生存率和接近 92% 的 3 年患者生存率（表 9.5）[5]。

短期移植受者生存率和移植物生存率仍是器官移植的主要预后指标。正如表 9.5 阐述的，在胰腺移植的生存率提高相当可观，以至于对任何干预措施是否能得到有利结果的前瞻性研究都需要极大的样本。在肾移植中，为了避开这个困难，替代终点（或次级预后指标）被采用，比如急性排斥的发生率或移植物功能水平等。但类似的替代预后指标应用于胰腺移植却比较难以定义。关于建立门静脉回流的免疫学优势方面的数据就是一个例子。建立门脉回流并没有提高移植物生存率可能的确是一个事实，然而这也许是由于现有的体静脉回流移植物生存率已较高，而选择建立门静脉回流的受者样本量相对较小，因此其优势就并不明显了。门脉回流亚组患者在注册中有更完整数据的报告偏倚，也是一个混杂因素。

表 9.4 美国三个时间段胰腺移植后一年患者和移植物生存率

	1987—1990	1998—2000	2004—2009
SPK			
患者生存率	89%	95%	95%
肾移植物生存率	84%	92%	92%
胰腺移植物生存率	72%	82%	85%
PAK			
患者生存率	91%	94%	97%
胰腺移植物生存率	52%	74%	79%
PTA			
患者生存率	93%	100%	97%
胰腺移植物生存率	47%	76%	79%

SPK，胰肾联合移植；PAK，肾移植后胰腺移植；PTA，单纯胰腺移植

表 9.5 美国主要死亡供者胰腺移植后患者生存率和胰腺移植物生存率（2004 年 1 月至 2009 年 1 月）

	患者生存率		移植物生存率	
	一年	三年	一年	三年
SPK 4 206 例	95.2%	91.9%	84.9%	77.9%
PAK 1 130 例	96.6%	90.2%	78.6%	78.9%
PTA 491 例	96.5%	91.9%	65.1%	57.2%

SPK，胰肾联合移植；PAK，肾移植后胰腺移植；PTA，单纯胰腺移植

任何对世界范围胰腺移植预后的查询都面临缺乏真正代表性和完整国际数据库的问题。IPTR、UNOS/SRTR 数据库使查询者对美国的胰腺移植预后情况能有较为全面的了解。而美国以外地区的预后信息则相对简略。因此，世界各地的胰腺移植学会应将尽可能详尽的胰腺移植信息录入作为工作重心之一。

影响胰腺移植预后的因素

受者年龄

增长的受者年龄在胰腺移植的预后中是一个小的但有意义的风险因素。在过去，年轻受者中患者和移植物生存率更高。近些年更仔细的患者筛选有利地影响了年老受者的预后，所以，据报道大于 45 岁患者与小于 45 岁患者胰腺移植短期预后没有差距[11]。单独胰腺移植术式的患者数量很少，且大部分接受单独胰腺移植患者更倾向于低年龄组。因此受者年龄对生存率的影响在 SPK 移植中更容易体现，且将随着随访时间的延长表现更加显著。研究发现，SPK 移植 5 年后，受者年龄在 35～49 岁的患者生存率为 86.0%，50～64 岁的为 81.7%[11]。

再次移植

一贯以来，再次移植在各种术式中都作为影响移植物生存率较有意义的危险因素。SPK 移植术式中再次移植术后 1 年胰腺移植物生存率为 70.8%（±9.3%），相比之下初次移植为 85.4%（±0.9%）（图 9.8）[11]。

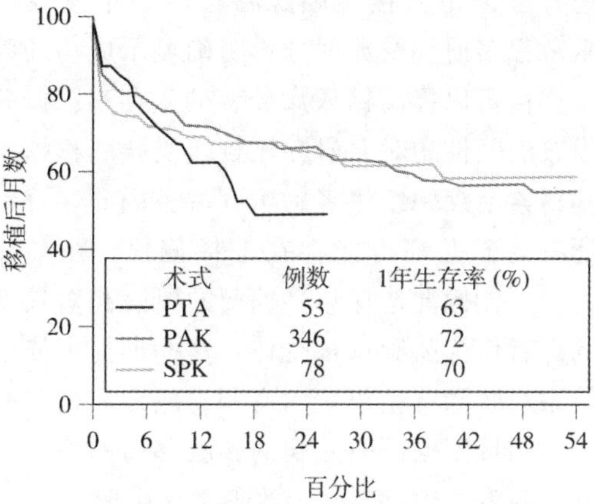

图 9.8　胰腺再次移植物功能（1996 年 1 月至 2003 年 7 月美国死亡供者再次移植）

HLA 配型

近年来美国的注册数据分析显示，HLA 配型对各种胰腺移植预后的影响并不一致[17]。HLA 配型的作用对胰腺移植预后影响很小，即便有也似乎是在不同时期的不同术式中造成一定影响，或者局限于某些不同类别的 HLA 不合反应。可以理解为 HLA 配型在胰腺移植预后上的影响几乎可以忽略不计，IPTR 最新数据分析也表明这种假设确实存在[5]。

外分泌液引流方式和静脉回流重建方式

外分泌液引流采用的外科技术对胰腺移植预后没有显著影响。美国 2000—2004 年研究人群中 SPK 移植术后采用膀胱引流和肠道引流的一年胰腺移植物生存率分别为 87%和 85%。此外近期一些研究也证实外分泌液引流的方法对患者或移植物生存率没有影响[6]。

类似的，体静脉回流对比门静脉回流也没有发现与胰腺移植预后有关[11]。

免疫抑制

胰腺移植预后主要受免疫抑制治疗方案的影响。在过去十年中，他克莫司和 MMF 在大多数患者中已成为维持免疫抑制的基础（图 9.6）。多因素分析表明他克莫司和 MMF 联合方案与减少胰腺移植物失功显著相关（SPK 组，RR＝0.74，P＝0.08；PAK 组，RR＝0.51，P＝0.001；PTA 组，RR＝0.46，P＝0.014）。西罗莫司的使用被认为是一个影响变量，与胰腺移植物失功相关（SPK 组，RR＝0.81，P＝0.17；PAK 组，RR＝0.54，P＝0.01；PTA 组，RR＝0.16，P＝0.001）。在 2006—2010 年接受胰腺移植的研究人群中，抗体诱导与 SPK 移植拥有更低的胰腺移植物失功率相关，但与 PAK 或 PTA 不相关，而且这种联系仅仅存在于使用清除抗体时[6]。

供者因素

供者的年龄、肥胖程度和死亡原因与胰腺移植预后相关。所有这些变量可能单独与预后相关，或相互关联后与预后相关。比如年轻供者可能因外伤死亡，年老和肥胖的供者可能因心脑血管意外死亡。

美国对 1994—2005 年 12 年间进行的所有 SPK 移植（8 850 例）进行分析，发现供者年龄较大是胰腺移植的风险因素[22]。在这期间 776 例移植（8.8%）采用年龄 45 岁以上的死亡供者器官（49.2±3.7 岁）。大多数患者（8 074 例，91.2%）接受 45 岁以下的供者器官（24.6±9.1 岁）。胰腺、肾移植物和患者 1 年生存率在高年龄供者组显著降低（分别为 77%和 85%，89%和 92%，95%和 93%）。与肾移植相比，在胰腺移植早期移植物生存率上，高年龄供者移植比低年龄供者有着明显的降低。两种移植中，低年龄和高年龄供者组移植物生存曲线随着时间延长继续分离。低年龄和高年龄供者组五年胰腺移植物生存率分别为 72%和 60%。

Humar 等[23]报道了在 1994—2001 年期间明尼阿波利斯市 711 例死亡供者胰腺移

植，根据供者 BMI 分三个组进行预后分析（BMI＜25，434 例；BMI 25～30，196 例；BMI＞30，81 例）。接受肥胖供者（BMI＞30）移植物的患者有更高的并发症发生率和更低的移植物生存。技术性失败的发生率在 BMI＜25、25～30 和＞30 组分别为 9.7%、16.3%和 21%（P=0.04）。为确定胰腺移植术后技术性失败的风险因素，同一组研究人员在明尼阿波利斯市[24]更大的胰腺移植患者研究人群中发表了更加新的分析。技术性失败主要包括血栓形成、出血、胰漏、感染及胰腺炎等，占移植失败原因的 13.1%（973 例中的 131 例）。通过多因素分析，以下是显著相关的危险因素：受者 BMI＞30（RR=2.42，P=0.0003）、保存时间＞24 小时（RR=1.87，P=0.04）和供者死于外伤以外的死因（RR=1.58，P=0.04）。肥胖的边缘供者移植具有一定的意义。

儿童供者的胰腺移植物（年龄＞4 岁）不劣于那些“最佳条件”下死亡的供者的胰腺移植物，可以被很好利用[25]。DCD 供者的器官构成死亡供者池的比例正逐年增加。威斯康星大学的经验和积累的美国数据显示使用 DCD 移植物的胰腺移植预后与接受 DBD 供者器官是相似的[25-26]。英国牛津是拥有世界上最大规模的胰腺移植项目之一的中心，通过更多的现存数据表明 DCD 移植物有着更高的胰腺移植失败风险。其中单独胰腺移植受者使用了延长保存时间的 DCD 胰腺移植物预后较差[32-33]。

可以明确的是供者选择是胰腺移植预后主要影响因素。因此，当胰腺移植物不完美时，就需要考虑其他危险因素如保存时间、受者 BMI 和伴随疾病。

胰腺移植术后长期生存情况

胰腺移植和预期生存期

很显然，胰腺移植能否延长生存时间是患者考虑是否接受胰腺移植的一个重要因素。很多研究及数据分析明确显示成功的胰腺移植可以提高糖尿病患者的生存率。但并没有前瞻性的对照研究比较接受胰腺移植和胰岛素治疗两组患者的生存率。因此，目前所有的证据都可能存在选择偏倚。在临床上，可能倾向选择年轻偏瘦的风险相对较低的患者作为胰腺移植受体，这一偏倚可能使结果对胰腺移植组更为有利。然而，很多有力的间接证据证明成功的胰腺移植的确可以延长患者的生存时间，改善生存质量。

有很多研究从不同角度探讨了胰腺移植术后长期生存情况。1998 年，威斯康星大学发表文章[74]报道了 500 例 SPK 移植经验，仅简单提及移植受者 10 年的生存率为 70%，与该中心活体肾移植受者生存率相近。获得如此高的生存率与威斯康星大学选择患者标准有关，他们通常只选择年轻患者，且糖尿病和肾衰竭病史相对较短，同时非常严格排除了罹患缺血性心脏病的患者。

Ojo 等在 2001 年发表了一个美国的注册研究[75]，分析了 1977—1988 年等待肾移植或 SPK 的 13 467 名成年 1 型糖尿病患者。SPK 移植术后患者 10 年生存率为 67%，活体肾移植（living-donor kidney，LKD）患者 10 年生存率为 65%，尸体肾移植（cadaveric kidney，CAD）患者 10 年生存率为 46%。将仍需透析的患者的死亡率作为对照，SPK 移植、LKD 和 CAD 受者 5 年相对死亡危险系数分别为 0.40、0.45 和 0.74。Reddy[76]于 2003 年发表了基于 UNOS 数据库的大型研究，共分析了 1987—1996 年间 18 549 名接受移植的 1 型糖尿病患者的长期生存率。胰腺移植受者长期生存率较高（SPK 移植、LKD 和 CAD 术后 8 年患者生存率分别为 72%、72%和 55%），通过校正供者和受者因素以及移植肾功能，这种差异有所减小但仍存在。瑞典的 Tyden 等对 1982—1986 年间接受移植的糖尿病患者进行了单中心研究，随访了至少 10

年[77]。14 例患者接受了 SPK 移植，对照组包括 15 例术前评估认为应该接受 SPK 移植，但最终未接受胰腺移植或 SPK 移植术后 1 年内因技术原因胰腺失功的患者。10 年后，3 例（20%）SPK 移植患者死亡，而对照组 15 例患者中 12 例（80%）患者死亡。荷兰的 Smets 等对 1 型糖尿病移植术后长期生存率进行了研究，研究中包括 1985—1996 年间开始肾替代疗法的 415 名糖尿病患者。根据他们的居住地将患者分成了两组。分组的原因主要是因为对于这类患者不同地区选择治疗方式有所区别，Leiden 地区更趋于选择 SPK 移植（73%），而其他地区则选择实施单独肾移植，实施 SPK 移植相对较少（37%）。居住在 Leiden 地区之外的患者死亡的相对风险是 1.9。如果仅分析移植患者，则 Leiden 地区之外的患者死亡的相对风险是 2.5[78]。

胰腺移植对糖尿病并发症的影响

肾病

有证据表明成功的胰腺移植可以阻止糖尿病肾病进展，并可以逆转相关的组织学改变。有几项研究对接受 SPK 移植或 PAK 患者的移植肾进行了糖尿病肾病的病程评估，证实了以上观点[79−80]。Fioretto 等证明 PTA 术后自身肾的糖尿病肾病改变可以被逆转[81]。临床上，胰腺移植带来的益处往往被免疫抑制剂的肾毒性所掩盖了。

视网膜病变

胰腺移植前对视网膜病变进行激光凝固治疗效果良好。对于小部分合并非增殖性视网膜病变或近期接受治疗的增殖性视网膜病变患者术后视网膜病变仍有加速进展的风险。这部分患者术后 3 年内需要密切眼科随访。胰腺移植术后视网膜病变稳定需要 3 年的时间[83−85]。在这期间，如果患者出现接受激光治疗的适应证，应该接受治疗。

✔✔ 1 型糖尿病患者考虑胰腺移植时，能保持视力是一个重要原因。有证据证明血糖控制良好可降低视网膜病变进展的风险[82]。然而，临床上大多数接受胰腺移植的患者可能合并晚期增殖性视网膜病变。因此，在权衡胰腺移植的风险和受益时，较少考虑是否能阻止视网膜病变[83]。

胰腺移植术后患者通常很快感觉到视力有所改善，术后早期黄斑水肿减轻可能是术后早期视力改善的原因。目前尚不清楚黄斑水肿减轻是由于血糖正常还是因为肾移植术后体液平衡改善所致。胰腺移植术后血糖恢复正常可能消除晶状体水肿，且尿毒症同时也得以纠正，两者叠加可能更有助于改善糖尿病患者的视力波动[83]。

神经病变

1 型糖尿病合并肾衰竭的患者通常会出现自主神经和周围神经（体神经）的糖尿病多元神经病变以及尿毒症神经病变。几个中心应用客观指标对神经功能进行评估，证明 SPK 移植术后神经病变有所改善[86−87]。对于症状非常明显且顽固的患者，移植术后改善效果比较显著。神经病变相关症状在术后数月后才能有所改善，临床证据在术后 6～12 个月才会出现。肥胖、吸烟、进展期神经病变和移植肾功能不良预示 SPK 移植术后神经功能恢复不良[88]。

心血管病变

胰腺移植对糖尿病微血管病变有益[89]，对糖尿病肾病、视网膜病变和神经病变的作用就是通过该效应实现的。但很难证明胰腺移植对大血管病变的作用。移植术后生存率的增加应该至少部分与心血管病变危险因素降低有关，支持这一观点的证据逐渐增多。Fiorina 等证明胰腺移植[90]和胰岛移植[91]能有效降低动脉粥样硬化的危险因素，包括血脂、血压、左心室功能和内皮功能，这些同样也降低心血管相关死亡率[92-93]。PTA 术后早期非尿毒症的糖尿病时期，也同样出现类似现象[94]。

要点

- 截止 2010 年，全球实施超过 35 000 例胰腺移植。在美国超过 100 000 例移植物有功能的患者中大约有 10 000 例为胰腺移植。
- 过去的 10～15 年间，胰腺移植效果得到很大改善，目前与其他实体器官移植效果相当。
- 美国胰腺移植的数量在 2004 年达到高峰。此后，三种类型胰腺移植数量均有所下降。与 2004 年相比，2010 年整体数量下降了 20%。下降最多的是 PAK 移植（55%），其次为 PTA（30%），SPK 移植下降了 8%。
- 英国的胰腺移植形势与美国不同，2000—2007 年，胰腺移植数量猛增，而后略有减少。
- 尽管过去十年间胰腺移植数量减少，但术后效果保持不变。
- 与其他移植相比，胰腺移植应用生物制剂进行免疫诱导的比例较高。他克莫司/MMF 联合应用是目前最普遍采用的免疫抑制剂方案。有趋势将激素应用量最小化或完全避免。
- 在过去的 15 年间，肠道引流逐渐取代膀胱引流，成为处理外分泌的主要术式。
- 20 世纪 90 年代中期发展起来的门静脉引流术式应用并不普遍。只有 20%的 SPK 移植和 PAK 及 10%的 PTA 应用了该术式。
- 所有关于胰腺移植对糖尿病并发症以及生存期影响的证据均不是来自于前瞻性对照研究。然而，很多中心的证据均明确提示成功的胰腺移植能延长患者生存期，延缓或逆转糖尿病并发症进展。

参考文献

1. Kelly KD, Lillehei KC, Merkle FK, et al. Allotransplantation of pancreas and duodenum along with kidney in diabetic nephropathy. Surgery 1967;61:827–37.
2. Sasaki TM, Gray RS, Ratner RE, et al. Successful long term kidney–pancreas transplants in diabetic patients with high C-peptide levels. Transplantation 1998;65:1510–2.
3. Orlando G, Stratta RJ, Light J. Pancreas transplantation for type 2 diabetes mellitus. Curr Opin Organ Transplant 2011;16:110–5.
4. Wilkin TJ. The accelerator hypothesis: a review of the evidence for insulin resistance as the basis for Type I as well as Type II diabetes. Int J Obes (Lond) 2009;33:716–26.
5. Gruessner AC, Sutherland DER, Gruessner RWG. Pancreas transplantation in the United States: a review. Curr Opin Organ Transplant 2010;15:93–101.
6. Gruessner AC. 2011 update on pancreas transplantation: comprehensive trend analysis of 25,000 cases followed up over the course of 24 years at the IPTR. Rev Diabet Stud 2011;8:6–16.
7. Sutherland DER, Radosevich D, Gruessner R, et al. Pushing the envelope: living donor pancreas transplantation. Curr Opin Organ Transplant 2012;17:106–15.
8. McMillan MA, Briggs JD, Junor BJ. Outcome of renal replacement treatment in patients with diabetes mellitus. Br Med J 1990;301:540–4.
9. Rabbat CG, Treleaven DR, Russell DJ, et al. Prognostic value of myocardial perfusion studies in patients with end-stage renal disease assessed for kidney or kidney–pancreas transplantation: a meta-analysis. J Am Soc Nephrol 2003;14:431–9.
10. Kumar N, Baker CSR, Chan K, et al. Cardiac survival after pre-emptive coronary angiography in transplant patients and those awaiting transplantation. Clin J Am Soc Nephrol 2011;6:1912–9.
11. 2006 Annual Report of the US Organ Procurement and Transplantation Network and the Scientific Registry of Transplant Recipients: Transplant Data 1996–2005. Rockville, MD: Health Resources and Services Administration, Healthcare Systems

Bureau, Division of Transplantation (2006 OPTN/SRTR Annual Report 1996–2005. HHS/HRSA/HSB/DOT); http://www.transplant.hrsa.gov/.

12. Kleinclauss F, Fauda M, Sutherland DER, et al. Pancreas after living donor kidney transplants in diabetic patients: impact on long-term kidney graft function. Clin Transplant 2009;23:437–46.
13. Poommipanit N, Sampaio MC, Cho Y, et al. Pancreas after living donor kidney versus simultaneous pancreas–kidney transplant: an analysis of the Organ Procurement Transplant Network/United Network of Organ Sharing database. Transplantation 2010;89:1496–503.
14. Humar A, Sutherland DE, Ramcharan T, et al. Optimal timing for a pancreas transplant after successful kidney transplant. Transplantation 2000;70:1247–50.
15. Wiseman AC. Pancreas transplant options for patients with type 1 diabetes mellitus and chronic kidney disease: simultaneous pancreas kidney or pancreas after kidney? Curr Opin Organ Transplant 2012;17:80–6.
16. Luan FL, Kommareddi M, Cibrik DM, et al. The time interval between kidney and pancreas transplantation and the clinical outcomes of pancreas after kidney transplantation. Clin Transplant 2012;26(3):403–10.
17. Hariharan S, Pirsch JD, Lu CY, et al. Pancreas after kidney transplantation. J Am Soc Nephrol 2002;13:1109–18.
18. Odorico JS, Sollinger HW. Technical and immunological advances in transplantation for insulin dependent diabetes mellitus. World J Surg 2002;26:194–211.
19. International Figures on Organ Donation and Transplantation 2006. Transplant Newsletter September 2007;12(1). Council of Europe.
20. http://www.organdonation.nhs.uk.
21. http://www.eurotransplant.org/cms/; [accessed 13.10.12].
22. Salvalaggio PR, Schnitzler MA, Abbott KC, et al. Patient and graft survival implications of simultaneous pancreas kidney transplantation from old donors. Am J Transplant 2007;7:1561–71.
23. Humar A, Thigarajan R, Kandaswamy R, et al. The impact of donor obesity on outcomes after cadaver pancreas transplants. Am J Transplant 2004;4:605–10.
24. Humar A, Thigarajan R, Kandaswamy R, et al. Technical failures after pancreas transplants: why grafts fail and the risk factors – a multivariate analysis. Transplantation 2004;78(8):1188–92.
25. Krieger NR, Odorico JS, Heisey DM, et al. Underutilization of pancreas donors. Transplantation 2003;75:1271–6.
26. Salvalaggio PR, Davies DB, Fernandez LA, et al. Outcomes of pancreas transplantation in the United States using cardiac death donors. Am J Transplant 2006;6:1059–65.
27. D'Allessandro AM, Stratta JR, Sollinger HW, et al. Use of UW solution in pancreas transplantation. Diabetes 1989;38(Suppl. 1):7–9.
28. Potdor S, Eghtesad B, Jain A, et al. Comparison of early graft function and complications of pancreas transplant recipients in Histidine–Tryptophan–Ketoglutarate (HTK) solution and University of Wisconsin (UW) solutions. Transplantation 2003;76:S288.
29. Fridell JA, Mangus RS, Powelson JA. Organ preservation solutions for whole organ pancreas transplantation. Curr Opin Organ Transplant 2011;16:116–22.
30. Sutherland DER, Gruessner RW, Dunn DL, et al. Lessons learned from more than 1000 pancreas transplants at a single institution. Ann Surg 2001;233:463–501.
31. International Pancreas Transplant Registry. 2004 Annual Report, http://www.iptr.umn.edu/IPTR/annual_reports/2004_annual_report/home.html; August 2006.
32. Muthusamy AS, Mumford L, Hudson A. NHBD pancreas transplantation in the UK: should we go on? Transplant Int 2010;23(Suppl. s1):6.
33. Muthusamy AS, Vaidya A. Expanding the donor pool in pancreas transplantation. Curr Opin Organ Transplant 2011;16:123–7.
34. de Ville de Goyet J, Hausleithner V, Malaise J, et al. Liver procurement without in situ portal perfusion. A safe procedure for more flexible multiple organ harvesting. Transplantation 1994;57:1328–32.
35. Olson DW, Kadota S, Cornish A, et al. Intestinal decontamination using povidone iodine compromises small bowel storage quality. Transplantation 2003;75:1460–2.
36. Woeste G, Wallstein C, Vogt J, et al. Value of donor swabs for intra-abdominal infection in simultaneous pancreas kidney transplantation. Transplantation 2003;76:1073–8.
37. Calne RY. Para-topic segmental pancreas grafting: a technique with portal venous drainage. Lancet 1984;1:595–7.
38. Shokouh-Amiri MH, Gaber AO, Gaber LW, et al. Pancreas transplantation with portal venous drainage and enteric exocrine diversion: a new technique. Transplant Proc 1992;24:776–7.
39. Petruzzo PA, Palmina A, DaSilva MA, et al. Simultaneous pancreas–kidney transplantation: portal versus systemic venous drainage of the pancreas allografts. Clin Transplant 2000;14:287–91.
40. Stratta RJ, Shokouh-Amiri MH, Egidi MF, et al. A prospective comparison of simultaneous kidney–pancreas transplantation with systemic-enteric versus portal-enteric drainage. Ann Surg 2001;233:740–51.

41. Stratta RJ, Lo A, Shokouh-Amiri MH, et al. Improving results in solitary pancreas transplantation with portal enteric drainage, thymoglobulin induction and tacrolimus/mycophenolate mofetil based immunosuppression. Transplant Int 2003;16:154–60.

42. Despres JP, Lamarche B, Mauriege P, et al. Hyperinsulinemia as an independent risk factor for ischaemic heart disease. N Engl J Med 1996;334:952–7.

43. Ost LD, Tyden G, Fehrman I. Impaired glucose tolerance in Ciclosporine–prednisolone treated renal allograft recipients. Transplantation 1988;46:370–2.

44. Christiansen E, Vestergaard H, Tibell A, et al. Impaired insulin-stimulated non-oxidative glucose metabolism in pancreas–kidney transplant recipients: dose–response effects of insulin on glucose turnover. Diabetes 1996;45:1267–75.

45. Stratta RJ. Review of immunosuppressive usage in pancreas transplantation. Clin Transplant 1999;13:1–12.

46. Gruessner RWG. Tacrolimus in pancreas transplantation: a multi-center analysis. Clin Transplant 1997;11:299–312.

47. Bartlett ST, Schweitzer EJ, Johnson LB, et al. Equivalent success of simultaneous pancreas–kidney and solitary pancreas transplantation. A prospective trial of tacrolimus immunosuppression with percutaneous biopsy. Ann Surg 1996;224:440–9.

48. European Mycophenolate Mofetil Co-operative Study Group. Placebo controlled study of mycophenolate mofetil combined with ciclosporine and corticosteroids for prevention of acute rejection. Lancet 1995;345:1321–5.

49. Sollinger HW, for the US Renal Transplant Mycophenolate Mofetil Study Group. Mycophenolate mofetil for the prevention of acute rejection in primary cadaveric renal allograft recipients. Transplantation 1995;60:225–32.

50. Merion RM, Henry ML, Melzer JS, et al. Randomized prospective trial of mycophenolate mofetil versus azathioprine for prevention of acute renal allograft rejection after simultaneous kidney–pancreas transplantation. Transplantation 2000;70:105–11.

51. Garcia VD, Keitel E, Santos AF, et al. Immunosuppression in pancreas transplantation: mycophenolate mofetil versus sirolimus. Transplant Proc 2004;36(4):975–7.

52. Kandaswamy R, Khwaja K, Gruessner A, et al. A prospective randomized trial of steroid withdrawal with mycophenolate mofetil (MMF) versus sirolimus (SRL) in pancreas after kidney transplants. Am J Transplant 2003;3(Suppl. 5):292.

53. Burke GW, Ciancio G, Mattiazzi A, et al. Lower rate of acute rejection with rapamycin than with mycophenolate mofetil in kidney pancreas transplantation. A randomized prospective study with Thymoglobulin/Zenapax induction, tacrolimus and steroid maintenance: comparing rapamycin with mycophenolate mofetil. Am J Transplant 2003; 3(Suppl. 5):322.

54. Gruessner RWG, Kandaswamy R, Humar A, et al. Calcineurin inhibitor and steroid free immunosuppression in pancreas kidney and solitary pancreas transplantation. Transplantation 2005;79(9):1184–9.

55. Wadstrom J, Brekke B, Wrammer L, et al. Triple versus quadruple induction immunosuppression in pancreas transplantation. Transplant Proc 1995;27:1317–8.

56. Cantarovich D, Karam G, Giral-Classe M, et al. Randomized comparison of triple therapy and antithymocyte globulin induction treatment after simultaneous pancreas kidney transplantation. Kidney Int 1998;54:1351–6.

57. Stratta RJ, Alloway RR, Lo A, et al. Two dose daclizumab regimen in simultaneous kidney pancreas transplant recipients: primary endpoint analysis of a multi-center randomised study. Transplantation 2003;75:1260–6.

58. Kaufman DB, Burke GW, Bruce DS, et al. Prospective randomised multi-center trial of antibody induction therapy in simultaneous kidney–pancreas transplantation. Am J Transplant 2003;3:855–64.

59. Rogers J, Farney AC, Al-Geiwazi S, et al. Pancreas transplantation: lessons learned from a decade of experience at Wake Forest Baptist Medical Center. Rev Diabet Stud 2011;8:17–27.

60. Hawthorne WJ, Allen RDM, Greenberg ML, et al. Simultaneous pancreas and kidney transplant rejection: separate or synchronous events. Transplantation 1997;63:352–8.

61. Munn SR, Engen DE, Barr D, et al. Differential diagnosis of hypoamylasuria in pancreas allograft recipients with urinary exocrine drainage. Transplantation 1990;49:359–62.

62. Benedetti E, Najarian JS, Gruessner A, et al. Correlation between cystoscopic biopsy results and hypoamylasuria in bladder drained pancreas transplants. Surgery 1995;118:864–72.

63. Elmer DS, Hathaway DK, Bashar AA, et al. Use of glucose disappearance rates (kG) to monitor endocrine function of pancreas allografts. Clin Transplant 1998;12:56–64.

64. Drachenberg G, Klassen D, Bartlett S, et al. Histologic grading of pancreas acute allograft rejection in percutaneous needle biopsies. Transplant Proc 1996;28:512–3.

65. Papadimitriou JC, Drachenberg CB. Distinctive morphological features of antibody mediated and T-cell mediated acute rejection in pancreas allograft biopsies. Curr Opin Organ Transplant 2012;17:93–9.

66. Reddy KS, Davies D, Ormond D, et al. Impact of acute rejection episodes on long term graft survival following simultaneous kidney pancreas transplantation. Am J Transplant 2003;3:439–44.

67. Farney AC, Rogers J, Stratta RJ. Pancreas graft thrombosis: causes, prevention, diagnosis and intervention. Curr Opin Organ Transplant 2012;17:87–92.

68. Troppmann C. Complications after pancreas transplantation. Curr Opin Organ Transplant 2010;15:112–8.

69. Steurer W, Malaise J, Mark W, et al. Spectrum of surgical complications after SPK transplantation in a propectively randomized study of two immunosuppressive protocols. Nephrol Dial Transplant 2005;20:ii54–ii61.

70. Muthusamy AS, Vaidya AC, Sinha S, et al. Pancreas allograft thrombosis following intravenous immunoglobulin administration to treat parvovirus B19 infection. Transpl Infect Dis 2009;11:463–6.

71. Stockland AH, Willingham DL, Paz-Fumagalli R, et al. Pancreas transplant venous thrombosis: role of endovascular interventions for graft salvage. Cardiovasc Intervent Radiol 2009;32:279–83.

72. Gilabert R, Fernandez-Cruz L, Real MI, et al. Treatment and outcome of pancreas graft thrombosis after kidney–pancreas transplantation. Br J Surg 2002;89:355–60.

73. Kuo PC, Wong J, Schweizer EJ, et al. Outcome after splenic vein thrombosis in the pancreas allograft. Transplantation 1997;64:933–5.

74. Sollinger HW, Odorico JS, Knechtle SJ, et al. Experience with 500 simultaneous pancreas–kidney transplants. Ann Surg 1998;228:284–96.

75. Ojo AO, Meier-Kriesche H, Hanson J, et al. The impact of simultaneous pancreas kidney transplantation on long-term patient survival. Transplantation 2001;71:82–9.

76. Reddy KS, Stablein D, Taranto S, et al. Long-term survival following simultaneous kidney–pancreas transplantation versus kidney transplantation alone in patients with type 1 diabetes mellitus and renal failure. Am J Kidney Dis 2003;41:464–70.

77. Tyden G, Bolinder J, Solders G, et al. Improved survival in patients with insulin-dependent diabetes mellitus and end-stage diabetic nephropathy 10 years after combined pancreas and kidney transplantation. Transplantation 1999;67:645–8.

78. Smets YFC, Westendorp RGJ, Van der Pijl JW, et al. Effect of simultaneous pancreas–kidney transplantation on mortality of patients with Type 1 diabetes and end stage renal failure. Lancet 1999;353:1915–20.

79. Wilczek HE, Jaremko G, Tyden G, et al. Evolution of diabetic nephropathy in kidney grafts. Transplantation 1995;59:51–7.

80. El-Gebely S, Hathaway DK, Elmer DS, et al. An analysis of renal function in pancreas kidney and diabetic kidney alone recipients at two years following transplantation. Transplantation 1995;59:1410–5.

81. Fioretto P, Steffes MW, Sutherland DER, et al. Reversal of lesions of diabetic nephropathy after pancreas transplantation. N Engl J Med 1998;339:69–75.

82. The Diabetes Control and Complications Trial Research Group. The effect of intensive treatment of diabetes on the development and progression of long-term complications in insulin dependent diabetes mellitus. N Engl J Med 1993;329:977–86.

83. Walsh AW. Effects of pancreas transplantation on seconday complications of diabetes – retinopathy. In: Gruessner RWG, Sutherland DER, editors. Transplantation of the pancreas. New York: Springer; 2004. p. 462–71.

84. Chow VCC, Pai RP, Chapman JR, et al. Diabetic retinopathy after combined kidney–pancreas transplantation. Clin Transplant 1999;13:356–62.

85. Pearce IA, Ilango B, Sells RA, et al. Stabilisation of diabetic retinopathy following simultaneous pancreas and kidney transplant. Br J Ophthalmol 2000;84:736–40.

86. Cashion AK, Hathaway DK, Milstead EJ, et al. Changes in patterns of 24 hour heart rate variability after kidney and kidney–pancreas transplant. Transplantation 1999;68:1846–50.

87. Hathaway DK, Abell T, Cardoso S, et al. Improvement in autonomic and gastric function following pancreas–kidney versus kidney alone transplantation and the correlation with quality of life. Transplantation 1994;57:816–22.

88. Allen RDM, Al-Harbi IS, Morris JG, et al. Diabetic neuropathy after pancreas transplantation: determinants of recovery. Transplantation 1997;63:830–8.

89. Abendroth D, Schmand J, Landgraf R, et al. Diabetic microangiopathy in Type 1 (insulin dependent) diabetic patients after successful pancreatic and kidney or solitary kidney transplantation. Diabetology 1991;34:131–4.

90. Fiorina P, LaRocca E, Venturini M, et al. Effects of kidney–pancreas transplantation on atherosclerotic risk factors and endothelial function in patients with uraemia and Type 1 diabetes. Diabetes 2001;50:496–501.

91. Fiorina P, Folli F, Maffi P, et al. Islet transplantation improves vascular diabetic complications in patients with diabetes who underwent kidney transplantation: a comparison between kidney–pancreas and kidney alone transplantation. Transplantation 2003;75:1296–301.

92. LaRocca E, Fiorina P, DiCarlo V, et al. Cardiovascular outcomes after kidney–pancreas and kidney alone transplantation. Kidney Int 2001;60:1964–71.

93. Jukema JW, Smets YF, van der Pijl JW, et al. Impact of simultaneous pancreas and kidney transplantation on progression of coronary atherosclerosis in patients with end-stage renal failure due to type 1 diabetes. Diabetes Care 2002;25:906–11.

94. Copelli A, Giannarelli R, Mariotti R, et al. Pancreas transplant alone determines early improvement of cardiovascular risk factors and cardiac function in type 1 diabetic patients. Transplantation 2003;76:974–6.

第 10 章　胰岛移植

John J. Casey　著
严　盛　黄孝伦　译

概述

20 世纪初 Banting 和 Best 发现了胰岛素，从而使 1 型糖尿病成为一种可以治疗的慢性疾病，而不是迅速致命的疾病。此后，由于胰岛素疗法的改进，糖尿病患者已经能够相对正常地生活。尽管如此，许多糖尿病患者仍饱受糖尿病并发症的折磨，这些并发症包括视网膜病变、神经病变、糖尿病肾病和心血管病变。糖尿病控制和并发症研究组试验证明，这些并发症的发生率可通过严格控制血糖而减少，但严重的低血糖反应风险随之增加[1]。对糖尿病患者的随访证实，严格控制血糖能带来长期预后的改善，即使患者常无法长期严格控制血糖[2]。

1 型糖尿病和终末期糖尿病肾病的患者可以从 SPK 移植中受益。这不仅使这部分患者不再需要透析，而且也使超过 85%的患者在不使用胰岛素的情况下血糖恢复正常[3]。不幸的是，与 SPK 移植相关的并发症率和死亡率意味着只有少数患者适合接受 SPK 移植，此外大量血糖控制不稳定的患者并不同时合并有肾衰竭[4]。

全胰腺移植的大多数并发症（胰腺炎、胰瘘）与胰腺的外分泌相关。胰岛细胞只占胰腺的质量的 1%，但包含的 β 和 α 细胞，负责胰岛素和高血糖素的生产，可以实现必需的血糖控制。提取和移植胰岛的概念并不新，在布里斯托尔，P. Williams 于 1893 年就已经开始尝试。他将羊的胰腺碎片移植到一个 15 岁患者皮下，这例早期的异种移植最终失败，该少年最后死于酮症酸中毒[5]，尽管如此，这个尝试提前 30 年预言了胰岛素的发现。真正的胰岛实验研究始于 1911 年，当时的 Bensley 用染料在豚鼠胰腺胰岛内进行染色，从而挑出胰岛以进行形态学研究[6]。大量人胰岛的分离则是一种挑战，一般成人胰腺重量 70 克，平均含有 1 百万～2 百万平均直径 157μm 的胰岛，占胰腺体积的 0.8%～3.8%[7]。在 Bensley 的工作近 100 年后，Scharp 等报道了胰岛移植后胰岛素的独立性；然而，这是短暂且难以重复的[8-9]。

> ✔✔ 在 2000 年，Edmonton 报道了连续 7 例患者在胰岛移植后实现了胰岛素治疗的脱离[10]。

这一显著的成果是通过移植来自至少两个供者的胰岛和使用他克莫司、西罗莫司和并以达克珠单抗诱导的一种新型的无激素免疫抑制方案来实现的。该方案已经被称为“Edmonton 方案”，全球众多医学中心试图复制这些成果，部分获得了成功[11-12]。在 Edmonton 方案之后，胰岛移植在许多国家作为特定的 1 型糖尿病患者的“医疗标准”，并通过加拿大的医疗系统和英国的 NHS 提供资金。目前胰岛移植联合肾移植的结果与胰岛单独移植相匹配[13-14]。最新的数据表明，胰岛移植联合肾移植可以延长患者以及移植肾的存活时间，并预防糖尿病血管并发症的发生[15-16]。

患者的选择和评估

胰岛移植有两个主要适应证：

1. 优化胰岛素治疗后仍有严重的低血糖意识障碍（impaired awareness of hypoglycaemia，IAH）。20%～25% 1 型糖尿病经历过 IAH，这是具有潜在生命危险的。这些患者对低血糖激素反馈调节是有缺陷的，无法识别低血糖，进而纠正低血糖[4]。对低血糖的识别缺陷会增加严重低血糖发作的风险，可导致昏迷和死亡。这对患者生活质量的影响是巨大的，社会活动和就业会受到严重制约；譬如在英国，IAH 的患者不能持有驾照。

2. 移植肾功能正常的 1 型糖尿病患者不能保持 HbA1c 低于 7%者。这类患者因为已经服用免疫抑制剂而血糖也因胰岛移植得到良好控制，一般不会发生低血糖反应，糖尿病的长期并发症也相应减少。

IAH 可以追问病史和要求患者记录胰岛素的使用、膳食摄入量和低血糖事件的日记进行评估，特别是那些需要亲属协助或那些需要住院的事件。连续血糖监测传感器（continuous glucose monitoring sensor，CGMS）对于胰岛移植术前、术后的血糖评估非常有效（图 10.1）[17]。如 Gold 和 Clark 这样的评分系统对 IAH 的程度有相应的评分。Gold 评分系统会有这样的问题，“你知道低血糖什么时候出现吗”，然后患者以了解程度进行 1～7 分的评分（总是知道到从不知道），4 分及以上表明 IAH。Clark 法用 8 个问题记录中度和重度低血糖的发生和对其反应情况，4 分及以上则为 IAH[4]。Ryan 等描述了一种基于 4 周血糖评估的复合低血糖评分[18]，他们认为这提供了关于患者的代谢不稳定性的更客观的评估，并允许进行移植前和移植后的比较。患者应该由多学科团队组成的的专家小组评估，包括糖尿病专家、移植外科医生、营养师和糖尿病专科护士。这将确保他们当前的胰岛素治疗方案和饮食方案是最优的，而患者充分了解胰岛移植的可能结果和所涉及的风险，主要是移植后的免疫抑制疗法。

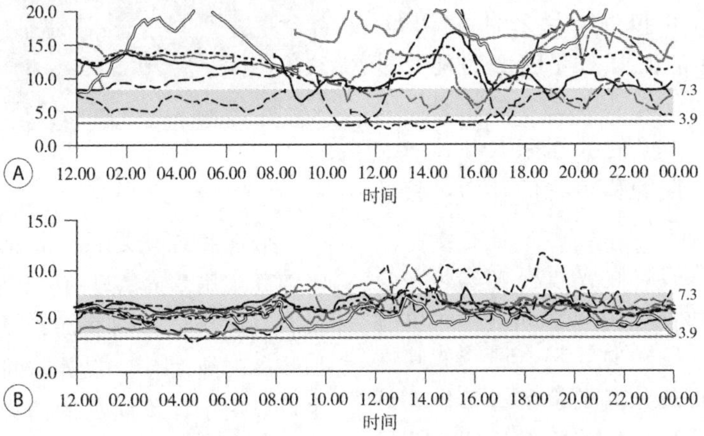

图 10.1　移植前ⓐ与移植后ⓑ动态血糖变化

胰岛分离

Lakey 等已经对供者因素与成功的胰岛分离进行了充分的研究（表 10.1）[19]。他认为，从 BMI 较高的年老的捐助者的胰腺应该会获取更多的胰岛量。O'Gorman 等建议从 1～100 给特定捐助器官的成功分离评分[20]。但是这些研究只有预测分离成功的可能性，并没有考虑到年轻供者的胰岛功能可能更好[21]。在英国2010年12月引入了一个共享计划，SPK移植和胰岛移植被放置在了同一个列表之中。多供者和受者因素纳入考虑，使胰岛和全胰腺受者有平等的机会获得合适的器官。

表10.1　预测移植效果的供者相关变量

变量	*P* 值	*R* 值	相对危险度
供者年龄	<0.05	0.18	1.1
体重指数	<0.01	0.19	1.3
本地与远距离采集	<0.01	0.21	7.04
分钟血糖	<0.01	−0.24	0.68
心脏骤停时间	<0.01	−0.17	0.81
冷藏时间	<0.05	−0.13	0.86

(Reproduced from Lakey JR, Warnock GL, Rajotte RV et al. Variables in organ donors that affect therecovery of human islets of Langerhans. Transplantation 1996; 61 (7): 1047 - 53. With permission from Lippincott, Williams & Wilkins.)

大多数胰岛移植的结果来自于DBD，然而有越来越多的证据表明DCD也能分离出可移植的胰腺，并获取良好的结果。大多数DCD胰岛移植的数据来自于Kyoto组。虽然获得长期的移植物的存活，胰岛素脱离率相对较低[22-26]。

供胰岛移植的胰腺应与用于全胰腺移植的胰腺得到同等严格的管理，冷缺血时间必须最小化，最好少于8小时[27]。胰腺应尽快运输，胰岛分离实验室的工作人员应能立即开始分离。目前已经证明，转运期间将胰腺存储于PFC和UW液的双层液体中可使未达最佳的胰腺也获得良好的移植结果，甚至有可能增加长缺血胰腺的胰岛获取量[28-29]。基于PFC的器官保存还能通过提高DCD胰腺和年老供者的胰岛分离从而达到扩大器官库的目的[30]。

Ricordi等在1989年发明了胰岛分离的半自动法，目前这一方法已经被大多数胰岛实验室采用[31]。这包括使用胶原酶的酶消化和Ricordi消化罐（图10.2）机械解离的组合消化胰腺。一些新的酶组合已经开发出来用于人类胰腺的分离，包括胶原酶NB1（赛瓦）、LiberaseMTF（罗氏）和C1胶原酶的HA（Vitacyte）。这些组合的酶混合物和制造工艺略有不同，但有望提供更稳定的、更高质量的胰岛。消化之后使用COBE2991细胞分离机进行连续的密度梯度纯化以获取1～2ml胰岛（图10.3）[32]。尽管未纯化的胰岛也可以使用（特别是在自体移植），但门静脉血栓、门脉高压及弥散性血管内凝血（disseminated intravascual coagulation，DIC）的风险也会增加[33-36]。

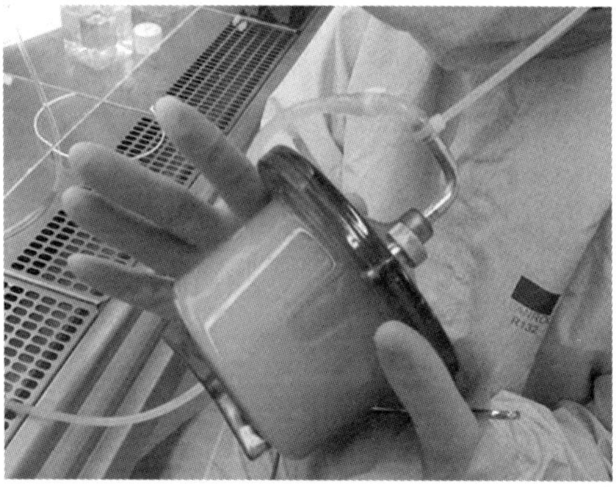

图10.2　（见书末彩图）Ricordi罐

分离和纯化之后，目前标准的做法是将胰岛细胞培养12～48小时。从目前的结果看，这不会影响胰岛的功能，同时能增加胰岛的纯度[37]。培养时间扩展到48小时也可以用于评价胰岛的活力，特别是DCD胰腺的分离。

胰岛数以胰岛当量（islet equivalent，IEQ）记录。该计数方法根据胰岛的大小和细胞活力，如免疫荧光法，调整以确定可用的胰岛量[38]。

在英国对于胰岛准备量最低版本的标准是：

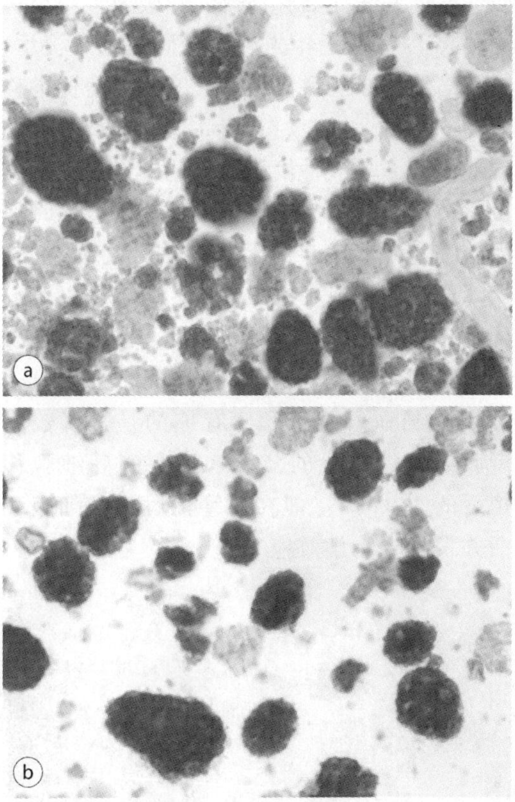

图 10.3　（见书末彩图）胰岛纯化前ⓐ与纯化后ⓑ。DTZ 染色

- ＞200 000 胰岛当量
- ＞70％的活性
- ＞30％的纯度
- 革兰氏染色阴性
- 内毒素阴性

一般认为，这些标准是主观的，因观察者的不同或错误会有误差。对胰岛质量的新的评估标准也应制定。经验丰富的胰岛实验室的工作人员可以判断胰岛的形态、胰岛的完整性以及胰岛内有无中央坏死。动物研究中，胰岛耗氧率和 β 细胞 ATP 含量与胰岛体内功能有良好的相关性，这在将来可能会有用，但目前还非常耗时且昂贵。明尼苏达研究现已经证明边缘供者的胰岛在糖尿病裸鼠和人之间的结果具有良好的相关性[39]。

现代化的胰岛隔离设施必须符合现行良好生产规范（current good manufacturing practice，cGMP）的。该设施必须是特制的，以符合监管机构的要求，在英国这些由人类组织管理局（Human Tissue Authority，HTA）以及药品和保健产品管理局（Medicines and Healthcare Products Regulatory Authority，MHRA）等监管机构管理。这些规定的目的是确保每一个实验产生安全、一致和可追溯的胰岛，并规范实验室的结构设计、标准的操作程序、每次分离的文件记录和分离团队成员的培训。因此胰岛分离的价格昂贵，而且需要大量的工作人员以应对 7 天 24 小时随叫随到的要求。在英国目前有一个胰岛移植中心枢纽和对外辐射的机构模式，即 3 个胰岛实验室为 7 个中心提供胰岛移植。

胰岛移植

加拿大 Edmonton 中心的最初方案，要求移植胰岛细胞的数量＞11 000IEQ/kg，才能达到脱离胰岛素依赖的标准。因此，通常需要至少两个供者的胰岛细胞才能达到移植目标[10]。胰岛移植的准备，候选者的血型要求与供者相匹配，但是否需要更进一步的组织配型尚不清楚。目前没有任何证据表明，更好的组织相容性会获得更好的效果。然而，更好组织相容性的益处，有可能避免移植受者对共同抗原的重复错配导致的移植排斥反应，以及避免对多种共同同种异体抗原的致敏性。

胰岛细胞移植通常是在介入治疗室完成的，给予患者适当镇静，在局部麻醉下，将胰岛细胞经受者的门静脉输入[40]。在超声引导和可视视屏的监测下，将一根 4F 穿刺导管置入门静脉主干，待移植的胰岛细胞储存于无菌密封袋，借助重力作用将胰岛细胞缓慢输入门静脉，输注时间通常为 15～20 分钟（图 10.4）。输注过程中需监测门静脉压力，如果门静脉压力显著升高，需停止输注，直到门静脉压力下降再继续输注。为降低门静脉血栓形成的风险，待移植的胰岛细胞需要肝素化（每千克患者体重 35U）。为减少术后出血的危险，最好由经验丰富的放射介入医师完成，并在拔出穿刺导管时堵塞肝的穿刺道。此外，也可采用外科手段经大网膜血管或脐静脉插管至门静脉来输注胰岛细胞。以啮齿类动物模型研究移植胰岛细胞认识到：肝内门静脉是移植胰岛细胞团是最有效率的部位，其优势在于高度血管化，提供胰岛细胞特殊的营养要素以及胰岛素释放后首先输送至肝的生理路径[41]。虽然，已尝试了将胰岛细胞移植到很多不同的部位，但目前认为理想的部位仍是经门静脉移植。有人曾试图将胰岛细胞移植到脾，最后导致了致命性的并发症如脾梗死、脾破裂，甚至胃穿孔等[42-43]。近年来有实验研究结果提示，将胰岛细胞移植到胃黏膜下能够显著促进移植物的再血管化[44]。最近，微囊化技术的发展促进了许多可替代移植部位的产生。微囊可保护胰岛细胞不遭受免疫的攻击，同时使胰岛细胞分泌的胰岛素可自由出入微囊[45]。微囊化胰岛细胞可植入皮下、肌肉内以及大网膜等部位，但目前临床应用还受到限制。

胰岛细胞移植入肝后，需要经过 14～21 天的再血管化过程。有趣的是，多数患者胰岛素需要量的减少，是在胰岛细胞移植后的 3～4 周，即在血管化后胰岛细胞存活并发挥生物学效应。

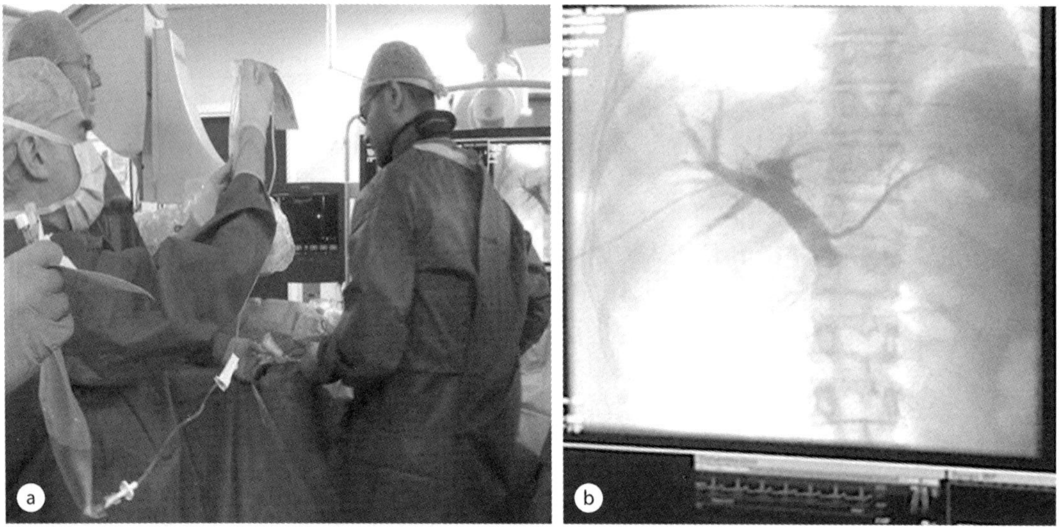

图 10.4 （见书末彩图）经门静脉胰岛细胞移植

免疫抑制方案和结果

Edmonton 研究组首先报道了 7 例患者在胰岛细胞移植后 1 年均脱离了对胰岛素的依赖。然而，移植后 5 年随访的协同研究表明，仅有 10％的患者脱离了对胰岛素的依赖[46]。为了提高移植的长期效果，相关的免疫抑制替代治疗方案已有报道。T 细胞清除剂，如 ATG、抗 CD3 和阿仑单抗（一种抗肿瘤药/抗 CD52）已经被用作替代免疫诱导治疗剂，以及与其他药物的联合应用，如依那西普/TNF-α 或霉酚酸酯/他克莫司作为免疫抑制维持治疗方案[47]。Barton 等对 1999—2010 年，在国际胰岛细胞移植登记处注册的 677 例患者接受 1 375 次胰岛细胞移植的数据进行了分析总结[48]。这些数据表明，2007—2010 年，胰岛细胞移植后长期脱离对胰岛素依赖的患者比例较之前几年有了显著的提高（图 10.5），3 年脱离对胰岛素依赖的比例已接近 50％。

这项研究同时证实了，使用 T 细胞清除剂联合 TNF-α 抑制剂的受者，胰岛移植后 3、5 年获得了较好的胰岛素依赖脱离比例（分别为 62%、43%）。

胰岛细胞移植后的严重不良反应与移植的过程或与移植后免疫抑制剂相关。较严重的移植相关并发症有节段性或区域性的门静脉血栓形成以及术后出血等，其报道发生率分别为 4% 和 10%[49-50]。这些并发症可以通过对受者的肝素化，限制移植的细胞/组织容量以及仅采用高纯度的胰岛细胞等来降低门静脉血栓形成的风险。肝穿刺部位的出血，通过使用细孔的（4F）套管穿刺针，线圈堵塞肝内的穿刺道，或使用凝血剂，或使用激光凝血等方法来避免肝穿刺道的出血[40]。胰岛细胞移植后白细胞减少、中性粒细胞减少和败血症的发生均有报道[51]。胰岛细胞移植较长时间后可能有 GFR 下降，但临床上显著的肾功能损害较少见[48]。

胰岛细胞移植的最大挑战就是如何监测移植物功能。目前还没有可靠的方法能监测移植物的功能或检测急性排斥反应的发生。大鼠的实验研究表明，采用超顺磁性氧化铁（superparamagnetic iron oxide，SPIO）纳米颗粒来标记胰岛细胞，可以通过 MRI 扫描来显示移植胰岛细胞的存活/存在的图像，反之，MRI 成像“斑点”的消失提示与移植排斥反应有关[52]。有关代谢的研究，如葡萄糖刺激后的 C 肽水平可以间接反映胰岛细胞的“总数”，但无法预测急性排斥反应的发生[53]。

影响移植物远期功能障碍的因素

图 10.6 表明多种因素将导致胰岛细胞的死亡以及随后的移植物失功。供者器官的获取过程和随后的 CIT 将显著影响胰岛细胞的分离结果。DBD 胰腺没有循环和生

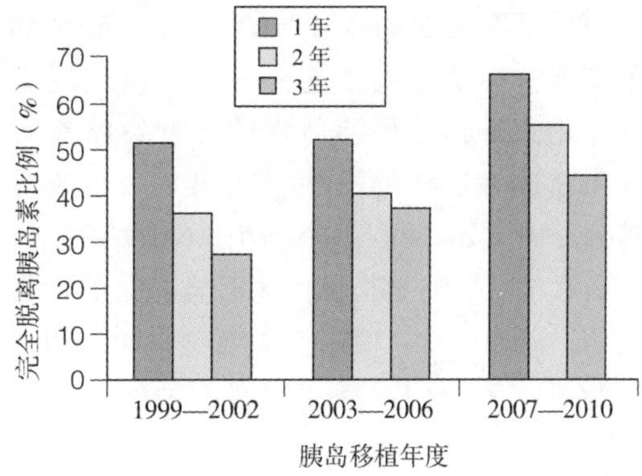

图 10.5 1999—2010 年胰岛移植后长期完全脱离胰岛素的比例变化[48]

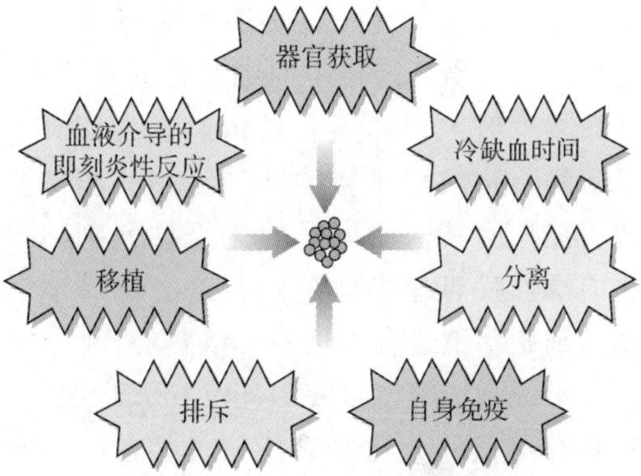

图 10.6 影响胰岛细胞移植物远期功能障碍的因素

理的改变，因此有利于胰岛细胞的分离。然而，随着 DCD 增多，对供者采用 ECMO 可以保护胰岛细胞免受缺血性的损害。毫无疑问，最大限度缩短从供者血流阻断至开始分离胰岛细胞的时间，才能提高分离胰岛的数量和延长移植物的功能。因此，获取的供者胰腺必须迅速运送到实验室，并立即开始胰岛细胞的分离过程。提高胰岛分离技术，才能增加每次分离胰岛细胞的数量以及提高胰岛的平均获取量，并将最终提高胰岛细胞移植后的存活率。

胰岛细胞输入门静脉后，发生由血液介导的即刻炎性反应（immediate blood-mediated inflammatory reaction，IBMIR），血小板与胰岛细胞的表面相结合，白细胞也将进入、浸润胰岛。这是导致胰岛细胞

移植后早期失功的主要原因，高达 60％的胰岛细胞失功发生在这一时期[54]。使受者肝素化和继续使用胰岛素治疗的策略有可能阻断这一过程的发生[55]。然而，对于移植到肝内人胰岛细胞的定植过程知之甚少。胰岛移植后肝酶学指标的短暂升高是非常常见的。有趣的是，使用抗炎药物，如 TNF-α 阻断剂，有可能提高移植物的存活率。

胰岛移植作为细胞治疗

供者器官的匮乏以及对胰岛细胞日益增长的需求，促使了许多研究者开始寻找能分泌胰岛素且能再生的细胞作为替代源，从而减少对人尸体器官的依赖。人们开始探索将胎猪或成年猪的胰岛细胞移植到人的研究，但其需要大量的免疫抑制剂以及猪内源性病毒感染的危险，这意味着异种胰岛细胞移植还有很长一段路要走。

干细胞，既能自我更新又能多向分化。它具有增殖和分化成为任何类型的组织细胞，以及在体外可遗传修饰的潜力，因此为移植提供了一个可再生的细胞源泉。有一些潜在途径可为 β 细胞提供补充，其中之一是通过人类胚胎干细胞（human embryonic stem cell，hESC）的定向分化而获得[56]。应用这项技术制造了具有功能的 β 细胞，但随之而来对实验过程的可重复性以及对移植的胚胎干细胞是否会发展成畸胎瘤出现了担忧。2006 年，Takahashi 和 Yamanaka[57]阐述了一种可使成体细胞去分化，并被诱导发育为不同种类型细胞的技术。他们利用了 4 种转录因子的混合物来生成这种诱导性多能干细胞（induced pluripotent stem cells，iPS cell），许多研究团队重复了相关实验，利用这项技术开发出了多谱系细胞。来自剑桥的 Melton 研究认为，在体内，β 细胞的发育需要 3 种转录因子，即 Ngn3、Pdx1 和 MafA[58]。这是将干细胞来源转化为胰岛细胞的研究向前推进了一大步，但围绕着细胞数目的增长以及残余去分化细胞在受者体内是否产生肿瘤的疑问仍未解决。一个令人兴奋的前景是，胰腺中也许有可发展成为新的 β 细胞，或有潜力从非内分泌组织转分化为功能性胰岛的干细胞存在[59]。

要点

- 目前，胰岛细胞移植被公认为是治疗 1 型糖尿病患者和严重 IAH 患者的“医疗标准”方法。
- 胰岛细胞移植的长期疗效在过去的 10 年得到了显著的改善，移植术后 3 年完全脱离胰岛素的比例与全胰腺器官移植相当。
- 用 T 细胞清除的免疫抑制方案能够达到移植物长期存活的最佳效果。

参考文献

1. The Diabetes Control and Complications Trial Research Group. The effect of intensive treatment of diabetes on the development and progression of long-term complications in insulin dependent diabetes mellitus. N Engl J Med 1993;329:977–86.
2. DCCT/EDIC Research Group. Intensive diabetes therapy and glomerular filtration rate in type 1 diabetes. N Engl J Med 2011;365(25):2366–76.
3. Sutherland DER, Gruessener RWG, Gruessener AC. Pancreas transplantation for the treatment of diabetes mellitus. World J Surg 2001;25:487–96.
4. Graveling AJ, Frier BM. Impaired awareness of hypoglycaemia: a review. Diabetes Metab 2010;36(Suppl. 3):S64–74.
5. Williams P. Notes on diabetes treated with extract and by grafts of sheep's pancreas. Br Med J 1894;2:1303–4.
6. Bensley RR. Studies on the pancreas of the guinea pig. Am J Anat 1911;12:297–388.

7. Robertson GS, Dennison AR, Johnson PR, et al. A review of pancreatic islet autotransplantation. Hepatogastroenterology 1998;45(19):226–35.
8. Scharp DW, Lacy PE, Santiago JV, et al. Insulin independence after islet transplantation into type I diabetic patient. Diabetes 1990;39(4):515–8.
9. Brendel M, Hering B, Schulz A, et al. International Islet Transplant Registry Report. Germany: University of Giessen; 2001.
10. Shapiro AM, Lakey JR, Ryan EA, et al. Islet transplantation in seven patients with type 1 diabetes mellitus using a glucocorticoid-free immunosuppressive regimen. N Engl J Med 2000; 343(4):230–8.
11. Shapiro AM, Ricordi C, Hering B, et al. Edmonton's islet success has indeed been replicated elsewhere. Lancet 2003;362(9391):1242.
12. Shapiro AM, Ricordi C, Hering BJ, et al. International trial of the Edmonton protocol for islet transplantation. N Engl J Med 2006;355(13):1318–30.
13. Kaufman DB, Baker MS, Chen X, et al. Sequential kidney/islet transplantation using prednisolone free immunosuppression. Am J Transplant 2002;2:674–7.
14. Toso C, Morel P, Bucher P, et al. Insulin independence after conversion to tacrolimus and sirolimus based immunosuppression in islet-kidney recipients. Transplantation 2003;76:1133–4.
15. Fiorina P, Folli F, Zerbini G, et al. Islet transplantation is associated with improvement of renal function among uraemic patients with type I diabetes mellitus and kidney transplants. J Am Soc Nephrol 2003;14:2510–8.
16. Fiorini P, Folli F, Maffi P, et al. Islet transplantation improves vascular diabetic complications in patients with diabetes who underwent kidney transplantaion: a comparison between kidney–pancreas and kidney-alone transplantation. Transplantation 2003;14:1296–301.
17. Ryan EA, Germsheid J. Use of continuous glucose monitoring system in the management of severe hypoglycemia. Diabetes Technol Ther 2009;11(10):635–9.
18. Ryan EA, Shandro T, Green K, et al. Assessment of the severity of hypoglycaemia and glycaemic lability in type I diabetic subjects undergoing islet transplantation. Diabetes 2004;53:955–62.
19. Lakey JR, Warnock GL, Rajotte RV, et al. Variables in organ donors that affect the recovery of human islets of Langerhans. Transplantation 1996;61(7):1047–53.
20. O'Gorman D, Kin T, Murdoch T, et al. The standardization of pancreatic donors for islet isolations. Transplantation 2005;80(6):801–6.
21. Ihm SH, Matsumoto I, Sawada T, et al. Effect of donor age on function of isolated human islets. Diabetes 2006;55(5):1361–8.
22. Markmann JF, Deng S, Desai NM, et al. The use of non-heart-beating donors for isolated pancreatic islet transplantation. Transplantation 2003;75(9):1423–9.
23. Kenmochi T, Maruyama M, Saigo K, et al. Successful islet transplantation from the pancreata of non heart beating donors. Transplant Proc 2008;40(8):2568–70.
24. Liu X, Matsumoto S, Okitsu T, et al. Analysis of donor and isolation-related variables from non heart beating donors (NHBD) using the Kyoto isolation method. Cell Transplant 2008;17(6):649–56.
25. Saito T, Gotoh M, Satomi S, et al. Islet transplantation using donors after cardiac death: report of the Japan Islet Transplantation Registry. Transplantation 2010;90(7):740–47.
26. Zhao M, Muiesan P, Amiel SA, et al. Human islets derived from donors after cardiac death are fully biofunctional. Am J Transplant 2007;7(10):2318–25.
27. Lakey JR, Kneteman NM, Rajotte RV, et al. Effect of core pancreas temperature during cadaveric procurement on human islet isolation and functional viability. 1. Transplantation 2002;73(7):1106–10.
28. Deai T, Tanioka Y, Suzuki Y, et al. The effect of the two-layer cold storage method on islet isolation from ischemically damaged pancreas. Kobe J Med Sci 1999;45(3–4):191–9.
29. Tsujimura T, Kuroda Y, Kin T, et al. Human islet transplantation from pancreases with prolonged cold ischaemia using additional preservation by the two layer (UW solution/perfluorochemical) cold storage method. Transplantation 2002;74:1687–91.
30. Ricordi C, Fraker C, Szust J, et al. Improved human islet isolation from marginal donors following addition of oxygenated perfluorocarbon to the cold storage solution. Transplantation 2003;75:1524–7.
31. Ricordi C, Lacy PE, Scharp DW. Automated islet isolation from human pancreas. Diabetes 1989;38(Suppl. 1):140–2.
32. Lake SP, Bassett PD, Larkins A, et al. Large-scale purification of human islets utilizing discontinuous albumin gradient on IBM 2991 cell separator. Diabetes 1989;38(Suppl. 1):143–5.
33. Shapiro AM, Lakey JR, Rajotte RV, et al. Portal vein thrombosis after transplantation of partially purified pancreatic islets in a combined human liver/islet allograft. Transplantation 1995;59(7):1060–3.
34. Walsh TJ, Eggleston JC, Cameron JL. Portal hypertension, hepatic infarction, and liver failure complicating pancreatic islet autotransplantation. Surgery 1982;91(4):485–7.
35. Froberg MK, Leone JP, Jessurun J, et al. Fatal disseminated intravascular coagulation after autologous islet transplantation. Hum Pathol 1997;28(11):1295–8.
36. Gray DW, Sutton R, McShane P, et al. Exocrine contamination impairs implantation of pancreatic islets transplanted beneath the kidney capsule. J Surg Res 1988;45:432.

37. Alejandro JV, Ferreira A, Caulfield T, et al. Insulin independence in 7 patients following transplantation of cultured human islets. Am J Transplant 2002;2:227.

38. Gray DWR, Morris PJ. The use of fluorescein diacetate and ethidium bromide as a viability stain for isolated islets of Langerhans. Stain Technol 1987;62:373–81.

39. Hering BJ, Kandaswamy R, Harmon J, et al. Transplantation of cultured islets from two layer preserved pancreases in type I diabetes with anti CD3 antibody. Am J Transplant 2004;4:390–401.

40. Owen RJ, Ryan EA, O'Kelly K, et al. Percutaneous transhepatic pancreatic islet cell transplantation in type 1 diabetes mellitus: radiologic aspects. Radiology 2003;229:165–70.

41. Kemp C, Knight M, Scharp D, et al. Effect of transplantation site on the result of pancreatic islet isografts in diabetic rats. Diabetologia 1973; 9:486–91.

42. White SA, London NJ, Johnson PR, et al. The risks of total pancreatectomy and splenic islet autotransplantation. Cell Transplant 2000;9(1):19–24.

43. Menger MD, Vajkoczy P, Beger C, et al. Orientation of microvascular blood flow in pancreatic islet isografts. J Clin Invest 1994;93(5):2280–5.

44. Echeverri GJ, McGrath K, Bottino R, et al. Endoscopic gastric submucosal transplantation of islets (ENDO-STI): technique and initial results in diabetic pigs. Am J Transplant 2009;9(11):2485–96.

45. Qi Z, Yamamoto C, Imori N, et al. Immunoisolation effect of polyvinyl alcohol (PVA) macroencapsulated islets in type 1 diabetes therapy. Cell Transplant 2012;21(2–3):525–34.

46. Ryan EA, Paty BW, Senior PA, et al. Five-year follow-up after clinical islet transplantation. Diabetes 2005;54(7):2060–9.

47. Bellin MD, Barton FB, Heitman A, et al. Potent induction immunotherapy promotes long-term insulin independence after islet transplantation in type 1 diabetes. Am J Transplant 2012;12(6):1576–83.

48. Barton FB, Rickels MR, Alejandro R, et al. Improvement in outcomes of clinical islet transplantation: 1999–2010. Diabetes Care 2012;35(7):1436–45.

49. Casey JJ, Lakey JRT, Ryan EA, et al. Portal venous pressure changes following sequential clinical islet transplantation. Transplantation 2002;74:913–5.

50. Ryan EA, Lakey JR, Paty BW. Successful islet transplantation: continued insulin reserve provides long-term glycaemic control. Diabetes 2002;51:2148–57.

51. Takita M, Matsumoto S, Noguchi H, et al. Adverse events in clinical islet transplantation: one institutional experience. Cell Transplant 2012;21(2–3):547–51.

52. Dixon S, Tapping CR, Walker JN, et al. The role of interventional radiology and imaging in pancreatic islet cell transplantation. Clin Radiol 2012;67(9):923–31.

53. Ryan EA, Lakey JR, Rajotte RV, et al. Clinical outcomes and insulin secretion after islet transplantation with the Edmonton protocol. Diabetes 2001;50(4):710–9.

54. Bennet W, Groth CG, Larsson R, et al. Isolated human islets trigger an instant blood mediated inflammatory reaction: implications for intraportal islet transplantation as a treatment for patients with type 1 diabetes. Ups J Med Sci 2000;105:125–33.

55. Koh A, Senior P, Salam A, et al. Insulin–heparin infusions peritransplant substantially improve single-donor clinical islet transplant success. Transplantation 2010;89:465–71.

56. Soria B, Roche E, Berné G, et al. Insulin secreting cells from embryonic stem cells normalise glycaemia in streptozotocin-induced diabetic mice. Diabetes 2000;49(2):157–62.

57. Takahashi K, Yamanaka S. Induction of pluripotent stem cells from mouse embryonic and adult fibroblast cultures by defined factors. Cell 2006;126(4):663–76.

58. Zhou Q, Brown J, Kanarek A, et al. In vivo reprogramming of adult pancreatic exocrine cells to beta-cells. Nature 2008;455(7213):627–32.

59. Jiang FX, Morahan G. Pancreatic stem cells: from possible to probable. Stem Cell Rev 2012;8(3):647–57.

第 11 章　心肺移植

Asif Hasan · John H. Dark　著
陈静瑜　董念国　郑　哲　韩威力　赵海格　译

概述

1967 年 12 月，人类心脏的首例成功移植作为 20 世纪心脏外科领域重要的历史进展而令人瞩目。自此，心脏移植从实验阶段过渡到了临床应用阶段，成为终末期心脏疾病的一种有效治疗策略。目前心脏移植受者的中位生存期（接受心脏移植中，50％患者仍存活的时间）为 11 年，而接受心脏移植术后生存超过 1 年的成人和儿童，其中位生存期已达 14 年。目前已有数百位心脏移植受者的存活期超过 25 年[1]。

然而，因心脏移植的成功而激发的愿望，在当今时代仍未完美实现。一方面，由于对缺血性心脏病治疗的改进以及患者寿命的延长，心力衰竭患者的数量在不断增加[2]。另一方面，由于受到器官供者的限制，心脏移植数量在减少。心脏供者和潜在受者之间的这种数量差距，促使人们探索替代心脏移植的新方法，但迄今为止，这些研究目前并没有丝毫影响到心脏移植的地位。因此，针对已经受到损害的心室，提出了新的治疗手段和手术方法，即对某些患者适当推迟移植的时间，这也正是提出临床指南的宗旨[3]。本章就心脏移植的现状，如心脏移植的适应证、外科技术、供者以及受者的管理进行讨论。

心脏移植的适应证

心脏移植的目的是延长患者的生命及提高生存的质量。成人的心脏移植的适应证三十多年来并没有发生本质上的变化，主要包括：因冠状动脉疾病引发的缺血型心肌病（38％）、非缺血型心肌病（53％）、成人先天性心脏病（3％）、瓣膜性心脏病（3％）、再次心脏移植（2.6％）及其他原因引起的心脏病（1％）[1]。

儿童（＜18 周岁）心脏移植的适应证与成人不同，在我们 182 例儿童心脏移植的患者中（1987—2009 年），64％为心肌病，36％为先天性心脏病[4]。

心脏疾病的病因学

概述

随着人群寿命的延长，由于疾病反复而导致的住院治疗花费了大部分医疗卫生资金[5]，终末期心力衰竭已然成为一个医学难题[2]。对接受心脏移植的充血性心力衰竭（congestive heart failure，CHF）的病因学分类中，我们将原发缺血型心肌病与其他的心肌病以及先天性心脏病的移植受者区别对待[5]。

缺血型心肌病

这部分患者为心脏移植受者中最大的群体，其表现多样化，可以为心肌梗死后急性发作而采用了机械辅助，也可以是伴有心力衰竭的慢性过程（不论之前是否接受过外科或者导管介入治疗）。不幸的是，目前还没有结论性的前瞻性研究，即通过比较常规治疗和心脏移植两种方法，以评估其风险一收益。目前普遍认同的是伴有心室收缩功能低下（EF＜15％）的严重心力衰竭、有心力衰竭症状伴轻微或无心绞痛、弥散性冠状动脉病变、难以逆转的缺血和（或）低下的右心室功能（EF＜35％）为心脏移植的适应证。同时有一点是非常明确的，即因缺血型心肌病发展为心力衰竭的患者，其预后明显较非缺血型心肌病的患者差[6]。

非缺血型心肌病

该群体包含了很多病因引发的左心室和（或）右心室功能障碍，根据引起心肌病理改变的特点，可以分为以下几类：(a) 扩张型心肌病；(b) 肥厚型心肌病；(c) 限制型心肌病；(d) 致心律失常的右心室发育不良。非缺血型心肌病接受心脏移植的适应证为：积极药物治疗无效。

某些特定的心肌病可以通过治疗逆转，因此在列入移植名单之前可治疗观察一段时间，这类疾病包括淋巴细胞性心肌炎、围产期心肌病、高血压性心肌病以及酒精性心肌病[7]。

儿童患者接受心脏移植的适应证与此类似；然而，死亡风险在症状表现后前三个月内最高，因此当积极的药物治疗无效时，应及时评价患者状况并考虑移植。对于急性心肌炎，需要特别提醒的是，当心肌活检显示急性炎性的证据，是提示康复的有用指标[8]。

先天性心脏病

目前先天性心脏病合并心力衰竭的成人患者逐渐增多，对于心脏移植而言，该群体由于合并疾病多，而具有很大的挑战性：包括患者以前接受过复杂的心脏手术、HLA 致敏以及重度发绀和红细胞增多症[9]。

受者评估与选择

一旦患者被确定接受心脏移植，就需要对该患者进行全面的评估。我们将患者收住院后需要几天时间对患者进行评估。在住院期间，有一套系统的方法用来评价患者的生理和心理情况；同时这也给患者、亲属以及多个学科医师提供了一个建立紧密联系交流的机会。框 11.1 罗列了我们中心用于评估的方案。评估过程用于回答以下的问题：

1. 患者符合心脏移植的选择标准吗？
2. 有无心脏移植的禁忌证？
3. 是否还有除心脏移植以外的其他治疗方案？

选择标准

选择心脏移植受者的流程仍然不是太精确，推荐接受心脏移植手术的大部分病例为慢性心力衰竭患者。在这些患者中应当何时进行心脏移植仍存在较大的分歧，而在每天的医疗实践中又缺乏确凿的循证依据来指导这些患者的治疗。当患者情况尚可，应避免行心脏移植，这是影响预后非常重要的一点，因此在大多数心脏移植中心，原位心脏移植术后患者 10 年生存率保持在 50％以上。

框 11.1　心脏移植受者的评估流程

1. 全面的医学评估

完整的病史以及体格检查，包括

- 全血计数、血小板以及凝血功能筛查
- 血型
- 尿素氮、电解质、肝功能及甲状腺功能
- 微生物学：痰、中段尿（midstream specimen of urine，MSU）、鼻咽/喉部/腋窝/会阴的拭子培养
- 全面病毒筛查（征得患者同意）
- 空腹血糖、血脂
- 12 导联心电图
- 胸部 X 线（前后位/侧位）
- 呼吸功能测定
- 超声心动图
- GFR（如 GFR＜32.5ml/min，需要评价肾，行腹部超声检查）
- 测定氧消耗峰值（VO_2max）
- 右心导管测定充盈压、肺循环血管阻力，与心脏移植科医生会诊
- 骨密度（如患者＞50 岁或者有症状）
- 尿流率/残余尿量（男性＞50 岁或者有症状）
- 颈动脉/外周动脉多普勒超声（如有症状）

2. 结构化宣教——由移植协调者提供

讨论的要点包括

- 患者对他/她疾病的知晓情况
- 供者的相容性
- 介绍移植的概念
- 入院准备
- 需要评价的理由
- 患者转移事宜
- 解释检查以及访视
- 住院
- 生存图表
- 常规门诊
- 活检监测
- 移植等待名单和时间
- 家庭生活的调整
- 无线呼叫
- 驾驶
- 重返工作

3. 社会性评估

这部分关注移植进程中患者及其护理人员的日常事务和情绪情况。其内容包括：

- 对目前自身所遭受的事件的感受
- 社会保障福利
- 支持网络
- 应对策略

通过患者与移植小组的联系，目标是评价患者是否理解以及他/她是否对即将到来的移植手术以及远期的干预有所准备并且能够应对。

4. 物理疗法的评估

负责心脏移植的理疗师对移植术前、术后做出康复锻炼的评估与宣教以及术后胸部的护理。

✔✔ Mancini 等[8]和其他学者[9-11]研究提示，如果患者的运动峰值氧气消耗小于14ml/（kg·min），其死亡率要远远高于消耗大于14ml/（kg·min）的患者。

因为机体的组成、个体的主动性以及整体功能失调的原因，该评估体系的应用会受到一些限制。一些医疗中心把心力衰竭存活评分（heart failure survival score，HFSS）纳入到移植术前评估中。HFSS评分由7个变量组成：静息心率、左心室EF值、平均动脉血压、心室间传导延迟、运动峰值氧消耗（VO_2）、血清钠离子浓度和缺血型心肌病。应用这些变量，Aaronson等建立了预测内科治疗结果的数学模型[10]。这个评分系统与最大运动氧消耗、临床评估的联合应用，使得对移植受者的选择更为严格。

✔✔ Deng 等[11]认为HFSS为中低级死亡风险的患者，不能从心脏移植中获益。

由于原发的心脏疾病而依赖正性肌力药物或持续有心源性休克表现的患者需要进行紧急评估。对于这些患者要列入紧急行心脏移植手术名单或者考虑植入心室辅助。

禁忌证

心脏移植的禁忌证见框11.2，可分为3类：

1. 存在增加围术期死亡率的因素，例如肺循环血管阻力升高。
2. 存在影响长期预后的因素。
3. 存在威胁生命的非依从性因素。

这些排除标准并不是一成不变的，随着各个中心心脏移植技术的提高，禁忌证的标准也在改变，一些过去被排除的病例如今也可以获得满意的结果，因此对一些禁忌证需要特别关注。

框 11.2　心脏移植禁忌证

增加围术期死亡率的因素

- 不可逆的肺动脉高压
  - PVR＞6Wood单位，不论是否采用规范的可逆测试流程
  - TPG＞14mmHg
- 感染活动期
- 近期消化道溃疡
- 严重的肥胖（＞140％理想体重）
- 恶病质（＜80％理想体重）
- 6～8周内肺栓塞

影响长期预后的因素

- 年龄＞65岁
- 严重的肾损害，通过EDTA GFR和肾活检检查
- 脆性糖尿病
- 活动期或者近期的恶性肿瘤
- 显著的慢性肺部疾病，FEV_1＜40％预测值，FVC＜50％正常值，DLco＜40％预测值
- 严重外周血管疾病
- 显著的肝损害

影响依从性的因素

- 精神疾病活动期
- 近6个月滥用药物并且治疗困难
- 影响功能的慢性疾病

DLco一氧化碳弥散能力；FEV_1，一秒用力呼气容积；FVC，用力肺活量；GFR，肾小球滤过率；PVR，肺循环血管阻力（见框11.3）；TPG，跨肺动脉压（见框11.3）

肺循环血管阻力（pulmonary vascular resistance，PVR）大于6Wood单位被认为是心脏移植的绝对禁忌证，但是随着NO的应用、采用双腔吻合技术、术后早期应用心室辅助装置、围术期增加磷酸二酯酶抑制剂及异丙肾上腺素的用量，使得那些过去没有心脏移植机会的患者也能获得较好的疗效。然而，对PVR的升高仍不能轻视，因为供者心脏的右心室难以承受50mmHg以上的收缩压，很可能会出现急性衰竭。在我们的具体实践中，PVR大于3Wood单位被认为是移植的相对禁忌证。跨肺动脉压（transpulmonary gradient，TPG）（框11.3）是独立于肺血流的因素，代表了经过肺血管床的压差。有学者认为

TPG 超过 14mmHg 更为有力提示 PVR 明显增高，因为这个指标不受心输出量的影响，尽管这些患者的心输出量很低。我们非常看重 TPG 这个指标，并且认为 TPG 固定于 12mmHg 以上是绝对禁忌证。对儿童患者，较高的 TPG 可以通过选用更大一些的供者心脏予以解决。

框 11.3 定义

肺循环血管阻力

PVR（Wood）＝［PAmean－PCW/CO］

肺循环血管阻力指数

PVRI（Wood/m^2）＝（PAmean－PCW）/CI＝PVRBSA

跨肺动脉压

TPG（mmHg）＝PAmean－PCW

PVR，肺血管循环阻力；TPG，跨肺动脉压（mmHg）；Mean PA，平均肺动脉压（mmHg）；PCW，肺毛细血管楔压（mmHg）；CO，心输出量（L/min）；PVRI，肺循环血管阻力指数；BSA，体表面积

肾功能不全是在评估受者时普遍遇到的问题，许多研究表明它是心脏移植受者死亡的主要危险因素。其中最为棘手的是需要鉴别导致肾功能不全的原因是由于肾本身的疾患还是因严重心力衰竭而使用了大剂量利尿药物所致。该过程中检测 GFR 是必需的，如果 GFR 很低就需要进行肾活检来进一步明确原因。其他的评价指标还有有效肾血浆流量（effective renal plasma flow，ERPF），如小于 200ml/min 则提示主要是肾实质的病变，此时需要同时行心脏和肾移植来获得较好的结果[12]。

糖尿病患者如未并发终末期器官损害（视网膜病、肾病、自主功能神经障碍和神经病变或者严重外周血管疾病），其预后较好。过去这些患者往往排除在心脏移植名单以外，但现在看来其术后 1 年、3 年的生存率，移植术后的排斥反应和感染情况与非糖尿病的受者具有可比性。

依从性是患者坚持遵守严格的终身治疗规程的神经行为能力。没有依从性的心脏移植患者可能会导致主要并发症的出现甚至死亡。不幸的是，目前还没有证实可以用于预测移植术后低依从性或者不良后果的心理或者社会因素，遵守治疗和守约的能力可以作为是否具有依从性的参考。精神疾病会影响其依从性，比如严重的抑郁症、未经治疗的精神分裂症，是心脏移植的禁忌证[13]。

其他的治疗选择

对于已经备选为心脏移植受者的患者，应考虑是否还有其他合适的治疗方法。此外，对于心力衰竭患者的治疗，现在心脏内科和心脏外科均开创了新的方法，某些患者亦可以从中获益[14]，一些新的进展值得关注。

心脏再同步化治疗

20%～30%有症状的心力衰竭患者的 PR 间期延长、QRS 波增宽和心室间传导异常导致心室收缩不协调，提早的心房收缩会引起二尖瓣反流，而这种情况又会被宽 QRS 波和传导异常所导致的室间隔矛盾运动加重。对严重的心力衰竭患者在行心脏移植评估前需要植入心脏再同步化治疗（cardiac resynchronisation treatment，CRT）[15]。我们对一些患者应用双心室起搏，改善了患者的心功能等级，从而避免了心脏移植。

可植入心脏除颤器（ICD）

可植入心脏除颤器（implantable cardio defibrillator，ICD）对于收缩功能障碍的心力衰竭患者存活有益，特别是缺血性原因所导致的心力衰竭[16]。然而，ICD 治疗对于难治性心力衰竭患者的益处不大。

心室辅助装置

在近 15 年里，心室辅助装置技术的发展，使得其对于不同病因引起的难治性充

血性心力衰竭患者的支持治疗变成了现实。通过 REMATCH 试验研究对比 1 年、2 年的生存率，NYHA（New York Heart Association）心功能Ⅳ级的心力衰竭患者，药物治疗要低于心室辅助的效果[17-18]。目前使用的持续性血流辅助装置，以其具有的较低机械故障率和血液相关并发症革新了我们治疗晚期心力衰竭的观念[19]。目前，心室辅助在英国仅作为过渡性措施用于等待心脏移植的患者；然而，随着心脏移植数量逐渐减少，对于一些患者可能不得不考虑将心室辅助装置作为最终选择[20]。

供心选择与匹配

✔✔ 供心选择具体标准参见国际心肺移植协会及其附属组织报道[21]。

对于潜在供者的管理策略需要多学科共同参与制定[22]。在英国，供心分配主要是由 NHSBT 下属的 ODT 统一调控。尽管供心是按比例分配，但 1999 年制定的“紧急救助供心分配”也适用于一些急性病发作的患者。一旦供者被确定，相应的操作流程将应用至供心被接受。

供者年龄

在本单位，供者的年龄上限为 65 岁，其他单位可能并不一致。目前供着的平均年龄为 44 岁，其中包括了儿童供者。供者年龄不能单独作为影响因素来评判供心选择，而需要结合其他因素，如供心质量、受者基本情况及缺血时间。年长供心（年龄大于 40 岁）可能会并发冠状动脉疾病，增加受者死亡率[1]。患有冠心病的供心不应直接从供心选择中排除，在对其进行完全血运重建后仍能得到令人满意的效果[23]。据美国 UNOS 报道，年龄大于 50 岁以上的供心在 1982 年所占比例为 2.1%，截至 1994 年已增至 8.9%，且近十年稳定保持在同样的比率[24]。在器官移植过程中，供心潜在的冠状动脉疾病仍难以评判。一些单位主张单臂冠状动脉造影，但其有效性及图像判读仍存在问题。

心脏功能

脑死亡会导致心肌出现变化，在心电图上可表现为异常 ST 段抬高、T 波倒置和异常 Q 波，通常表示心内膜下心肌缺血。脑死亡通常意味着持续性低血压、心肺复苏和大剂量药物的支持，这可能进一步导致心功能不全，特别是急性右心室功能障碍。外科医生通过超声心动图、Swan-Ganz 导管对心功能进行评估后再获取器官。肌钙蛋白 I 水平升高与心脏功能受损存在直接联系，可作为用于评估供者心肌损伤的指标[25]。

目前对于正性肌力药物剂量与供者器官形态与功能损伤之间的关系尚无定论。使用超过 20μg/（kg・min）多巴胺的供心不推荐使用。在使用血管扩张剂后为提高灌注压时可考虑使用正性肌力药物。当正性肌力药物失效时，我们采用精氨酸加压素，但通常正性肌力药物失效意味着心脏功能可能严重受损，可能进一步发生心律失常，此时捐献的心脏可能不适合作为供心应用。

供者疾病

通常存在活动性感染病变的患者一般不作为供者，但既往有脑膜炎且已充分治愈的患者可考虑作为器官捐献者。丙肝患者一般不作为捐献者，但若受者同样为丙肝患者或为急性病变在紧急求助名单中，丙肝患者仍可考虑作为捐献者。乙型肝炎表面抗原阳性者，应当避免作为器官捐献者。核心抗体阳性（表面抗原阴性）的捐献者尚可考虑。

原发性脑肿瘤患者可考虑作为器官捐献者。肿瘤转移到受者的概率不到 1%，即使对开颅或分流术的侵入性脑肿瘤，其肿瘤转移的概率也只有 1.5%～2%[26]。

既往有静脉注射毒品史的不具有捐献资格，只有当其血清病毒测试为阴性才能作为捐献者。高风险的捐献者应常规通过 ELISA 和以 DNA[27] 基础的测试来仔细评估其血清。可卡因可造成心肌病理改变，在接受这些捐献者的供心时应谨慎。

大小匹配

对于受者 PVR 正常的常规心脏移植，一般认为供者大小比受者小 10%以内是可以接受的，尽管也有报道利用比受者小得多的供心也获得了满意的移植效果[28]。对于高 PVR 的受者，为克服升高的肺血管阻力，常规考虑使用较大的心脏作为供者。为了尽可能使用所有可用的心脏，小儿移植中大供心的应用也比较多，在我们近期连续实施的 30 例小儿心脏移植中，供受者之间平均大小的差异为 150%，而在一批因 Fontan 循环衰竭而需行心脏移植的病例中，供受者大小的差异为 250%。大供心用于移植的副作用有延迟关胸、左下肺不张以及体循环高压，不过这些副作用可以随着时间的推移和适宜治疗的实施而得到解决。

ABO 血型相容性

为避免超急性排斥反应和加速性急性排斥反应的发生，供受者之间 ABO 血型需要相容，Rh 血型可以不相容。A_2 亚型是 ABO 血型中唯一的例外，因为 A_2 亚型的供心内皮细胞表面没有 A_2 抗原，所以移植该亚型的供者可能不易于发生超急性排斥反应。不过在小儿病例中，ABO 血型不相容依然成功实施了心脏移植[29]，这可能与婴幼儿在出生后 12～14 个月时，免疫系统尚未发育成熟，抗 A 和抗 B 抗体表达低下有关。我们已经成功施行 10 例 ABO 血型不相容的小儿心脏移植[30]。

免疫学配型

免疫学配型试验的意义在于发现那些循环中存在抗 HLA 抗体的潜在受者，避免供受者之间的错配而导致超急性排斥反应和加速性急性排斥反应的发生（见第 4 章）。

导致受者敏感性增加的常见因素有怀孕、既往输血史或者心室辅助装置的植入等。但仍然有部分患者原因不明。致敏患者存在的抗 HLA 抗体可以轻易实现准确识别，利用虚拟交叉配型试验，可以避免使用这些类型的供者，使得心脏移植安全性得以保证，但会导致移植时机的确定变得困难。

供心的摘取

将供者的血流动力学、代谢和呼吸状况调整到最佳，对于最大限度地获取良好供心十分重要，这可能需要一个由多学科组成的移植小组来管理。一些心功能较差的供心可以通过强心剂和心脏负荷状态的细致管理而恢复，并且通过有效管理策略，最高可以使 30%功能不佳的心脏“复苏”并用于移植[31]。

胸腔中的器官通过胸骨正中切开来获取，也有胸骨已被肝获取小组切开。仔细安全的止血和积极连续的容量替换十分重要。心脏的摘取需要仔细考虑其他器官，尤其是肺的获取。

在切开腹腔的同时，应该打开心包，并对心脏功能进行探查，同时也要注意有无任何先天畸形的存在。通过心脏触诊感知有无瓣膜疾病导致的震颤和冠状动脉病变所致的斑块。腹部器官取出后，应给予

300U/kg 的肝素。结扎上腔静脉并完全分离下腔静脉，这有利于心脏放血到右侧胸膜腔，随后阻断升主动脉并通过主动脉根部灌注心肌保护液，我们使用 1L StThomas 冷晶体停搏液灌注，局部使用冷盐水时其用量需加大。小儿供者用量为 30ml/kg。灌注保护液期间，应剪开右上肺静脉以使左心减压。

灌注完心肌保护液之后，继续剪下心脏，在之前的结扎处上方剪断上腔静脉，在无名动脉下端离断主动脉，暴露肺动脉，可见左肺动脉附着于心包反折，右肺动脉走行于主动脉背部，在心包反折水平剪开左房。需要注意，在需要获取肺进行肺移植时，适当考虑在肺静脉上预留足够的左房组织。

剪开左房后探查有无未闭卵圆孔的存在，如果有，予以缝闭。随后将心脏放入盛有冷盐水的三层袋子中，然后将其放入盛有冰块的运输用冷却器中准备运送。

心脏移植(图 11.1 和图 11.2)

Lower 等提出的原位心脏移植经典手术[32]，以及现在调整后的双腔原位移植术成为 30 年来心脏移植的标准手术方式。

✔✔ 心脏移植手术最有意义的改进是双腔技术的使用。这种方式使得三尖瓣反流减少，而且植入的心脏能拥有更好的血流动力学性能。

手术采用胸骨正中切口。右心房静脉插管建立心肺转流（cardiopulmonary bypass，CPB）使心脏压力减小；进而更容易在上、下腔静脉插管。随后患者体温下降至 32°C。静脉套带，阻断主动脉。为了方便双腔吻合，建议在这个阶段切开房间沟，分离出一个左房袖管。紧接着继续做一个平行于房室沟的右心房切口；注意下腔静脉端的切口要尽可能多保留心肌组织以便吻合下腔静脉。在分离主动脉瓣上方的主动脉之前，左心房顶部做一个切口，进一步心脏减压。向下拨开心脏暴露肺动脉，同样在肺动脉瓣上方分离肺动脉。上腔静脉在右心房交界处分离。现在心脏仅连接在肺静脉上，并通过少量组织连到下腔静脉。分离下腔静脉，再次注意下腔静脉袖管；现在将左心房切口延伸过去环绕肺静脉，留下两肺静脉在两侧附着的其余组织。

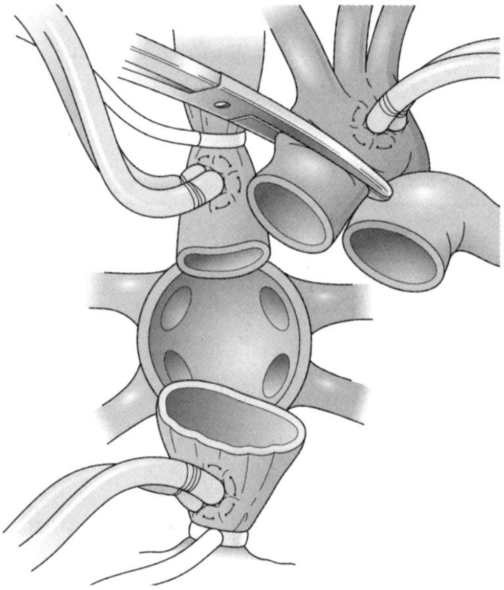

图 11.1 分离右心房重建上下腔静脉袖口的双腔技术。大血管以标准的原位方法分离

供者心脏此时可以准备进行移植。肺静脉与切口处的多余组织可以去除，肺动脉切到分叉处，一个单位剂量的含血停搏液在主动脉根部注入。供者和受者心房用 3/0 的聚丙烯线缝合；注意不要留下多余组织，以免日后可以形成血栓或阻塞肺静脉口。此时缝合并没有完成，因为左心房留有一个出口，可以带走温暖的血液。主动脉由 4/0 聚丙烯缝线吻合。在此阶段，主动脉阻断钳可以移除以减少供者缺血时间。在主动脉根部进行负压吸引，同时在阻断钳移除前注入一定剂量的类固醇。这是一个关键的时期，心脏在长时间缺血后恢复灌注。心脏通常开始跳动，但如果发生心室颤动应及

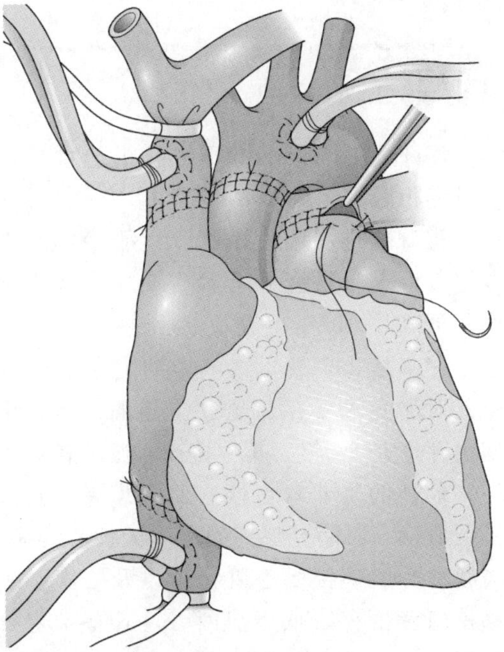

图 11.2　完成双腔移植技术，显示下腔静脉、主动脉和肺动脉吻合。（Reproduced from Kirklin JK，Young JB，McGriffin DC. Heart transplantation. Edinburgh：Churchill Livingstone，2002；Ch. 10. 8，p. 343. With permission from Elsevier.）

时除颤。仔细关注灌注压，保持心室在减压状态；左心房出口要一直保留直到心脏收缩力恢复。紧接着开始肺动脉吻合，修剪肺动脉袖套应注意避免残留过多。下腔静脉和上腔静脉的吻合于开放后完成。

一旦移植完成，体温开始升回常温。CPB 尝试脱机前，每缺血 1 小时我们会至少进行 10 分钟的辅助循环。CPB 脱机时要非常小心，避免右心室过度扩张。关胸前，将心室和心房临时起搏导线连接，左房监测线留在原处。异丙肾上腺素常用于控制心率和降低右室初始后负荷。

特殊情况

先天性心脏病心脏移植治疗

本组患者由于异常的心脏解剖结构、既往的手术和肺血管阻力的增加导致了手术技术的特殊挑战。大多数结构异常所致的手术困难可以通过心脏移植手术来克服[34]。

异位心脏移植

本文描述了供者心脏与自体心脏平行共存。当前，有两种可能的适应证：

1. 如果肺血管阻力高（肺动脉压力大于 60mmHg），不能使用一氧化氮来控制；

2. 如果供者比受者小很多。

异位心脏移植效果普遍不如原位心脏移植。然而，这种技术偶尔也可以考虑施行[35]。

围术期管理

心脏移植患者的术后早期管理原则是：（a）维持移植器官功能，特别是术后右心功能受损的早期识别和管理；（b）充分的免疫抑制；（c）防治术后早期感染；（d）其他系统功能的恢复，例如肾功能。

移植器官功能

绝大部分心脏移植术后患者的供心功能下降，需要心肌收缩药支持，24～48 小时后逐渐撤退药物支持。然而，一些患者会合并有右心/左心功能不全。右心功能不全的原因是多方面的，其包括脑死亡引起的供者心内膜缺血、供者和受者大小不匹配引起的右心扭转、移植后 PVR、心肌保护不完善和受者不匹配的小供心等因素。处理办法包括调整右室前负荷，降低后负荷，还有强心支持。如果 PVR 升高，可以吸入一氧化氮，必要时应用右室辅助设备。当然非常重要的是需要测量肺动脉吻合口两端的压力阶差排除吻合口狭窄引起的右心功能不全，如果压力阶差大于＞10mmHg，则需要再次手术纠正。

左室功能不全也需要心肌收缩药支持，极少情况下左室功能不全会有生命危险，可能需要左室辅助装置支持。

免疫抑制

在绝大多数心脏移植中心采用的是包括环孢素、咪唑硫嘌呤或者霉酚酸酯以及激素的三联疗法。我们在儿童心脏移植或是严重肾功能不全患者不能耐受环孢素时采用ATG诱导免疫。在一些顽固排斥患者或者出现牙龈增生、多毛症的儿童患者，他克莫司可以作为环孢素的替代品。新一代的免疫抑制剂，比如雷帕霉素、白细胞介素2受体抗体（巴利昔单抗和达克珠单抗）虽然被用于心脏移植排斥预防和治疗，并且有不少的研究支持，但是目前仍旧没有进入常规免疫抑制方案中。

心脏移植术后的排斥监测对术后短期和长期生存率是非常重要的。排斥监测的金标准是心内膜活检。然而全部心肌的排异组织学表现并不是一致的，因此在移植术后的随访中尚需要高度警惕排斥的一些临床表现。大约7%的患者在移植后30天内出现排斥，至少15%的患者在术后1年内需要接受抗急性排斥治疗。

感染预防和治疗

心脏移植受者的感染预防和治疗已经取得长足进步。在大部分心脏移植中心，移植术后第一年的感染率已经下降到15%以下。最为显著的是在采取严格抗微生物预防方案后，CMV、卡氏肺孢子肺炎（pneumocystis carnii pneumonia，PCP）以及弓形虫病感染率明显下降。最常见的感染是细菌（50%）、排在其后的是病毒（40%）、真菌（5%）和原生动物（5%）。心脏移植后最常见的单类有机体感染是CMV。

存活

ISHLT从1980年开始收集全世界的心脏移植数据，到2011年取得了一个重大的里程碑式进展，总共10万心脏移植患者登记入库[1]。数据显示术后5年生存率大约是65%，10年生存率大约是50%，15年生存率是25%～30%。中期生存率是10年。对那些术后存活超过1年的患者，中期生存率是14年。其中接受心脏移植后生存率最高的是非缺血性心肌病患者，其次是缺血性心肌病。那些因为先天性心脏病、瓣膜性心肌病接受心脏移植以及二次心脏移植患者生存率低于前两者，其差别主要表现在术后第一年。

很多研究和报告显示心脏移植术后的生活质量明显提高，一些术后患者甚至有跑马拉松和登山的野心[36]。

心脏移植术后的死因

我们可以从ISHLT登记系统得到心脏移植相关信息，但是需要考虑信息中与登记信息相关的内在困难，也就是定义的不统一、信息有效性以及收集信息的其他困难等。心脏移植术后的死亡原因、模式以及机制是具有时间相关性的。在心脏移植术后30天内的死亡原因中，移植器官失功占据41%，其次是非巨细胞病毒感染（14.2%）和多器官功能衰竭（13.9%）。术后30天后至1年，非巨细胞病毒感染占据33%，其次是移植器官失功和急性排斥（两者加起来大约是20%）。5年以后，移植心脏的血管病变（cardiac allograft vasculopathy，CAV）和后期衰竭是最主要的原因。恶性肿瘤在心脏移植10年以后就明显增加（>30%），占了20%的死因，非巨细胞病毒感染占了10%的死因。肾衰竭和多器官功能不全也是较为常见的后期死因[1]。

移植心脏的冠状动脉病变

移植心脏的冠状动脉病变是一种特殊的以病变广泛和进展迅速为特点的冠状动脉粥样硬化形式，也是心脏移植后期器官失功最常见的原因。冠状动脉病变在心脏移植后出现较早，几乎所有患者在移植 1 年后在组织病理上都会出现不同程度的粥样硬化表现[37]。这种病变有两种形式，A 型表现为心外膜动脉的近段和中段孤立的狭窄；B 型表现为远段冠状动脉的粥样硬化，包括管状狭窄。直径小于 100um 的冠状小动脉很少累及。移植心脏的冠状动脉病变的病因可能同时包括免疫和非免疫因素。病毒感染、免疫抑制药、血脂异常，还有氧化应激都有可能在其中扮演角色[38]。在心脏移植 5 年内发生冠状动脉病变的危险因素包括移植前就有的冠状动脉病变、群体反应抗体（panel reactive antibody，PRA）阳性率超过 20%和供者高血压。女性供者会产生微弱的保护作用[1]。移植 5 年以后，5 年内因排斥再次入院和供者体重指数会成为额外的危险因素。

移植心脏的冠状动脉病变的早期诊断是非常必要的，因为供者心脏的去神经化，患者通常是没有症状的。临床上可以通过血管内超声（intravascular ultrasound，IVUS）、冠状动脉血流储备测定和多巴胺心超激发试验来发现冠状动脉病变。冠状动脉造影仍然是诊断该病的金标准。IVUS 对冠状动脉早期内膜的增厚非常敏感[39]，但是理论上的缺点是缺乏全局的粒度系统图像和不能作为供者动脉内膜增厚的最早期评估。此外，超声导管的大小决定只能用于直径大于 1.5mm 的血管。多巴胺超声激发试验属于无创检查，但是据报道只有 72%的敏感度，因此也不能取代血管造影[38]。血管造影一般是每年做一次，但是如果动脉病变已经被确诊，血管造影检查可能需要更频繁。如果怀疑供者本身就有冠状动脉病变，我们有时也会在心脏移植后不久做一个血管造影作为基线评估。

对于移植心脏的冠状动脉病变，目前缺乏有效的治疗方法，因此重点是病变的三级预防。通常的冠状动脉粥样硬化预防方法在这里作用有限。钙通道阻滞剂，尤其是地尔硫䓬，还有他汀类药物已经被证实有效[40-41]。

> ✔ 新一代的免疫抑制剂，例如雷帕霉素和依维莫司，由于它们抑制内膜增殖的特性，在将来或许是非常有前途的[42]。一项前瞻性随机研究表明依维莫司治疗组的 CAV 的发生率明显低于硫唑嘌呤组。

恶性肿瘤

心脏移植后的恶性肿瘤发生率较普通人群高 3～4 倍，前三位分别是皮肤恶性肿瘤、PTLD 和肺癌。恶性肿瘤发生的危险因素有移植前存在的恶性肿瘤、移植前存在冠状动脉病变，还有高龄。而女性以及使用霉酚酸酯和他克莫司似乎有保护作用[1]。在心脏移植存活 10 年后死于恶性肿瘤（淋巴瘤除外）的可能性约是 18%。

在采取以环孢素为基础的免疫抑制方案的患者中 PTLD 的发病率是 2%～4%，在移植后 3～5 年达到高峰[43]。心脏移植后发生 EB 病毒阴性的 PTLD 有见诸报道，但是并不常见。PTLD 可以累及肺部、胃肠道、扁桃体以及中枢神经系统等多个组织和系统，多发的 PTLD 预后较差。PTLD 可能是继发于免疫抑制剂的减量，有研究表明 CD20 抗体（利妥昔单抗）可以成功治疗表达 CD20 的淋巴瘤[44]（见第 12 章）。

高血压

绝大部分患者在心脏移植后都会发生

动脉性高血压。一个非常有意思的现象是在前环孢素时代，高血压的发生率是20%，现在超过60%的患者在移植后1年内出现系统性高血压，几乎所有的患者在移植后5年内都会出现高血压[45]。心脏移植后高血压需要非常积极的治疗以避免CVA和肾功能不全。治疗方案包括限盐摄入、钙通道阻滞剂和血管紧张素转换酶抑制剂。

慢性肾功能不全

慢性肾功能不全是心脏移植术后非常常见的并发症。移植60个月后的慢性肾功能不全的发生率是5%～10%[46]。我们的数据表明移植后10年的透析发生率是10%。原因是多方面的，比如术前就有的肾功能不全，围术期血流动力学不稳定，高血压病和糖尿病都可能会引起，但最主要的原因是CNI的使用。大部分肾功能不全发生在移植后的第一年内，而且是逐步进展的。除非存在术前就有的肾病，早期心脏移植后肾功能不全并不预示着慢性肾功能不全。慢性肾功能不全的预防措施包括CNI的血浆水平检测、高血压病的有效控制以及避免其他肾毒性药物的使用。未来有希望通过新一代免疫抑制剂例如西罗莫司等的应用来减少肾毒性。

心肺移植

自1982年以来，肺移植方式在适应证及数量上都已经有了一个转变。起初，肺移植的最普遍形式是心肺移植（heart and lung transplantation，HLT），但是随着单纯肺移植的成功，肺移植的适应证现在主要限制于无先天性心脏病的肺动脉高压以及和Eisenmenger综合征、先天性心脏病相关的肺动脉高压[47]。

受者选择标准

需要HLT的患者选择标准和单纯肺移植的相似。我们纳入移植清单的年龄上限是60岁。关于本组病例患者选择的特殊指南如下：

无先天性心脏病的肺动脉高压

这些患者的肺动脉高压要么是因为血栓栓塞、静脉栓塞性疾病，要么是胶原血管疾病所致。当出现症状时且不管内科或者外科治疗，心功能仍处于NYHA Ⅲ或者Ⅳ级时，这些患者需要考虑进行移植。这些患者应该耐前列环素或者钙通道阻滞剂的扩血管治疗。纳入标准的有效参数包括心脏指数＜2L/（min·m^2）、右心房压力＞15mmHg以及平均肺动脉压＞55mmHg[48]。这些患者中大部分接受双肺移植，只有右心室功能不全严重到需要强心药时，联合心肺移植才是选择。

Eisenmenger综合征

这些患者和上一组患者的表现在一些方面不同。这些有相似肺动脉高压程度的患者有更好的心功能及预后。生存的预测因子同样是不甚可信的。选择标准是不清晰的，但合理的药物治疗无效、严重的进展性症状伴有NYHA Ⅲ或者Ⅳ级的症状的患者是有移植指征的。

心-肺手术

手术需要行胸骨切开术进行。心肺转流和心脏移植相似。先切除心脏，因它可以提高全肺切除的视野。当行全肺切除时，需要仔细保护膈神经和迷走神经。由于肺动脉高压肺动脉显著增大，分离左肺动脉时，需要特别注意喉返神经。肺动脉袖可以沿着动脉韧带区域保留来增加保护。在隆突上两个软管环离断气管。

植入时是先气管吻合，与肺移植时支气管吻合类似（见下文）。左、右肺仔细地放置在它们对应的膈神经之后的胸腔，注意避免肺门扭转。进行主动脉和腔静脉的吻合完成整个手术。捐献者的心耳通常在取器官时进行分离，用于心脏的减压或固定。

术后护理和肺移植相似（见下文）。

生存时间

心肺移植的结果和肺移植是类似的。1 年、5 年生存率分别是 61%、40%[46]。与原发性肺动脉高压患者相比，Eisenmenger 综合征受者的预后更好[47]。

心脏移植的未来方向

因为供者限制，人们逐渐意识到，心脏移植的数量不太可能超过现在的数值（美国<3 000 例，英国<300 例）。不幸的是，对心脏供者的需求仍持续上升。

目前全世界都在探寻心脏移植的替代方法。新的方法包括细胞移植、心肌再生、机械循环支持以及使用神经激素阻滞剂治疗终末期心力衰竭。

异种移植逐渐燃起了不受限制的提供供心的希望。但是，在可预见的将来，转化这项技术为良好的长期疗效看起来还是比较遥远的。转基因猪心脏在狒狒中的中位生存时间只有几个月[49]。据 ISHLT 的一位委员所述，目前试验结果不能证明开始临床试验是合法的[50]。心脏异种移植的未来仍然是不确定的。

肺移植

早在 1963 年，Hardy 进行了首例肺移植手术[51]。随后的肺移植因频发的支气管吻合口并发症，而进展缓慢。20 世纪 80 年代后期，由于可靠的气道愈合，对适应证的把握以及严格遵循的正确的治疗流程使得肺移植呈现井喷式发展。慢性小气道的狭窄（即阻塞性细支气管炎）限制了受者的长期存活，目前仍然是一个尚未解决的难题。

据报道，大部分肺移植患者的生活质量得到提高，并且在大多数终末期呼吸衰竭的亚组患者中，生存期也得到延长。

ISHLT 注册信息显示欧洲肺移植手术患者，78%的受者年龄在 35～65 岁，大部分疾病是慢性阻塞性肺疾病（chronic obstructive pulmonary disease，COPD）、囊性纤维化（cystic fibrosis，CF）、肺纤维化性疾病（图 11.3）。仅有 4.1%的患者接受了再次肺移植[47]。

肺移植方法的选择

单肺移植（single lung transplantation，SLT）或者序贯式双肺移植（bilateral sequential lung transplantation，BSLT）都是可行的，这取决于患者的特性以及当时肺部疾病的状况。在一些特殊情况下，必须选择心肺整体联合移植（如前文所述）。

当临床需要切除双侧病肺组织的时候，需进行 BSLT。至于 CF 或支气管扩张引起的慢性肺部脓性感染，由于剩余的病肺组织对移植肺产生交叉感染，单肺移植很可能失败。同理，肺气肿导致的广泛双肺病变的患者也应该接受双肺移植，因为此类患者中如果接受单肺移植，其病肺过度充气会导致纵隔移动，从而损伤对侧肺的功能。

SLT 是治疗肺功能衰竭的一个重要方法。该手术一般没有潜在的急性肺损伤以及心肺转流伴随的相关风险。全球主要的移植中心都经历了如下的困难：等待移植的患者增加，而合适的供者不足的矛盾。因此，就存在一个如何使用有限供者器官

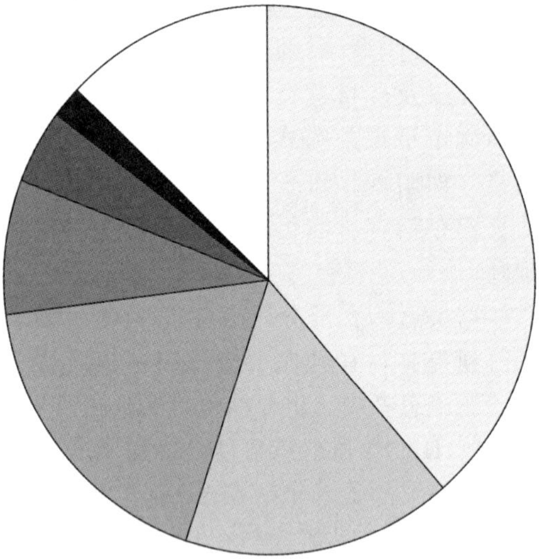

图 11.3 肺移植适应证

的问题，例如一个供者可用于两个受者，又例如当移植肺出现急性或者慢性损伤时，可以保留一些有活力的肺组织。SLT 最适合于正常的肺血管、纵隔相对固定以及病肺没有过度充气的肺纤维化患者。然而，对于经过严格选择的肺气肿（有或者无 α1-抗胰蛋白酶缺乏症）和肺结节病的患者，很多中心仍然实施 SLT。过去，大部分的肺气肿患者接受 SLT；现在，越来越多的证据显示双肺移植有更好的短期和长期疗效、更好的肺功能和生活质量[52]。

肺移植用于原发性肺动脉高压的治疗还存在争议。当没有心脏结构性病变时，SLT 可能已经足够，即使很多中心仍然主张双肺移植或者潜在累及心脏时选择心肺联合移植。一些中心在这些情况下也仅仅施行 SLT[53]。原发性肺动脉高压的上述 3 种移植治疗的总生存率相似。

虽然心肺联合移植是早期肺移植时的主要方法，目前已很少用于治疗肺部疾病。少数中心在需要双肺移植时（和双侧肺移植适应证一样）仍采用这种术式。尽管看上去这种方法可能导致有限的心脏供者的浪费（因 BSLT 可以胜任），但是可以获取结构正常的受者心脏并用作心脏移植的候选（“多米诺”手术）[54]。

肺受者评估及选择

肺移植一般情况的评估与心脏移植评估相同。必须评估患者全身状态、并发症的详细情况以及器官功能的基线水平。鉴于强力免疫抑制药物存在的不良反应，常规通过 GFR 来评估肾功能状况。

另外，在住院评估之后，确认所有常规治疗方法已经无法解决问题，此时考虑行肺移植的时机是合适的，然后向患者推荐行肺移植治疗。肺移植前评估通常还包括特定的痰液检查以排除难治性的病原体感染，包括曲霉菌属和假单胞菌属的感染。

✔✔ 需进行 6 分钟步行测试，测量患者在特定时间内的步行距离及动脉氧饱和度下降的程度。这一测试不仅可以评估症状的严重程度，也有一定的预测价值。如果小于 300m，则认为患者存在终末期肺衰竭[55]。

CT 可精确评估肺实质的结构，确定肺损伤及肺大疱类疾病的范围。与通气-灌注扫描结果一起协助决定行 BSLT 还是 SLT，如果选择行 SLT，则决定哪一侧接受移植。SLT 通常用于移植肺灌注较差的一侧，也通常应用于移植那些存在慢性感染或可能破裂的肺大疱一侧。这些检查也有助于发现可能适合于肺减容手术的肺气肿患者，肺减容手术作为肺移植的替代手术能改善患者的通气功能及减轻症状。

详细的微生物学检测是评估的重要内容，也需要关注先前数月和数年的微生物培养结果。这些信息可以鉴别那些可能存在多重耐药性病原菌（多重或泛耐药的假单胞菌）定植的患者，有助于在围术期预防性应用抗生素。

存在某些特殊耐药菌定植的患者，移植后将有不良影响。如伯霍尔德杆菌属的新洋葱伯克霍尔德杆菌被认为是肺移植的禁忌证[56]。

在伴有慢性感染和营养吸收不良的 CF 患者，由于伤口愈合能力差和肌肉体积减小将导致呼吸功能受损，术后呼吸机撤离较为困难，因此，营养评估亦是至关重要的。

在行 BSLT 的患者，往往需要心肺转流，而不到一半的 SLT 患者需行心肺转流。这主要取决于患者在单肺通气时的氧合状态以及阻断肺动脉后的血流动力学是否稳定。因此，术前确诊是否合并心脏疾病非常重要。老年患者和那些存在相关危险因素的患者应进行冠状动脉造影和心导管检查。肺动脉高压行肺移植的患者，需行右心导管检查。

其他一些评估项目主要是用于鉴别出器官移植的禁忌证。大多数肺移植受者的肾功能基本正常。需行透析治疗的肺移植患者术后肾衰竭是发病的主要原因，有报道称其在移植术后三年的发生率高达 15%。移植术前的肌酐清除率［<15ml/（min・1.73m^2）］、受者的身高以及移植术后的 CNI 负荷量，均与透析的高风险相关[57]。

肺移植的绝对禁忌证包括多器官衰竭和进展期的败血症。此外，伴有恶性肿瘤、活动性的消化性溃疡及不够充分的常规治疗也是重要的禁忌证。相对禁忌证包括外周血管病变和脑血管疾病、晚期糖尿病、肥胖症、骨质疏松症和缺血性心脏病。

ISHLT 制定的肺移植受者选择指南被多数中心采纳[58]。偶有急性肺功能衰竭的患者需要考虑行肺移植治疗，如呼吸机依赖的急性呼吸窘迫综合征患者[59]。存在脓毒症和多器官功能衰竭的时候，肺移植的成功率一般来说很低且难有改观。但最近有较好预后的报道[60]。

目前尚无统一的用于肺移植过渡治疗的辅助装置技术。ECMO 技术已被一些中心采用，但在这种情况下需动用相当多的资源。NovaLung® 是一种无泵、动静脉去除 CO_2 的装置，已经被一些中心成功应用于肺移植术前的过渡治疗，或许在将来可能获得更多更广泛的应用[61]。ECMO 技术已经取得了快速进展，不仅仅局限于去除 CO_2 方面。目前此类技术的创伤更少，且允许患者处于清醒、非卧床状态[62]。

供肺标准和选择

大多数同种异体肺移植的供者来源于严格标准的 DBD。对于肺移植供者需特别考虑以下方面：不存在误吸、栓塞或肺炎的证据，具有良好的气体交换功能。吸烟者和轻度哮喘史的患者仍是肺移植的潜在供者。在临床上，当可能存在的肺损伤以多种方式表现出来的时候，只有少数的多器官捐献者适用于肺移植。在胸部创伤后，血胸和肋骨骨折表明可能存在肺实质损伤，但并非完全如此，特别是对侧肺可能未受损伤而可以使用。在创伤或者心脏停搏时，胃内容物误吸的情况并不少见。

此外，越来越多的学者认识到脑干死亡是肺损伤的一个特殊且主要的因素。这既是血流动力学的应激损伤（导致可逆性的毛细血管破裂），也是全身性的炎症反应上调的结果[63-64]。

在捐献者不符合严格的脑死亡标准的情况下，可能被宣布为 DCD。最近的研究显示这种 DCD 的同种异体移植肺可以提供可靠的移植后早期和中期的肺功能[65]。有一些证据表明，在 DCD 的供者肺，炎症反应上调更少[66]。血液和血液制品的大量输注易造成肺损伤（有时仅在移植后加重）。脂肪栓塞（来源于长骨骨折）导致的灾难性后果也有报道。在所有这些情况下，供者感染更容易合并肺损伤。

胸部 X 线检查是必需的。需在供者所在医院进行气管内吸出物的显微镜检查和革兰氏染色。供者的支气管肺泡灌洗液培养的结果对于早期治疗具有重要意义[67]。纤维支气管镜检查和吸痰治疗对于肺的充分膨胀亦非常重要。

✔ 肺功能通过气体交换评估。标准的测量方法是在 100%纯氧吸入和 8mmHg 呼气末正压通气情况下测量捐献者的 PaO_2。PaO_2＜30kPa 表示可能存在肺损伤，一些中心认为 PaO_2＜40kPa 的肺是不可用的。为了评估单肺功能，分别检测来自捐献者上、下叶肺静脉的血液的 PaO_2，40kPa 是可接受的合理水平[68]。

肺的最终评估是由供者获取者完成。术者能够直观地看到是否存在肺大泡和肺损伤，并且触摸到肺实变区域。水肿的肺触摸起来具有沉重感和海绵样感，供者团队可以拒绝器官的使用。

离体肺灌注

最近一种新技术被介绍使用，这一技术既有利于对 DCD 供肺的主观评估，又能使 DBD 供者的受损肺的功能得以改善。该技术是先将获得的供者肺放在设备上，然后用含有葡聚糖和白蛋白的灌注液进行灌注。肺开始缓慢复温时，此时肺通气是在保护模式下进行的。这种灌注液中不含白细胞、血小板和补体，是高渗性的，可促进液体重吸收，且含有高剂量的类固醇激素和抗生素。该灌注液最初是在 DCD 供者中使用[69]，而后将其应用于 DBD 供者，使传统上认为不可接受的 DBD 供者肺也可被成功使用。这种离体肺灌注技术的初步应用显现了比较理想的效果[70]。许多中心也开始使用该技术使得那些最初认为是不可接受的供者肺恢复到了正常的气体交换、血管阻力和气道特性，成功使用此类供者肺取得了相同的甚至是更好的临床效果[71]。离体肺灌注（ex vivo lung perfusion，EVLP）目前正在英国进行一项多中心的试验。

供受者匹配

与心脏供者一样，由于时间的限制，肺移植供受者的匹配过程是一个相对不够严谨的过程。没有预期的组织分型匹配，仅关注于血型和尺寸。

大小的评估有许多方法，包括供受者胸片测量结果的比较。供受者身高是一个有用的匹配指标，允许相差范围在 10%～15%。然而，现在普遍认为，供者应该与受者预计的肺大小匹配，而不是病理学大小，因为胸腔容量和胸壁力学在移植后常恢复正常。

供受者 CMV 状态是一个重要的考虑因素。CMV 错配在肺移植受者移植组织血清抗体转换或者复活中有较大影响。

供肺获取与保存

与心脏获取一样，肝游离后，正中胸骨切开，打开双侧胸膜并检查供肺。使用电刀分离胸膜粘连。游离双侧下肺韧带至下肺静脉水平。结扎无名静脉，沿无名动脉方向切开心包。经右侧颈内静脉留置中心静脉导管，经左侧桡动脉留置动脉测压管。心包打开后，游离主动脉、上下腔静脉。游离上腔静脉，清晰暴露奇静脉，游离并离断奇静脉，以利于随后心肺供者的移出。在主动脉弓上方尽可能向头侧游离气管。不要过度清除气管周围组织，这一点非常重要。灌注管插入升主动脉和肺动脉干。

予以全身肝素化，并准备好上腹部器官的灌注管后，开始获取供者心脏和肺。

上腔静脉结扎后离断，下腔静脉在膈肌上方予以阻断。主动脉阻断钳阻断，如之前单独获取心脏供者所述的一样，予以心脏停搏，但是在这种情况下，需要保留完整的肺静脉，心脏搏跳液从左心耳的切口处流出。一旦心脏停搏，通过肺动脉插管灌注肺灌注保存液。在整个过程中，同时需要局部使用冰生理盐水降低心、肺的温度。

✔ 肺灌注保存液有许多形式。传统的 Eurocollins 液是细胞内液型。最近细胞外液型的保存液也被使用，例如低钾右旋糖苷液，使用后的结果更好，并且可以延长供者缺血的时间[72]。

在肺灌洗液灌流前使用前列腺素，可使肺毛细血管床扩张，同时防止白细胞聚集。在一些中心通过体外转流技术降温保存供肺，但大多数中心使用低温灌注技术保存供肺。安全缺血时间可以达到 6～8 小时。

麻醉医师手控通气防止肺泡塌陷。在心脏停搏液和肺灌注保存液充分灌注后，为了便于完整取出供者，可以偶尔中断通气。拨开心脏，随后在下肺静脉与胸膜连接处以下切开心包。向上抬起心脏，在左心房和两侧肺门的背侧，分离降主动脉、食管、脊柱间的结缔组织。向上分至降主动脉处，解剖并离断动脉韧带。右侧至头侧方向分离过程中，游离奇静脉并予离断。随后将心肺放回胸腔，在阻断钳下方离断主动脉。麻醉师保持供肺通气的同时，把气管插管退到气管上段。在气管插管下方，使用阻断钳夹闭气管。然后，在升主动脉和气管后方分离结缔组织，整块取出供者心肺。切割闭合器离断气管，取下原阻断钳，使供肺处于充气状态，以便转运。

如果肺和心脏分别提供给不同的受者，则分离供者心脏和肺。在两侧肺门前方切开左房，把肺静脉从左房上游离下来。非常重要的是，需保留肺静脉的左房袖，这将有利于随后的肺移植手术。肺动脉在分叉处分离，留下足够的长度。从两侧肺动脉处离断升主动脉和心脏，将疏松结缔组织保留在隆突上。此时心和肺可以被送往不同的地方进行移植。

单肺移植

应用双腔气管插管建立麻醉，术中需要单肺通气。应用肺动脉漂浮导管监测肺动脉压力，建立全面的动、静脉监测。手术必须准备心肺转流，在术中发生氧饱和度不能维持或体循环低血压、肺循环高压时应用。

侧开胸行病肺切除术，结扎并离断上、下肺静脉和肺动脉，游离并切断支气管，然后切除病肺。注意支气管分泌物不要污染胸腔，肺门部仔细止血。在靠近肺静脉处切开心包，形成左房袖，以相似方式处理肺动脉。供肺准备包括修剪左房袖，根据长度修剪肺动脉，切除闭合的支气管末端，排空肺内气体。

肺植入从支气管吻合开始，支气管膜部吻合使用 4/0 Prolene 线连续缝合，支气管前面软骨部吻合使用 8 字间断缝合来完成。供肺肺门部的疏松结缔组织可用来覆盖吻合处。使用长的侧壁钳夹闭左心房，纵行切开左房袖。使用 4/0 Prolene 线连续吻合左房袖后侧壁。肺动脉以相似的方式吻合。然后部分开放肺动脉阻断钳，从肺静脉吻合口处排气。最后松开左房阻断钳，开始新肺通气（图 11.4）。

顶部和底部胸腔引流管置入，然后关胸，患者返回 ICU 进行进一步的监护。稳定的患者在置入硬膜外镇痛导管后通常可以拔除气管插管。顺利的患者可在 24～48 小时后返回病房。

序贯式双肺移植

麻醉应用单腔气管插管。在许多中心，

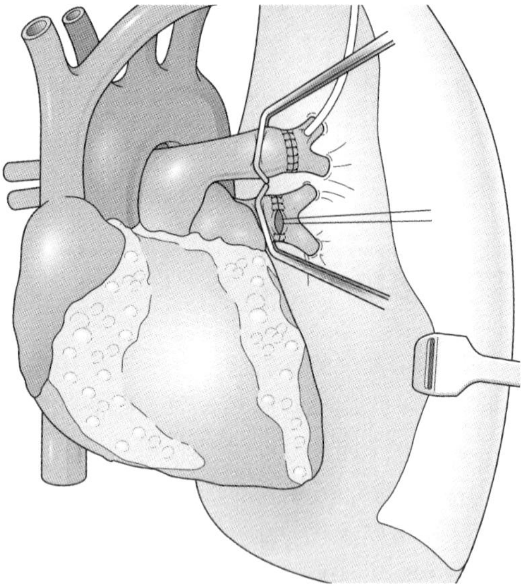

图 11.4　肺移植中的血管吻合技术

这项手术是作为序贯的 SLT 来进行的，以此来避免体外灌注伴随的术后明显增加的急性肺损伤。在我们和其他一些中心，常规应用心肺转流，并认为对术后肺功能影响很小[73]。

手术采用乳房下横断胸骨的蚌壳式切口，胸骨正中切口作为一种疼痛更少的切口可以在一些情况下采用，但增加了手术操作难度。

患者全身肝素化，打开心包，建立心肺转流，从上、下腔静脉分别插管引出静脉血，从升主动脉插管输入动脉血。通过电凝分离粘连，切除病肺。分离每侧肺门部结构时要注意保护膈神经，特别是肺部感染的患者，由于肺门部肿大的淋巴结和大量粘连，使病肺切除变得非常困难。依次进行单侧肺切除，在肺部感染时，应用抗菌剂甲双二嗪彻底冲洗胸腔。供肺植入采用与单肺移植完全相同的方式，右侧先进行吻合。术中患者通常降温至 32℃，允许心脏在窦性节律下保持跳动和泵血。供肺植入后先排气再灌注，然后重新开始通气。常温下撤离心肺转流。

当移植肺再灌注时，肺动脉平均压力控制在 20mmHg 以下，至少 10 分钟。

> ✔ 控制再灌注时的肺动脉压力非常重要。大量实验研究表明，这样做能够降低肺再灌注损伤，即使短暂控制再灌注压力也是有益的。

每侧胸腔使用顶部和底部胸腔引流管引流，然后关闭切口。患者返回 ICU 进一步监护，术后 8～12 小时通常可以拔除气管插管。蚌壳式切口术后硬膜外镇痛是必要的。通常 24～48 小时后返回病房。

肺移植的围术期管理

一旦被通知有供者，相匹配的受者将会收住入院，再次接受评估是否存在加重的或者不可预见的感染。

气道和肺的感染及定植是肺移植面临的一个重要问题，是肺移植术后最主要的感染和死亡原因。预防性应用抗生素主要应针对受者已知的菌群，但氟氯西林可用于覆盖革兰阳性菌，如果没有其他阳性菌，则可用甲硝唑覆盖革兰阴性菌。可于术后早期给予多粘菌素雾化吸入。如果可以获得肺泡灌洗液的话，在肺移植术后的最初几天，抗生素的治疗可根据围术期供者和受者肺泡灌洗结果来调整。在第一周第一次的常规支气管镜检查和活检，如果没有发现感染的证据，且支气管吻合口正常的话，可停止使用抗生素药物。阿昔洛韦、抗真菌药及预防肺孢子菌的药物与心脏移植一样，按常规使用[74]。

免疫抑制剂与心脏移植一样，在术前开始应用硫唑嘌呤、环孢素 A，对于 GFR 正常的患者，需要调整 CNI 的剂量以避免术后肾功能损害。甲强龙在灌注开始时给药，然后持续 24 小时静脉应用 3 天，再改为激素口服。由于术后很多受者存在营养不良，早期环孢素的血药浓度可能会不稳定，ATG 成为减少肺移植术后急性排斥发生的一个重要的药物，并且可能减少术后闭塞性细支气管炎发生率。作为免疫诱导治疗，ATG 在术后前 3 天常规应用，其剂量和用药时机根据流式细胞仪的淋巴细胞计数来调节。除此之外，免疫抑制方案和剂量与心脏移植相同。

近年来，其他新的免疫抑制剂开始应用于移植术后的免疫抑制治疗。特别是由于 ATG 被认为可能会增加感染和移植后淋巴瘤的发生率，其免疫诱导的治疗方案仍有争论。他克莫司、霉酚酸酯、雷帕霉素已经开始了临床研究，目前还没有关于这些免疫抑制剂优劣的结论，其副作用还有待于进一步的研究[75]。

如果术后即刻出现急性肺损伤，机械通气会有很大的困难。这种再灌注损伤是由于中性粒细胞在肺间质的聚集，释放损伤性的酶和氧自由基引起。可能会出现肺部水肿或感染，肺的氧合能力变差。这时需要密切关注液体平衡，优化通气模式并预防感染。ECMO 可以改善出现严重原发性移植肺失功患者的生存率，而且应尽早开始 ECMO 治疗[76]。

✔ 一氧化氮吸入治疗肺缺血再灌注损伤有着多种效果，它能够优先分布于肺通气部位的表面，改善通气血流比、降低肺动脉压力、减少中性粒细胞在内皮黏附，从而减轻再灌注损伤[77-78]。

其他一些能调节中性粒细胞在肺内聚集的治疗方案，如控制灌注压力、应用己酮可可碱、体外滤过、黏附分子调节剂等，被用来治疗原发性移植物失功，但是临床价值还有待于进一步的评估[79]。

在 SLT 治疗肺气肿的病例中，如果呼气时间不足，随着残气量增加和纵膈移位，另一个自体肺因通气阻力低会过度充气，从而使肺气肿更加严重。调整通气参数很重要，但是有时候需要通过双腔气管插管进行单肺通气。当脱离呼吸机时，应用硬膜外导管镇痛治疗非常必要。在拔除气管插管后，硬膜外镇痛持续应用几天时间有利于痰液排出。

镇静下的经支气管镜活检和支气管肺泡灌洗在术后一周、一月进行，然后每三个月一次，每年一次。在吸入麻醉后，通过软质气管镜，可以进行肺活检和肺泡灌洗，监测排斥反应和直接进行抗微生物干预。如果出现不能解释的发热，伴随氧饱和度下降，肺功能下降（包括通气功能和弥散功能）。如果怀疑出现排斥，则需要额外的肺活检。

移植术后排斥根据 ISHLT 的分级系统进行分级。治疗主要是增加激素剂量，静脉应用甲强龙（500mg）3 天，随后增加口服激素剂量。Ⅲ、Ⅳ级的排斥和有临床意义的Ⅱ级排斥需要治疗。

肺移植的预后和并发症

一般来说，肺移植术后的 30 天生存率为 85%，一年生存率为 75%。过去，术后五年生存率为 45%，十年生存率约 25%。最近，肺移植术后生存率获得了较显著的提高。新的研究显示，CF 受者的中位生存期超过了 11 年[80]。双肺移植的生存情况稍优于单肺移植。同心脏移植情况相仿，肺移植早期死亡率偏高，主要原因为外科相关并发症和移植物失功。围术期死亡的原因包括非预期的移植物损伤（感染、水肿、栓塞及肺保护不当）、再灌注损伤以及随后的多脏器衰竭并发症。

具体技术困难包括：吻合口血供不足、狭窄（肺动脉阻塞），肺水肿（静脉狭窄）[81]，气道缺血、断裂导致的纵膈炎及胸膜感染。

支气管吻合口血供差，可使其在术后早期出现瘘口，进而发生持续漏气、纵膈炎等致命并发症。为减少该风险出现，吻合时要注意操作细节，避免气道损伤。目前认为无需将吻合口包裹在带蒂大网膜中。同时类固醇激素治疗（既往认为禁用于肺移植）可减少吻合口瘘的发生，其机制为促进了吻合口周围毛细血管的生长。早期院内死亡的原因还包括感染、急性排斥反应。

✔✔ 肺移植使呼吸衰竭患者的生活质量显著提高。长期研究显示，无论为何种原发病患者行何种肺移植，他们的主观感受及客观肺功能情况均有改善[82]。

移植术后合并感染时，则难以确诊急性排斥，此时治疗排斥的决定需慎重，应警惕造成难以控制的感染。对于持续或反复发作的排斥反应，可考虑细胞溶解治疗（兔ATG）、单克隆抗体治疗，调整免疫抑制方案或应用新型免疫抑制剂（框11.4）。

真菌（曲霉）、病毒（巨细胞病毒、CMV）感染常见于术后早期，发病率高。铜绿假单胞菌定植常发生于CF患者。如果术前检验提示存在多重耐药的铜绿假单胞菌，则应予抗生素预防，最大程度地抑制病原体的生长。

CMV感染是术后要面对的重要临床问题。诊断方法包括肺泡灌洗液免疫荧光检验，经支气管肺活检，血液、肺泡灌洗液培养，定量PCR。每周评估病毒载量，筛选出需要治疗的受者。可选用新的抗病毒药物，如缬更昔洛韦。除了供者阴性/受者阴性的类型外，CMV感染是常见的（见第12章）。

如同心脏移植，淋巴组织增生症和其他恶性肿瘤也见于肺移植后，且淋巴瘤发生率更高（有研究报道心脏移植受者发生率为3.4%，而肺移植受者为7.9%）。移植一年后，罹患淋巴瘤的死亡率显著升高。该病如发生在术后早期，往往对免疫抑制剂减量反应良好；但若为术后晚期病变，则需要常规化疗。

框 11.4　肺移植物排斥反应分级

A. 急性排斥反应
0　无
1　少量：小单核细胞不明显的浸润
2　轻度：活化的淋巴细胞明显的浸润，“内皮炎”
3　中等：血管袖套征，肺泡巨噬细胞，血管周围浸润，并向肺泡腔延伸
4　严重：肺泡内坏死、透明膜形成、出血

B. 气道炎症
0～4　根据严重程度

C. 慢性气道排斥
A　活动的
B　不活动的

D. 慢性血管排斥

远期气道并发症可表现为吻合口肉芽组织过度增生，尤其常见于慢性感染、瘢痕缺血性狭窄者。可使用局部球囊扩张、激光消融或采用支架置入治疗。

闭塞性细支气管炎或血管动脉粥样硬化是肺移植术后慢性排斥反应的表现形式，其中前者是引起肺移植受者晚期发生慢性排斥和死亡的最重要原因。如肺功能或活动耐量逐渐减弱，应引起重视。胸片或胸部CT可见特征性的表现，确诊可通过经支气管肺活检。导致慢性排斥反应的危险因素包括再灌注损伤、反复发作的急性排斥反应、CMV感染等。治疗包括降低免疫抑制强度，全淋巴结照射可能有一定疗效。

近期的进展与争议

最近十年，肺移植术后生存情况显著改善（图11.5）[1]。

临床肺移植的发展，有赖于优化的供者选择及减少受者原发性移植物失功的发生。此外，学者们应用了年龄较大的供者和更加边缘的供者，并且尝试了延长缺血再灌注时间，其结果是可喜的，这使得更多的供肺可被利用[83]。供肺来源的拓宽，还有赖于DCD供肺的应用。目前对于使用

可控制的 DCD（Maastricht-Ⅲ类）供肺的尝试，其早期研究成果也是可接受的[84]。

活体肺移植也取得了较理想的效果。该技术最常应用于儿童 CF 或小胸腔受者，血型相符的亲属分别捐献的肺叶，已能为这类受者提供足够的肺功能。但即使在经验丰富的医疗中心，活体供者相关性并发症也是常见的，并且存在伦理学争议[85]。通过肺减容术，可使部分慢性阻塞性肺疾病患者避免接受移植。行肺减容术，需筛选并切除过度膨胀、过度通气、过度血流灌注的肺组织。术后通气功能及通气/血流比得到改善。

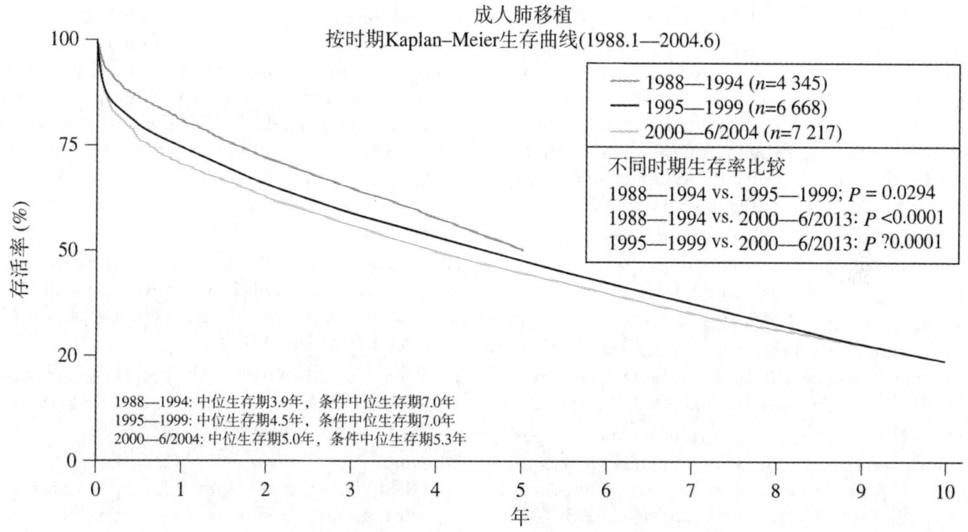

图 11.5　肺移植术后生存情况显著改善。（Registry of the International Society for Heart and Lung Transplantation：twenty－third official adult lung and heart－lung transplantation report－2006. J Heart Lung Transplant 2006；25：880－92. With permission from Elsevier.）

> ✔ 通过 NETT 研究，确立了可能从肺减容术中获益的肺气肿患者亚群[86-87]。

未来的研究方向是通过 EVLP 等技术，充分利用 Maastricht-Ⅱ类的 DCD 供肺[88]。令人鼓舞的是，通过 EVLP 平台下的基因治疗可使肺的再灌注时间延长至 12～24 小时。与心脏不同，肺是相当复杂的器官，不可通过机器来替代，但肺移植的前景是非常乐观的。

要点

- 心脏移植改善了终末期心力衰竭受者的生存率和生活质量。
- 死亡风险最高的受者，接受心脏移植的获利最大。
- 更多新型免疫抑制剂降低了急性、慢性排斥反应的发生，且药物副作用小。
- 近来肺移植术后生存情况显著改善，使终末期肺疾病患者的生存率、生活质量提高。
- 选择单肺或双肺移植，需考虑受者原发疾病的病理学。
- 洋葱伯克霍尔德菌定植的 CF 受者预后可能不佳。
- 再灌注损伤是术后面临的重要问题，吸入一氧化氮治疗可能有效。

参考文献

1. Stehlik J, Edwards LB, Kuchervavaya AY, et al. Registry of the International Society for Heart and Lung Transplantation: twenty-eighth official adult heart transplant report – 2011. J Heart Lung Transplant 2011;30(10):1078–94.
2. McMurray JJ, Stewart S. Epidemiology, aetiology, and prognosis of heart failure. Heart 2000;83(5):596–602.
3. Jessup M, Banner N, Brozena S, et al. Optimal pharmacologic and non-pharmacologic management of cardiac transplant candidates: approaches to be considered prior to transplant evaluation: International Society for Heart and Lung Transplantation guidelines for the care of cardiac transplant candidates. J Heart Lung Transplant 2006;25(9):1003–23.
4. Irving AC, Kirk R, Parry G, et al. Outcomes following more than two decades of paediatric cardiac transplantation. Eur J Cardiothorac Surg 2011;40:1197–202.
5. McCullough PA, Philbin EF, Spertus JA, et al. Confirmation of a heart failure epidemic: findings from the Resource Utilization Among Congestive Heart Failure. J Am Coll Cardiol 2002;39(1):60–9.
6. Figulla HR, Rahlf G, Nieger M, et al. Spontaneous hemodynamic improvement or stabilization and associated biopsy findings in patients with congestive cardiomyopathy. Circulation 1985;71(6):1095–104.
7. Matitiau A, Perez-Atayde A, Sanders SP, et al. Infantile dilated cardiomyopathy. Relation of outcome to left ventricular mechanics, hemodynamics, and histology at the time of presentation. Circulation 1994;90(3):1310–8.
8. Mancini DM, Eisen H, Kussmaul W, et al. Value of peak exercise oxygen consumption for optimal timing of cardiac transplantation in ambulatory patients with heart failure. Circulation 1991;83(3):778–86.
   This clinical study nicely demonstrated the value of measurement of peak oxygen consumption during maximal exercise testing and has brought some objectivity in assessment of patients for heart transplantation.
9. Simmonds J, Burch M, Dawkins H, et al. Heart transplantation after congenital heart surgery: improving results and future goals. Eur J Cardiothorac Surg 2008;34:313–7.
10. Aaronson KD, Schwartz JS, Chery TM, et al. Development and prospective validation of a clinical index to predict survival in ambulatory patients referred for cardiac transplant evaluation. Circulation 1997;95(12):2660–7.
11. Deng MC, De Meeste JM, Smits JM, et al. Effect of receiving a heart transplant: analysis of a national cohort entering a waiting list, stratified by heart failure severity. Comparative Outcome Clinical Profiles in Transplantation (COCPIT) Study Group. Br Med J 2000;321(7260):540–5.
12. Hermsen JL, Nath DS, del Rio AM, et al. Combined heart–kidney transplantation: the University of Wisconsin experience. J Heart Lung Transplant 2007;26(11):1119–26.
13. Olbrisch ME, Levenson JL. Psychosocial evaluation of heart transplant candidates: an international survey of process, criteria, and outcomes. J Heart Lung Transplant 1991;10(6):948–55.
14. Mehra MR, Kobashigawa J, Starling R, et al. Listing criteria for heart transplantation: International Society for Heart and Lung Transplantation guidelines for the care of cardiac transplant candidates. J Heart Lung Transplant 2006;25(9):1024–42.
15. Dickstein K, Vardas PE, Auricchio A, et al. 2010 focused update of ESC guidelines on device therapy in heart failure: an update of the 2008 ESC guidelines for the diagnosis and treatment of acute and chronic heart failure and the 2007 ESC guidelines for cardiac and resynchronization therapy. Developed with the special contribution of the Heart Failure Association and the European Heart Rhythm Association. Eur Heart J 2010;31:2677–87.
16. Moss AJ, Zareba W, Hall WJ, et al. Prophylactic implantation of a defibrillator in patients with myocardial infarction and reduced ejection fraction. N Engl J Med 2002;346:877–83.
17. Rose EA, Moskowitz AJ, Packer M, et al. The REMATCH trial: rationale, design, and end points. Ann Thorac Surg 1999;67(3):723–30.
18. Rose EA, Gelijns AC. Moskowitz AJ, for the REMATCH Study Group. Long-term mechanical left ventricular assistance for end-stage heart failure. N Engl J Med 2001;345:1435–43.
19. Rogers JG, Aaronson KD, Boyle AJ, et al. Continuous flow left ventricular assist device improves functional capacity and quality of life of advanced heart failure patients. J Am Coll Cardiol 2010;55:1826–34.
20. Macgowan GA, Parry G, Schueler S, et al. The decline in heart transplantation in the UK. Br Med J 2011;342:d2483.
21. Rosengard BR, Feng S, Alfrey EJ, et al. Report of the Crystal City meeting to maximize the use of organs recovered from the cadaver donor. Am J Transplant 2002;2(8):701–11.
22. Wood KE, Becker BN, McCartney JG, et al. Care of the potential organ donor. N Engl J Med 2004;351:2730–9.
23. Marelli D, Laks H, Bresson S, et al. Results after transplantation using donor hearts with preexisting coronary artery disease. J Thorac Cardiovasc Surg 2003;126(3):821–5.
24. Kirklin JK, Naftel DC, Kormos RL, et al. The Fourth INTERMACS Annual Report: 4,000 implants and counting. J Heart Lung Transplant 2012;31(2):117–26.
25. Potapov EV, Ivanitskaia EA, Loebe M, et al. Value of cardiac troponin I and T for selection of heart donors and as predictors of early graft failure. Transplantation 2001;71(10):1394–400.

26. Watson CJE, Roberts R, Wright KE, et al. Use of organs from donors with primary intracranial malignacy. Am J Transplant 2010;10:1–8.

27. Advisory Committee on the Safety of Blood Tissues and Organs (SaBTO). Guidance on the microbiological safety of human organs, tissues and cells used in transplantation, http://www.dh.gov.uk/en/Publicationsandstatistics/Publications/PublicationsPolicyAndGuidance/DH_121497; [accessed 15.11.12].

28. Sethi GK, Lanause P, Rosado LJ, et al. Clinical significance of weight difference between donor and recipient in heart transplantation. J Thorac Cardiovasc Surg 1993;106(3):444–8.

29. West LJ, Pollock-Barziv SM, Dipchard AI, et al. ABO-incompatible heart transplantation in infants. N Engl J Med 2001;344(11):793–800.

30. Roche SL, Burch M, O'Sullivan J, et al. Multicenter experience of ABO-incompatible pediatric cardiac transplantation. Am J Transplant 2008;8(1):208–15.

31. Wheeldon DR, Potter CD, Odano A, et al. Transforming the 'unacceptable' donor: outcomes from the adoption of a standardized donor management technique. J Heart Lung Transplant 1995;14(4):734–42.

32. Lower RR, Stofer RC, Shumway NE. Homovital transplantation of the heart. J Thorac Cardiovasc Surg 1961;41:196–204.

33. Aziz TM, Burgess AI, Rahman A, et al. Risk factors for tricuspid valve regurgitation after orthotopic heart transplantation. Ann Thorac Surg 1999;68(4):1247–51.

34. Hasan A, Au J, Hamilton JR, et al. Orthotopic heart transplantation for congenital heart disease. Technical considerations. Eur J Cardiothorac Surg 1993;7(2):65–70.

35. Bleasdale RA, Bannen NR, Anyanwu AC, et al. Determinants of outcome after heterotopic heart transplantation. J Heart Lung Transplant 2002;21(8):867–73.

36. Kugler C, Tegtbur U, Gottlieb J, et al. Health-related quality of life in long-term survivors after heart and lung transplantation: a prospective cohort study. Transplantation 2010;90:451–7.

37. Johnson DE, Gao SZ, Schroeden JS, et al. The spectrum of coronary artery pathologic findings in human cardiac allografts. J Heart Transplant 1989;8(5):349–59.

38. Spes CH, Klauss V, Mudra H, et al. Diagnostic and prognostic value of serial dobutamine stress echocardiography for noninvasive assessment of cardiac allograft vasculopathy: a comparison with coronary angiography and intravascular ultrasound. Circulation 1999;100(5):509–15.

39. St Goar FG, Pinto FJ, Alderman EL, et al. Detection of coronary atherosclerosis in young adult hearts using intravascular ultrasound. Circulation 1992;86(3):756–63.

40. Wenke K, Meiser B, Thiery J, et al. Simvastatin reduces graft vessel disease and mortality after heart transplantation: a four-year randomized trial. Circulation 1997;96(5):1398–402.

41. Schroeder JS, Gao SZ, Alderman EL, et al. A preliminary study of diltiazem in the prevention of coronary artery disease in heart-transplant recipients. N Engl J Med 1993;328(3):164–70.

42. Eisen HJ, Tuzai EM, Dorent R, et al. Everolimus for the prevention of allograft rejection and vasculopathy in cardiac-transplant recipients. N Engl J Med 2003;349(9):847–58.

43. Penn I. Tumors after renal and cardiac transplantation. Hematol Oncol Clin North Am 1993;7(2):431–45.

44. Zilz ND, Olson LJ, McGregor CG. Treatment of post-transplant lymphoproliferative disorder with monoclonal CD20 antibody (rituximab) after heart transplantation. J Heart Lung Transplant 2001;20(7):770–2.

45. Corcos T, Tamburino C, Leger P, et al. Early and late hemodynamic evaluation after cardiac transplantation: a study of 28 cases. J Am Coll Cardiol 1988;11(2):264–9.

46. Ojo AO, Held PJ, Port FK, et al. Chronic renal failure after transplantation of a nonrenal organ. N Engl J Med 2003;349(10):931–40.

47. Christie JD, Edwards LB, Kuchervaya AK, et al. The Registry of the International Society for Heart and Lung Transplantation: 29th Adult Lung and Heart-Lung Transplant Report – 2012. J Heart Lung Transplant 2012;31:1073–86.

48. D'Alonzo GE, Barst RJ, Ayres SM. Survival in patients with primary pulmonary hypertension. Results from a national prospective registry. Ann Intern Med 1991;115(5):343–9.

49. Cooper DK. Clinical xenotransplantation – how close are we? Lancet 2003;362(9383):557–9.

50. Cooper DK, Keogh AM, Brink J, et al. Report of the Xenotransplantation Advisory Committee of the International Society for Heart and Lung Transplantation. The present status of xenotransplantation and its potential role in the treatment of end-stage cardiac and pulmonary diseases. J Heart Lung Transplant 2000;19(12):1125–65.

51. Hardy JD, Alican F. Lung transplantation. Adv Surg 1966;2:235–64.

52. Thabut G, Christie JD, Ravaud P, et al. Survival after bilateral versus single lung transplantation for patients with chronic obstructive pulmonary disease: a retrospective analysis of registry data. Lancet 2008;371(9614):744–51.

53. Bando K, Armitage J, Paradis IL, et al. Indications for and results of single, bilateral, and heart–lung

transplantation for pulmonary hypertension. J Thorac Cardiovasc Surg 1994;108(6):1056–65.

54. Anyanwu AC, Banner NR, Radley-Smith R, et al. Long-term results of cardiac transplantation from live donors: the domino heart transplant. J Heart Lung Transplant 2002;21(9):971–5.

55. Kadikar A, Maurer J, Kesten S. The six-minute walk test: a guide to assessment for lung transplantation. J Heart Lung Transplant 1997;16(3):313–9.

56. De Soyza A, McDowell A, Archer L, et al. *Burkholderia cepacia* complex genomovars and pulmonary transplantation outcomes in patients with cystic fibrosis. Lancet 2001;358(9295):1780–1.

57. Mason DP, Solovera-Rozas M, Feng J, et al. Dialysis after lung transplantation: prevalence, risk factors and outcome. J Heart Lung Transplant 2007;26:1155–62.

58. Orens JB, Estenne M, Arcasoy S, et al. International Guidelines for the Selection of Lung Transplant Candidates: 2006 Update – A Consensus Report from the Pulmonary Scientific Council of the International Society for Heart and Lung Transplantation. J Heart Lung Transplant 2006;25(7):745–55.

59. Flume PA, Egan TM, Westerman JH, et al. Lung transplantation for mechanically ventilated patients. J Heart Lung Transplant 1994;13(1):15–23.

60. Mason DP, Thuita L, Nowicki ER, et al. Should lung transplantation be performed for patients on mechanical respiratory support? The US experience. J Thorac Cardiovasc Surg 2010;139:765–73.el.

61. Fischer S, Simon AR, Welte T, et al. Bridge to lung transplantation with the novel pumpless interventional lung assist device NovaLung. J Thorac Cardiovasc Surg 2006;131(3):719–23.

62. Garcia JP, Iacono A, Kon ZN. Ambulatory extracorporeal oxygenation; a new approach to bridge to lung transplantation. J Thorac Cardiovasc Surg 2010;139:137–9.

63. Fisher AJ, Donnelly SC, Hirani N, et al. Enhanced pulmonary inflammation in organ donors following fatal non-traumatic brain injury. Lancet 1999;353(9162):1412–3.

64. Avlonitis VS, Wigfield CH, Golledge HD, et al. Early hemodynamic injury during donor brain death determines the severity of primary graft dysfunction after lung transplantation. Am J Transplant 2007;7(1):83–90.

65. Van Raemdonck DE, Rega FR, Neyrinck AP, et al. Non heart beating donors. Semin Thorac Cardiovasc Surg 2004;16:309–21.

66. Yeung JC, Cypel M, Waddell TK, et al. Update on donor assessment, resuscitation, and acceptance criteria, including novel techniques – non-heart-beating donor lung retrieval and ex vivo donor lung perfusion. Thorac Surg Clin 2009;19(2):261–74.

67. Avlonitis VS, Krause A, Luzzi L, et al. Bacterial colonization of the donor lower airways is a predictor of poor outcome in lung transplantation. Eur J Cardiothorac Surg 2003;24(4):601–7.

68. Aziz TM, El-Gamel A, Saad RA, et al. Pulmonary vein gas analysis for assessing donor lung function. Ann Thorac Surg 2002;73(5):1599–605.

69. Steen S, Sjöberg T, Pierre L, et al. Transplantation of lungs from a non-heart-beating donor. Lancet 2001;357(9259):825–9.

70. Ingemansson R, Eyjolfsson A, Mared L, et al. Clinical transplantation of initially rejected donor lungs after reconditioning ex vivo. Ann Thorac Surg 2009;87(1):255–60.

71. Cypel M, Yeung JC, Liu M, et al. Normothermic ex vivo lung perfusion in clinical lung transplantation. N Engl J Med 2011;364(15):1431–40.

72. Rabanal JM, Ibaanez AM, Mons R, et al. Influence of preservation solution on early lung function (Euro-Collins vs Perfadex). Transplant Proc 2003;35(5):1938–9.

73. Szeto WY, Kreisel D, Karakousis GC, et al. Cardiopulmonary bypass for bilateral sequential lung transplantation in patients with chronic obstructive pulmonary disease without adverse effect on lung function or clinical outcome. J Thorac Cardiovasc Surg 2002;124(2):241–9.

74. Chan KM, Allen SA. Infectious pulmonary complications in lung transplant recipients. Semin Respir Infect 2002;17(4):291–302.

75. Lama R, Santos F, Algar FJ, et al. Lung transplants with tacrolimus and mycophenolate mofetil: a review. Transplant Proc 2003;35(5):1968–73.

76. Wigfield CH, Lindsey JD, Steffens TG, et al. Early institution of extracorporeal membrane oxygenation for primary graft dysfunction after lung transplantation improves outcome. J Heart Lung Transplant 2007;26:331–8.

77. Adatia I, Lillemei C, Arnolds JH, et al. Inhaled nitric oxide in the treatment of postoperative graft dysfunction after lung transplantation. Ann Thorac Surg 1994;57(5):1311–8.

78. Bacha EA, Hervae P, Murakami S, et al. Lasting beneficial effect of short-term inhaled nitric oxide on graft function after lung transplantation. Paris-Sud University Lung Transplantation Group. J Thorac Cardiovasc Surg 1996;112(3):590–8.

79. Clark SC, Sudarshan CD, Dark JH, et al. Controlled reperfusion and pentoxifylline modulate reperfusion injury after single lung transplantation. J Thorac Cardiovasc Surg 1998;115(6):1335–41.

80. Meachery G, De Soyza A, Nicholson A, et al. Outcomes of lung transplantation for cystic fibrosis in a large UK cohort. Thorax 2008;63(8):725–31.

81. Clark SC, Levine AJ, Hasan A, et al. Vascular complications of lung transplantation. Ann Thorac Surg 1996;61(4):1079–82.

82. Charman SC, Sharples LD, McNeil AD, et al. Assessment of survival benefit after lung transplantation by patient diagnosis. J Heart Lung Transplant 2002;21(2):226–32.

This review of 653 patients undergoing lung transplantation used Cox regression analysis to demonstrate the survival advantages of postoperative patients irrespective of their primary pathology. There was no survival difference between patients having single or bilateral lung transplantation.

83. Meyer DM, Bennett LE, Novick RJ, et al. Effect of donor age and ischemic time on intermediate survival and morbidity after lung transplantation. Chest 2000;118(5):1255–62.

84. Dark JH. Lung transplantation from the non-heart beating donor. Transplantation 2008;86(2):200–1.

85. Bowdish ME, Barr ML, Schenkel FA, et al. A decade of living lobar lung transplantation; peri-operative complications after 253 donor lobectomies. Am J Transplant 2004;4:1283–8.

86. National Emphysema Treatment Research Group. A randomised trial comparing lung volume reduction surgery with medical therapy for severe emphysema. N Engl J Med 2003;348:2059–73.

87. Tutic M, Lardinois D, Imfeld S, et al. LVRS as an alternative or bridging procedure to lung transplantation. Ann Thorac Surg 2006;82:208–13.

88. Gámez P, Córdoba M, Ussetti P, et al. Lung transplantation from out-of-hospital non-heart-beating lung donors. one-year experience and results. J Heart Lung Transplant 2005;24(8):1098–102.

89. Cypel M, Liu M, Rubacha M, et al. Functional repair of human donor lungs by IL-10 gene therapy. Sci Transl Med 2009;1(4):4ra9.

第 12 章 移植感染性疾病

Camille Nelson Kotton 著

郑树森 蒋智军 蒋国平 柯庆宏 张 微 王卓轶 译

概述

免疫抑制剂的问世使器官移植成为可能，但同时也提高了器官移植术后感染或机会性感染的发生风险。重视器官移植后感染的预防、诊断和治疗，可以大大改善移植预后。器官移植术后新发的感染主要包括医院内获得性感染（即院内感染），从移植的器官、血制品或社区而来的感染，还有潜伏的病原体激活导致的迟发性感染。病毒是最常见的感染原因之一；还有细菌、真菌和寄生虫感染。一般来说，实体器官移植后 1 年的免疫抑制强度最高，更多的机会感染发生于术后半年内。本章将对各种感染进行分类，并分别介绍其最佳的预防、诊断和处理。同时，我们也回顾了移植术前评估和供者器官的准备，包括移植供者的生活方式等带来的供者术后感染。

感染是移植术后最常见的并发症之一，明显增加了器官移植术后的发病率和死亡率，降低了患者和移植物的生存率。新的获得性感染，包括院内感染，移植器官、血制品或在社区来源的感染，潜伏感染的激活等。一般而言，实体器官移植术后第 1 年是免疫抑制强度最高的，而造血干细胞移植术后 2 年内的免疫抑制强度都较大[1-2]。美国移植感染性疾病协会在实践中已发表了临床诊断、治疗、预防实体器官移植后感染的指南[3]。

移植术后各类感染的好发时间总结如图 12.1[1]。移植术后 1 个月的感染大多与手术、住院治疗相关，包括切口感染、吻合口漏、缺血性损伤、吸入性肺炎、导管感染和艰难梭菌结肠炎。在频繁暴露的医疗环境中，感染更可能来源于耐药菌，包括耐甲氧西林金黄色葡萄球菌（methicillin-resistant staphylococcus aureus，MRSA）、耐万古霉素肠球菌（vancomycin-resistant Enterococcus faecalis，VRE）和非白念珠菌。供者来源的感染和受者来源的感染，如曲霉菌或假单胞菌属等定植菌导致的感染，均可能会出现在这个阶段。

移植术后 1～5 个月是机会性感染发生的高峰，适当的预防会降低发生风险，而免疫抑制的增强、白细胞减少症或免疫调节性病毒感染则提高其发生率。相对标准的预防措施如甲氧苄啶/磺胺甲恶唑和抗病毒药物（阿昔洛韦或更昔洛韦或类似产品）减少了围术期的感染风险，但仍有可能发生如 BK 病毒激活、HCV 感染、腺病毒和流感病毒感染（尤其是季节性）和新型隐球菌感染。若无预防，更多种类的感染（尤其是疱疹病毒家族和 HBV，以及肺孢子虫病和李斯特菌属、诺卡菌属、结核分枝杆菌、弓形虫、线虫、利什曼原虫、克氏锥虫等感染将会发生。

器官移植术后超过 6 个月，相对稳定和康复的患者，往往发生的是社区获得性感染或常规感染，包括泌尿道感染、上呼吸道感染与肺炎、胃肠炎和水痘带状疱疹等。但一些特殊类型或机会性感染，如曲霉菌属、少见诺卡菌属和红球菌属仍可以见到。虽然目前缬更昔洛韦对 CMV 能够有效预防，但预防性治疗停止的时候，尤其是迟发性 CMV 感染需引起重视（发生在器官移植后 6 个月的 CMV 感染）[4]。另一些迟发性的病毒感染，包括多瘤病毒感染（BK，肾移植术后造成肾病；JC，造成渐进多灶性白质脑病）和 EBV 相关的 PTLD。

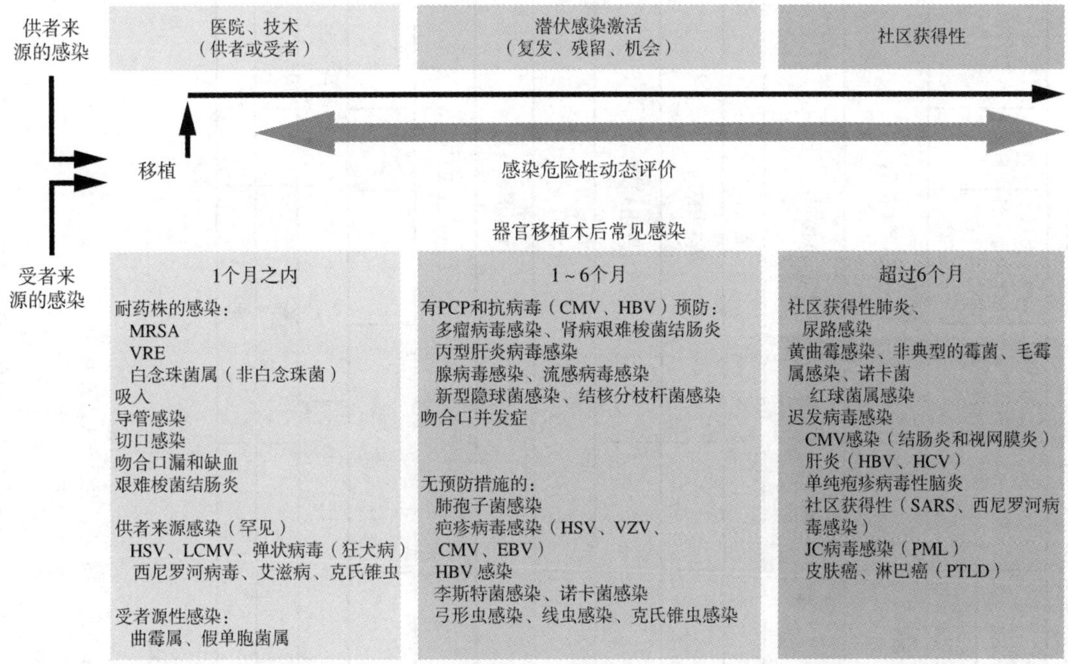

图 12.1　器官移植术后感染发生时间。多发生于器官移植术后的特定阶段。许多机会性感染发生在移植术后前 6 个月免疫抑制程度最强的时期。预防措施可以降低感染发生的风险，但免疫抑制剂的应用（包括诱导和维持阶段）、移植物排斥反应发生、混合感染、白细胞减少和外科技术问题等均增加了感染的风险。HBV，乙型肝炎病毒；HIV，人类免疫缺陷病毒；HSV，单纯疱疹病毒；LCMV，淋巴细胞性脉络丛脑膜炎病毒；MRSA，耐甲氧西林金黄色葡萄球菌，PCP，肺孢子虫病；PML，渐进多灶性白质脑病；PTLD，移植后淋巴增殖性疾病；SARS，严重急性呼吸综合征；VRE，耐万古霉素肠球菌；VZV，水痘带状疱疹病毒。（Reproduced from Fishman JA. Infection in solid－organ transplant recipients. N Engl J Med 2007；357：2601－14. With permission from the Massachusetts Medical Society. 2007 Massachusetts Medical Society.）

移植前评估有助于降低感染的风险，尤其是一些潜在的风险。CMV、EBV、HBV 和 HCV 的血清学检测结果，可以帮助优化移植后管理。潜在的移植供、受者应通过病史和胸部 X 线平片或者通过皮肤测试、血液测试 γ 干扰素释放试验如 T－SPOT。TB® 或者 TB 黄金等检查来筛查潜伏的结核。来自流行地区的移植受者应进行克氏锥虫、球孢子菌属和类圆虫属的筛选。术前血清学检查阴性的麻疹、腮腺炎、风疹、甲肝乙肝，水痘的受者应在移植术前接受关键的疫苗接种，因为移植术后在免疫抑制状态下不能接受活病毒疫苗接种[5]。如表 12.1 所示，这些受者可能永远都受到潜在致命性感染的威胁。

表12.1 基于医学和其他适应证的适用于成人的疫苗[1]——美国，2012年

疫苗　　指征	怀孕	免疫抑制条件（不包括HIV）[4，6–7，10，15]	HIV感染CD4+淋巴细胞计数[4,6–7,10,14–15]		男人同性恋者（MSM）	心脏疾病、慢性肺病、慢性酗酒	无脾（包括选择性和持久性脾切术）[10,14]	慢性肝病	肾衰竭、终末期肾病、血液透析患者	糖尿病	卫生保健人员
			< 200个细胞/μl	> 200个细胞/μl							
流感		每年1剂 IIV			每年1剂 IIV或减毒活疫苗		每年1剂 IIV				每年1剂 IIV或减毒活疫苗
破伤风、白喉、百日咳（TD/Tdap）3，*	每次怀孕1剂Tdap					用一剂的TD增压替代Tdap，然后每10年用一次Tdap					
水痘4，*		禁忌					2剂				
人乳头瘤病毒（HPV）女性，*			26岁用3剂				26岁用3剂				
人乳头瘤病毒（HPV）男性，*			26岁用3剂				21岁用3剂				
带状疱疹*		禁忌						1剂			
麻疹，腮腺炎，风疹（MMR），*		禁忌					1或2剂				
肺炎球菌多糖（PPSV23）[8，9]								1或2剂			
13价肺炎球菌结合（PCV13）10，*											
脑膜炎双球菌11，*									1剂或更多		
HAV12，*							2剂				
HBV13，*							3剂				

*疫苗损伤代偿计划

表格内所有人都是按照年龄要求疫苗，并且既往没有感染
无论既往有无带状疱疹感染，都需要打疫苗

建议注射疫苗，如果有一些危险因素存在（比如在疾病基础上、职业、生活方式或其他指征）

无推荐

Available online, www.cdc.gov/vaccines/schedules/downloads/adult/mmwr-adult-schedule.pdf , accessed December 17, 2012.

免疫抑制状态下的感染表现往往不典型。临床表现可以很轻微，但事实上比普通感染患者病情更重。例如，移植受者感染西尼罗河病毒时临床表现较重，并更有可能致死。临床医生面对移植术后感染患者时需扩大鉴别诊断考虑。这一弱势群体发生的新型或非典型病原体感染的诊断尤其具有挑战性，比如淋巴细胞性脉络丛脑膜炎病毒、肺结核、Chagas 病、类圆线虫病等。

近年来供者来源的感染日益被重视。这种感染发生在 1%以上的死者捐献器官移植中[6]。一些感染如 CMV 和 EBV 感染，是可以被移植科医生预计到的。预期之外的供者来源的病毒包括狂犬病病毒、淋巴细胞性脉络丛脑膜炎和西尼罗河病毒、细菌包括结核，真菌包括隐球菌、组织胞浆菌，寄生虫包括克氏锥虫（引起 Chagas 病）和类圆线虫病[6]。对供者来源的感染的日益重视使得目前采用了一些很好的筛查和诊断的方法。

特定的免疫抑制剂有可能改变某些特殊感染的风险。例如，环孢素可能具有一定的抗丙型肝炎病毒的特性，优于他克莫司。体外和动物实验都证明环孢素有抗血吸虫特性，尤其是曼氏血吸虫；虽然这种效应从未在人类中得到证实，但可能会降低感染风险[7]。也有研究发现 mTOR 抑制剂（西罗莫司、依维莫司）可能对各种病毒感染有促进作用，包括人类疱疹病毒 8 型（human herpes virus 8，HHV－8）和 Kaposi 肉瘤[8] 以及 EBV 相关的 PTLD 和活动性 CMV。无论其机制如何，或者这只是免疫抑制剂使用的结果，都有待于进一步确定。

移植临床医生应该意识到杀伤性 T 细胞的溶细胞诱导疗法如阿仑单抗、抗胸腺细胞球蛋白、OKT3 等药物使用的长期影响。虽然这些药物可能减少排斥发生的风险，但往往会导致成淋巴细胞长期减少，甚至会持续几个月或 1～2 年，使受者更易感染[9-10]。当这种治疗开始用于治疗排斥反应时，临床医生应启动预防治疗（即抗病毒、抗细菌、抗真菌和抗寄生虫），同时再次筛查有无 BK 病毒、CMV 和 EBV 和其他感染的发生。

本章将提到的一些预防措施可以减轻移植术后感染。如常规疫苗接种、干净食物与水、疾病爆发时的预防措施［如严重急性呼吸综合征（severe acute respiratory syndrome，SARS）和甲型 H1N1 流感］、非夫妻的安全性行为、前往高风险地区前接受医学专家的指导和更好的文身前指导。

病毒：流行病学、预防、诊断和治疗

流行病学

病毒感染是移植后最常见的感染，包括疱疹病毒、呼吸道病毒、肝炎病毒及其他一系列病毒。病毒不仅能通过直接作用引起机体临床症状，还能影响机体的免疫反应，特别是 CMV、HCV 和 EBV 等，不仅能导致炎症发生（可能减轻移植耐受），而且还能加重免疫抑制（增加其他病原体的机会性感染风险）。由于很多病毒在感染后呈潜伏状态（如疱疹病毒），其预防和管理需力求在免疫抑制和继发感染间达到最佳平衡。

人疱疹病毒是移植后最常见的病毒感染原因。其家族包括 8 种病毒：1 型单纯疱疹病毒和 2 型单纯疱疹病毒（herpes simplex type 1，HSV-1；herpes simplex type 2，HSV-2）、水痘、EBV、CMV、玫瑰样人类疱疹病毒 6、7（HHV-6、HHV-7）和人类疱疹病毒 8（HHV-8，Kaposi 肉瘤的起病原因）。α 疱疹病毒科（HSV-1、HSV-2、水痘）主要在感觉性神经节潜伏感染，而 β 疱疹病毒科（CMV、HHV-6、HHV-7）在白细胞、内皮细胞和其他组织中潜伏存在，γ 疱疹病毒科（EBV 和 HHV-8）在淋巴样组织中潜伏存在。任意一种人类疱疹病毒全身性感染都可能危及性命；如果受者接触供者源性病原体，并且未曾感染过，那么其感染风险会显著增加。

此外，呼吸道病毒，如流感、呼吸道合胞体病毒（respiratory syncital virus，RSV）、腺病毒、副流感病毒和人间质肺病毒等均为导致移植受者发病的常见病毒，其可能表现为起病缓或起病急。肝移植后常见感染主要由肝炎病毒（主要为乙型和丙型）导致，主要表现为潜在感染复发；此外，动物源性的戊型肝炎病毒近年来也被发现可导致移植受者慢性肝炎[11]。多数成人都具有多瘤病毒 BK 和 JC 隐性感染，在免疫抑制情况下病毒激活，从而导致肾和脑疾病发生。BK 是肾移植受者的主要病原体，但也可导致其他器官移植受者感染。BK 复发激活风险直接与免疫抑制程度相关；肾移植术后 BK 多瘤病毒感染预后通常较差，移植物失功概率高，因此，早期检测和诊断 BK 复制非常重要，及时减少免疫抑制剂的用量，可很大程度上消除 BK 肾病风险。JC 病毒感染可导致进行性多灶脑白质病，起病后可致死，但罕见发病。一项对实质器官移植后进行性多灶脑白质病的多中心、回顾性研究发现，最早症状发病中位时间为 27 个月，中位存活期 6.4 个月，发病率约为 0.1%[12]。多种其他病毒也已被证明可导致移植受者发病，包括细小病毒 B19、西尼罗汉病毒、淋巴细胞脉络丛脑膜炎病毒等。

目前已有上百例 HIV 感染的患者接受器官移植，主要为肾移植，但也有肝和其他器官移植的病例。一项从 2003 年 11 月至 2009 年 6 月进行的大型多中心临床试验中，共 150 例 HIV 阳性患者接受肾移植，患者 1 年和 3 年存活率分别为 94.6%±2.0%和 88.2%±3.8%，对应移植物存活率分别为 90.4%和 73.7%[13]。与国家数据库相比，这一结果介于年龄在 65 周岁以上的肾移植受者结果和全体肾移植受者之间。多变量分析显示，接受抗排斥治疗和抗胸腺细胞球蛋白诱导治疗的患者移植物失功风险更高。而活体肾移植受者预后相对更好，观察到的比例高于预期。HIV 阳性受者排斥反应发生率相对更高，1 年和 3 年预期失功比例分别达 31%和 41%。但 HIV 感染持续可控，CD4 阳性 T 细胞计数稳定，HIV 合并感染少见。

> ✔ 这些数据提示，只要正确选择 HIV 阳性受者，肾移植也可成为适当的治疗方法。

预防

肾移植受者术后病毒感染的预防至关重要。方法包括抗病毒药物、正确选择免疫抑制剂、临时使用免疫球蛋白、仔细监控和预防接种。由于很多病毒感染严重程度与免疫抑制程度相关，因此谨慎减少免疫抑制剂剂量可减少病毒感染（尤其是潜伏病毒感染）的风险。最常见抗病毒药物包括阿昔洛韦系列药物（包括泛昔洛韦和伐昔洛韦），主要用于预防 HSV 和水痘；更昔洛韦（和口服前体药物缬更昔洛韦）主要用于 CMV 预防，也可不同程度成功降低其他疱疹病毒感染；抗乙型肝炎药物也可降低其他病毒感染风险。而抗丙型肝炎药物毒性大于获益，因此通常不会预防性应用。

虽然一些器官移植中心对存在 CMV 感染风险的患者群使用抗病毒药物（称为“普遍预防”），但也有一些中心只有在常规监测发现活动性感染证据后才应用抗病毒药物，即采用“先发治疗”。实质器官移植后 CMV 优化管理指南已经发布[4]，在特定条件下 CMV 免疫球蛋白、HBV 和水痘超免疫球蛋白可有效预防感染，对低丙种球蛋白血症（通常定义为＜400IU/ml）受者静脉给足量免疫球蛋白可减少感染风险[14]。此外，定期监控也可帮助预防 CMV、EBV 和 BK 病毒感染。

✔✔ 不同机构预防性使用抗病毒药物持续时间差异显著，但很多项目中，器官移植后使用抗病毒药物 3～6 个月（尤其是在供者呈 CMV 血清阳性而受者呈 CMV 血清阴性或接受肺移植的高危情况下）[4]，经常使用更昔洛韦或缬更昔洛韦预防 CMV，或阿昔洛韦类药物预防全身水痘感染和 HSV 感染；强烈推荐进行此类预防性给药[1]。

在移植后短期，普遍预防和先发治疗是 CMV 预防的两种主要方法。普遍预防包括对患者群［不论供者和（或）受者是否为 CMV 血清学阳性］或对特定患者（即仅对高风险患者给药，只有供者为 CMV 血清学阳性且受者为 CMV 血清学阴性时给药，以下简称为 D＋/R－）在规定时间内给预防剂量的抗病毒药物。先发治疗定义为移植后头几个月或排斥治疗后连续进行监测，一旦测试达到阈值，则开始给治疗剂量的抗病毒药物。

两种预防方法各有利弊。目前尚缺乏大型、随机对照研究对两种预防方法进行验证，但最近发表的指南概括称，普遍预防可较先发治疗获得更好预后，尤其对于高风险的 D＋/R－人群[4]。普遍预防的优点包括药物成本低，机会感染少（包括 Kaposi 肉瘤和 PTLD），移植物和受者存活率更高，排斥风险更低，组织工作更简单，监测成本更低。缺点包括晚期 CMV 感染风险高，病毒耐药风险高和药物成本与毒性高。先发治疗的优点包括药物成本低，药物暴露量低，降低晚期 CMV 感染风险（可能由于免疫启动效应加强所致[15]）；药物成本低，药物暴露量低理论上降低了耐药 CMV 传染的风险。缺点包括移植物和患者存活率低，机会性感染率高，管理复杂（移植后几个月需每周进行测试，并对结果进行管理）。治疗活动性 CMV 感染后是否需要开始二次化学预防或病毒监测仍需进一步研究。专家对此采取的行为也不一致[4]。机构应基于既往临床结果、溶细胞诱导治疗的使用、免疫抑制状态、移植器官种类、成本、定期检查的能力和其他因素来决定预防方案。

✔ 一些项目中没有采用上述任何一种预防方法，而是进行临床观察，基于活动性 CMV 的体征和症状进行测试和治疗，强烈建议不应按此方法进行，该方法可能导致症状性 CMV 感染率升高，发病范围涉及 CMV 症状到终末器官疾病（结肠炎、肝炎、肺炎、脑炎、视网膜炎等），且临床预后劣于先发治疗或普遍预防，移植物失功率更高，机会性感染风险和 PTLD 风险升高[1,4]。

✔“先发治疗”的结果可能不如普遍预防理想，尤其对于高风险移植患者（如 CMVD＋/R－），移植中心可能更倾向于（尤其对高风险移植）使用普遍预防[4]。

一些随机对照临床试验的结果可能更让人信服。比较口服更昔洛韦普遍预防（$n=74$）和静脉更昔洛韦先发治疗（$n=74$），发现移植 4 年后预防性口服更昔洛韦显著延长长期移植物存活率（92.2%与 78.3%；$P=0.0425$）[16]。供者 CMV 血清学阳性/受者血清学阳性（D＋/R＋）患者接受预防给药后移植物失功率最低（0.0%与 26.8%；$P=0.0035$），提示可根据血清学状态调整预防策略。最近研究显示，D＋/R－受者接受先发治疗后抗病毒药物耐药性风险超过预期[17]；既往研究已经表明，使用普遍预防的患者耐药风险增加，提示两种方法都具有引起耐药的风险。

CMV 对移植受者的“直接”和“间接”影响长期以来一直引人关注。直接影响表现为感染，临床表现明显。间接影响则可能更为凶险，可能对器官移植物和受者预后均导致负面影响，包括细菌、病毒和真菌感染风险升高，肝移植后 HCV 复发侵略性更强，急性排斥率更高，移植物失功和衰竭风险升高，慢性移植肾肾病，血管疾病（冠状动脉、主动脉和移植血管），癌症（尤其是 PTLD）和糖尿病风险升高[18]。

成本是器官移植临床工作中考虑的一个重要部分，可能对预防方法的选择产生显著影响。在一些情况下，虽然患者净成本（药物联合付费）、移植项目或医疗系统成本可能不同，但连续监测（包括人员和实验室监测成本）可能与药物成本（即“普遍预防”）近似。尽管如此，权衡项目的整体成本和患者的长期获益仍十分重要。最近的一项研究显示，普遍预防和先发治疗的患者移植血清学阳性肾 5 年内的 CMV 感染风险分别为 4.1％和 55.5％[19]。10 年内普遍预防的直接成本比先发预防多 1 464 美元，但间接成本节省 7 309 美元，因此 10 年期每例患者净增质量校正寿命 0.209。因此与先发治疗相比，获得 1 质量校正寿命，普遍预防可节约成本 27 967 美元。因此作者得出结论，对 CMV 血清阳性肾移植患者，普遍预防临床效果更佳，且更节约成本。

从改善移植后 CMV 预防策略（Improved Protection Against CMV in Transplant，IMPACT）试验获得的证据显示，缬更昔洛韦延长预防 200 天可较 100 天预防显著降低高风险肾抑制（D＋/R－）受者 CMV 发病率，如图 12.2 所示[20]。随后研究者开发出成本效益模型来评估对 D＋/R－肾移植受者延长 200 天缬更昔洛韦给药，并从美国医疗支付人角度评估其长期经济学影响[21]。结果发现，5 年时间范围内，递增成本效益率为 14 859 美元/质量校正寿命，如考虑 50 000 美元/质量校正寿命为临界值，则可认为 200 天缬更昔洛韦给药较 100 天给药方案的成本效益更高。10 年分析显示，200 天缬更昔洛韦预防节约 2 380 质量校正寿命（每 10 000 例患者），同时更节约成本。作者得出结论认为，延长缬更昔洛韦预防可降低高风险肾移植受者 CMV 相关事件发生率，是一种性价比更高的 CMV 疾病管理策略。另一项单中心、回顾性研究得到的结论相同，对 CMVD＋/R－受者，6 个月预防比 3 个月预防性价比更高，避免每例感染和发病的递增成本分别为 34 362 美元和 16 215 美元，增加 1 质量校正寿命成本为 8 304 美元[22]。

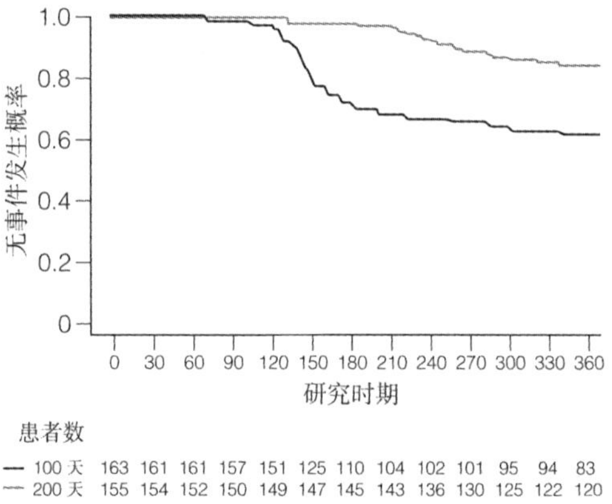

图 12.2 IMPACT 实验的（D＋/R－）肾移植受者，比较 100 天和 200 天预防性缬更昔洛韦治疗，移植 12 月后的巨细胞疾病 Kaplan-Meier 分析图[20]。（Reproduced from Humar A，Lebranchu Y，Vincenti F et al. The efficacy and safety of 200 days valganciclovir cytomegalovirus prophylaxis in high－risk kidney transplant recipients. Am J Transplant 2010；10（5）：1228－37. With permission from John Wiley and Sons.）

多瘤病毒，尤其是 BKV，可导致移植物失功和移植失败，一旦 BK 肾病发作，则难以挽回移植肾。多项研究显示，移植后头 12～18 个月进行常规 BK 监测，早期发现病毒复制然后减少免疫抑制用量，可提供最佳临床结果。抗病毒治疗，包括西多福韦和来氟米特的治疗成功率有限，且潜在毒性明显。有限数据提示，肾移植后给氟喹诺酮类（如环丙沙星或左氧氟沙星）可能降低 BK 病毒血症风险；其他数据还提示，氟喹诺酮类可能降低异基因造血干细胞移植后严重 BK 出血性膀胱炎发生率。氟喹诺酮类通常被用作抗细菌感染药物，该药似乎对多瘤病毒中大型 T 抗原解旋酶活性也有抑制活性；因此可被用于抑制 BKV 复制，但不能完全消除 BKV 复制。

> ✔ 由于 200 天缬更昔洛韦预防 CMV 感染和发病风险更低，成本疗效更高，专家建议对 D+/R−移植受者，采用 200 天缬更昔洛韦预防比 100 天预防更优[20−22]。

> ✔✔ 应该强调指出，BK 病毒血症和肾病似乎是免疫抑制过度所致的结果，筛选是预防的主要方法，而治疗的主要方法则是减少免疫抑制并后续监测。

HBV 是导致肝硬化和肝移植的常见原因；移植后管理可包括抗病毒药物，如拉米夫定、恩替卡韦、阿德福韦以及乙肝免疫球蛋白。其他器官移植受者可能存在 HBV 潜伏感染，使用免疫抑制药物后可激活感染，尤其对于乙肝表面抗原阳性受者来说风险更大，而对于表面抗原阴性但核心抗体阳性患者则较少见。如受者未曾主动免疫，则所有接受透析和器官移植的患者应在移植前接种疫苗；对一些患者可加大疫苗剂量，加速疫苗系列接种，尤其是对于即将接受器官移植的患者。

对于移植前血清学阴性的患者和免疫抑制显著的患者（肺、小肠、复合组织移植）而言，EBV 也是一个主要问题。EBV 复制增加 PTLD 风险，90% PTLD 均为 EBV 介导。对美国 SRTR 国家注册数据库的分析发现，肾移植、心脏移植和肝移植患者的 PTLD（如受者为 EBV 血清学阴性）的校正前 HR 分别为 5.005、6.528 和 2.615，所有三类均有 $P<0.001$[23]。一些中心对 EBVD+/R−患者移植 1 年后进行定期筛查，对出现明显病毒血症的患者减少免疫抑制[24−25]。单一机构对 34 例 D+/R−成人肾移植受者在移植后 1 年进行前瞻性 EBV 连续监测[24]。34 例受者中，20 例（60.6%）在移植后 1 年内发生病毒血症，其中 6 例接受利妥昔单抗治疗，没有发展为 PTLD；对没有监测的 6 例受者，3 例（50%）发生 PTLD 且移植物失功。因此得出结论认为，与按照方案进行监测的受者相比，没有进行监测的受者发生 PTLD 和移植物失功的比例更高（$P=0.008$）。没有数据提示抗病毒药物可预防或减低 EBV 病毒血症；更昔洛韦仅对一小部分处于溶解期的病毒有效。考虑血清学阴性受者 PTLD 风险更高，贝拉西普，一种新免疫抑制药物，已经被批准用于 EBV 血清阳性受者[26]。

> ✔ EBVD+/R−受者移植后，监测 EBV 病毒载量，精确调整免疫抑制强度，可能可帮助减少 PTLD 风险。

有趣的是，EBV 复制并不总是不良预后的标志。对一组 31 例肺移植受者进行 2 年期随访，检测血浆和全血中的 EBV 病毒载量，全血中 EBV 病毒载量为阳性的受者发生Ⅱ级及以上急性排斥的风险显著低于 EBV 病毒阴性的患者（45%与 83%），但纵向随访看其感染性，并发症风险并没有升高，提示全血 EBV 病毒载量可代表实质器官移植受者免疫抑制净状态的重要功能指标[25]。此类患者均没有发生 PTLD。

PTLD 一词描述淋巴组织增生，淋巴组织增生与淋巴瘤不同，前者不一定为单克隆，且其形态学往往与淋巴瘤不同。PTLD 并不是真正的感染，是一种介于感染和恶性肿瘤间的混合状态。PTLD 是仅次于皮肤癌的移植患者第二高发肿瘤，其风险较普通人群高 10～20 倍。约 90%的 PTLD 与 EBV 有关。对 EBVD+/R−患者或免疫抑制水平高的患者（如肺移植），PTLD 的风险要高得多。法国国家成人肾移植受者登记显示，5 年内 PTLD 的累积发生率为 1%，10 年内则攀升到 2.1%，多变量统计显示，PTLD 与受者年龄偏大、胰肾联合移植、移植年份偏早（1998—1999 和 2000—2001 与 2006—2007)、EBV 不配型、6 个 HLA 中 5 个配型不符诱导治疗显著相关[27]。风险连续且显著存在，如图 12.3 所示。

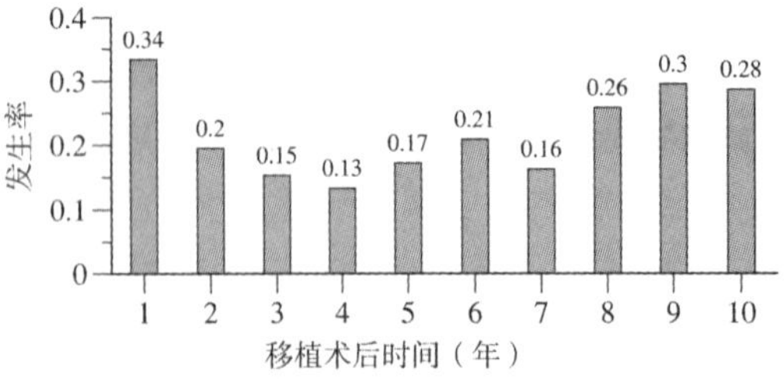

图 12.3 成人肾移植和肾胰腺联合移植后术后时间的 PTLD 发生率柱状图[27]。(Reproduced from Caillard S, Lamy FX, Quelen C et al. Epidemiology of posttransplant lymphoproliferative disorders in adult kidney and kidney pancreas recipients: report of the French registry and analysis of subgroups of lymphomas. Am J Transplant 2012; 12 (3): 682 - 93. With permission from John Wiley and Sons.)

如淋巴细胞脉络丛脑膜炎病毒和狂犬病毒等人畜共患病也可导致移植受者发生致命的供者来源感染[28−29]。其他可导致移植受者严重感染的人畜共患病毒包括戊型肝炎、副痘科病毒和 SARS[30]。以蚊子为传播媒介的感染，如西尼罗河病毒、登革热、东部马脑炎和切昆贡亚热等，也可导致移植受者严重疾病。通过穿着防护服、喷洒驱蚊剂和在睡觉时设置屏障或蚊帐，可减少传染风险。供者血液和器官中具有西尼罗河病毒都可引起移植受者感染[31]。

✔✔ 接种抗流感、甲肝、乙肝、腮腺炎、风疹、人乳头瘤病毒、水痘/带状疱疹和其他病毒病原体的疫苗可进一步提供保护；强烈推荐在移植前优化预防措施，术前预防治疗可能较术后治疗更能增强免疫反应。

如表 12.1 所示，一些病毒疫苗含有减活病毒，不能在移植后使用，如水痘/带状疱疹、麻疹、腮腺炎、风疹和黄热病病毒。总体看，与以前相比，移植中心对移植患者接种疫苗的意愿显著增强，且众多专家推荐每年接种流感疫苗[32]。UNOS 认证肾和肾一胰腺移植中心对流感疫苗接种进行调查，结果发现与 1999 年相比，2009 年的响应者更愿意对肾移植（94.5%与 84.4%，$P=0.02$）和肾脏一胰腺移植受者（76.8%与 48.5%，$P<0.001$）推荐接种疫苗，且移植受者家属也更愿意接受疫苗接种（52.5%与 21.0%，$P<0.001$)[33]。也有专家担心疫苗可能打破免疫耐受或增加排斥风险，但至今缺乏直接证据。

✔ 如有可能，移植受者应尽量避免接种含有佐剂的疫苗，而选择不含佐剂的疫苗；因为佐剂具有免疫刺激性，可能对受者造成伤害[32]。

诊断

分子技术大大改善了病毒诊断。病毒培养的方法逐渐被速度更快、特异性更高的分子分析替代。病毒扩增方法可在几小时内精确记录活跃复制的病毒感染。在定量分析时代，可分析病毒载量随时间的变化，如连续检测分析 CMV、BK 或 EBV 病毒血症对治疗的反应。过去在此类人群中诊断某些感染，如细小病毒 B19、HHV-6、HHV-7 等十分困难，但如今分子诊断为我们提供了强大的分析工具。一些病毒（如 CMV、EBV 和肝炎病毒）移植前血清状态（即抗体滴度）可辅助诊断和管理；总体看，血清学对免疫抑制人群的作用偏弱，这部分人群不太可能发生血清转化而急性发病，因此分子诊断的效用更大。对活检样本进行免疫组化可有效识别各种疱疹感染，包括 HSV、水痘、EBV、CMV、HHV-8 和 BKV 等其他病毒；仅能通过活检确定 BK 病毒性肾病，而仅靠病毒血症并不能做出肾病诊断。最近由 WHO 开发的 CMV 病毒载量测试国际标准可能大大改善我们跨测试平台诊断和管理 CMV 的能力，我们能以此开发适合多中心使用的方案。出现了各种细胞免疫分析，如 γ一干扰素酶联斑点实验（enzyme-linked immunospot assay，ELISpot）、细胞内细胞因子染色、MHC 多聚体分析和 Quantiferon-CMV，可用于预测个体患者发生病毒性疾病的风险。

治疗

病毒感染有效治疗需多管齐下：使用抗病毒药物，尽可能减少免疫抑制，通过免疫球蛋白增强免疫力，有时可注射病毒特异性 T 细胞。常规抗病毒药物包括阿昔洛韦类（包括泛昔洛韦和伐昔洛韦，主要治疗 HSV 和水痘感染）、更昔洛韦（和口服前体药物缬更昔洛韦，用于 CMV 和其他感染）、膦甲酸钠（主要用于耐药性 CMV）、西多福韦（用于耐药性 CMV，BK 病毒等感染）和利巴韦林（用于 RSV 和其他少见感染）。有多种抗病毒药物均可用于乙肝治疗，而丙肝则主要用利巴韦林和干扰素治疗；虽然有新发布的具有抗 HCV 活性的蛋白酶抑制剂（特拉匹韦和波普瑞韦），但仍缺乏其在移植患者中的数据，且存在显著药物相互作用。降低免疫抑制强度（即使仅短暂降低强度）或可实现病毒感染快速清除。虽然缺乏充分证据，但通过静脉注射免疫球蛋白给低丙种球蛋白血症受者补充充分免疫球蛋白或可帮助清除感染[14]。一些中心对重度活动性疾病的血清学阴性受者给 CMV 免疫球蛋白。已经证实过继性输注 CMV 或 EBV 特异性 T 细胞是一种有效的新方法，对造血干细胞移植受者尤其有效，在器官移植受者的应用也越来越多。

细菌：流行病学、预防、诊断及治疗

流行病学

细菌感染在移植受者身上发生较为频繁。从常见的感染包括尿路感染、肺炎、菌血症，到奴卡菌、红球菌、李斯特菌和其他少见病原体引起的感染，范围很广。同时，频繁地接触医疗机构增加了耐药病原体感染的风险，包括甲氧西林耐药和万古霉素中介的金黄色葡萄球菌（MRSA 和 VISA）、VRE、假单胞菌、嗜麦芽窄食单胞菌等。潜伏感染如结核分枝杆菌在肾衰竭和肝衰竭患者以及移植后期患者有很高的复发比例。

预防

细菌感染的预防需要对个体患者的危险因素进行回顾，如反复发作的尿路感染、既往的肺炎或蜂窝织炎、胸腹水等引流不畅。

> ✔ 甲氧苄啶/磺胺甲恶唑用于预防移植术后卡氏肺孢子虫的感染，对其他细菌感染如链球菌、李斯特菌、奴卡菌等也具有额外优势，因此被广泛推荐使用[1]。

接种肺炎链球菌、破伤风梭菌、白喉

棒状杆菌、百日咳杆菌和其他细菌性病原体疫苗，也可以提供额外的保护。

尿路感染反复发作在移植受者中很常见，应重视调查有无泌尿系统解剖学的异常，许多移植受者常有膀胱、前列腺或其他泌尿生殖系的解剖异常，导致感染复发。一些临床医生长期使用抗生素来预防感染的复发，但在抗生素耐药时代很少有效，并且增加了艰难梭菌的感染率；虽然没有相关研究证实，轮换使用抗生素可能会有改变抗生素耐药的风险。本文作者强烈建议尽可能进一步调查是否存在解剖学病因。阴道雌激素替代疗法（局部的，并不一定系统性）的使用，对绝经后的女性可能会有帮助。

诊断

细菌感染的诊断在很大程度上仍依赖于培养技术。为了使培养诊断率达到最优化，临床医生如果怀疑有少见的病原体感染，如李斯特菌属、红球菌属、分枝杆菌属、诺卡菌属等，应告知实验室。在初步诊断时扩大药敏试验的抗生素种类可能对后续治疗有帮助，特别是药物相互作用和副作用风险的增加，如白细胞减少症、肾毒性等风险增加，部分是多种药物同时使用的原因。组织病理学检查，特别是对微生物的特殊染色，有时对诊断非常有帮助；例如对于分枝杆菌的抗酸染色，对于螺旋体的 Giemsa 染色，Warthin-Starry 染色或者 Steiner 染色。分子诊断是一种新兴的细菌感染诊断方法。由于移植人群相对较弱的免疫应答状态，血清学阳性诊断率往往较低。

治疗

移植受者出现发热或发现病灶时，通常开始进行经验性抗菌治疗，药物选择主要根据当地的流行病学。移植后患者菌血症的发生明显增加，如延误有效治疗往往导致高死亡率，特别是某些病原体的感染。移植患者对于耐药病原体具有高风险，经验性抗生素的选择应覆盖可能的耐药菌，根据培养和药敏结果调整抗生素治疗方案。移植患者抗生素使用的最佳持续时间目前没有很好的研究，但通常和非移植患者时间相同或略长。由于毒性和副作用的原因，一些抗生素应尽量避免使用，包括氨基糖苷类（可增加肾毒性的风险）、利福霉素类（利福平、利福布汀，与他克莫司、环孢素 A、西罗莫司、泼尼松等有严重的相互作用）。

因细菌耐药性的增加，口服抗生素的敏感性下降，在移植群体中静脉给药治疗会更常见，并且常常需要延长使用静脉通路，有时需使用经外周静脉置入中心静脉的导管（PICC 或 PIC）。一般来说，手臂静脉应避免使用，并且为那些有慢性肾病高风险的患者预留血液透析用的静脉通路。目前，临床上小口径的中心静脉导管越来越受欢迎[34]。通过使用影像学手段或手术置管引流等改善积液的引流可帮助感染的清除和防止复发；如果保持感染灶充分引流，就没有必要长时间使用抗生素。感染的预防措施包括清除感染病灶（如血管内导管、留置导尿管、支架、易形成脓肿的皮肤破损等）以及有效处理反复感染的病灶（如尿路感染）。

真菌：流行病学、预防、诊断及治疗

流行病学

念珠菌感染相对容易得到控制，但侵袭性曲霉病、接合菌病（根霉属、犁头霉属、根毛霉属、毛霉属、小克银汉霉属等引起）死亡率非常高，可以导致严重的并发症。真菌感染尤其是念珠菌感染，容易在移植后早期发生，但也可能发生在移植几年之后。新型隐球菌是器官移植受者发生脑膜炎最常见的病因；卡氏肺孢子虫以前称为卡氏肺囊虫，归类在原生动物，目前认为也是一种真菌。

预防

预防念珠菌和其他酵母菌感染需要合理使用抗生素以及免疫抑制剂。无危险因素的自发性念珠菌感染是非常罕见的。念珠菌感染常继发于广谱抗生素暴露，正常菌群减少以及肠道、泌尿系统、上呼吸道念珠菌定植的增加，念珠菌定植增加了从一个非无菌部位到无菌部位移位的风险，如血液、胸腔或腹腔等部位。导尿管的留置显著增加了尿道念珠菌定植和后续侵袭性感染发生的风险。新型隐球菌孢子存在于鸟的粪便中（尤其是鸽子粪便）和鸟粪便污染的土壤中；人类可以吸入这些来源的真菌气溶胶而引起隐球菌感染，所以建议移植患者避免接触鸟类。

霉菌孢子在环境中普遍存在。预防霉菌感染需要多种防范措施结合，包括医院内空气过滤系统、现症感染或定植的识别以及针对性的抗真菌预防性处理。目前很难可靠区分社区获得性和院内感染性曲霉病。移植受者在园艺活动或者触碰植物和土壤时需要戴手套，并应避免吸入和制造可能含有霉菌孢子的土壤或沙尘气溶胶。在不可避免的情况下可戴上 N95 口罩，在上述接触后注意洗手，并且治疗因接触土壤和植物造成的皮肤擦伤或割伤等。移植受者不宜将鸟类当宠物。移植肺的侵袭性霉菌感染更常见于那些患有囊性纤维性变的患者，在肺移植之前往往没有被注意到，但与不良预后密切相关；同样的，霉菌在其他移植受者的气道定植也可能会发展成全面的移植感染；因此，移植或移植前的培养数据可以帮助靶向治疗或减轻感染。抗真菌预防性措施在各移植中心很不一致。一般情况下，大多数肾病中心很少对曲霉属和其他真菌进行预防。

> ✔ 许多移植中心建议对卡氏肺孢子虫的预防，常用甲氧苄啶/磺胺甲恶唑、阿托伐醌或氨苯砜；应该指出的是，与其他药物相比，甲氧苄啶/磺胺甲恶唑具有最广谱的抗菌谱，是最可取的。

坚持回避措施，承认自己的局限性，结合预防性抗真菌措施，可能是预防侵袭性霉菌病最有效的方法。

地方性真菌如球孢子菌和组织胞浆菌在移植患者中发生的比例有升高。有趣的是，移植患者球孢子菌感染比组织胞浆菌更常见，潜伏感染的复发率也更高。需要提醒患者的是，移植患者前往疫区有新获感染的风险。从供者来源的地方性真菌感染的罕见病例也有报道；在一些病例中，器官移植进行的地方为非流行地区，由于这些感染的发生不在预料之中，因此会有很高的死亡率。

真菌感染可能是由于动物暴露引起[30]。隐球菌属是继念珠菌属、曲霉属之后，器官移植受者侵袭性真菌感染的第三个最常见原因[35]。鸟类和它们的粪便是最常见的已知风险。目前已知鹦鹉与隐球菌病有关，一些作者建议免疫力低下患者不宜养殖鹦鹉[36]。孢子丝菌病是由于申克孢子丝菌引起，与动物尤其是猫接触后感染有关。皮肤癣在普通和特殊动物中都很常见，可引起人类表皮性以及侵袭性疾病。

诊断

真菌诊断常采用专用的真菌染色，培养以及血液、尿液和其他体液中真菌抗原的检测。与其他病原体相比，真菌可能更难在培养中生长，也更难诊断。高度的警惕性以及结合多种诊断方法，对于这些潜在的、难以捉摸的病原体诊断非常有必要。

有些病原体，如念珠菌属通常会在常规培养基上生长，而有些则需要专门的真菌培养基才能促进生长。念珠菌属在常规血培养上生长，丝状真菌（如曲霉属，在血培养中非常罕见，小于1%曲霉属病例培养阳性），需要用真菌隔离器。

真菌抗原，包括1,3-β-D-葡聚糖、甘露聚糖和隐球菌的检测，极大提高了真菌诊断能力。血液1,3-β-D-葡聚糖检测，包括念珠菌属、曲霉属、镰刀菌、毛孢子菌、酿酒酵母、顶孢霉菌、粗球孢子菌、荚膜组织胞浆菌、申克孢子丝菌、皮炎芽生菌和卡氏肺孢子菌均可阳性。血液等多种体液标本可检测半乳甘露聚糖抗原，对曲霉属比较特异。对于隐球菌病，血液或脑脊液隐球菌抗原检测是非常敏感和特异的。

支气管镜下支气管肺泡灌洗和支气管镜活检，或X线引导下经胸廓活检，或进一步肺活检等，对明确肺部真菌感染诊断往往是非常必要的。患者经验性抗真菌治疗往往会延误这些诊断措施，同时降低了诊断效能，应当避免。支气管肺泡灌洗液半乳甘露聚糖抗原检测可有助于曲霉菌阳性患者的诊断，同时需包括对卡氏肺孢子菌的特殊染色。卡氏肺孢子菌有可能存在乳酸脱氢酶（lactate dehydrogenase，LDH）升高和1,3-β-D-葡聚糖检测阳性。

血清学检查和尿抗原检测有时可能有帮助的（如球孢子菌属）。当活检材料或组织是可获取的，组织病理学可提供诊断帮助，尤其是对真菌特殊染色，包括Gomori's Metanamine银染、过碘酸Schiff染色、隐球菌黏蛋白胭脂红染色和卡氏肺孢子菌的免疫组化检测。

治疗

真菌感染治疗可能需要使用一种或多种抗真菌药物以及外科手术（特别是毛霉菌病和一些曲霉病）。念珠菌感染可用唑类药物（主要是氟康唑）或棘白菌素类药物（如米卡芬净、卡泊芬净、阿尼芬净）。根据病原菌，丝状霉菌感染使用两性霉素B制剂（通常脂质体剂型有较好的耐受性，如Ambisome®或Abelcet®）或使用伏立康唑、泊沙康唑等唑类药物。棘白菌素有时是用于补救措施，或者作为药物联用方案中组成部分，但对于药物联用可用的数据非常少。抗真菌药物的敏感性检测越来越多地用于指导治疗以及药物治疗的监控，特别是对于伏立康唑、泊沙康唑等唑类药物。免疫抑制剂（特别是他克莫司、环孢素和西罗莫司）与唑类药物（特别是伏立康唑、泊沙康唑等药物）之间有非常明显的相互作用，使用时必须注意减少免疫抑制剂的剂量。大部分地方性真菌和隐球菌感染对于两性霉素制剂或氟康唑的治疗有应答。卡氏肺孢子菌使用甲氧苄啶/磺胺甲恶唑、克林霉素、伯氨喹、阿托伐醌和其他一些药物来治疗，并且可使用较低剂量上述药物进行预防。

寄生虫：流行病学、预防、诊断和治疗

流行病学

寄生虫感染在器官移植术后较为少见，目前报道的感染移植受者的寄生虫类型包括刚地弓形虫、类圆线形虫、克氏锥虫（引起南美洲锥虫病的病原体）、利什曼原虫以及肠道寄生虫（隐孢子虫、贾第鞭毛虫等）。器官移植相关寄生虫感染的高危因素包括：在寄生虫感染流行地区实施器官移植，选择的供者或者受者（处于潜伏期）来自流行地区以及“移植旅游”等[37]。此外，环孢素代谢产物有一定的抗寄生虫作用，基于环孢素的免疫抑制方案被新兴的药物所替代，也潜在增加了感染的可能。目前，已有寄生虫感染相关器官移植的指南被制定并发表[7]。

许多动物源性的寄生虫已被证实能感染移植受者[30]。寄生虫可通过血源性和器官源性途径在器官移植时感染受者，而肠道病原体在围移植期感染的概率较小，但在小肠或者肝移植时也能发生。弓形虫病、巴贝西虫病、美洲锥虫病和利什曼原虫病在移植受者中是最常见的寄生虫感染疾病。

预防

避免摄取污染的食物和水（尤其是肠道病原体和刚地弓形虫），避免皮肤接触隐匿性病原体（类圆线虫），避免昆虫叮咬（如疟原虫、巴贝西虫病、美洲锥虫病和利什曼原虫）都能有效地预防寄生虫感染。此外，高危的移植受者应在移植术前筛查潜伏感染。同样，来自流行地区（比如疟疾、巴贝西虫病、美洲锥虫病和利什曼原虫病）的移植供者也需筛查。预防药物包括甲氧苄啶/磺胺甲恶唑（预防刚地弓形虫病）、依佛霉素（治疗活跃期或潜伏期类圆线虫）等。器官移植相关寄生虫感染中较为常见的弓形虫病，在甲氧苄啶/磺胺甲恶唑预防干预后，已被有效控制。在疟原虫感染流行地区已推荐预防使用抗疟药物，包括所有旅行至该地区的移植受者。

诊断

实体器官移植术后寄生虫感染的诊断较为复杂。一般来说，根据不同的感染类型选择特定的检测手段：通过镜检粪便中的虫卵或寄生虫以快速诊断；通过外周血涂片诊断如疟疾、巴贝西虫病、美洲锥虫病等；也可利用特殊染色和镜检不同的样本组织（血、粪便、活检组织）、培养、血清学检测和组织病理学等手段诊断；分子学诊断也是非常有效的手段之一，比如疟疾的快速诊断，PCR 检测手段诊断锥虫和弓形虫感染等。临床上常用的嗜酸性粒细胞在移植相关的寄生虫感染中诊断价值有限，因为免疫抑制剂的使用（尤其是激素）会引起假阴性结果。

移植术后或者感染治疗后的监测也尤为重要。例如，术前针对美洲锥虫病的治疗并未显示可降低移植术后病原体再活化的风险。少数感染的患者接受免疫抑制治疗后会出现病原体再活化的情况。由于抗寄生虫药物存在毒性，许多专家建议在术后监测出现寄生虫血症或者临床症状时使用药物。同样，在没有临床症状时对利什曼原虫血清学阳性移植供者和受者进行治疗是非必要的。有些病原体，例如对于血吸虫感染的患者，血吸虫可在数年后死亡，但患者却长时间血清学阳性。我们很难确定这类患者是否需要治疗，因为无法判定病原体存活还是死亡。

治疗

抗寄生虫药物和器官移植术后治疗的相关药物常会发生相互作用，从而出现明显的副作用和毒性，在使用时需特别小心。免疫功能低下的宿主容易出现寄生虫感染再燃（例如巴贝西虫、刚地弓形虫、类圆线虫等），因而需要术后监测。鉴于那些耐受较好的抗寄生虫药物，临床医生希望可延长药物使用周期来治疗那些存在较高再燃风险的病原体感染，如巴贝西虫感染、圆线虫感染等。减少免疫抑制治疗是否有助于清除感染，目前尚不明确。

移植术前的感染评估

✔ 移植术前应由擅长治疗感染性疾病并熟悉器官移植的专家进行评估，以降低感染风险。

应结合流行病学信息以及病史判断潜

伏感染的风险（如结核杆菌、组织胞浆菌、球孢子菌、隐球菌、锥虫、乙肝病毒等），若检测阳性或者存在可疑病史，移植中心应对病原体的再激活进行检测筛查，并选择预防性治疗。对于潜在的移植受者和供者，应通过病史，胸部X线，皮肤测试或使用基于检查r-干扰素释放的血化验，如T-SPOT、TB或血干扰素试剂检验，以筛查潜伏性结核感染。对于存在潜伏性结核感染的患者，应给予药物预防，因为通常移植的时间不能确定，而且结核感染往往会延后患者的移植时间。当然，针对潜伏性结核感染的受者也可在移植术后开始抗结核治疗。对于存在金黄色葡萄球菌感染的患者，术前常规进行短期的抗菌治疗，如口服多西环素/利福平，鼻内运用莫匹罗星等，以降低术后切口感染风险。

疫苗病史也应评估，常规疫苗的选择以及针对高风险病原体感染的疫苗预防。针对某些血清学阴性病原体疫苗，如麻疹、流行性腮腺炎、风疹、甲型/乙型肝炎、水痘等应术前接种疫苗，因为某些减毒活病毒疫苗（水痘/带状疱疹病毒、麻疹、流行性腮腺炎、风疹、黄热病和卡介苗等），不能给移植术后免疫功能低下的受者使用[5]，如表12.1所示（潜在易感染和潜在致命性感染病原体）。若接种减毒活病毒疫苗，那么移植至少在接种疫苗1个月后，以确保潜在的活病毒已被机体清除。

针对移植后受者预防性感染的标准方案需要统一。某些抗病毒的方案往往根据本地区的单中心经验。针对抗生素过敏，如TMP/SMX过敏的移植受者，需由过敏专家评估后确定特定的抗生素能否在移植术后使用。针对抗真菌感染方案，其运用往往局限于肺移植领域。对于结核患者，未接受术前预防或存在高风险复发的患者，需接受抗结核治疗。组织胞浆菌感染往往不需要药物干预，许多疫区的临床医生针对移植供者和受者，通常会选择药物预防球孢子菌。

供者源性感染

供者源性感染是移植相关感染性疾病的新兴话题。目前已明确某些病原体，如CMV和EBV等，能够从供者传播至受者。然而，也有些供者源性病原体在移植术后未能被移植医生及时检测和发现，这些感染往往造成更高的发病率和死亡率。目前已发表的文献及OPTN的数据显示，供者源性感染性疾病发生率小于1%。然而，供者源性感染一旦发生，预后往往不佳[6]。OPTN从2005年开始收集供者源性传播疾病数据，结果显示供者源性感染性疾病发生率近年来显著上升。2005年，供者源性感染发生率低于0.5%，而2009年其发生率已升至3%（152例）。

病毒传播在供者源性感染性疾病中最为常见，几乎是其他类型的3倍，如腺病毒、乙型肝炎病毒、丙型肝炎病毒、单纯疱疹病毒、人类嗜T淋巴细胞病毒（human T-lymphotropic virus，HTLV）、流感病毒、HIV、淋巴细胞性脉络丛脑膜炎病毒（lymphocytic chriomeningitis virus，LCMV）、副流感病毒3型、微小病毒B19、狂犬病病毒和西尼罗河病毒[6]。不幸的是，针对这些病毒感染的治疗手段非常有限，减少免疫抑制剂的使用有助于机体清除病毒，但移植排斥的风险增加。

供者的细菌感染及定植、供器官的细菌污染经常发生但很少会传播至受者体内[38]。有趣的是，结核分枝杆菌是引起受者传播的最常见细菌，通常造成严重的损害[6]。

2005—2009年间OPTN报道的供者源性细菌感染包括：不动杆菌属、肠球菌属、类埃利希氏体属、大肠杆菌属、克雷白氏杆菌属、军团杆菌属、李斯特菌属、莱姆病属、诺卡菌属、假单胞菌属、落基山斑疹热、沙雷菌属、金黄色葡萄球菌属、链球菌属、密螺旋体和韦荣球菌属[6]。移植医生需警惕并识别这些供者源性的感染性疾病。

真菌和寄生虫感染往往造成严重的机体损伤，特别是发生在移植术后未能及时检测到感染病原体以及免疫功能低下的人群。针对供者源性的真菌和寄生虫感染的治疗手段非常有限并且伴有明显的毒副作用，药物间的相互作用常导致更严重的毒副作用。目前已报道的供者源性真菌感染包括：曲霉菌属、念珠菌属、粗球孢子菌属、隐球菌属、新型隐球菌属、荚膜组织胞浆菌和接合菌。已报道的供者源性寄生虫感染包括：巴贝虫、巴氏阿米巴、克氏锥虫（Chagas 病）、福氏纳格里阿米巴原虫、血吸虫和类圆线虫[6]。

✔✔ 供器官获取机构及移植医生需警惕潜在的供者源性病原体传播，回顾供者的流行病学资料及相关病史非常重要。

供者源性感染发生的常见因素主要：因血液中的病原体浓度较低以致难以检测、感染正好处于“窗口期”（机体已感染但尚未发生血清学转换）以及人为失误等。因此，器官移植术后医生应特别注意供者源性的病原体传播。尽管目前仍有许多供者源性的感染性疾病无法预防，但围术期的详细评估和筛查能够避免这类感染的发生，如某些呈明显地理分布的病原体感染（如克氏锥虫、球孢子菌、类圆线虫等）。

生活方式和感染：食物、宠物、旅行和性行为

宠物在提供很多益处的同时也增加了人畜共患病的风险。关于宠物的讨论最好在移植前进行。宠物可以增进健康和幸福，许多人也会乐于采纳一些如何协调和管理宠物的建议。宠物选择指南可以减少人畜共患病的风险。一般来说，较好信誉来源的成熟宠物，其人畜共患病风险较低。鱼可能是引起疾病风险最低的宠物（如果让移植受者避免清洗水族箱，其风险更低）。应尽量避免下列动物当宠物，如鸟类、爬行动物（蜥蜴、蛇和乌龟）、小鸡、小鸭以及外来宠物（如龙猫和猴子等）；同时也应避免与流浪动物和野生动物接触。从动物获得感染的个体风险的估计非常困难，在这方面领域做的工作也非常少。

在接触任何动物后必须仔细洗手。当宠物患病时（尤其是腹泻时），必须去看兽医，进行数次粪便检查以查明有无寄生虫，同时进行常规疫苗注射和评估，这样可以降低作为宠物主的移植受者感染的风险。免疫力低下的患者应避免直接接触接种在他们的宠物上的任何活病毒疫苗（如犬窝咳/百日咳疫苗）。此外，动物的排泄物或唾液也应避免接触。应喂食质量好的宠物食品（不包括生鸡蛋或肉），并且不让宠物喝马桶水。人类应该避免跳蚤和蜱的叮咬以及动物的抓伤和咬伤。因为小孩容易被宠物咬伤以及不能保持良好的手卫生习惯，因此年幼的移植受者不建议饲养宠物。在刚接受移植后的这段时间，患者处于最大程度的免疫抑制状态，该时期应当避免宠物治疗。美国疾病预防和控制中心关于“宠物和器官移植患者”的报告中提供了总体和动物特异性指南[39]。

食源性疾病是最常见的感染源之一。沙门菌属、弯曲杆菌属、大肠杆菌、李斯特菌属和弓形虫可引起移植受者的严重疾病。有两个最重要的风险，一是包括那些没有烹煮过的新鲜水果和蔬菜；二是动物产品，如未经消毒的牛奶、奶酪、鸡蛋、肉类、家禽、鱼生、生的海鲜及汁等[40]。许多移植方案建议在移植后的第一个 3～6 个月内进食必须十分小心，因为那是最容易感染的时期。不幸的是，移植的患者应该经常避免生动物产品，包括软奶酪、寿

司和其他常见食物。在自家厨房里精心准备食物可以大大降低食源性疾病的风险。

国际旅行使旅客暴露于在其居住国不存在或罕见的多种病原体之中，并增加了暴露于常见的那些通过食物和水传播、蚊虫叮咬和其他传播途径的病原体接触的风险。风险程度和旅行的地点、食物、住宿、活动类型和停留的时间长短密切相关。一般来说，去发达国家旅行风险是最低的。前往发展中国家，特别是那些在热带或亚热带的地区，其风险最大。在黄热病流行地区，如图12.4所示[41]，对于特别易感的移植人群尤其引起注意，因为他们不能接种减活的黄热病疫苗，除非特殊情况，应尽量避免去以上地区。所有移植受者前往有可能增加感染的危险区域之前，应了解食品和水传播疾病的风险、最佳的防晒保护（特别是会增加罹患皮肤癌率的风险），了解腹泻和其他常见的感染疾病的处理以及如何避免蚊子和血源性感染等。旅行都应该携带抗生素，以便在胃肠炎或其他常见的感染疾病发生时使用。在旅行前，移植受者都建议到精通免疫抑制的医学专家那里接受咨询。那些接受器官移植为主要目的旅行（通常是商业性质）应注意有关感染疾病的风险（和伦理问题）[37]。

为了更安全的旅行，旅客需要注射疫苗。某些活疫苗不能用于移植受者，包括预防黄热病的疫苗、伤寒沙门氏菌（如口服Ty21a）、小儿麻痹症（口服疫苗）、麻疹、水痘、流行性腮腺炎、麻疹和肺结核等。此外，由于免疫系统的抑制，疫苗可能也起不了多少保护作用。有时，用丙种球蛋白代替甲型肝炎疫苗，同时它也可以防止其他类型感染的发生。黄热病疫苗不能用于移植受者的主动免疫[2]。如果必须去黄热病流行地区，移植受者不能接种疫苗，但应具体告知其风险，并且指导避免蚊虫叮咬的方法，同时提供免疫豁免信。旅客去往目的地或运输站包括需要接种黄热病疫苗的国家也应该携带这样的一封信。可以从黄热病疫苗中心获取豁免信，同时必须由医师签字。

移植后健康的性行为应当鼓励。安全避孕方法，如避孕套和其他屏障方法应当鼓励使用来避免感染，尤其在新的性伴侣或多个性伴侣的情况下。与异性性交相比，口交并不增加感染的风险。那些有肛交行为者，应该意识到人类乳头状瘤病毒感染有潜在引发肿瘤的风险。伦敦皇家医院在一项针对移植受者的队列研究中使用肛门细胞学和聚合酶链反应来评估HPV疾病；他们发现肛门异型增生与高风险肛门肿瘤HPV病毒感染（$P<0.001$）、较长的免疫抑制持续时间（$P=0.050$）、生殖器疣病史（$P=0.018$）和接受肛交（$P=0.013$）密切相关[42]。尽管当地的指南是鼓励接种疫苗，但移植受者接受HPV疫苗是否可以防止宫颈癌和肛门病变尚不得而知。

要点

- 感染是术后最常见的并发症之一，并大大增加发病率和死亡率，降低移植物存活率。
- 随着对各种感染诊断、治疗和预防认识的深入，大大改善了移植受者术后感染的预后。
- 预防措施和药物治疗能明显降低移植术后感染的风险。
- 移植前评估潜在的感染和优化疫苗注射可以减少移植术后感染的风险。
- 最近供者源性感染已被日益认识；认识到一些意外情况可以提高诊断和预后。
- 移植受者术后生活方式非常重要。对于疫苗、宠物、旅游、食品和性行为的正确认识能降低感染风险。

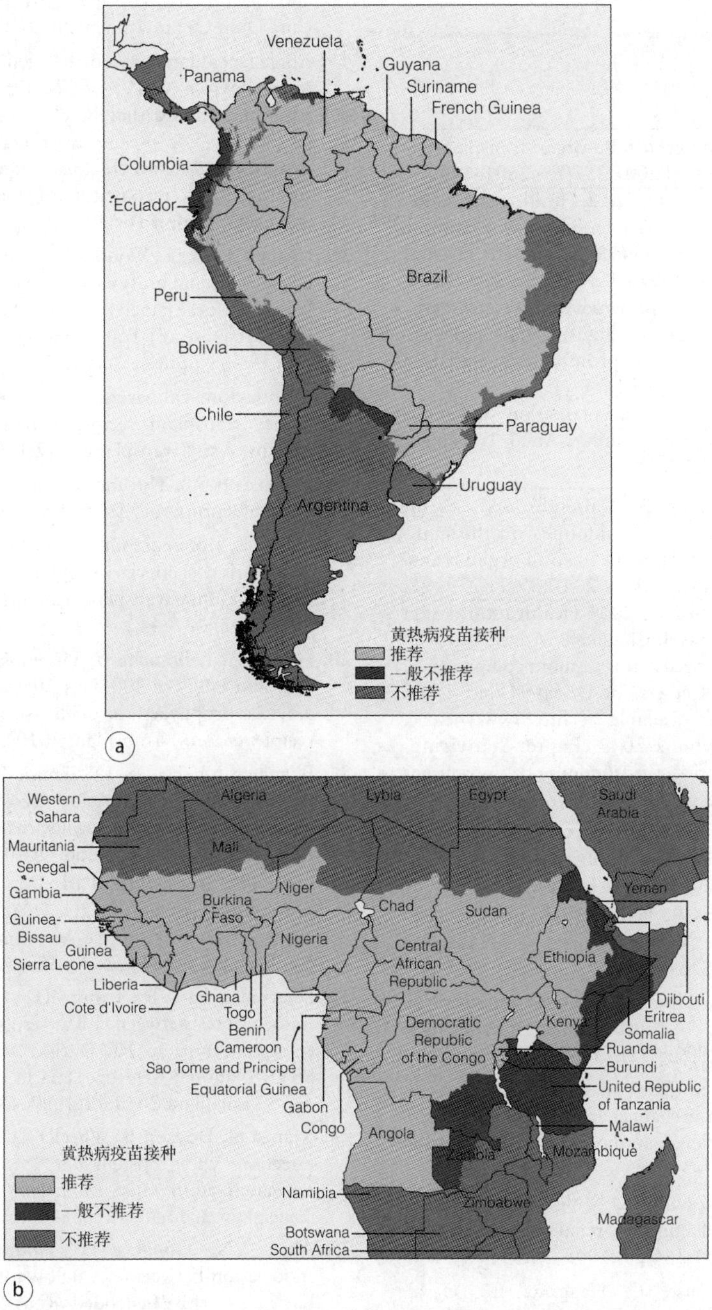

图 12.4 南美和非洲黄热病区域[41]。移植受者一般应该推迟前往这些地区。(For more detail see http://wwwnc.cdc.gov/travel/images/map3－19－yellow－fever－vaccinerecommendations－americas－2010.jpg http://wwwnc.cdc.gov/travel/images/map3－18－yellow－fever－vaccinerecommendation－in－africa－2010－large.jpg)

参考文献

1. Fishman JA. Infection in solid-organ transplant recipients. N Engl J Med 2007;357(25):2601–14.
2. Jong EC, Freedman DO. 2012 Health information for international travel, Chapter 8: Advising travelers with specific needs: immunocompromised travelers. Atlanta: Centers for Disease Control and Prevention; 2012. Available at http://wwwnc.cdc.gov/travel/yellowbook/2012/chapter-8-advising-travelers-with-specific-needs/immunocompromised-travelers.htm accessed December 17, 2012.
3. American Society of Transplantation Infectious Diseases guidelines. 2nd edition. Am J Transplant 2009;9(Suppl. 4):S1–281.
4. Kotton CN, Kumar D, Caliendo AM, et al. International consensus guidelines on the management of cytomegalovirus in solid organ transplantation. Transplantation 2010;89(7):779–95.
5. Jong EC, Freedman DO. 2010 Health information for international travel, Chapter 8: Advising travelers with specific needs: the immunocompromised traveler. Atlanta: Centers for Disease Control and Prevention; 2010. Available at http://wwwnc.cdc.gov/travel/yellowbook/2012/chapter-8-advising-travelers-with-specific-needs/immunocompromised-travelers.htm accessed December 17, 2012.
6. Ison MG, Nalesnik MA. An update on donor-derived disease transmission in organ transplantation. Am J Transplant 2011;11(6):1123–30.
7. Kotton CN, Lattes R. Parasitic infections in solid organ transplant recipients. Am J Transplant 2009;9(Suppl. 4):S234–51.
8. Monaco AP. The role of mTOR inhibitors in the management of posttransplant malignancy. Transplantation 2009;87(2):157–63.
9. Muller TF, Grebe SO, Neumann MC, et al. Persistent long-term changes in lymphocyte subsets induced by polyclonal antibodies. Transplantation 1997;64(10):1432–7.
10. Hanaway MJ, Woodle ES, Mulgaonkar S, et al. Alemtuzumab induction in renal transplantation. N Engl J Med 2011;364(20):1909–19.
11. Kamar N, Garrouste C, Haagsma EB, et al. Factors associated with chronic hepatitis in patients with hepatitis E virus infection who have received solid organ transplants. Gastroenterology 2011;140(5):1481–9.
12. Mateen FJ, Muralidharan R, Carone M, et al. Progressive multifocal leukoencephalopathy in transplant recipients. Ann Neurol 2011;70(2):305–22.
13. Stock PG, Barin B, Murphy B, et al. Outcomes of kidney transplantation in HIV-infected recipients. N Engl J Med 2010;363(21):2004–14.
14. MawhorterS,YamaniMH.Hypogammaglobulinemia and infection risk in solid organ transplant recipients. Curr Opin Organ Transplant 2008;13(6):581–5.
15. Abate D, Saldan A, Fiscon M, et al. Evaluation of cytomegalovirus (CMV)-specific T cell immune reconstitution revealed that baseline antiviral immunity, prophylaxis, or preemptive therapy but not antithymocyte globulin treatment contribute to CMV-specific T cell reconstitution in kidney transplant recipients. J Infect Dis 2010;202(4):585–94.
16. Kliem V, Fricke L, Wollbrink T, et al. Improvement in long-term renal graft survival due to CMV prophylaxis with oral ganciclovir: results of a randomized clinical trial. Am J Transplant 2008;8(5):975–83.
17. Couzi L, Helou S, Bachelet T, et al. High incidence of anticytomegalovirus drug resistance among D+R– kidney transplant recipients receiving preemptive therapy. Am J Transplant 2012;12(1):202–9.
18. Freeman Jr RB. The 'indirect' effects of cytomegalovirus infection. Am J Transplant 2009;9(11):2453–8.
19. Luan FL, Kommareddi M, Ojo AO. Universal prophylaxis is cost effective in cytomegalovirus serology-positive kidney transplant patients. Transplantation 2011;91(2):237–44.
20. Humar A, Lebranchu Y, Vincenti F, et al. The efficacy and safety of 200 days valganciclovir cytomegalovirus prophylaxis in high-risk kidney transplant recipients. Am J Transplant 2010;10(5):1228–37.
21. Blumberg EA, Hauser IA, Stanisic S, et al. Prolonged prophylaxis with valganciclovir is cost effective in reducing posttransplant cytomegalovirus disease within the United States. Transplantation 2010;90(12):1420–6.
22. Luan FL, Stuckey LJ, Park JM, et al. Six-month prophylaxis is cost effective in transplant patients at high risk for cytomegalovirus infection. J Am Soc Nephrol 2009;20(11):2449–58.
23. Dharnidharka VR, Lamb KE, Gregg JA, et al. Associations between EBV serostatus and organ transplant type in PTLD risk: an analysis of the SRTR National Registry Data in the United States. Am J Transplant 2012;12(4):976–83.
24. Martin SI, Dodson B, Wheeler C, et al. Monitoring infection with Epstein–Barr virus among seromismatch adult renal transplant recipients. Am J Transplant 2011;11(5):1058–63.
25. Ahya VN, Douglas LP, Andreadis C, et al. Association between elevated whole blood Epstein–Barr virus (EBV)-encoded RNA EBV polymerase chain reaction and reduced incidence of acute lung allograft rejection. J Heart Lung Transplant 2007;26(8):839–44.
26. Larsen CP, Grinyo J, Medina-Pestana J, et al. Belatacept-based regimens versus a cyclosporine A-based regimen in kidney transplant recipients: 2-year results from the BENEFIT and BENEFIT-EXT studies. Transplantation 2010;90(12):1528–35.
27. Caillard S, Lamy FX, Quelen C, et al. Epidemiology of posttransplant lymphoproliferative disorders in adult kidney and kidney pancreas recipients: report of the French registry and analysis of subgroups of lympho-

mas. Am J Transplant 2012;12(3):682–93.

28. Fischer SA, Graham MB, Kuehnert MJ, et al. Transmission of lymphocytic choriomeningitis virus by organ transplantation. N Engl J Med 2006;354(21):2235–49.

29. Srinivasan A, Burton EC, Kuehnert MJ, et al. Transmission of rabies virus from an organ donor to four transplant recipients. N Engl J Med 2005;352(11):1103–11.

30. Kotton CN. Zoonoses in solid-organ and hematopoietic stem cell transplant recipients. Clin Infect Dis 2007;44(6):857–66.

31. Iwamoto M, Jernigan DB, Guasch A, et al. Transmission of West Nile virus from an organ donor to four transplant recipients. N Engl J Med 2003;348(22):2196–203.

32. Kumar D, Blumberg EA, Danziger-Isakov L, et al. Influenza vaccination in the organ transplant recipient: review and summary recommendations. Am J Transplant 2011;11(10):2020–30.

33. Chon WJ, Kadambi PV, Harland RC, et al. Changing attitudes toward influenza vaccination in U.S. kidney transplant programs over the past decade. Clin J Am Soc Nephrol 2010;5(9):1637–41.

34. Sasadeusz KJ, Trerotola SO, Shah H, et al. Tunneled jugular small-bore central catheters as an alternative to peripherally inserted central catheters for intermediate-term venous access in patients with hemodialysis and chronic renal insufficiency. Radiology 1999;213(1):303–6.

35. Vilchez RA, Fung J, Kusne S. Cryptococcosis in organ transplant recipients: an overview. Am J Transplant 2002;2(7):575–80.

36. Rosen T, Jablon J. Infectious threats from exotic pets: dermatological implications. Dermatol Clin 2003;21(2):229–36.

37. Kotton CN. Transplant tourism and donor-derived parasitic infections. Transplant Proc 2011;43(6):2448–9.

38. Lumbreras C, Sanz F, Gonzalez A, et al. Clinical significance of donor-unrecognized bacteremia in the outcome of solid-organ transplant recipients. Clin Infect Dis 2001;33(5):722–6.

39. Healthy Pets Healthy People: Organ Transplant Patients. Atlanta, GA: Centers for Disease Control; updated 26 January 2010. Available at www.cdc.gov/healthypets/bonemarrow_transplant.htm [accessed 15.08.12]

40. Food Safety for Transplant Recipients. Washington DC: United States Department of Agriculture; 2006. Available at http://www.fda.gov/downloads/Food/ResourcesForYou/Consumers/SelectedHealthTopics/UCM312793.pdf accessed December 17, 2012.

41. Gershman M, Staples JE. 2012 Health information for international travel, Chapter 3: Infectious diseases related to travel. Available at wwwnc.cdc.gov/travel/yellowbook/2012/chapter-3-infectious-diseases-related-to-travel/yellow-fever.htm accessed December 17, 2012. Atlanta: Centers for Disease Control and Prevention; 2012.

42. Patel HS, Silver AR, Levine T, et al. Human papillomavirus infection and anal dysplasia in renal transplant recipients. Br J Surg 2010;97(11):1716–21.

第 13 章　慢性移植物失功

Shikha Mehta · Roslyn B. Mannon　著
周　琳　冯晓文　凌　琪　译

概述

实体器官移植挽救了终末期器官损伤患者的生命。器官移植最初的功能往往都是良好的，细胞移植如胰岛细胞移植也是如此。尽管在预防和治疗急性细胞排斥方面，免疫抑制剂的治疗效果不断进步和提高，但是移植患者长期生存结果并不十分乐观。确切地说，尸肾移植的 10 年移植物生存率是 48%，心脏以及肝移植是 53%，肺移植只有 25%。因此，长期移植物失功已经成为患者管理中的决定性因素，不仅需要干预手段的更新，更需要找到一个可以帮助诊断高危患者的关键性生物标志物。

慢性移植物失功（chronic transplant dysfunction，CTD）是指移植器官在移植后几个月至几年内逐步发生功能下降。CTD 在各个器官中的改变缺乏共性，病理学上肾移植物以间质纤维化和管状萎缩为特点，肺以炎性细胞和基质堵塞气道为特点［闭塞性细支气管炎综合征（bronchiolitis obliterans syndrome，BOS）］，肝以移植肝纤维化为特点，心脏以动脉硬化为特点［心脏移植物血管病变（cardiac allograft vasulopathy，CAV）］。免疫及非免疫因素都可能导致移植物失功。通常我们难以明确存在风险的患者，并且，往往是在出现了移植物功能紊乱的症状之后才能做出诊断，而此时移植物失功已成为事实。在这个章节，我们将回顾各种器官的 CTD 表现与诊断，并以肾移植为例增加我们对 CTD 的了解。通过提高对促进移植物失功因素的了解，我们可能开发出更好的生物标记物及治疗手段。

器官特异性发现

CTD 在不同器官中的发展不尽相同。肾与肺损伤的主要是上皮细胞，然而最近越来越多的研究数据表明在这两个器官中发生的主要是微血管损伤。心脏中损伤的主要是内皮细胞，这可能是免疫依赖和非免疫依赖[1]共同调节所引起的。免疫介导的损伤可能通过细胞和（或）抗体介导途径发生，而随着我们对体液免疫反应认识的加深，后者在实质器官中越来越多地被发现。正因为移植物损伤在不同器官中存在差异，我们将对其进行分别论述，并比较其临床表现和预后。

心脏

在心脏移植中，CTD 表现为临床无功能以及移植心脏动脉硬化加速，即 CAV。CAV 极其普遍，在受者中移植术后 1 年发生 CAV 的比例可达 7%，5 年可达 32%，而移植术后 10 年将有超过一半的受者会发生 CAV[2]。CAV 和晚期移植物失功（也就是未确认的 CAV）在移植后 5 年死亡率中可达到 31%。CAV 的危险因素包括传统的疾病如高血压、糖尿病、血脂异常，还有一些移植相关的风险，包括 CM 感染、供者引起的死亡、供者与受者的 HLA 不匹配的数量以及同种异体移植排斥反应事件发生次数[3]。CAV 的主要病变是心内膜增厚影响冠状动脉血管，特别是心肌内较小的末梢血管。心肌纤维化也可能出现在某些病例当中。然而，直到最近，基于组织学、血管造影表现或血管内超声表现，对 CAV 仍有不同的定义。在 2010 年，为了有一个具有更好通用性和预后意义同时也可以作为临床试验终点的定义，ISHLT 发布了心脏移植物血管病变术语指南。ISHLT 工作小组所达成的共识将作为传统冠状动脉造影术下 CAV 的定义及诊断的基础。一套基于血管造影表现和移植物功能（通过超声心动图或有创血流动力学数据评估）的评分系统被确立（框 13.1）[4]。这个新的定义是基于 Costanzo 等所做的一项大规模人口研究得到的证据，在这项研究中，共进行了 4 637 例术后血管造影来发现是否患有 CAV。这项研究证明，继发于 CAV 之后，死亡或需行再次移植的比例是 7%，而对于患有严重疾病的患者，则可高达 50%[5]。根据这个指南，常规的血管内超声（intravascular ultrasound，IVUS）监测以及无创 CT 血管造影评估 CAV 是没有作用的。免疫标记物、基因和蛋白质生物标记物（B 型钠尿肽、心肌特异性肌钙蛋白、高敏 C 反应蛋白）、微血管功能检测和应力成像因其缺乏标准化，所以不被推荐作为上述界定 CAV 严重程度的指标。

这些标准有一个重要的缺点就是缺少活检。尽管已有诊断 CAV 的活检标准，但它们的敏感性只局限于微血管 CAV 的检测中，这些标准是在小规模人口研究中确定出来的，并且包括了一些非特异性的表现。此外，正常的冠状动脉也可能出现内膜增厚，而这恰恰是 CAV 在组织学上的一个特点。因此，这一诊断标准目前是具有相当强特异性的，并且可能对临床试验的设计和解释有一定的帮助。

框 13.1　ISHLT 关于心脏移植物 CAV 的命名

ISHLT CAV0（不显著）：冠状动脉造影没有检测到冠状动脉病变。

ISHLT CAV1（轻度）：冠状动脉左主干狭窄<50%，或主要血管最大损伤面积<70%，或任一分支血管狭窄<70%（包括弥散性狭窄），不伴有移植物功能紊乱。

ISHLT CAV2（中度）：冠状动脉左主干狭窄≥50%；* 单独一条主要血管≥70%或在两个系统的分支血管中单独一条分支血管狭窄≥70%，不伴有移植物功能紊乱。

ISHLT CAV3（重度）：冠状动脉左主干狭窄≥50%，或大于等于两条主要血管狭窄≥70%，或在 3 个系统中都有孤立分支狭窄≥70%，或 ISHLT CAV1 或 CAV2 伴有移植物功能紊乱（定义为 LVEF≤45%），或有明显的限制性心肌病证据。

定义

（A）主要血管表示左前降支的近中 1/3，左回旋支，伴后降支和后外侧分支的优势型或共优势型右冠状动脉。

（B）二级分支血管包括主要血管末端的 1/3，或对角支、室间隔穿支、钝缘支的任意节段，或非优势型冠状动脉的任意部分。

（C）限制性移植心心肌病定义为有症状的心力衰竭，超声心动图 E 比 A 的速率比>2（儿童>1.5），等容舒张期缩短（<60ms），减速时间缩短（<150ms），或者血流动力学受限（右房压>12mmHg，肺毛细血管楔压>25mmHg，心指数<2L/（min・m²）。

* 移植物功能正常

虽然人们的研究主要集中在细胞免疫这一块，但是随着内皮损伤是 CAV 一个重要的特征被证明，人们又恢复了对抗供者抗体和 AMR 研究的兴趣。一个相当大的障碍就是缺乏对移植心 AMR 的统一诊断标准。最近，组织学标准已被标准化并取得共识[6]。一个关于心脏移植后抗体介导损伤的共识会议对诊断以及临床注意事项进行了详尽的综述，认识到了 AMR、CAV 和受者死亡之间的高度相关性[7]。更重要的是，即使没有心脏失功，在移植物中检测到抗体，则与更高的死亡率相关，也更可能发展成为CAV。对心脏AMR的认识范围包括循环抗体可能已经存在的潜伏期；紧接着静止期即移植物内循环抗体沉积，不伴有组织学或临床改变；然后进展为亚临床期即循环抗体和组织学改变，最终发展成有症状的疾病。这种模式可能与其他一些实质器官损伤相类似，其中，抗体在移植物失功发展中起到重要作用。

CAV发展中另一个公认的特点是抗体不仅可以转化成HLA决定簇，也可以转化成结构蛋白质形成自身抗体。针对内皮细胞抗原的抗体一直以来都被认为与慢性损伤及排斥有关，这表明内皮损伤与移植物失功存在一定的关联。出现在白细胞、成纤维细胞及内皮细胞中的波形蛋白抗体同样也与心脏移植物动脉病的发展相关，检测这些抗体可能可以确定其风险。虽然在移植术后也可以检测到抗心肌球蛋白抗体和磷脂抗体，但它们主要与急性排斥反应事件相关。

最近发现，抗主要组织相容性一级相关链A（major histocompatibility class I-related chains A，MICA）和B（major histocompatibility class I-related chains B，MICB）抗体，由多种人类细胞包括上皮细胞、内皮细胞和单核细胞表达的多态细胞表面蛋白质都与CAV有关。当前的报告无法确定这些抗MICA和MICB抗体是直接有害的，还是它们是高免疫风险受者的生物标记物[8-9]。

目前在系列研究基础上已经制定了用于筛选供者DSA以及确定活检时机的标准。明确的是，我们需要进一步的研究来确定治疗长期CTD最有效的手段以及预防性治疗的效果[7]。

肝

肝不同于其他实体器官，即使使用最小量的免疫抑制，移植肝也可以获得长期存活。肝较少发生由细胞排斥引起的长期移植物失功，部分原因要归功于肝的耐受能力[10]。此外，免疫抑制治疗副作用如肾毒性、恶性肿瘤对肝移植患者预后有重大影响。同样，原发病复发是晚期移植物失功的一个重要因素，新的丙型肝炎治疗方法的发展可能会对患者死亡率以及再次移植的需求起到关键性影响。因此，人们花费了更大的努力去查找肝移植受者中可接受免疫抑制剂撤除的合适人选以及确立更有效的免疫抑制治疗措施[11]。因为这些研究超出了本文所探讨的范围，我们推荐有兴趣的读者去参阅与这个主题相关的其他一些综述。

慢性移植物排斥反应，虽然不是晚期移植物失功的一个常见原因，但也是存在的，它是移植物的免疫损伤，通常是由持续的轻度急性排斥和胆管、静脉、动脉的不可逆损伤引起[12]。它起始于移植术后几个月至几年内，移植物失功可能发生在移植后1年内。3%～5%的受者可能发生慢性移植排斥反应，其危险因素包括免疫相关和非免疫相关因素。前者包括频繁严重的细胞排斥、低水平的免疫抑制和原发性免疫疾病的诊断，后者包括非白种人、受者年龄较小和供者年龄大于40岁。

组织学是诊断的一个关键性组成部分，较前预计的更为复杂。通常是在常规实验室检测肝功能异常时才做晚期移植物活检。类似于“胆管消失综合征”或者“胆管消失性排斥”这样的术语已不再被推荐使用，因为胆管丢失只是移植物失功的一部分。如前所述，原发疾病的复发是一个重要问题，它可能引起诊断的混乱[13]。这些诊断包括：

1. 传染病（病毒性肝炎甲、乙、丙、丁）。

2. 免疫失调（自身免疫性肝炎、原发性胆汁性肝硬化、原发性硬化性胆管炎、结节病）。

3. 恶性肿瘤。

4. 中毒（酒精、药物）。

5. 代谢性疾病（包括非酒精性脂肪肝）。

6. 其他一些先天性疾病。

表 13.1 中列出了慢性排斥（chronic rejection，CR）的基本诊断标准[12]。活检常包含有例如慢性炎症之类的非特异性改变。准确的诊断应当包括一个充分的（检查至少 6 个汇管区）、系统的组织学评估，还需通过临床相关性评估。到目前为止，人们也没有根据中心专业知识使用一个标准。因此，关于引起晚期移植物失功的常见原因的统一标准已被深入探讨并确立[13]。这个更为结构化的分析为诊断提供了一致性，同时凸显了一些疾病特点中的共同点。

表 13.1 肝移植物慢性排斥的 Banff 标准

结构	早期 CR	晚期 CR
小胆管（＜60mm）	涉及绝大多数胆管的退化：胞质嗜酸性转变；核染色加深；核间距不均匀；只有部分胆管有胆管上皮细胞排列	剩余胆管退化 ≥50%管区丢失
终末小静脉和 3 区肝细胞	内膜/管腔炎症 溶解区 3 坏死和炎症 中度静脉周围纤维化	局灶性闭塞 可变的炎症 重度（桥接）纤维化
汇管区肝小动脉	管区暂时丢失＜25%	管区丢失＞25%
其他	所谓的“过渡性”肝炎伴肝细胞点状坏死	泡沫细胞堆积；明显的胆汁淤积
大的门周肝动脉分支	内膜炎症，局灶性泡沫细胞堆积不伴有管腔受累	内膜下泡沫细胞引起的管腔狭窄
大的门周胆管	炎性损伤和局灶泡沫细胞沉积	血管内膜纤维增生 壁纤维化

（Reproduced from Demetris A，Adams D，Bellamy C et al. Update of the International Banff Schema for Liver Allograft Rejection：working recommendations for the histopathologic staging and reporting of chronic rejection. An International Panel. Hepatology 2000；31（3）：792 - 9.）

肺

BOS 是影响移植物长期存活的一个主要因素，也是肺 CTD 的临床表现。尽管有免疫抑制的作用，BOS 仍然是一个难题，移植后 5 年几乎有一半的移植肺将会出现 BOS[14]。一旦确诊 BOS，仅有 30%～40% 肺移植患者可以存活超过 5 年。该疾病的检测与分级主要依靠测量患者的第一秒用力呼气容积（forced expiratory volume in 1 second，FEV_1），而不是组织学和放射学检查（表 13.2）[15]。

✔✔ 在 2001 年，一个新的 BOS 分类系统被提出，其中包括可以早期识别气流受限的 FEF_{25-75}（中位呼吸流速）（表 13.2）[15]。

其他一些可以影响 FEV_1 的因素应当被排除，如急性排斥、感染、受者体重增加过多、吻合口功能障碍、呼吸肌功能紊乱及其他一些机械问题。BOS形成的免疫相关因素包括HLA不匹配程度、急性排斥反应事件和针对肺基质成分的自身免疫反应。其他非免疫相关因素包括感染，胃食管反流，供者原因如吸烟、头部外伤引起的死亡、气道缺血和吸入刺激物[16]。

表13.2 BOS分类

等级	表现/严重程度
BOS 0	FEV_1>90%基础水平及FEF_{25-75}>75%基础水平
BOS 0-p	FEV_1是基础水平的81%~90%和（或）FEF_{25-75}≤75%基础水平
BOS 1	FEV_1是基础水平的66%~80%
BOS 2	FEV_1是基础水平的51%~65%
BOS 3	FEV_1≤基础水平的50%

BOS，闭塞性细支气管炎综合征；FEF_{25-75}，中位呼吸流速；FEV_1，第一秒用力呼气容积

虽然越来越多的证据表明异体和自身抗体也可能造成损伤，但BOS中的上皮损伤主要是由细胞免疫反应引起的[16]。炎症与逐步的气道破坏和纤维化，最终支气管疤痕形成堵塞相关。经支气管的活组织检查可能表现为软骨气道特别是较小气道的炎症及纤维化，细支气管固有层和管腔表面的炎症和纤维化，而较大的支气管可能表现为支气管周围纤维化及支气管扩张。周围肺泡和间质可能表现正常。

抗非HLA移植物蛋白的抗体可能与晚期移植肺失功相关。通过分析一系列患有BOS的受者的血清样本，发现16个患有BOS的受者中有5个患者有非HLA抗体，而11个不患有BOS的受者中未检测到非HLA抗体[17]。这个抗气道上皮细胞抗体的特异性仍处于研究中，但它的特异性在体外与TGF-β的上调相关。在BOS活检中，我们也能看到补体的激活，这是与抗上皮细胞抗体相关的。针对V型胶原表位免疫反应也与BOS的移植物失功相关。

治疗

这些患者的治疗是复杂的。当急性排斥是主要原因时，加强免疫抑制可能是有必要的，但是在感染的情况下，加强免疫抑制可能会无效，事实上还会妨碍对感染的清除。许多治疗方法都得到了尝试，但是没有一个能被一致接受，并且绝大多数都效率不高[18]。应用临床前模型和人体试验对其损伤机制的进一步研究对这个领域来说是具有明确优先必要性。

胰腺

1型糖尿病患者的胰腺移植在患者和移植物的存活上取得了巨大的进步。根据是否与肾同时移植，移植物的存活时间也有所不同，胰肾联合移植10年存活率可达54%，而单独胰腺移植只有27%[19]。胰腺的CTD被认为是慢性排斥。虽然过去重点关注的是同种免疫损伤调节慢性排斥反应，随着数据的积累，逐渐显示尽管使用了强效的免疫抑制剂[20]，胰岛的复发性自身免疫反应可能是移植物功能丢失的一个主要因素。移植物功能恶化与高血糖有关，虽然这是一个非特异性表现，同样可以在胰岛素抵抗和他克莫司治疗引起β细胞丢失的患者中出现。由于缺乏特异性，血清胰酶诊断价值同样有限。可以发现葡萄糖或精氨酸刺激后胰岛素表达的缺失或者C肽的下降和缺失可以被发现，当检查表明β细胞功能不可逆性丢失时，这些又成为了非特异性表现。因此，现在还没有CTD的特异性生物标记物。活组织检查仍然是评估移植物功能紊乱病因的主要手段。胰腺

CTD 的组织学特点包括间隔（血管周围）纤维化伴单核细胞炎症以及逐步的腺泡丢失。血管改变如动脉腔狭窄和动脉内膜纤维同心圆样增生被认为是 CTD 的一个主要组成部分。急性排斥反应时腺泡炎症的程度被认为是慢性排斥发生的一个预后因素。最近，2007 年的 Banff 会议共识确定了胰腺慢性排斥的评分标准（框 13.2），这为在移植物活检中评估慢性排斥提供了一个可重复的、可靠的工具[21]。这些基于一些经验丰富的胰腺移植中心积累的数据所制定的标准提示活检可以为患者和移植物管理提供有用的信息。胰腺 CTD 的治疗主要集中在血糖的控制和免疫抑制上，而后者由于疾病多在晚期发现而可能没有效果。在这个领域还需进行更深入的研究，例如应用非钙调神经磷酸酶治疗来减轻胰岛毒性引起的晚期移植物失功。

框 13.2 Banff 胰腺慢性排斥分级方案

Ⅰ期（轻度移植物硬化）

纤维隔扩大；小于 30% 的核心表面纤维化，但腺泡小叶被侵蚀，轮廓不规则。中央小叶区正常。

Ⅱ期（中度移植物硬化）

30%～60% 的核心表面纤维化。外分泌萎缩影响小叶边缘（轮廓不规则）及中心区域（细纤维束在单个腺泡之间纵横交错）的绝大部分。

Ⅲ期（重度移植物硬化）

纤维化占据核心表面的 60% 以上，仅有孤立的残余腺泡组织和（或）胰岛存在。

肾

虽然目前通过应用强效免疫抑制剂可以在移植后最初 6 个月达到极好的移植物存活以及最小程度的移植排斥，但移植肾功能的逐步丢失仍然是一个相当大的问题[22]。移植物失功最终导致二次移植，这部分患者占移植等待名单中的 25%～30%。大概一半的肾移植物丢失是由于心血管疾病、感染或者是肿瘤导致的有功能移植物的受者死亡。其余的移植物丢失是由于移植物功能障碍。在这些受者里，慢性移植物损伤（chronic graft injury，CGI）是以组织学上进行性间质纤维化和肾小管萎缩（IF/TA）为特征的，在移植后数月到数年出现，并可伴有血管和肾小球的损伤[1]。在过去，临床医生用多种术语描述这类病变，例如慢性同种异体移植物肾病（chronic allograft nephropathy，CAN）[23] 以及 CR。这些术语与组织学特性 IF/TA 有相关性，使它们成为疾病存在的代表，被用于引起延迟移植物失功甚至是缺乏组织学诊断的病例中。因此，在最近的临床病例中，术语“CAN”已被淘汰，更强调用具有特异性的病理检查引入 IF/TA 的成因和失功。

✔✔ 肾的同种异体移植物的慢性变化分级是在 1993—1995 年 Banff 病理学会议起草，于 2005 年修订（框 13.3）。

更多最近的研究表明已有明确的诊断手段来判断同种异体移植物损伤，这暗示特定的治疗可能有改善功能下降的可能，这点在下面会具体讨论。采用连续的标准化或组织学检查以及更新的实验技术（C4d 染色、分子分析、固相抗体试验）使得对于 CGI 的原因有了更好的理解，同时强调了体液免疫反应的作用。事实上，对于肾移植病理的评估在 2005 年 Banff 会议上达成共识，并且强调了新的标准来评估抗体介导的损伤，这部分将会在下面讨论[24]。

IF/TA 的发病机制及病因

临床见解

IF/TA 的结果是指从移植器官功能恢复开始的一系列肾病理损害，肾单位累积损伤，最终使得移植物功能丢失。最近一系列研究数据表明免疫介导的损伤，尤其是与同种抗体有关的，哪怕是在1年以后也是同种异体移植的主要威胁。在最近具有代表性的来自北美的7个移植中心［（对于肾移植功能恶化（Dettrioration of Kidney Allograft Function，DeKAF）的研究］对于失功的肾移植分析表明，单独IF/TA变化不能预示移植物失功，受到CNI毒性影响的移植物并没有比缺乏这个诊断的移植物功能差[25]。在这个免疫学损伤的研究中，多数的异常情况包括急性排斥[26]以及抗体介导损伤，57%活组织检查可以发现[27]。在纤维化、肾小管萎缩的区域出现的炎症反应，并不包括在Banff分析中的慢性损害，对于移植物失功是一个独立的负面因素[28]。因此IF/TA对于大部分移植物失功不是一个理想的独立因素，而相吻合的病理结果对判断疾病是重要的。

框13.3 评估IF/TA严重性的Banff标准

Ⅰ级：轻微的间质纤维化以及肾小管萎缩——<25%的皮质区

Ⅱ级：中等的间质纤维化以及肾小管萎缩——26%～50%的皮质区

Ⅲ级：严重的间质纤维化以及肾小管萎缩——>50%的皮质区

另有一个中心的数据由El-Zoghby研究小组发表[29]。在10年以上的时间里，1 317位传统的肾移植受者里有330位移植物失功。153位（46%）因为移植物失功而死亡。引起移植物失功的原因包括：肾小球疾病占37%，例如原发病复发、移植后肾小球疾病以及新发疾病；急性排斥占16%；其他的医学手术条件原因占16%；失功的移植物中IF/TA占31%。在最后这个原因，IF/TA的病因学81%被鉴定，而CNI毒性很少成为原因，在失功的移植物组织检查中只占0.7%。这些结果证明肾小球损害是移植失功最常见的原因，同时缺乏诊断CNI毒性的真正手段。

随着检测特异性抗体的能力的提升，更普遍地诊断抗体介导的损伤也毫不意外。其中包括利用C4d染色与组织学上损伤分级达成一致[24,30－31]。现在有证据表明移植物活检的分子分析，即使是缺乏对于抗体介导的排斥的诊断标准，也可以证实内皮细胞激活指导了活化的抗体介导损伤和有同种抗体患者的移植物失功[32]。这些以及其他的一些研究让我们开始思考晚期移植物失功不总是CNI肾毒性的结果，而是着重于探究引起IF/TA的原因。

慢性移植损害的病因学

在理解CGI的发展上，一个普遍的范例是划分基于那些抗原依赖（免疫学）和非抗原依赖的（非免疫学）因子。但这是人为的划分，因为非免疫学因素也可能最终介导免疫反应的发生（框13.4）。

另外一个可供选择的范例是考虑影响长期移植生存率的因素，被定义为移植相对时间。

- 围移植因素。这些包括：供者年龄、血清肌酐以及疾病情况例如高血压；伴随大量儿茶酚胺蓄积的脑干死亡；器官保存和移植损伤比如缺血损伤和再灌注损伤，导致迟发的移植失功。
- 移植后因素。这些包括：由细胞和抗体介导的急性排斥的免疫应答，泌尿系感染、供者来源的感染和病毒性疾病。随着时间的推移，受者因素例如高血压、血脂异常、糖尿病、病毒感染（巨细胞病毒、布鲁克林多瘤病毒）在介导肾小管损伤起更重要的作用。在过去的10年，CNI的免疫抑制剂被认为是对后期组织学改变和移植失功的最大原因，但是随着支持同种免疫损伤是主要引起CGI的原因的证据不断增加，先前的认识发生了改变。

框 13.4　移植损伤的原因

免疫学（抗原依赖）

细胞免疫

直接或间接的同种识别

供受者 HLA 不匹配

亚临床炎症

协同刺激信号

不恰当的免疫抑制

体液免疫

抗体介导排斥

前期致敏

感染

巨细胞病毒

布鲁克林多瘤病毒

非免疫学（非抗原依赖）

器官活性

供者衰老

供者年龄

受损的肾质量

供者脑损伤

活体和尸体捐献

长时间冷缺血

迟发移植功能紊乱/急性肾小管坏死

治疗

药毒性

受者因素

脂质紊乱

糖尿病

复发疾病

药物依赖

高血压

泌尿系梗阻

（Reproduced from Jevnikar AM，Mannon RB. Late kidney allograft loss：what we know about it，and what we can do about it. Clin J Am Soc Nephrol 2008；3（Suppl 2）：S56 - 67.）

围移植因素：超出我们的控制？

供者年龄对于移植生存率有重要的影响，供者年长与长期移植生存率低有关。随着年纪增长，肾质量会下降。年长的供者会有其他伴随的问题影响长期功能。由于年长的缘故，细胞衰老可能限制器官移植的治愈过程[33]。此外，受者的基础疾病如高血压、糖尿病可能很难耐受。与活体器官捐献相比，脑干死亡后捐献与低移植生存率有关，并增加迟发移植失功和急性排斥反应的发生率。脑死亡后的全身后遗症尚未完全了解，但直接损伤脑干可以导致血压变化，改变体温调节，内分泌和生化紊乱以及肾功能改变。患者经历了儿茶酚胺释放，导致生理和结构的改变而影响重要器官。这个可能会触发全身促炎介质的释放，导致内皮细胞激活和血栓形成微血管病。这些过程加强器官的免疫原性。

移植肾功能延迟恢复（delayed graft function，DGF）是肾移植后急性肾损伤的一种形式，可以被定义为手术后 7 天需要透析支持。DGF 的发生率在上升，从 1985—1990 年的 15％到 1998—2004 年的 23％[34]，这是源于美国肾数据系统的数据。这个可能与 ECD 以及 DCD 的使用有关。DGF 是一个需要重视的问题，与没有发生 DGF 的受者相比，DGF 导致了大约 41％的移植物失功和 40％的高排斥率。同样，尽管没有活检支持，DFG 与 CTD 的进展也有很强的关联性。这一系列复杂的损伤对于长期生存是不利的，使得我们不仅关注捐献者而且关注利用治疗手段来改善缺血损伤[35]。其他用来改善结果的策略包括移植肾的灌注；很多中心使用这个基于最近数据的研究成果证明在灌注后结果有改善。另一种方法是通过“免疫隐身”来进行移植物保存，那就是阻止保存的移植物进一步的免疫损伤，允许适当的修复过程的发生[36]。最终，肾在肾小球系膜细胞、足细胞、肾小管上皮细胞上特异性表达 TLR4。同样，这是关注在固有免疫启动后触发特异性免疫应答。今后的治疗可能将强调影响 DGF 到 CGI 的机制。

移植后免疫：急性排斥

鉴于在 HLA 相合的活体捐献者中 CGI

发生率很低，有理由支持免疫学因素在 CGI 发展中的作用。事实上，对于急性排斥和 CGI 的关系有一个长期的认知。然而，早期排斥发生在前 6 个月并不是预示低移植生存率的必要条件，而之后 6～12 个月发生的或者重复发生的排斥是移植物丢失的高危因素。重要的是，如果迟发排斥发生后功能完全恢复，移植物的半衰期与那些没有发生排斥或者有早期排斥并伴有功能损害的受者是一致的[37]。这些迟发的移植排斥具有一个复杂特性，即存在重叠的 AMR。事实上，这篇文章很多数据来自更早的时期，当时除了早期急性排斥症状，AMR 还没被认知，因此证明了持续的损伤引起 CGI 的发生。

移植后免疫：抗体介导排斥

供者特异性抗体与后期移植物失功的关系已经过长期的研究，直到最近十年供者特异性抗体才被意识到是移植物丢失的负向预警因子。同种抗体与慢性排斥和移植物失功有关。在一个前瞻性多中心试验中，2 278 位受者中有 500 位受者有 HLA 抗体。这 500 位中 6.6％的受者移植物失功，而剩余 1 778 位没有抗体的受者中仅 3.3％；移植物失功中 8.6％患者出现新抗体而 3.0％没有出现任何抗体，表明患者存在 HLA 抗体的有更高的移植物失功率[38]。有很多研究着力于了解同种移植物失功中供者 DSA 的进展[39]。

抗体介导急性和慢性排斥反应的诊断

在 1993 年，Feucht 等第一次定义 C4d 为肾损害以及人类肾移植活检慢性排斥的标志物。大量的研究已报道活检样本 C4d 阳性与慢性排斥、移植物失功有关。因此，急性 AMR 根据框 13.5 上组织学表现定义[40]。没有检测到 DSA 的出现，可以作为 AMR 可疑诊断。移植物失功的出现不是必须的。

运用常规活检进行 C4d 染色，更加使人们接受抗体介导的损害在 CGI 中的作用，并且还定义了活检标准[24]。

框 13.5　急性抗体介导的损害的 Banff 标准

- 肾小管周围毛细血管出现 C4d 染色
- 肾小管周围毛细血管组织学特性，或者急性肾小管坏死、动脉或者透壁炎伴或者不伴纤维的改变
- 检测供者特异性抗体

（Reproduced from Racusen LC，Colvin RB，Solez K et al. Antibody－mediated rejection criteria－an addition to the Banff 97 classification of renal allograft rejection. Am J Transplant 2003；3（6）：708－14.）

✔✔ 在 2005 年，慢性 AMR 标准被加入 Banff 标准，这些标准包括：

1. 活检特性包括移植肾肾小球病（transplant glomerulopathy，TG）；成倍或者“两个轮廓”的肾小球基膜和（或）肾小管周围毛细血管基膜呈多层，和（或）IF/TA 伴或不伴 PTC 丢失，和（或）动脉纤维内膜增厚不伴随内部弹力的加倍。
2. PTC 中增多的 C4d 沉积
3. 出现 DSA

只要是 C4d 沉积（没有 DSA）或者 DSA（没有 C4d）任何一者出现，根据形态学毛细血管的改变来分级，就出现了“提示性的慢性 AMR”的诊断。

TG 指的是存在与内皮损伤有关的，作为慢性排斥的现象，与内皮损伤相关联。其组织学特征指的是这个功能紊乱由肾小球的组织学表现来定义，伴随肾小球基膜成倍扩大以及内皮细胞活化。通过电子显微镜检查，内皮下堆积了电子透明物质，重新复制基膜重叠和干涉血管系膜细胞进

入毛细血管壁。临床上，尿蛋白每天分泌从 1g 甚至增加至超过 3g，进行性肾功能紊乱下降加剧，加速了移植物衰竭。目前认为 TG 进展它是与抗 HLA 抗体以及肾小球 C4d 染色本质相关的。其他形态学上的活检检测到的肾小管周围毛细血管 C4d 与随后的损害息息相关。这个抗体相关免疫可能也是对肾结构蛋白的应答，而不是抗 HLA 抗体，例如循环的抗肾小球基膜（anti-glomerular basement membrane，anti-GBM）抗体的出现在有 TG 的主要受者大多数有 TG 受者，与典型的慢性移植肾小球肾病进行比较（11/16 比 3/16）。这些抗体展现出对伴 TG 的患者 GBM 硫酸乙酰肝素蛋白聚糖的特异性。有更多观察到的现象支持该免疫激活损害：肾小球内以及肾小球周围白细胞表达 T 细胞活化标志物 CXCR3 和 ICOS，而单纯 IF/TA 的活检组织里没有该表达。这些研究表明有必要进一步深入了解损害的进展过程以及细胞和抗体介导成分的组分。

抗体和慢性移植物损伤之间的联系

TG 和抗 HLA Ⅱ 型抗体之间有很强的关联，且这种关联与低生存率有关。有一份研究表明，26% 的移植肾肾小球病患者有移植前抗 HLA Ⅱ 型抗体升高，8% 的患者没有这种抗体[41]。这些观察研究中的一个混淆因素是移植肾肾小球病和 C4d 阳性的关系十分复杂，这显示出 C4d 染色的局限性。在一项研究中，诊断移植肾肾小球病时，病例中少于一半的患者呈现 C4d 阳性[42]。这个现象可以归咎于 TG 存在两种不同的类型，C4d 阳性和阴性；或者因为不是所有抗体介导排斥的发生与 C4d 阳性有关。Banff 工作组在移植病理学方面发现这个现象[30]，在之后的其他研究发现肾小球炎、肾小管周围毛细血管与供者特异性抗体及移植失功的相关性[43]。即使在组织学标准还没完善的情况下，由内皮细胞损伤导致的分子活化的数据正在积累之中。

非 HLA 抗体导致的慢性移植物损伤的病例也在增加。在人类肾移植受者，抗体直接对抗血管内皮细胞与被活检证实的慢性排斥有关，并导致更差的预后。根据一个移植中心的研究，抗体对抗肾小管基底膜也很少被检测到，抗体如何介导慢性小管间质性损伤并不清楚。在啮齿类动物模型中，TG 对抗硫酸乙酰肝素蛋白聚糖可能与抗体有关。最近抗血管紧张素Ⅱ类 A 型受者抗体在一部分有难治性血管排斥发生和恶性高血压的肾移植受者中被检测到，提示阻断血管紧张素受者的保护性作用。

与心脏移植类似，针对 MICA 和 MICB 的抗体与肾移植的不良结果有关。Terasaki 等证明 MICA 抗体的存在与抗 HLA 抗体在移植失功的危险性方面有同等重要性[44]。不管供者和受者之间的 HLA 分型匹配程度如何，对 MICA 抗体的敏感性与更频繁的急性排斥事件和更差的移植生存率有关[45]。此外，这些反应可能依赖产生抗体的特异性与强度。

必须意识到不是所有具有抗供者抗体的患者都会出现移植物丢失或者引起慢性移植物损伤，这提示可能存在其他免疫触发因素，有别于抗供者抗体或者其他调节机制。在最近发表的一项前瞻性研究中，单中心分析了超过 300 位受者的器官移植前交叉配型，通过单抗原磁珠检测 1 年同种异体反应性，69 位患者中的 2/3 能够完全清除细胞毒性，证明与没有抗体的患者有相同的 3 年移植生存率。另外的 1/3 不能清除抗体而继发慢性排斥反应则显示较差的移植生存率（3 年 67%）。令人惊讶的是尽管存留同种抗体，超过一半的患者仍不存在 AMR 或者慢性排斥。移植前特征或者同种抗体性质不存在差异。作者认为，同种抗体的存在不足以引发排斥事件[46]。

也许，关于抗供者抗体调节的慢性移植物损伤最具说服力的机制研究来自于移植物排斥反应的动物模型。例如，Russel等发现了免疫缺陷的小鼠进行心脏移植 1～2 个月，用了重复剂量的抗 MHCⅠ型抗体后，冠状动脉内膜出现了纤维素样增厚[47]。同时，在小鼠肾移植中，供者 MHC 表达的完全缺失与延长的移植生存期、良好的肾功能以及供者特异性抗体的缺失有关[48]。下面将深入探讨损伤的发生和检测。

移植后因素：病毒感染

巨细胞病毒感染

CMV 是临床上实体器官移植术后感染中最常见的病毒之一，超过 50％的移植受者可以检测到病毒复制。风险因素包括CMV 血清阴性受者接受 CMV 阳性供者器官，供者年龄偏大，暴露于环孢素和（或）抗淋巴细胞抗体，排斥反应和移植器官功能受损[49]。应对 CMV 的策略包括预防性抗病毒治疗和在病毒复制环境进行早期监测，后者通常是对受者的淋巴细胞进行PCR 检测。

活动性感染除了直接引起临床疾病表现，CMV 同样作为一种潜伏性感染出现在慢性移植物损伤中。在心脏、肾和肺移植动物模型中有实验性的证据证明上述理论[50]。这种理论是否与肾损伤直接有病毒存在或者是急性排斥加上病毒感染造成的结果有关还不清楚。在心脏移植中，患有持续性 CMV 病毒血症的患者中 CAV 更为常见。除此之外，晚期移植物损伤的病理过程是由 CMV 感染引起的，提示 CMV 可能引加重损伤从而导致晚期移植物失功[51]。而且，在实验性的同种异体移植中，治疗CMV 感染和 CMV 病毒血症降低了 CTD的概率和严重程度。在近期进行的一项试验中，在从 148 名受试者随机接受 CMV 预防性和早期治疗所得到的有限数据中，证明了针对 CMV 进行预防性治疗相比于早期治疗而言，能够获得更好的 4 年生存率（92％比 73％）[52]。目前还不清楚这个结果是否与移植时减轻的感染或者炎症反应有关。

多瘤病毒

十多年来人们已经认识到泌尿道上皮对一种静止期的病毒有趋化作用，这种病毒在免疫抑制的环境中能够活化、侵袭，病毒的快速复制可以导致移植肾受损或者移植物失功。多瘤病毒 BK 与肾病有关，这种病毒我们称之为 BKPVN。这种病毒感染的临床表现是进展性的移植物失功，移植物的活检证实有肾小管间质性肾炎、纤维化和萎缩[53]，但是没有和其他病毒感染一样的发热或者白细胞减少的症状和体征。BK 病毒感染通常在免疫抑制最强的移植后的第一年中发生，一般通过移植物活检显示有间质性肾炎、肾小管炎、病毒包涵体和 SV40 抗原免疫染色呈阳性来诊断。通过对尿液和血浆的实时 PCR 检测可以发现病毒，甚至很多机构已经将血浆的病毒检测作为一项早期干预的监测手段[54]。这已经引起了系统性的免疫抑制疗法的产生，通过期望减少适当的抗病毒反应来实现。

目前，急需针对 BK 病毒感染的无毒且高效的抗病毒治疗[55]。虽然西多福韦能够对 BK 病毒起作用，但是严重的肾毒性限制了它在患者治疗中的应用。近来，一种具有更长半衰期和更小肾毒性的同类口服药物正在进行临床试验[56]。此外，静脉注射用免疫球蛋白和 DNA 螺旋酶抑制剂（如环丙沙星）可以用作西多福韦的替代品，在治疗 BK 病毒感染方面都有着不同的成功率；来氟米特是一种有微弱抗病毒和抗炎功能的异恶唑衍生物，对 BK 病毒感染也有一定的作用[57－58]。治疗 BK 病毒感染与其他抗单纯孢疹病毒治疗没有交叉反应。因此，清除感染被认为是内在抗病毒反应的发展。

随着他克莫司和 MMF 的使用以及抗

淋巴细胞治疗的增多，BK PVN 感染率不断升高，提示免疫抑制引起感染[55]。肾移植中，BKPVN 感染的长期影响及针对 CGI 发展的治疗需予考虑；当 BKPVN 合并晚期纤维化时，很容易导致移植物失功。

✔✔ 在 2009 年 Banff 的工作建议准则中，对于多瘤病毒性肾病的方法来源于纤维化程度的评分，而不是肾小管损伤或是病毒的细胞病变效应[59]。此外，对于 BK PVN 的分子研究表明，不仅有一个强烈的细胞毒性 T 细胞反应，如同排斥反应，也有纤维化反应，其或者直接介导肾小管内皮细胞的病毒感染，亦或者对于与细胞因子相关的炎症免疫反应[60]。这些结果表明为了预防长期损害，需要特定的抗病毒治疗。

移植后因素：免疫抑制剂

CNI、环孢素 A 和他克莫司的应用，显著降低了移植后 1 年的排斥率，同时有利于延长肾移植患者移植物的存活时间。但是使用这些药物时，需特别关注的是药物的肾毒性。组织学检查发现这些药物可以造成小动脉透明变性、肾小球硬化、缺血性肾小球萎缩，间质纤维化和肾小管上皮细胞萎缩。这不仅在肾移植患者服用药物后，表现出剂量依赖型急性肾毒性中得到证实，而且在服用 CsA 的非肾移植、自身免疫性疾病的患者中也得到论证[61]。并且这些患者的肾脏损伤是呈进展性的[61]。在更多的慢性损伤情况中，损伤程度可能与药物水平、暴露于 CNI 不相关。

大量利用啮齿类模型研究 CNI 肾毒性机制的工作证实了条索状的间质纤维化和 TA 改变的存在。这些研究已经证实 CNI 损伤介质的主要类型，包括血管紧张素Ⅱ，血栓烷、白三烯这些血管收缩的脂质介质，内皮素以及一氧化氮。其他关于 CNI 肾毒性的机制包括促凋亡基因的上调和肾小管上皮 ER 应激的诱发等[62]。CsA 的促纤维化作用与血小板源性生长因子（platelet-derived growth factor，PDGF）、肾内的 TGF-β 以及结缔组织生长因子（connective tissue growth factor，CTGF）有关。在应用吡非尼酮及抗 TGF-β 抗体缓解 CsA 致纤维化治疗的模型中，TGF-β 功能作用得到进一步证实。此外，由于血管紧张素Ⅱ的表达与 TGF-β 的诱导有关，一些研究表明当血管紧张素通路被拮抗时 TGF-β 水平下降。虽然此模型中 TGF-β 主要表现促纤维化作用，但是此通路拮抗剂的使用也许能产生意想不到的结果，这归功于 TGF-β 的免疫调节作用。

在应用 CNI 作为免疫抑制剂的肾移植受者活检标本的数据中，可以发现 CNI 肾毒性主要表现为小动脉透明样变和 IF/TA 改变[63]。在这项重要的研究中，Nankivell 等在 10 年里，从 120 位接受肾和胰腺移植的受者中，间断选取 961 份活检标本，探索晚期移植物失功的病因。在严重的排斥反应和亚临床排斥反应（subclinical rejection，SCR）之前，慢性损伤的早期变化主要出现在 3 个月，并考虑与缺血性损伤有关。一年后，在 CNI 使用期间，肾小球硬化和肾小管间质损伤呈渐进性高度透明变性伴管腔变窄，并增加肾小球硬化和肾小管间质损伤的发生。10 年来，58.4%的患者主要表现为慢性损伤，38%的患者表现为肾小球硬化，证据确凿。因此，CNI 毒性是后期组织学损伤的主要原因被广泛接受，并有必要针对减少或替代 CNI 的治疗上花费大量精力。这促进了减少或替代 CNI 治疗的免疫抑制剂方案的改善[64]。然而，最近的研究发现，小动脉透明样变可能是多种刺激物，特别是同种抗体所致内皮细胞损伤的表现，临床研究证明了抗体介导的损伤是同种移植物失功的一个重要因素，支持CNI的肾毒性与移植失功特异相关性并不显著[26-27]。然而，我们仍然应该认为，CNI治疗会进一步引起慢性移植物损伤。因此从最近转化试验的数据看[65-67]，在慢性移植物失功的治疗中，最少量和替代CNI治疗依然是理想的方案。

移植后应激源

高血压

高血压是肾移植后常见的问题，见于60%～80%的受者[68]。高血压的定义是：收缩压>140mmHg，舒张压>90mmHg，或者要依据《高血压预防、监测、评估及治疗委员会（第7版）》(JNC 7）制定的治疗方案来治疗。高血压是移植物失功和死亡的一个明确因素，收缩压每升高10mmHg，高血压移植受者的死亡危险度就提高5%[69]。肾移植受者的管理和评估在Kidney Disease：Improving Global Outcomes（KDIGO）临床实践指南中写得很详细[70]，美国肾病基金会肾病预后质量倡议（Kidney Disease Outcomes Quality Initiative，KDOQI）赞同肾移植受者的血压控制在130/80mmHg以下[71]。血压控制措施包括一系列的利尿剂、β受体阻滞剂和血管舒张药，目前没有一种药物有明确的优势。虽然ACEI和ARB的使用减缓非移植患者慢性肾病的进程，但是在提供肾保护和提高肾移植患者生存率方面还缺乏确信的证据[72]。在尿蛋白大于1g，有GFR的改变、高钾血症和贫血的患者中，这两种药物还是被提倡使用的[70]。

血脂异常

血脂异常的定义是总胆固醇含量高于240mg/dl，LDL高于130mg/dl，HDL含量低于35mg/dl或者甘油三酯高于200mg/dl。虽然40%～80%的肾移植受者总胆固醇、LDL水平高于参考值[73]，但是血脂异常仍是一个相当普遍的问题。致使这些指标升高的因素包括：脂质异常、基因因素和免疫抑制剂的应用，特别是类固醇类药物、CsA和哺乳动物雷帕霉素受体（mammalian target of rapamycin，mTOR）抑制剂对于甘油三酯水平的升高有显著影响。在肾移植受者中，血脂异常可以增加心血管疾病发生率，同时也是慢性移植物失功和移植物衰竭的一个独立危险因素。但是3-羟基-3-甲基戊二酰辅酶A（HMG-CoA）还原酶抑制剂或他汀类对于急性排斥发生率的作用不明。在移植患者中进行的一项使用氟伐他汀的随机试验（ALERT试验）中，证明它能够减少非致命性心肌梗死和心脏性死亡发生率，但是对于肾功能和移植物失功没有影响[74]。不管怎样，心血管疾病作为肾移植后死亡的重要原因，KDIGO指南[70]支持K/DOQI[75]中的将总胆固醇降低到200mg/dl以下，LDL降低至100mg/dl。具体措施包括生活方式的调整、饮食以及他汀类和（或）贝特类药物的使用[73]。

移植后糖尿病

移植后糖尿病（post-transplant diabetes mellitus，PTDM），也称为移植后新发糖尿病（new onset of diabetes mellitus after transplant，NODAT），据报道移植后有2%～53%的患者罹患率。之所以报道差异较大，是因为诊断的定义不同，例如降血糖药物和胰岛素的应用。糖尿病会造成患者的生存率和移植结果较差，部分原因是糖尿病提高心血管疾病和感染性疾病的发病率。典型的PTMD是移植后胰岛素抵抗，伴有体重增加，甚至在没有使用类固醇类药物时体重也增加。发生PTMD的危险因素有：类固醇类药物的使用、受者年龄较大、非洲裔美国人与西班牙裔种族、丙肝患病史、他克莫司的使用、肥胖和高血压[76]。其他不确定的危险因素包括：

HLA 配型、多囊肾和男性受者。PTMD 在移植后明确的监测指标已经达成共识[70]，对于 PTMD 治疗的显著影响在于提高患者的生存率，但这些治疗在肾功能方面的影响还不太清楚。三个关于非肾移植的 2 型糖尿病患者的试验数据证明，严格的血糖控制在防止肾病及微白蛋白尿发展中具有积极影响；然而，这些大型随机试验没有显示出在阻止肾功能下降方面产生影响，却可能在 1 型糖尿病中导致严重低血糖的发生。PTMD 的治疗措施在这章节之外的内容中有阐述，包括在罹患严重疾病和 PTMD 高危因素的患者中免疫抑制剂的调节[76]。

贫血

贫血的定义是男性血红蛋白浓度＜13mg/dl，女性＜12mg/dl[13]，多达 40％的肾移植受者术后会出现贫血。贫血是多种因素导致的，包括铁缺乏、移植器官功能受损、免疫抑制剂治疗和其他炎症进程导致促红细胞生成素（EPO）抵抗。在这类患者中，并不清楚贫血是不是与心血管疾病有关。同时，一些研究也证明了 EPO 刺激药物（EPO stimulating agent，ESA）与较差的患者和移植物情况有关[77]。贫血与急性排斥事件密切相关，但是贫血不仅仅与 GFR 降低，而且与免疫抑制和炎症状况的加强有关。即使患者的生存质量确实提高了，ESA 在保护移植物功能方面的数据同样不太详细。由于缺乏可信的数据，目前还没有针对移植后贫血的指南[70]。在器官功能受损的患者中，K/DOQI 指南可能最为可靠[78]。

病理生理学

CGI 的模型已经详尽地阐述了慢性肾病的自然进程特点[79]（图 13.1）。在初始阶段，存在由抗原依赖性或非依赖性的因子介导的组织损伤。无论哪种损伤类型，初始阶段过后是纤维增生阶段。在这一阶段有两个重要的部分：炎症和增生。固有性免疫应答和特异性免疫应答可能是相互结合的，将在后面的内容做阐述，同时可能存在由化学因子、细胞因子和生长因子调控的增殖应答。TGF-β 及其下游的效应器 CTGF 在调控纤维化应答方面是长期关注的焦点。许多研究针对上面这些以及其他生长因子，例如肝细胞生长因子，研究证明当这些因子被抑制[79]的时候，慢性损伤得以改善。然而，单因子引起损伤是不太可能的。由于基质过剩或退化，或者两者联合，在基质阶段的发生胶原蛋白沉积。针对这一阶段的治疗将在下文进行阐述。

介导慢性损伤的靶点是什么？

在肾中，首先受到损伤的是肾小管上皮细胞，这些细胞容易受到缺血性损伤和 CNI 类药物的毒性损伤[1]。从组织学上讲，这些细胞也是 T 细胞介导的免疫损伤的靶点（如肾小管炎），一旦激活，它们之间也可能相互影响并促进细胞死亡。在临床前试验中，已经有一系列的措施来减少肾小管损伤，并且这些疗法对于肾功能和移植是有积极影响的[1]。

随着对 AMR 关注度的不断提高，我们意识到内皮细胞活化在介导移植物失功中有着更加明确的作用。移植抗体导致损伤的主要机制是补体激活以及随后的细胞死亡[80]。然而，不少研究者正致力于找出初始细胞活化和增殖的非补体介导的信号通路。例如，在 CAV 中，抗体介导了信号级联调节的内皮细胞凋亡以及促进血管外基质生成从而导致了血运重建[81]。当内皮细胞与抗-HLA Ⅰ型抗体交叉反应，通过 Rho 激酶的信号转导启动促进肌动蛋白收缩和增殖的下游信号从而引起级联反应[82]。通过抗体介导的内皮细胞活化使白细胞黏附分子（如血管细胞黏附分子1以及细胞间黏附分子1）的表达增加，从而导致白细胞黏附以及炎症增多。Reed及其团队证明了HLA决定簇和内皮细胞的交叉反应通过mTOR类分子mTORC1和mTORC2，造成细胞活化，调节细胞存活信号以及细胞增殖通路[83]。细胞存活、活化和增殖中重要信号通路的磷酸化作用可见于抗Ⅱ型决定簇以及非HLA蛋白。这些数据表明许多新的靶点可消除抗体介导的慢性损伤。

最近的研究表明，微血管同样也是导致慢性移植物失功的一个重要部位。在炎症出现的时候，移植器官的血管再生并不能最低限度地维持移植器官的功能。这种炎症性血管生成反应使得白细胞聚集以及内皮损伤，最终导致缺血。微血管损伤和低氧进而限制了组织功能，从而导致移植物纤维化[84]。虽然这些只是在小鼠上观察到的现象，但是我们也可能在人体肾脏中观察到微血管损伤。肾小球炎和肾小球内部毛细血管炎的组织学改变（图13.2ⓐ）以及造成的损伤，如肾小球病（图13.2ⓑ），还有肾小球周围毛细血管可见多层状，这些都与供者特异性抗体和晚期移植失功的特异性表型有关[85]。

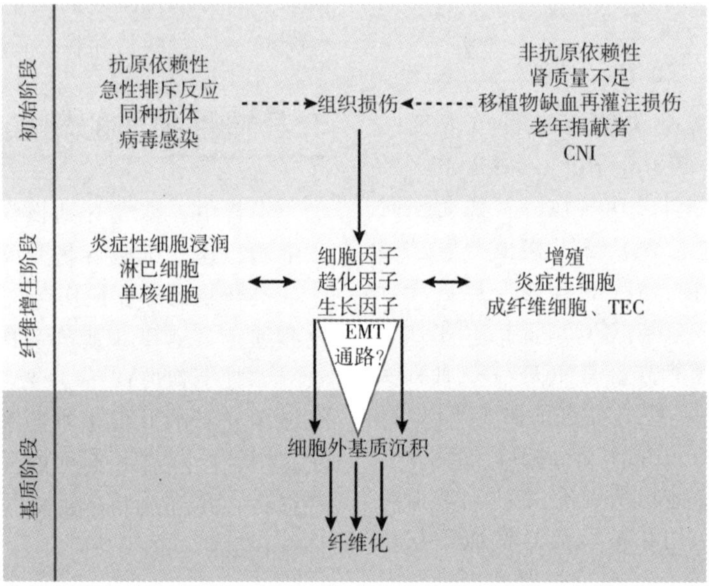

图13.1 图示为导致慢性移植物损伤纤维化的事件。免疫和非免疫因素均参与了组织损伤。损伤结果是由细胞因子和生长因子调节所致的炎症和增殖反应导致。尤其是TGF-β增加与慢性移植肾病相关。通过级联反应最终导致了基质沉积，基质产生增加和（或）基质降解降低，导致纤维化。TEC，肾小管上皮细胞

基质的来源是什么?

我们理解，基质在移植器官中如何沉积是晚期移植物失功的一个关键。肾间质中的成纤维细胞与基质形成有关。活化的成纤维细胞，被称为肌成纤维细胞，表达α-平滑肌成纤维蛋白（alpga-smooth muscle actin，α-SMA）或者S100A4［（例如成纤维特异性蛋白1（fibroblast-specific protein 1，FSP-1)］，然而这些细胞的来源并不清楚。在肝纤维化中，肌成纤维细胞可能来源于骨髓干细胞或者纤维细胞（CD45＋、CXCR4＋、α-SMA＋）[86]。近来，小鼠气管移植模型证明了特异性趋气管蛋白的降

解，限制了纤维细胞向移植器官中迁移并且阻断了气道中的纤维化所致的闭塞反应。在肺移植受者中，循环纤维细胞水平与 BOS 的升高和进展有关。在有慢性移植物损伤的肾移植受者中，肌成纤维细胞是宿主源性的，这表明宿主体内存在一个肌成纤维细胞的前体，虽然这些细胞暂时没有被证实确实存在[87]。

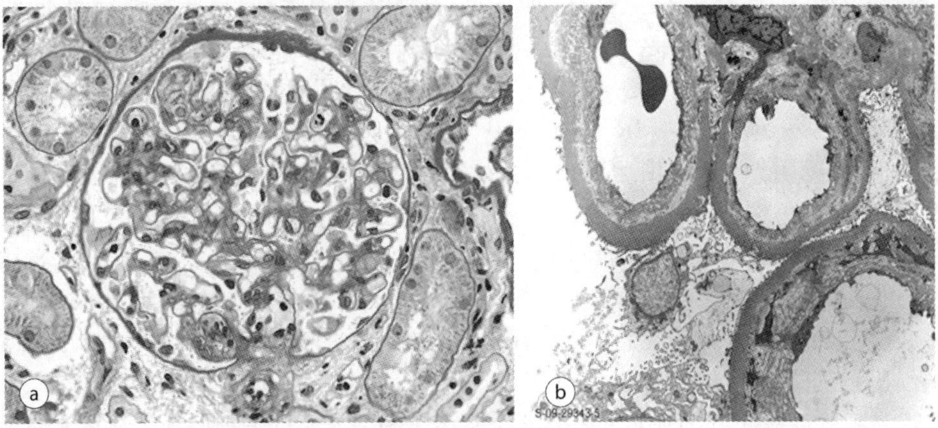

图 13.2　（见书末彩图）ⓐPeriodicacid - Schiff 染色显示人肾活检移植肾小球病特征（x200）。ⓑ电子显微镜观察到移植肾小球病的肾肾小球基底膜增生（×2500）。（These photos are courtesy of William J. Cook，MD，University of Alabama at Birmingham，Department of Pathology.）

肾小管上皮细胞转化为肌成纤维细胞的潜能得到了特别关注。这些研究是以大量工作为基础的，这些工作研究了内皮细胞在培养时能转化为成纤维细胞样的特性[88]，这一转化过程被称为上皮间质转化（epithelial mesenchymal transformation，EMT）。EMT 的标志物在 IF/TA 的肾移植中被发现，但是在稳定功能的移植肾中并没有发现，这表明肾小管功能损伤导致内皮细胞功能缺失和成纤维细胞的表达从而造成移植器官纤维化。在一项病理活检研究中，3 个月时用免疫组化检测 EMT 标志物，41%的患者能够检测出带有该标志物，在有急性排斥反应的受者中，EMT 标志物更为常见，并且与 18 个月时移植肾晚期失功并伴有移植物纤维化有关。同样，在使用 CsA 治疗的患者中，EMT 标志物表达升高与移植物功能降低以及 IF/TA 变化的进展有关。然而，对于 EMT 标志物在移植物纤维化中的作用，目前还有争议[89]。在一项包含 24 名受者的研究中，1 个月与 3 个月的 EMT 标志物与移植后 1 年的 IF/TA 变化没有关联。

一项利用小鼠模型研究炎症性肾病的机制，关注 EMT 在体内是否确实存在。然而，在尿路梗阻[90]的小鼠实验中，细胞培养研究表明细胞表型改变依赖于刺激，并似乎发生在血管周围间隙[91]，追踪成纤维细胞命运发现与内皮细胞无关。深入研究成纤维前体功能可能为瘢痕的降解提供一种新的方法。

固有免疫应答的作用

目前，研究的热点从特异性免疫应答或同种免疫应答转向了固有免疫应答。我们经常在 IRI 或者感染中研究固有免疫应答。NK 细胞是缺少 T 细胞受者的大颗粒状的细胞毒性淋巴细胞，它首先在不受 MHC 表达限制的肿瘤细胞杀伤中被鉴别出来。NK 细胞是固有免疫应答的重要组分，同时在杀伤病毒感染的细胞以及调节 FcR

Ⅲ（CD16）介导的抗体依赖细胞毒性中有重要作用。最近的研究表明，NK细胞可以导致慢性移植物损伤，NK细胞耗竭或者缺失可以缓解慢性损伤。在人体中，NK细胞的数量变化常见于耗竭诱导之后，虽然只是外周循环的一小部分，但是在细胞再生的时候，这类细胞的数量会恢复。因为NK的分子信号存在于发生了AMR[92]的移植器官病理活检中，所以NK细胞可能与抗体介导的排斥有关。尽管如此，这类细胞在免疫应答中究竟起到什么样的作用，仍然不明确。

另一个引起关注的固有免疫应答细胞是巨噬细胞，这类细胞是器官损伤研究的热点。巨噬细胞起源于外周血的单核细胞，并在特定的细胞因子作用下进行分化。与T细胞很相似，也存在不同功能的巨噬细胞，包括M1（或经典活化的巨噬细胞）以及M2（或者选择性活化的巨噬细胞）[93]。M1型巨噬细胞在T细胞或者NK细胞分泌的IFN-γ以及通过Toll样受体（Toll-like receptor，TLR）活化的APC的作用下进行活化。活化之后，巨噬细胞分泌IL-1、IL-6、IL-23以及能够引起组织炎症和Th17细胞活化的有效促炎因子。这些巨噬细胞能够杀伤一系列的病原体，包括细菌、病毒和利什曼原虫这样的寄生虫。这些巨噬细胞被鉴定为F4/80＋CD11c-MR-（MR为甘露醇受体）。选择性活化的巨噬细胞或者M2型巨噬细胞在IL-4作用下进行活化，这类细胞因子有很多来源，包括肥大细胞、嗜碱性粒细胞、Th2细胞和壳多糖（一种存在于很多寄生虫和真菌中的多糖聚合物）。M2型巨噬细胞也可以依据甘露醇受体表达和IL-10分泌与否进行鉴别。IL-4可以刺激精氨酸酶的活性，使得精氨酸转化为鸟氨酸，从而提高胶原的产生以及促进伤口愈合。当未分化的巨噬细胞在体外接触IL-4和IL-13，细胞外基质生成增加，同时，细胞内抗原杀伤受到抑制。M2型巨噬细胞产生可能具有促进基质重组功能的壳多糖和壳多糖样蛋白。相比于M1型巨噬细胞，M2型巨噬细胞是F4/80＋CD11c-MR＋。最近的研究表明，巨噬细胞存在第三种表型，也即所谓的调节性巨噬细胞（Mreg）。Mreg是在通过高浓度的免疫复合物以及TLR配体在体外刺激鼠巨噬细胞时发现的，产物是IL-10而不是IL-12。Mreg细胞有着与M1以及M2不同的生化和功能性标志，包括CCL1的表达、STAT6活化的缺乏以及精氨酸表达的缺失。有趣的是，在一些自身免疫模型中，这类细胞的获得性转化可以抑制炎症应答。

从炎症性肾病模型的动物实验来看，M1和M2型巨噬细胞在IRI以及单侧尿路梗阻中起到一定作用。然而M1/M2的分化十分有趣，其在器官移植中的有关作用仍不得而知。从大量动物实验的结果来看，巨噬细胞参与到急性和晚期移植物损伤中，不仅仅是在肾移植，心脏移植中巨噬细胞也参与其中[94]。在人体中，巨噬细胞在肾移植病理活检标本中被鉴定出来已经有很长一段时间了，在早期移植后阶段，它们在供者器官中数量增多，随着时间的推移会不断减少。然而，在急性排斥反应中，用免疫组化方法检测，巨噬细胞大约占据移植肾病理活检标本中白细胞的38%～60%。巨噬细胞在化学因子MCP-1的诱导下聚集到发生排斥的器官中。这些细胞主要存在于组织间隙中，尽管也有报道在阿伦单抗引起的T细胞缺乏的肾小管炎以及抗体介导的毛细血管炎中。移植性肾小球炎是肾小球病或者慢性抗体介导的排斥的一个潜在的前驱病变，这种病变也和巨噬细胞的浸润有关。最近一项血清肌酐[95]测定的研究发现，单核细胞而不是淋巴细胞浸润与这种功能性的改变有关。而且，在急性排斥事件中出现CX3CR＋巨噬细胞预示着用激素治疗的效果欠佳以及移植1年后的结果较差。

巨噬细胞在慢性移植物损伤中的作用也在进行探索，在啮齿类 IF/TA 模型中巨噬细胞可能聚集在组织间隙中。在人类肾移植受者中，早期巨噬细胞出现意味着 IF/TA 的进展。此外，针对巨噬细胞功能或者耗竭的治疗可以改善模型中肾和心脏移植中的慢性移植物损伤[94]。显然，需要更多的研究来证实这种损伤的具体机制，以便确定这种治疗方法是否可以作为主要的疗法应用于人体。

肾慢性移植物损伤的处理

处理原则

CGI 是以高血压和蛋白尿为主的逐渐恶化的肾功能为表现的临床综合征。诊断主要是依靠前文所述的移植物病理活检，依据 IF/TA 改变的组织学严重程度进行分级。需要依靠深入仔细的动物学实验来提供的不仅仅是诊断性的指征，还有治疗性和预后性的指征。然而，仅从 IF/TA 的改变来判断预后是不够的。有必要强调说单纯依赖肾功能改变和（或）蛋白尿会导致诊断延误，而病变通常是不可逆转的。虽然已经有依据慢性肾病的处理原则，但是慢性移植物损伤的多重原因提示仅仅使用一种治疗方法是不太可行的。主要治疗方法包括：控制血压、控制血脂、糖尿病受者控制血糖。

患者治疗的一个要点是免疫抑制。许多研究评估了 mTOR 抑制剂而避免使用 CNI 类药物的安全性和有效性，证明了在移植后早期阶段这种疗法对 GFR 是有效的[96]，但在长期并没有明显效果[97]。或者说，替代药物取代 CNI 类药物可能会产生生物学作用，分析认为 CNI 类药物治疗为肾损伤创造了血管收缩和缺血性的环境。然而，改变基础治疗必须在理解紊乱介导的损伤的基础上。例如，一份病理活检显示有急性以及抗体介导的排斥反应存在，同时合并中度纤维化，可以建议使用包含 CNI 类免疫抑制剂的鸡尾酒疗法。另外，针对进展性移植物失功（例如 eGFR＜30ml/min），足够剂量的治疗方法可能不会带来改观，相反可能造成一些损伤。例如，移植后六个月用雷帕霉素替代 CNI 类药物，在 eGFR＜40ml/min 的患者中造成明显的不良后果而导致实验中点。

因为现有免疫抑制剂的多效毒性，目前正在探索能够减轻肾毒性的药物。贝拉西普是选择性的共刺激阻滞剂，是一种细胞毒性淋巴细胞抗原 4（cytotoxic lymphocyte antigen-4，CTLA-4）和免疫球蛋白的缀合物（见第五章）。关于这种药物替代 CNI 类药物的研究目前正在进行，有可能是一种安全有效的药物，以替代 CNI 类药物在肾衰竭[98]中的治疗。

有研究者针对减少 CNI 类药物的试验做了 meta 分析，这些数据是从 56 项包含 11 337 例肾移植受者的研究中获得的。使用目前的药物贝拉西普、托法替尼（一种 JAK3 抑制剂）以及 MMF，总体上移植失功的发生率是降低的。同样，最低剂量的 CNI 类药物联合多种诱导药物和佐剂可减少移植失功的发生率。相反，mTOR 抑制剂联合 MMF 使得移植失功发生率增高[99]。其他一些可以减少免疫抑制剂使用的药物正在被用作单一或者协同治疗，包括单克隆抗体、针对 CD40-CD154 通路的药物（多个抗 CD40 的抗体）、针对 LFA3-CD2 通路的药物（例如阿发赛特）和托法替尼这类小分子。

消除基质沉积：针对 CGI 治疗的新方法

如上所述，基质沉积是由基质分子的过表达和（或）降解减少所致。虽然免疫抑制治疗能够减轻慢性炎症的程度，但是慢性移植物损伤中的辅助治疗可能包括抑制纤维化，主要治疗目标是针对基质合成必需的生长因子和酶[79]。在实验性模型中，不少方法被证实是可行的，包括抑制脯氨酰羟化酶，限制胶原形成，减轻纤维化和移植器官炎症，这在啮齿类动物模型中是提高移植器官功能的一种措施[100]。抑制肝细胞生长因子、金属蛋白酶组织抑制剂、TGF-β及其下游的效应器CTGF也可能比较有前景。然而，在人体中使用这些药物可能需要定时干预。根据IF/TA的相对不可预知性，所有患者在移植的时候进行治疗既不实际也不安全，一旦到达某种进退两难的处境，这些药物对很多晚期的疾病可能根本没有效果。总的来说，在肾移植受者中设计有关试验，还需要对早期IF/TA变化的活检标本进行监测以及对受试者进行适当干预。对于这些试验以及我们对于基质消除的更深入理解，并且有必要包括生物学标志，才是解决问题的终点。这个问题已经成为近十年的热点，将在下面内容中详细阐述。

CGI的诊断策略

慢性移植物损伤的免疫检测有各种各样潜在的方法，包括基因组学、蛋白质组学和代谢组学。这些检测手段不仅仅检测移植物损伤，而且鉴定移植失功的标志，这比血清浓度检测更加敏感[101]。很多学者从事检测CGI的生物学标志的研究，最常见的方法是检测eGFR或血清浓度，但这些数值并不一定有特异性，因为可能受到肾前性和肾后性因素影响。血清浓度和eGFR并不是早期组织学变化的预警因子，这可能导致诊断延误。检测蛋白（特别是白蛋白尿）尿也是一种重要的方法，因为蛋白尿意味着较差的移植生存率以及是TG或者肾小球病变复发的标志。KDIGO共识建议移植后第1个月至少检测一次蛋白尿，第1年每3个月一次，之后每年检测1次[70]。然而，很多器官移植中心都是每个季度检测1次。

移植器官病理活检

病理活检是鉴定早期和晚期移植效果的金标准，经常在急性或慢性肾功能减退情况下实施活检。最近肾移植及其病理活检标本的研究证实，当病理活检标本提示有IF/TA时，通过集群分析的组织学评分能够区分不同分期[26]。出现了肾小管炎（“t”）、间质性炎症（“i”）和血管损伤（“v”）提示预后不佳。

肾功能变差并不都伴随着急性排斥或者慢性改变这一观点不断得到认可。一些器官移植中心提倡在移植后规定的时间点进行病理活检，称之为监测性活检。Nankivell和Chapman已经对这个课题做了深入的综述[102]。许多研究也证实SCR与移植结果欠佳有关。虽然某中心的初步研究支持治疗性干预，但是最近的研究数据不太理想，这可能与移植后早期阶段使用强效的免疫抑制剂有关[103]。值得注意的是，这仅仅是一个单中心的随机研究，并且SCR的发生率较低，可能还需要更多的大型研究来进一步论证。然而，亚临床结果的认定是很复杂的：出现小管炎和炎症的表现不具有特异性，并且可能不仅仅是排斥反应，其他的炎症也会出现这样的表现。这些结果与晚期移植物失功不具有特异性的关系，解释这种病理活检的结果可能要考虑患者和移植病史以及基于这些风险的具体疾病的概率。

然而这些结果显示，在亚临床细胞性排斥中这种干预是无效的。监测性的活检适用于高度敏感性的患者或者接受配型不合肾的患者，因为这些患者的病理活检标本可能更容易出现提示亚临床抗体介导排斥的C4d，这可能意味着要利用B细胞或者血浆细胞来治疗。监测性活检的另一项运用是在治疗慢性移植物损伤的临床试验中。例如，在肾移植试验性使用贝拉西普的第二阶段，使用贝拉西普但没有使用 CNI 类药物时，IF/TA 的严重程度是下降的[104]。

除了活检组织的组织学分析，活检标本病理学的分子分析得到了大力提倡[105]。运用一系列检测肾功能和（或）尿蛋白变化的移植物活检，许多研究已经将活检标本进行了鉴定和分类。这些研究也提示单一使用 Banff 组织学标准的局限性[106]，同时也证明了基因表达在提示预后和损伤机制以及提示晚期移植失功方面的有效性。这些研究使用的方法是应用基因芯片，其他一些研究用低密度的序列来检测组织中的基因表达，同样也揭示了晚期移植物衰竭的病因学。在一项 PVN 受者的病理活检标本的研究中，Mannon 等证明了病毒感染的肾组织有更强的细胞毒性 T 细胞应答[60]。此外，相对于发生排斥但没有感染的标本，PVN 的病理活检标本发现了纤维化相关的基因表达谱，提示有可能是病毒导致了纤维化的发生。

全血测定：血清抗体

早期发现抗体介导的损伤已经成为了移植后管理的一个焦点，许多研究表明同种抗体的产生与内皮细胞活化、甘油三酯水平与晚期移植失功密切相关。尽管同种异体抗体和移植失功的关系的证据仍旧很多，但是在移植后阶段检测抗体的方法并没有十分完善。目前的检测手段并不十分成形，也没有明确的指南，但是很多临床医生建议用病理活检代替血清浓度检测，从某种意义上来说，活检也能起到一定的作用。显然，需要更多的研究来证实它们的临床价值。

全血测定：蛋白质

之前的研究表明，像 TGF-β 这类生长因子在移植物纤维化中起到重要的作用。其他如糖基化终末产物、氧化应激蛋白、C 反应蛋白、SCD-30、APC 表达的 tribbles-1 蛋白（在 IF/TA 患者中的表达水平是升高的），但这些标志物并没有经过大规模临床试验的验证[101]。蛋白质组学方法也被运用到检测中，但是目前为止在鉴定 IF/TA 的时候，并没有特异性的分子来提示 IF/TA。

全血分析：基因表达

用基因芯片或者所谓的低密度序列的基因表达谱分析已经被用作来检测外周血的单核细胞。理想的分子表达谱分析已经运用在检测肝移植受者中，这些受者治疗方案从 CNI 类免疫抑制剂转为雷帕霉素为主，这种方法可能为临床评估移植的稳定性找到一个合适的标志物。在肾移植受者的研究中，对外周血单核细胞进行蛋白质组分析和基因组分析也鉴定出来一些候选的生物学标志物。这些研究能够鉴定出导致 IF/TA 改变的不同功能性通路的蛋白质[107]。但是，仍需要更多的临床研究来发现标志物从而解释肾移植的病理学以及 IF/TA 的严重性。

全血分析：细胞功能分析

监测细胞的同种异体反应性已经在评估受者对供者组织的免疫反应方面已经有了很长时间的运用。检测的组织学方法包括：淋巴细胞共培育和 CD4 细胞增殖以及 CD8 细胞毒性的评估。这些方法受到敏感性的限制，同时也会由于额外的放射性核素而造成损伤。近来，ELISPOT 因其更敏感、更准确，已经取代了上述方法。这种方法检测外周血单核细胞产生 IFN-γ 的频率，其针对肾移植供者或者第三方。Heeger 等通过这种方法发现了早期细胞同种异体反应和长期肾功能之间存在独立相关性。患者在移植后的早期阶段产生 IFN-γ 的平均频率越低，急性排斥反应的发生率就越低，同时移植后 6 个月和 12 个月时候的肾功能也越好[108]。连续监测发现，对供者以及第三方的免疫排斥反应发生频率越高，术后发生急性排斥的可能性也越大，肾功能也越差。预测免疫损伤的危险因素可能为围术期或者术后的干预提供一种新的方法，同样也可以为临床随访提供帮助。为使得这项监测能够用于连续的免疫学监测，后续的研究正在进行。

尿液分析：基因和蛋白质组学方法

以上这些监测方法对器官的微环境相对而言涉及较少。正如在同种异体肺移植中使用支气管镜和灌洗液了解末梢支气管病变一样，很多研究已经运用蛋白质组学和基因组学的方法来检测尿沉渣和信使 RNA 的表达。在发生 IF/TA 改变的患者尿液样本中检测出了血管紧张素、内皮细胞生长因子以及 TGF-β 的信使 RNA 的表达，但是这个研究的试验人群还是较为有限。钙黏蛋白、波型蛋白、NKCC2 和 18sRNA 的联合表达在预测 IF/TA 时是最准确的[109]。炎症监测可能对于那些免疫抑制剂使用不足[110]发生小管炎的患者的无创检查有帮助。尿液的蛋白质组学检查可能不仅仅为 IF/TA，而且也为炎症提供有效的监测手段[111]。最后，对于研究中所示的标志物与病理学的相关性，必须再验证其预测后续变化的能力。

要点

- CTD 仍是实体器官移植后期移植物失功的主要原因。
- 虽然纤维化是一个典型的特征，但在不同器官中可以观察到非特异性的组织学变化。
- CTD 的病因是多因素的，在受者整个生命期内，移植物会随着时间发生变化，在任何时间内，不止一个因素会发生作用。
- 有越来越多的证据表明 AMR 在 CTD 中起作用。
- CTD 的病理生理学机制不仅涉及固有免疫，还有特异性免疫的参与，可能涉及血管内皮细胞活化和持续的炎症反应。
- 非免疫因素如高血压、血脂异常和高血糖可能进一步加剧移植物功能的衰竭。
- 治疗策略包括：
  - 对风险因素例如高血压、血糖，开展优化管理；
  - 调整维持免疫抑制方案，管理好由抗体和细胞免疫所引起的器官损伤；
  - 新的治疗策略，如使用基质沉积抑制剂，可能有潜在的辅助功能。
- 免疫监测分析不仅能对慢性移植物损伤进行无创性诊断，并且也能对 CGI 进行风险预警，这些都正处在研究中。

参考文献

1. Jevnikar AM, Mannon RB. Late kidney allograft loss: what we know about it, and what we can do about it. Clin J Am Soc Nephrol 2008;3(Suppl. 2):S56–67.
2. Taylor DO, Stehlik J, Edwards LB, et al. Registry of the International Society for Heart and Lung Transplantation: Twenty-sixth Official Adult Heart Transplant Report – 2009. J Heart Lung Transplant 2009;28(10):1007–22.
3. Colvin-Adams M, Agnihotri A. Cardiac allograft

vasculopathy: current knowledge and future direction. Clin Transplant 2011;25(2):175–84.

4. Mehra MR, Crespo-Leiro MG, Dipchand A, et al. International Society for Heart and Lung Transplantation working formulation of a standardized nomenclature for cardiac allograft vasculopathy – 2010. J Heart Lung Transplant 2010;29(7):717–27.

5. Costanzo MR, Naftel DC, Pritzker MR, et al. Heart transplant coronary artery disease detected by coronary angiography: a multiinstitutional study of preoperative donor and recipient risk factors Cardiac Transplant Research Database. J Heart Lung Transplant 1998;17(8):744–53.

6. Berry GJ, Angelini A, Burke MM, et al. The ISHLT working formulation for pathologic diagnosis of antibody-mediated rejection in heart transplantation: evolution and current status (2005–2011). J Heart Lung Transplant 2011;30(6):601–11.

7. Kobashigawa J, Crespo-Leiro MG, Ensminger SM, et al. Report from a consensus conference on antibody-mediated rejection in heart transplantation. J Heart Lung Transplant 2011;30(3):252–69.

8. Smith JD, Brunner VM, Jigjidsuren S, et al. Lack of effect of MICA antibodies on graft survival following heart transplantation. Am J Transplant 2009;9(8):1912–9.

9. Suarez-Alvarez B, Lopez-Vazquez A, Gonzalez MZ, et al. The relationship of anti-MICA antibodies and MICA expression with heart allograft rejection. Am J Transplant 2007;7(7):1842–8.

10. Seyfert-Margolis V, Feng S. Tolerance: is it achievable in pediatric solid organ transplantation? Pediatr Clin North Am 2010;57(2):523–38.

11. Banff Working Group on Liver Allograft PathologyDemetris A. Importance of liver biopsy findings in immunosuppression management: biopsy monitoring and working criteria for patients with operational tolerance (OT). Liver Transpl 2012;18(10):1154–70.

12. Demetris A, Adams D, Bellamy C, et al. Update of the International Banff Schema for Liver Allograft Rejection: working recommendations for the histopathologic staging and reporting of chronic rejection An International Panel. Hepatology 2000;31(3):792–9.

The current histological criteria for liver transplant rejection are presented here and provide a basis for tissue diagnosis.

13. Banff Working Group, Demetris AJ, Adeyi O, Bellamy CO, et al. Liver biopsy interpretation for causes of late liver allograft dysfunction. Hepatology 2006;44(2):489–501.

14. Christie JD, Edwards LB, Aurora P, et al. Registry of the International Society for Heart and Lung Transplantation: Twenty-fifth Official Adult Lung and Heart/lung Transplantation Report – 2008. J Heart Lung Transplant 2008;27(9):957–69.

15. Estenne M, Maurer JR, Boehler A, et al. Bronchiolitis obliterans syndrome 2001: an update of the diagnostic criteria. J Heart Lung Transplant 2002;21(3):297–310.

The diagnostic criteria established for BOS are updated here based on consensus.

16. Todd JL, Palmer SM. Bronchiolitis obliterans syndrome: the final frontier for lung transplantation. Chest 2011;140(2):502–8.

17. Jaramillo A, Naziruddin B, Zhang L, et al. Activation of human airway epithelial cells by non-HLA antibodies developed after lung transplantation: a potential etiological factor for bronchiolitis obliterans syndrome. Transplantation 2001;71(7):966–76.

18. Hayes Jr D. A review of bronchiolitis obliterans syndrome and therapeutic strategies. J Cardiothorac Surg 2011;6:92.

19. Gruessner AC. 2011 update on pancreas transplantation: comprehensive trend analysis of 25,000 cases followed up over the course of twenty-four years at the International Pancreas Transplant Registry (IPTR). Rev Diab Stud 2011;8(1):6–16.

20. Pugliese A, Reijonen HK, Nepom J, et al. Recurrence of autoimmunity in pancreas transplant patients: research update. Diabetes Manag (Lond) 2011;1(2):229–38.

21. Drachenberg CB, Odorico J, Demetris AJ, et al. Banff schema for grading pancreas allograft rejection: working proposal by a multi-disciplinary international consensus panel. Am J Transplant 2008;8(6):1237–49.

22. Lamb KE, Lodhi S, Meier-Kriesche HU. Long-term renal allograft survival in the United States: a critical reappraisal. Am J Transplant 2011;11(3):450–62.

23. Racusen LC, Solez K, Colvin RB, et al. The Banff 97 working classification of renal allograft pathology. Kidney Int 1999;55(2):713–23.

24. Solez K, Colvin RB, Racusen LC, et al. Banff '05 Meeting Report: differential diagnosis of chronic allograft injury and elimination of chronic allograft nephropathy ('CAN'). Am J Transplant 2007;7(3):518–26.

Key update in Banff criteria establishing the current diagnosis for IF/TA.

25. Gourishankar S, Leduc R, Connett J, et al. Pathological and clinical characterization of the 'troubled transplant': data from the DeKAF study. Am J Transplant 2010;10(2):324–30.

26. Matas AJ, Leduc R, Rush D, et al. Histopathologic clusters differentiate subgroups within the nonspecific diagnoses of CAN or CR: preliminary data from the DeKAF study. Am J Transplant 2010;10(2):315–23.

27. Gaston RS, Cecka JM, Kasiske BL, et al. Evidence for antibody-mediated injury as a major determinant of late kidney allograft failure. Transplantation 2010;90(1):68–74.

28. Mannon RB, Matas AJ, Grande J, et al. Inflammation in areas of tubular atrophy in kidney allograft biopsies: a potent predictor of allograft

failure. Am J Transplant 2010;10(9):2066–73.

29. El-Zoghby ZM, Stegall MD, Lager DJ, et al. Identifying specific causes of kidney allograft loss. Am J Transplant 2009;9(3):527–35.
30. Mengel M, Sis B, Haas M, et al. Banff 2011 Meeting report: new concepts in antibody-mediated rejection. Am J Transplant 2012;12(3):563–70.
31. Sis B, Mengel M, Haas M, et al. Banff '09 meeting report: antibody mediated graft deterioration and implementation of Banff working groups. Am J Transplant 2010;10(3):464–71.
32. Sis B, Jhangri GS, Bunnag S, et al. Endothelial gene expression in kidney transplants with alloantibody indicates antibody-mediated damage despite lack of C4d staining. Am J Transplant 2009;9(10):2312–23.
33. Halloran PF, Melk A, Barth C. Rethinking chronic allograft nephropathy: the concept of accelerated senescence. J Am Soc Nephrol 1999;10(1):167–81.
34. Tapiawala SN, Tinckam KJ, Cardella CJ, et al. Delayed graft function and the risk for death with a functioning graft. J Am Soc Nephrol 2010;21(1):153–61.
35. Siedlecki A, Irish W, Brennan DC. Delayed graft function in the kidney transplant. Am J Transplant 2011;11(11):2279–96.
36. Hauet T, Eugene M. A new approach in organ preservation: potential role of new polymers. Kidney Int 2008;74(8):998–1003.
37. Opelz G, Dohler B. Influence of time of rejection on long-term graft survival in renal transplantation. Transplantation 2008;85(5):661–6.
38. Terasaki PI, Ozawa M. Predicting kidney graft failure by HLA antibodies: a prospective trial. Am J Transplant 2004;4(3):438–43.
39. Seveso M, Bosio E, Ancona E, et al. De novo anti-HLA antibody responses after renal transplantation: detection and clinical impact. Contrib Nephrol 2009;162:87–98.
40. Racusen LC, Colvin RB, Solez K, et al. Antibody-mediated rejection criteria – an addition to the Banff 97 classification of renal allograft rejection. Am J Transplant 2003;3(6):708–14.
Classic paper identifying the diagnostic criteria for antibody-mediated injury that led to the evolution of diagnosis of this disorder and provided a foundation for further clinical trials in the field.
41. Gloor JM, Sethi S, Stegall MD, et al. Transplant glomerulopathy: subclinical incidence and association with alloantibody. Am J Transplant 2007;7(9):2124–32.
42. Colvin RB. Antibody-mediated renal allograft rejection: diagnosis and pathogenesis. J Am Soc Nephrol 2007;18(4):1046–56.
43. Sis B, Jhangri GS, Riopel J, et al. A new diagnostic algorithm for antibody-mediated microcirculation inflammation in kidney transplants. Am J Transplant 2012;12(5):1168–79.
44. Terasaki PI, Ozawa M, Castro R. Four-year follow-up of a prospective trial of HLA and MICA antibodies on kidney graft survival. Am J Transplant 2007;7(2):408–15.
45. Zou Y, Stastny P, Susal C, et al. Antibodies against MICA antigens and kidney-transplant rejection. N Engl J Med 2007;357(13):1293–300.
46. Kimball PM, Baker MA, Wagner MB, et al. Surveillance of alloantibodies after transplantation identifies the risk of chronic rejection. Kidney Int 2011;79(10):1131–7.
47. Russell PS, Chase CM, Winn HJ, et al. Coronary atherosclerosis in transplanted mouse hearts I. Time course and immunogenetic and immunopathological considerations. Am J Pathol 1994; 144(2):260–74.
48. Mannon RB, Griffiths R, Ruiz P, et al. Absence of donor MHC antigen expression ameliorates chronic kidney allograft rejection. Kidney Int 2002;62(1):290–300.
49. De Keyzer K, Van Laecke S, Peeters P, et al. Human cytomegalovirus and kidney transplantation: a clinician's update. Am J Kidney Dis 2011;58(1):118–26.
50. Baron C, Forconi C, Lebranchu Y. Revisiting the effects of CMV on long-term transplant outcome. Curr Opin Organ Transplant 2010;15(4):492–8.
51. Streblow DN, Orloff SL, Nelson JA. Acceleration of allograft failure by cytomegalovirus. Curr Opin Immunol 2007;19(5):577–82.
52. Kliem V, Fricke L, Wollbrink T, et al. Improvement in long-term renal graft survival due to CMV prophylaxis with oral ganciclovir: results of a randomized clinical trial. Am J Transplant 2008;8(5):975–83.
53. Cannon RM, Ouseph R, Jones CM, et al. BK viral disease in renal transplantation. Curr Opin Organ Transplant 2011;16(6):576–9.
54. Chung BH, Hong YA, Kim HG, et al. Clinical usefulness of BK virus plasma quantitative PCR to prevent BK virus associated nephropathy. Transpl Int 2012;25(6):687–95.
55. Kuypers DR. Management of polyomavirus-associated nephropathy in renal transplant recipients. Nat Rev Nephrol 2012;8(7):390–402.
56. Clercq ED. Highlights in antiviral drug research: antivirals at the horizon. Med Res Rev 2012;May 2. Epub ahead of print.
57. Chon WJ, Josephson MA. Leflunomide in renal transplantation. Expert Rev Clin Immunol 2011;7(3):273–81.
58. Krisl JC, Taber DJ, Pilch N, et al. Leflunomide efficacy and pharmacodynamics for the treatment of BK viral infection. Clin J Am Soc Nephrol 2012;7(6):1003–9.
59. Masutani K, Shapiro R, Basu A, et al. The Banff 2009 Working Proposal for polyomavirus nephropathy: a critical evaluation of its utility as a determinant of clinical outcome. Am J Transplant

2012;12(4):907–18.

Banff classification schema for BK PVN diagnosis with emphasis on prognosis and clinical management.

60. Mannon RB, Hoffmann SC, Kampen RL, et al. Molecular evaluation of BK polyomavirus nephropathy. Am J Transplant 2005;5(12):2883–93.
61. Andoh TF, Bennett WM. Chronic cyclosporine nephrotoxicity. Curr Opin Nephrol Hypertens 1998;7(3):265–70.
62. Pallet N, Rabant M, Xu-Dubois YC, et al. Response of human renal tubular cells to cyclosporine and sirolimus: a toxicogenomic study. Toxicol Appl Pharmacol 2008;229(2):184–96.
63. Nankivell BJ, Borrows RJ, Fung CL, et al. The natural history of chronic allograft nephropathy. N Engl J Med 2003;349(24):2326–33.
64. Casey MJ, Meier-Kriesche HU. Calcineurin inhibitors in kidney transplantation: friend or foe? Curr Opin Nephrol Hypertens 2011;20(6):610–5.
65. Albano L, Alamartine E, Toupance O, et al. Conversion from everolimus with low-exposure cyclosporine to everolimus with mycophenolate sodium maintenance therapy in kidney transplant recipients: a randomized, open-label multicenter study. Ann Transplant 2012;17(1):58–67.
66. Budde K, Lehner F, Sommerer C, et al. Conversion from cyclosporine to everolimus at 4.5 months posttransplant: 3-year results from the randomized ZEUS study. Am J Transplant 2012;12(6):1528–40.
67. Mjörnstedt L, Sørensen SS, von Zur Mühlen B, et al. Improved renal function after early conversion from a calcineurin inhibitor to everolimus: a randomized trial in kidney transplantation. Am J Transplant 2012;12(10):2744–53.
68. Mangray M, Vella JP. Hypertension after kidney transplant. Am J Kidney Dis 2011;57(2):331–41.
69. Kasiske BL, Anjum S, Shah R, et al. Hypertension after kidney transplantation. Am J Kidney Dis 2004;43(6):1071–81.
70. KDIGO. Clinical practice guideline for the care of kidney transplant recipients. Am J Transplant 2009;9(Suppl. 3):S1–155.
71. K/DOQI. Clinical practice guidelines on hypertension and antihypertensive agents in chronic kidney disease. Am J Kidney Dis 2004;43(5, Suppl. 1):S1–290.
72. Hiremath S, Fergusson D, Doucette S, et al. Renin angiotensin system blockade in kidney transplantation: a systematic review of the evidence. Am J Transplant 2007;7(10):2350–60.
73. Riella LV, Gabardi S, Chandraker A. Dyslipidemia and its therapeutic challenges in renal transplantation. Am J Transplant 2012;12(8):1975–82.
74. Holdaas H, Fellstrom B, Jardine AG, et al. Effect of fluvastatin on cardiac outcomes in renal transplant recipients: a multicentre, randomised, placebo-controlled trial. Lancet 2003;361(9374):2024–31.
75. Kasiske B, Cosio FG, Beto J, et al. Clinical practice guidelines for managing dyslipidemias in kidney transplant patients: a report from the Managing Dyslipidemias in Chronic Kidney Disease Work Group of the National Kidney Foundation Kidney Disease Outcomes Quality Initiative. Am J Transplant 2004;4(Suppl. 7):13–53.
76. Yates CJ, Fourlanos S, Hjelmesaeth J, et al. New-onset diabetes after kidney transplantation – changes and challenges. Am J Transplant 2012;12(4):820–8.
77. Yabu JM, Winkelmayer WC. Posttransplantation anemia: mechanisms and management. Clin J Am Soc Nephrol 2011;6(7):1794–801.
78. K/DOQI. Clinical practice guidelines for chronic kidney disease: evaluation, classification, and stratification. Am J Kidney Dis 2002;39(2, Suppl. 1):S1–266.
79. Mannon RB. Therapeutic targets in the treatment of allograft fibrosis. Am J Transplant 2006;6(5, Pt 1): 867–75.
80. Wehner J, Morrell CN, Reynolds T, et al. Antibody and complement in transplant vasculopathy. Circ Res 2007;100(2):191–203.
81. Cailhier JF, Laplante P, Hebert MJ. Endothelial apoptosis and chronic transplant vasculopathy: recent results, novel mechanisms. Am J Transplant 2006;6(2):247–53.
82. Jin YP, Korin Y, Zhang X, et al. RNA interference elucidates the role of focal adhesion kinase in HLA class I-mediated focal adhesion complex formation and proliferation in human endothelial cells. J Immunol 2007;178(12):7911–22.
83. Zhang X, Reed EF. Effect of antibodies on endothelium. Am J Transplant 2009;9(11):2459–65.
84. Babu AN, Murakawa T, Thurman JM, et al. Microvascular destruction identifies murine allografts that cannot be rescued from airway fibrosis. J Clin Invest 2007;117(12):3774–85.
85. Einecke G, Sis B, Reeve J, et al. Antibody-mediated microcirculation injury is the major cause of late kidney transplant failure. Am J Transplant 2009;9(11):2520–31.
86. Iredale JP. Models of liver fibrosis: exploring the dynamic nature of inflammation and repair in a solid organ. J Clin Invest 2007;117(3):539–48.
87. Grimm PC, Nickerson P, Jeffery J, et al. Neointimal and tubulointerstitial infiltration by recipient mesenchymal cells in chronic renal-allograft rejection. N Engl J Med 2001;345(2):93–7.
88. Zeisberg M, Neilson EG. Mechanisms of tubulointerstitial fibrosis. J Am Soc Nephrol 2010;21(11):1819–34.
89. Vitalone MJ, O'Connell PJ, Jimenez-Vera E, et al. Epithelial-to-mesenchymal transition in early transplant tubulointerstitial damage. J Am Soc Nephrol 2008;19(8):1571–83.
90. Humphreys BD, Lin SL, Kobayashi A, et al. Fate tracing reveals the pericyte and not epithelial origin of myofibroblasts in kidney fibrosis. Am J Pathol 2010;176(1):85–97.

91. Dulauroy S, Di Carlo SE, Langa F, et al. Lineage tracing and genetic ablation of ADAM12(+) perivascular cells identify a major source of profibrotic cells during acute tissue injury. Nat Med 2012; July 29. Epub ahead of print.

92. Hidalgo LG, Sis B, Sellares J, et al. NK cell transcripts and NK cells in kidney biopsies from patients with donor-specific antibodies: evidence for NK cell involvement in antibody-mediated rejection. Am J Transplant 2010;10(8):1812–22.

93. Mosser DM, Edwards JP. Exploring the full spectrum of macrophage activation. Nat Rev Immunol 2008;8(12):958–69.

94. Mannon RB. Macrophages: contributors to allograft dysfunction, repair, or innocent bystanders? Curr Opin Organ Transplant 2012;17(1):20–5.

95. Girlanda R, Kleiner DE, Duan Z, et al. Monocyte infiltration and kidney allograft dysfunction during acute rejection. Am J Transplant 2008;8(3):600–7.

96. Budde K, Becker T, Arns W, et al. Everolimus-based, calcineurin-inhibitor-free regimen in recipients of de-novo kidney transplants: an open-label, randomised, controlled trial. Lancet 2011;377(9768):837–47.

97. Flechner SM, Glyda M, Cockfield S, et al. The ORION study: comparison of two sirolimus-based regimens versus tacrolimus and mycophenolate mofetil in renal allograft recipients. Am J Transplant 2011;11(8):1633–44.

98. Wojciechowski D, Vincenti F. How the development of new biological agents may help minimize immunosuppression in kidney transplantation: the impact of belatacept. Curr Opin Organ Transplant 2010;Oct 7. Epub ahead of print.

99. Sharif A, Shabir S, Chand S, et al. Meta-analysis of calcineurin-inhibitor-sparing regimens in kidney transplantation. J Am Soc Nephrol 2011;22(11):2107–18.

100. Franceschini N, Cheng O, Zhang X, et al. Inhibition of prolyl-4-hydroxylase ameliorates chronic rejection of mouse kidney allografts. Am J Transplant 2003;3(4):396–402.

101. Mannon RB. Immune monitoring and biomarkers to predict chronic allograft dysfunction. Kidney Int 2010;119(Suppl):S59–65.

102. Henderson LK, Nankivell BJ, Chapman JR. Surveillance protocol kidney transplant biopsies: their evolving role in clinical practice. Am J Transplant 2011;11(8):1570–5.

103. Rush D, Arlen D, Boucher A, et al. Lack of benefit of early protocol biopsies in renal transplant patients receiving TAC and MMF: a randomized study. Am J Transplant 2007;7(11):2538–45.

104. Vincenti F, Larsen C, Durrbach A, et al. Costimulation blockade with belatacept in renal transplantation. N Engl J Med 2005;353(8):770–81.

105. Halloran PF, de Freitas DG, Einecke G, et al. An integrated view of molecular changes, histopathology and outcomes in kidney transplants. Am J Transplant 2010;10(10):2223–30.

106. Mengel M, Sis B, Halloran PF. SWOT analysis of Banff: strengths, weaknesses, opportunities and threats of the international Banff consensus process and classification system for renal allograft pathology. Am J Transplant 2007;7(10):2221–6.

107. Nakorchevsky A, Hewel JA, Kurian SM, et al. Molecular mechanisms of chronic kidney transplant rejection via large-scale proteogenomic analysis of tissue biopsies. J Am Soc Nephrol 2010;21(2):362–73.

108. Hricik DE, Rodriguez V, Riley J, et al. Enzyme linked immunosorbent spot (ELISPOT) assay for interferon-gamma independently predicts renal function in kidney transplant recipients. Am J Transplant 2003;3(7):878–84.

109. Anglicheau D, Muthukumar T, Hummel A, et al. Discovery and validation of a molecular signature for the noninvasive diagnosis of human renal allograft fibrosis. Transplantation 2012;93(11):1136–46.

110. Sarwal MM, Benjamin J, Butte AJ, et al. Transplantomics and biomarkers in organ transplantation: a report from the first international conference. Transplantation 2011;91(4):379–82.

111. Ho J, Wiebe C, Gibson IW, et al. Immune monitoring of kidney allografts. Am J Kidney Dis 2012;60(4):629–40.

彩　图

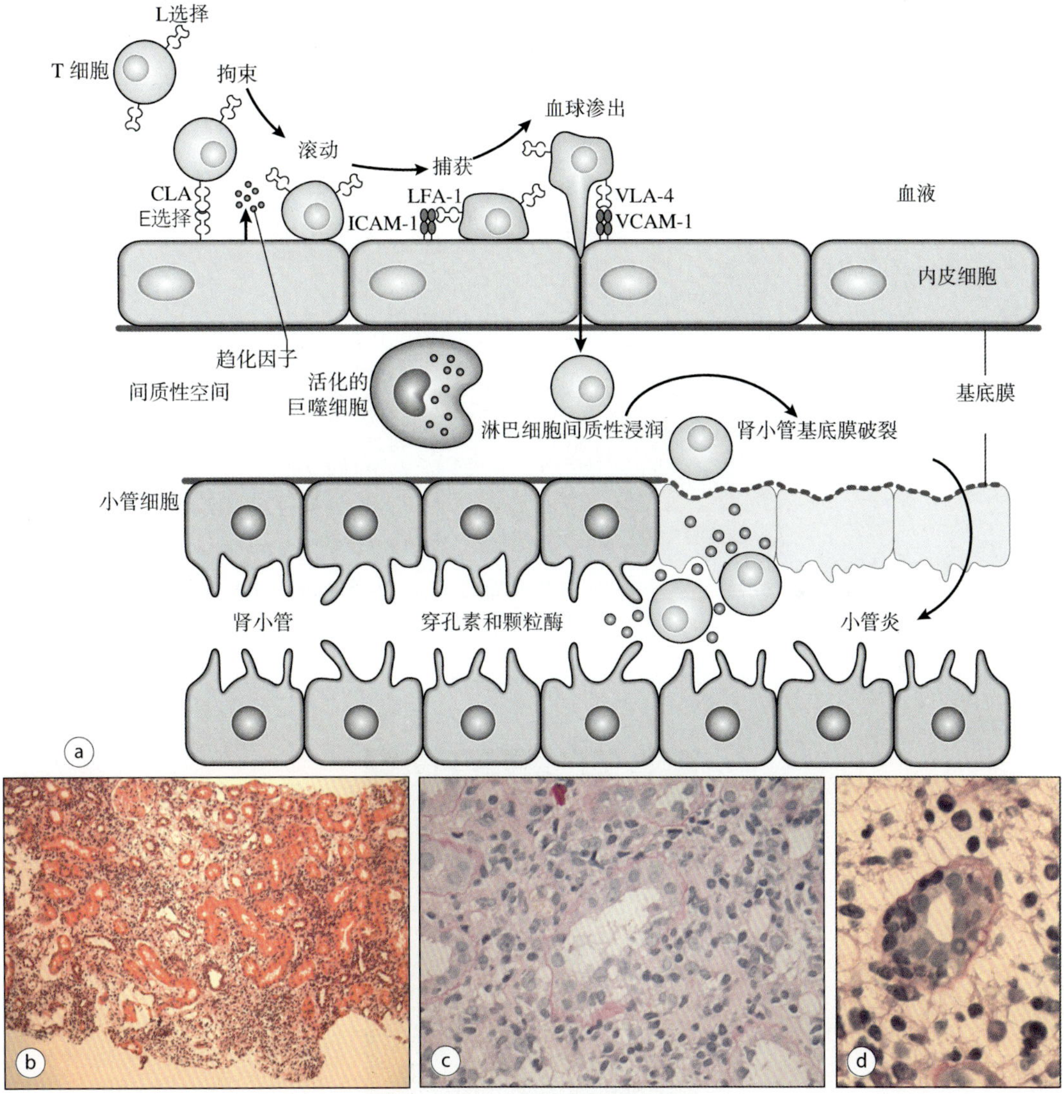

图 3.7　细胞介导的排斥反应（含组织学检查）。ⓐ细胞介导的排斥反应机制。ⓑ低倍镜下急性排斥切片显示大量的淋巴细胞浸润。ⓒ肾小管炎。ⓓ动脉炎

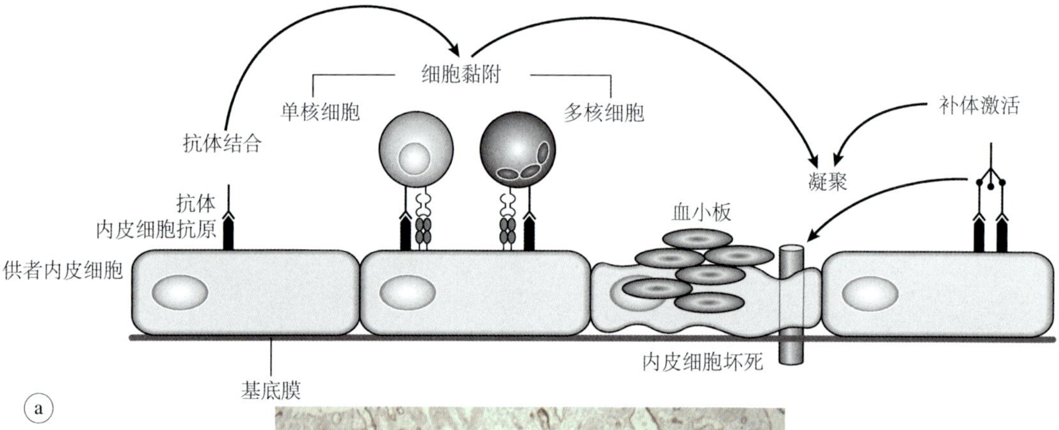

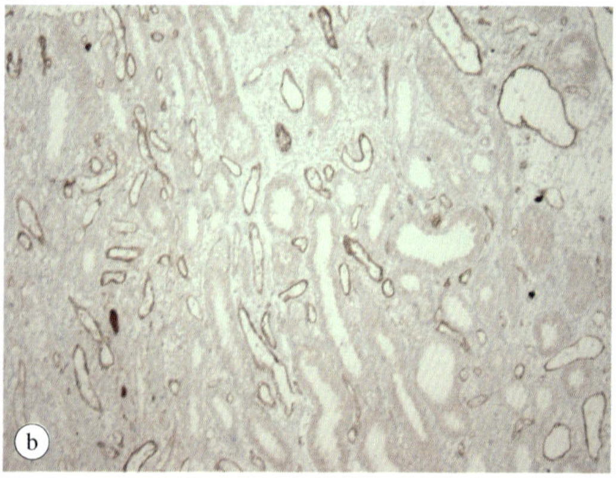

图 3.8 抗体介导的排斥（含组织学检查）。ⓐ抗体介导的排斥反应的机制。ⓑC4d 阳性染色，提示抗体介导的排斥反应

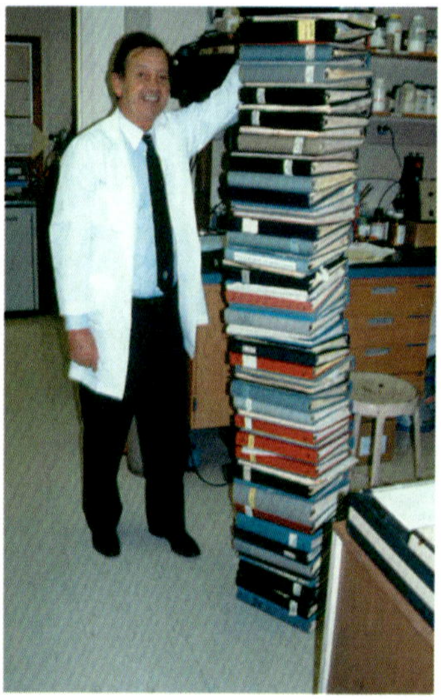

图 6.7 Folker Belzer 在威斯康星大学的实验室。照片是他与一叠试验记录本的合影，这些记录本是他和他实验室同事在开发器官保存方法时所用的

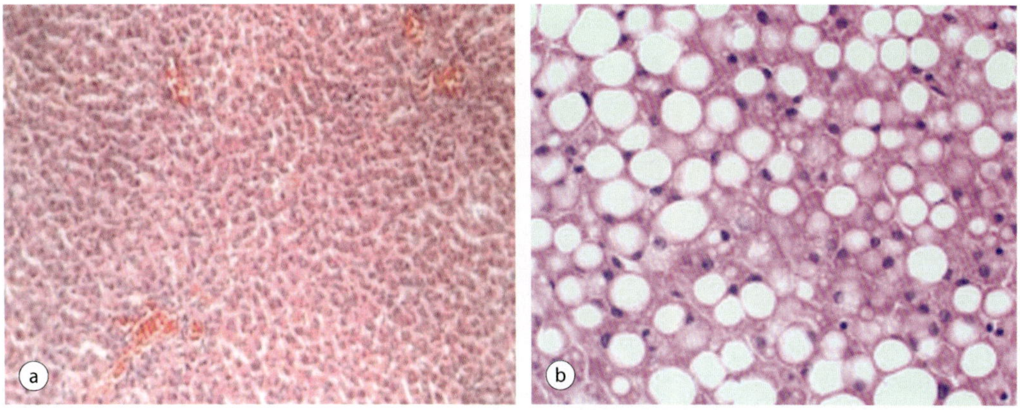

图 8.3 ⓐ正常肝组织学。ⓑ明显的大泡性脂肪变性。如果供者肝的大泡性脂肪变性超过 20%～30%，其术后原发性移植肝无功能的风险将增加。脂肪变性为肝病最早出现的组织学改变之一

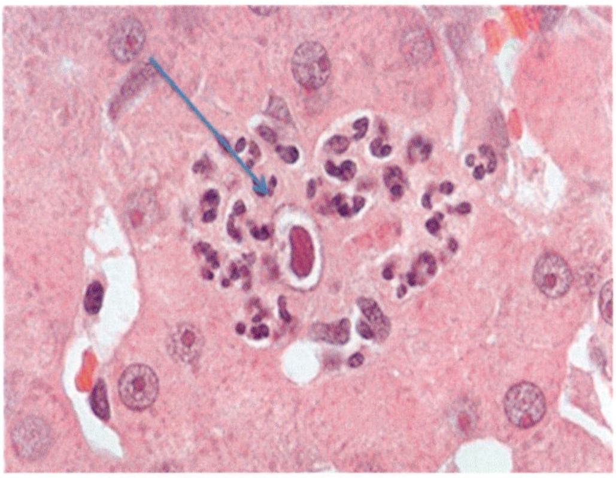

图 8.7 典型 CMV 病毒包涵体（箭头所示）的肝移植活检显微图

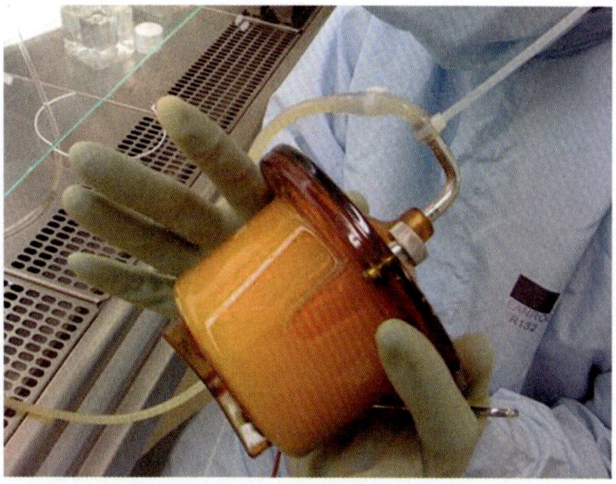

图 10.2 Ricordi 罐

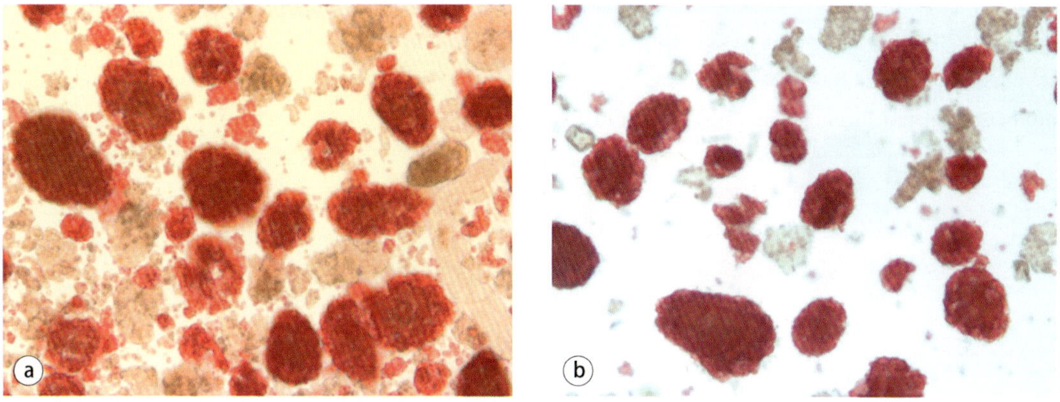

图 10.3 胰岛纯化前ⓐ与纯化后ⓑ。DTZ 染色

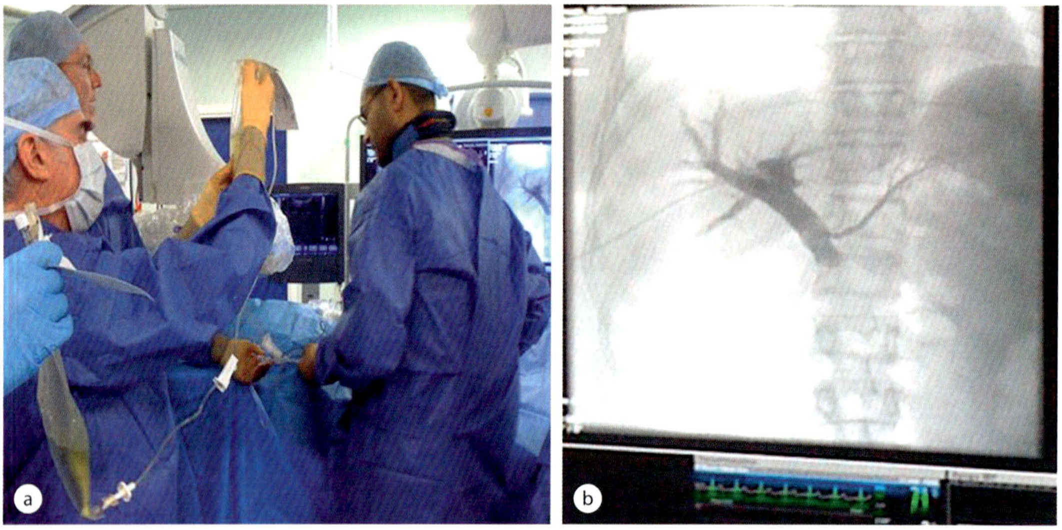

图 10.4 经门静脉胰岛细胞移植

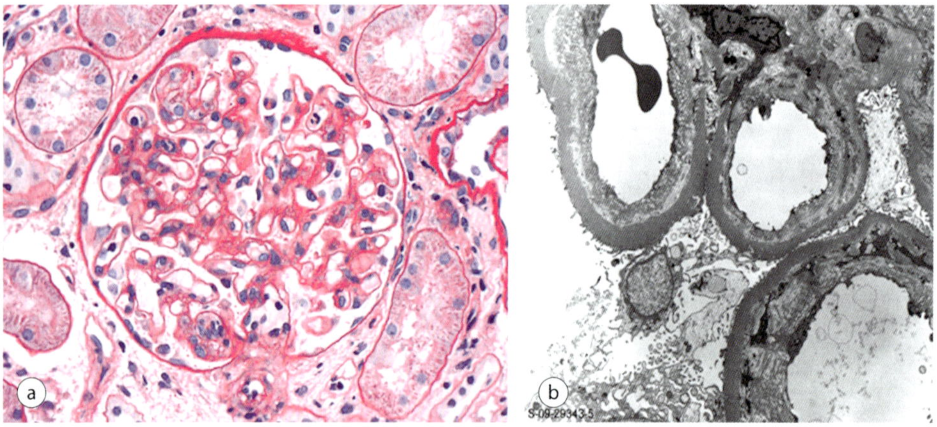

图 13.2 ⓐPeriodicacid - Schiff 染色显示人肾活检移植肾小球病特征（×200）。ⓑ电子显微镜观察到移植肾小球病的肾小球基底膜增生（×2500）。（These photos are courtesy of William J. Cook，MD，University of Alabama at Birmingham，Department of Pathology.）